근대 중국 동서의학 논쟁사

근대 중국 동서의학 논쟁사

자오훙쥔趙洪鈞 저
이충열 역

집문당

이충열(李忠烈)

경희대 한의대를 졸업하고, 동 대학원에서 생리학 전공으로 한의학 석, 박사 학위를 받았다.

1991년부터 가천대 한의대 교수로 재직하고 있다.

대한동의생리학회 회장, 대한한의학회 부회장 겸 한의학용어 및 정보표준화위원회 위원장을 역임했다.

한의학 이론 연구자로서 한의학 이론의 본성과 현대화・과학화 과정에서 제기되는 다양한 문제들을 철학적으로 풀어보기 위해 한국의철학회, 한국과학철학회에서 회원으로 활동했고, 2001년에는 영국 케임브리지 니덤연구소(Needham Research Institute), 2008년에는 미국 UC Berkeley 중국학센터에 방문학자로 체류하면서 중국 근・현대의학사를 공부했다.

「현대한의학의 정체성 문제 연구」, 「한의학 기초이론의 현대화와 한의학 이론용어」, 「한의학 이론연구의 관점에서 살펴본 '모형 의존적 실재론'」, 「한의학과 시스템생물학의 만남, 의미와 전망」 등의 논문을 썼다.

근대 중국 동서의학 논쟁사

2020년 12월 10일 1판 1쇄

저자 | 趙洪鈞
역자 | 이충열
발행인 | 임동규
발행처 | **(주)집문당**
등록 | 1971. 3. 23. 제2012-000069호
주소 | 03134 서울시 종로구 돈화문로 82, 5층
전화 | 1811-7567 팩스(02)742-4657
이메일 | sale@jipmoon.co.kr
홈페이지 | www.jipmoon.com

편집 | 남시중
디자인 | 임용우

ISBN 978-89-303-1861-7 93510

가격 35,000원

이 도서의 국립중앙도서관 출판시도서목록(CIP)은 e-CIP홈페이지(http://www.nl.go.kr/ecip)와
국가자료공동목록시스템(http://www.nl.go.kr/kolisnet)에서 이용하실 수 있습니다.
(CIP제어번호: CIP2020050976)

역자 서문

자오훙쥔趙洪鈞의 『근대 중국 동서의학 논쟁사』(이하 『논쟁사』)는 중국의학사 연구자들에게는 이미 잘 알려져 있는 책이다. 이 책은 1983년 중서의결합연구회 허베이분회中西醫結合研究會河北分會에서 내부용 비매품으로 처음 발간되었고, 1989년 안후이과학기술출판사安徽科學技術出版社에서 정식으로 출판되었다. 그리고 2012년 학원출판사學苑出版社에서 제2판이 발간되었다. 이번 번역에는 학원출판사의 제2판을 텍스트로 사용하였다.

『논쟁사』는 근대 중국에서 있었던 중의학과 서양의학 사이의 논쟁사를 다룬 최초의 학술서이다. 이 책은 발간 즉시 많은 연구자들의 주목을 받았다. 1991년에는 미국의 유명한 중국과학사 학자인 네이산 시빈(Nathan Sivin) 교수가 학술잡지 『*Chinese Science*中國科學』 10호에 이 책의 내용을 영문으로 요약하여 소개하기도 했다. 그리고 중국 내는 물론이고 중국 밖에서도 근대 중국의학사를 다룬 학자들의 논문과 저서들에는 이 책이 거의 빠짐없이 인용되고 있다.

『논쟁사』는 기본적으로 근대 중국의 동서의학 논쟁사에 초점을 맞추고 있다. 하지만 이 책에는 근대시기 중국의학계의 활동상황을 보여주는 교육, 학술단체, 학술잡지, 주요인물에 대한 다양한 정보들이 수록되어 있어 근대 중국의학사를 소개하는 입문서로도 손색이 없다. 특히 이 책이 처음 출판될 당시에는 근대 중국의학사 전체를 다룬 저술이 없었기에 이 책은 이후의 근대 중국의학사를 집필하는 중요한 기초자료로 활용되었다.

역자가 『논쟁사』와 처음 만난 것은 2001년 연구년을 맞아 영국 케임브리지 니덤연구소(Needham Research Institute)에 체류할 때였다. 1993년과 95년 두 차례에 걸쳐 한국사회를 떠들썩하게 했던 한약분쟁이 끝난 지 얼마 되지 않은 때였고, 개인적으로도 한약분쟁을 현장에서 직접 경험한 터라 중국의 동서의학 논쟁사를 다룬 이 책을 연구소 도서관 서가에서 발견하고는 매우 흥미롭게 읽었다. 그때부터 언젠가 이 책을 번역해서 한국 독자들에게 소개해야겠다는 생각을 했다.

번역을 결심한 이유는 무엇보다도 한국의 한의계와 서양의학계가 지금도 여전히 첨예하게 서로 대립, 갈등하고 있는 상황에서 『논쟁사』가 해법 모색에 필요한 역사적 경험을 제공할 수 있을 것으로 생각했기 때문이다. 동서의학 사이의 갈등과 대립은 어제오늘 생긴 것이 아니다. 한의 폐지를 포함해서 지금 동서의학 양 진영이 주장하는 동서의학 관계에 관한 다양한 담론들은 거슬러 올라가보면 대부분 근대시기 동서의학이 처음 만나 갈등하고 논쟁하던 때에 초기 버전들이 만들어졌다. 『논쟁사』가 비록 중국의 경험을 담고 있긴 하지만 이런 담론들이 어떻게 생겨나게 되었는지 그 역사적인 맥락을 잘 보여준다.

특별히 『논쟁사』에서는 '중서의 회통中西醫匯通' 사상을 중요하게 다루고 있다. 『논쟁사』는 이 사상이 근대시기 중의학이 존폐 위기에 몰렸을 때 중의학계가 찾아낸 새로운 발전 방향이었다고 주장한다. 근대시기 동서의학 사이의 치열한 논쟁 과정에서 중의학과 서양의학의 '융회融會', '구통溝通'을 의미하는 '회통' 사상이 자연스럽게 중의학의 미래 방향으로 자리 잡았다는 것이다. 중국 중의학계의 이 같은 선택은 근대시기 유사한 역사적 과정을 겪었던 한국 한의학계도 충분히 공감할 수 있고, 또 공유할 수 있는 경험이다.

또 다른 이유는 중국 중의학의 고대 역사, 즉 전통시대 중국의학사는 한국에 잘 알려져 있지만 근·현대시기의 중국의학사는 상대적으로 잘 알려져 있지 않기 때문이다. 현대 중의학(Traditional Chinese Medicine, TCM)은 전통시대 중의학과 많은 차이가 있다. 어떤 학자는 현대 중의학에 대해 '현대 중의학을 전통시대 중의학과 같은 의학이라고 할 수 있는가'라는 정체성 관련 질문을 던지기도 했다. 그만큼 전통시대 중의학은 근·현대시기를 거치면서 많은 변화를 겪었다. 현대 중의학은 중국 근·현대 역사 속에서 새롭게 재구성된 의학이다. 근대시기에는 존폐위기를 겪으면서 생존을 위해 '중서의 회통'의 길로 가야만 했고, 1949년 중화인민공화국 수립 이후에는 유물론과 변증법이라는 이념적 세례를 받아 그동안 중의학을 떠받쳐왔던 철학과 기초이론을 새로운 시각에서 재해석하고 구성하는 과정을 거쳐야 했다. 지금 우리가 접하는 중의학에는 근·현대시기 중국 전통의학이 역사적으로 직면했던 도전과 응전의 흔적들이 고스란히 담겨 있다. 이런 점에서 지금의 중의학을 전통시대 중의학과 별반 다르지 않은 것으로 보는 것은 너무 안일한 인식이다. 그리고 근·현대시기 중의학이 겪었던 변화들이 얼마나 크고 고통스러운 것이었는지 우리가 잘 알지 못하기 때문이다. 그러므로 이 책이 이러한 인식을 바꾸는 데 조금이나마 기여할 것으로 생각했다.

역자 서문을 통하여 독자들에게 양해를 구해야 할 것이 몇 가지 있다.

먼저 용어 문제이다. 중국에서는 중국 전통의학을 '중의中醫'라고 부른다. 이 책의 원 제목도 『근대 중서의 논쟁사近代中西醫論爭史』이다. 하지만 이 번역서에서는 이것을 '한의'라고 번역했다. 그 까닭은 이 책을 읽을 한국의 일반 독자들을 배려해서다. 한의학 전공자가 아닌 일반 독자들에게 '중의中醫', '중약中藥' 같은 용어는 매우 낯설고 이것이 무엇을 의미하는지 금방 알기가 어렵다. 따라서 이 책이 가진 학술적인 가치와 엄밀성이 약간 훼손되더라도 더 많은 독자를 만나기 위해서는 일반 독자들에게 익숙한 용어인 '한의'로 번역하는 것이 좋겠다고 생각했다. 이 책에서 '중의'는 '한의'로, '중의계'는 '중국 한의계'로, '중서의'는 '동서의학'으로 번역했다. 그리고 '서의'는 한국에서 익숙한 용어인 '양의洋醫'로 번역하지 않고 '서의' 그대로 두거나 '서양의학'으로 번역했다. 이것은 한국에서 '양의'가 많이 쓰이긴 하지만 일본식 용어인데다 '서의'로 번역한다 해도 독자들이 '양의' 이상으로 그 의미를 쉽게 잘 파악할 것으로 판단했기 때문이다. 번역용어의 선택과 관련해서는 한의학, 의학사 전공자들의 이해를 부탁드린다. 이들에게는 '한의'라는 용어가 이 책에 집중하는데 오히려 방해가 될 것이다.

다음은 책 속에 남아 있는 이념적인 흔적들이다. 문화대혁명이 끝나고 1978년 덩샤오핑의 개혁개방 정책이 시작되면서 중국에는 많은 변화가 일어났다. 그중 한 가지가 그 동안 책 속에서 문맥과 관계없이 노골적으로 등장하던 이념적인 구호나 마오쩌둥과 마르크스, 레닌의 어록들이 줄어든 것이다. 하지만 1980년대 말까지도 중국에서 발간된 서적들에서는 이런 어록들을 가끔씩 볼 수 있었다. 의학서적도 예외가 아니었다. 1983년 처음 발간된 자오홍쥔의 『논쟁사』도 마찬가지다. 이 책에는 군데군데 마오쩌둥, 레닌, 엥겔스, 마르크스의 저서와 어록들이 인용되고 있다. 그리고 책 전체 내용에도 유물론과 계급 투쟁적 역사인식이 기본적으로 깔려 있다. 이 때문에 역자는 한때 이 책의 번역을 계속해야 하나 망설이기도 했다. 그러나 이 책이 지닌 독창성과 학술적 가치를 무시할 수 없었다. 다만 거북해 할 독자들을 배려하여 전체 내용의 흐름과 크게 상관없는 부분들은 조금 수정했다. 그럼에도 불구하고 어쩔 수 없이 남아있는 이념적인 흔적들에 대해서는 이 또한 현대 중의학의 한 측면이라고 생각하고 독자들의 이해를 부탁드린다.

또 하나 이 책의 제7장 「근대시기 중국 유명 인사들의 한의학과 서양의학에 대한 논설」은 본래 저자가 제2판의 서문 대신에 쓴 것으로서 원서에는 책의 맨 앞에 실려 있다. 하지만 그 분량이 많아 원서의 체제를 그대로 번역서에 적용할 경우 목차가 책의 중간에 위치하게 되어 독자들이 목차를 찾기 어려운 문제가 있었다. 그래서 부득이 저자의 양해를 구하고 번역서에서는 별도의 장으로 만들어 뒤로 옮겨 실었다.

이 책의 번역과 관련하여 니덤연구소에 감사드린다. 동아시아 전통 과학사(의학사 포함) 전문 연구소인 니덤연구소는 그동안 방문할 때마다 좋은 연구 환경을 제공해주었고, 또 도서관을 이용할 수 있게 해주었다. 덕분에 2016년 여름 이 연구소에서 번역의 대부분을 완성할 수 있었다.

역자의 게으름으로 번역이 원래 계획보다 지체된 데다가 번역이 완료된 후에는 이 책을 출판해 줄 출판사를 찾느라 책의 출간이 많이 늦어졌다. 어려운 시기에 흔쾌히 출판을 맡아 준 집문당에 감사드리고, 좋은 책으로 만들어준 편집진에도 감사드린다.

번역과정에서 격려와 도움을 준 원광대학교 한의과대학의 엄동명 교수께 특별히 감사의 말씀을 전한다.

아무쪼록 이 책이 많은 사람들에게 읽혀져서 근대 중의학에 대한 이해가 깊어지고, 동서의학 사이의 갈등이 끊이지 않는 한국의 보건의료 발전에도 기여하기를 바란다.

2020년 6월

역자 이충열

장짠천張贊臣 서문

옛날에 중니仲尼(공자)는 『춘추春秋』를 지으면서 삼세三世 사상에 의거하여 문장을 가다듬었고, 태사공太史公은 2대에 걸친 절차탁마 끝에 『사기史記』를 지었으며, 반고班固는 아버지의 유업을 계승하여 『한서漢書』를 편찬했으나 결국 다 완성하지 못했다. 때를 잘 만나고 적절한 사람을 얻어 심혈을 기울여 죽을 때까지 힘써도 다 마치지 못하는 것이 이 일이다. 아! 한 시대의 역사를 저술한다는 것은 역시 어려운 일이다.

청말 이래로 서양학문이 동아시아에 전해지면서 비로소 전문 학술 분야에 대한 역사 저술이 활발하게 이루어지기 시작했다. 신해년 이후 전장鎭江의 천예위陳冶愚(천방셴陳邦賢—역자 주)가 저술한 『중국의학사中國醫學史』는 중국 의학통사醫學通史의 기원이 되었다. 이로부터 최근에 이르기까지 발간된 역사책의 수는 손을 꼽기 어려울 만큼 많다. 이 책들은 분량도 서로 다르고 관점도 다르며, 당연히 뒤에 나온 저작이 앞서 나온 저작을 넘어서기도 했다. 이것이 세상사의 이치이다. 그러나 학자들의 저술 중에는 간혹 오래된 일에는 상세하지만 가까운 일에는 소략한 경우도 있으며, 또 역사적 사실에는 정확하지만 학술적으로는 부족한 경우도 있었다. 특히 근대의학사를 전문적으로 다룬 책은 마음에 드는 것이 더 드물었다.

근대시기의 중국은 격변하는 사회였다. 정치·사상·경제·문화 어느 한 분야도 크게 변하지 않은 것이 없다. 100년 가까이 계속된 동서의학 논쟁 또한 이런 거대한 변화의 한 자락일 뿐이다. 무릇 강이 아무리 크다 해도 작은 개울을 무시하지 않는 법이니 의학의 도가 비록 작으나 이것으로도 능히 시대의 흐름을 살필 수 있다. 근대 중국 동서의학 논쟁의 일부를 몸소 경험한 나로서는 늘 전문가가 저작을 통해 이것을 탐구해줄 것을 바라왔다. 시류를 따라가기만 하는 자가 아니라야 후세에 실질적인 도움을 줄 수 있다. 하지만 해방된 지 30여 년이 흘렀어도 학계의 모든 사람들이 실용적인 학문을 연구하느라 바빠서인지 근대시기 동서의학 사이에 일어난 사건에 대해서는 묻는 사람이 없고, 이 일을 알고 있는 사람들도 날이 갈수록 줄어들고 있다. 오늘 자오훙쥔의 이 저서를 보고 마음의 위로를 얻는다.

『근대 중국 동서의학 논쟁사』는 편견이 없으며, 비판이나 칭찬을 피하지 않았고, 파벌이나 낡은 관습을 물리치고 세상에 아부하는 악습을 버리면서 모든 것을 오로지 과학적 역사유물주의에 귀결시켰다. 자료가 상세하고 확실하며, 논증이 치밀하고, 문장이 유창하므로 감히 훌륭한 저작이라고 말할 수 있다. 의사학계가 이와 같은 신예를 얻었으니 나는 같은 길을 가는 동료들과 함께 축하하고 싶다. 뒷날 어떤 독자가 이 책을 읽는다면 필시 내가 한 말에 공감할 것이다. 그러므로 자오홍쥔이 혼란스러운 것을 바로 잡고, 새로운 분야를 어렵게 개척한 공이 어찌 없어지겠는가! 이 속에 담긴 고충은 오직 경험한 자만이 알 것이다.

내가 의계에 60년 동안 종사하면서 구 사회에서 경험했던 온갖 좌절을 딛고 새로운 중국을 보게 된 것이 첫 번째 큰 행운이고, 건국 초기 한의정책이 확립되어 의학계의 숙원이 실현된 것이 두 번째 큰 행운이며, 또 사흉四凶이 제거되고 사상이 해방되어 과학이 봄을 맞은 것이 세 번째 큰 행운이다. 오늘 『근대 중국 동서의학 논쟁사』를 보고 50년 전 『의계춘추醫界春秋』를 편집하면서 가졌던 최초의 뜻에 대한 보답을 받게 되었으니 이 또한 행운이 아닌가? 이에 서문을 쓴다.

1981년 7월 신유辛酉년 중하仲夏에 우진武進 룽후노인蓉湖老人 장짠천張贊臣이 춘선강春申江을 여행하면서 쓰다

장춘화姜春華 서문

역사는 전진 발전한다. 그런 까닭에 사람들은 역사의 수레바퀴는 앞을 향해 나아간다고 말한다. 역사가 뒷걸음질 쳐 후퇴하는 법은 없는가? 있다. 그러나 잠깐 동안일 뿐이다. 수레바퀴가 때로 일보 후퇴하는 것은 더 빨리 전진하기 위해서이다. 세상사에 영원히 변하지 않는 것은 없다. 변화는 곧 발전이다. 여러 분야의 학술 또한 그 시대의 과학 발전을 따라 전진한다. 이것이 역사를 관통하는 원칙이다.

중국 한의학은 중국의 역사적인 조건 속에서 발전하고 전진해 왔다. 그것은 소박한 유물변증법을 지도사상으로 한다. 중국 한의학의 생명력은 결코 멈추지 않을 것이고, 그 발전 또한 멈추지 않을 것이다. 그러나 현대과학과 함께 발전해 나갈 것이다. 사람들은 항상 중국 한의학이 독특한 이론체계를 갖추고 있으며 그것들이 내적으로 서로 연계되어 있다고 말한다. 그렇다. 그와 같을 것이다. 하지만 중국 한의학의 이론체계는 그 당시의 과학과 인식 수준에서 형성된 것이었다. 당연히 그 속에는 천재적인 발견과 예언도 들어 있다. 당시의 인식이 거시적인 것이었으므로 이로 인해 위대한 정체관整體觀이 형성되었다.

중국 한의학에는 치료 경험이 풍부하게 축적되어 있을 뿐만 아니라 과학적인 내용도 풍부하다. 무엇보다 소중한 것은 변증논치 방법이다. 이 방법은 일정 기간 중국 한의학의 임상을 이끌어 왔으며 치료경험도 많이 만들어 냈다.

서양의학이 수입되기 전 한의학은 중국에서 '주인 노릇을 했던當家作主' 의학이었다. 서양의학이 수입된 후에도 여전히 사람들의 환영을 받고 있었다. 그때에 서의는 자신들의 학술적 견해에 근거해서 한의를 비방했으며, 이전 정부 통치자들도 한의의 모든 행위를 금지取締하기 위해 나섰다. 중국 한의계가 일어나 항쟁했지만 여전히 쇠미한 상태를 벗어나지 못했다.

해방 후 당이 한의정책을 반포했고 대대적으로 한의를 강조했다. 최근에도 '중의(한의)·서의·중서의결합 세 세력이 제각기 발전하면서 장기 병존해야 한다'는 정책을 제정하여 발표했다. 사람들은 한의가 서의를 대체할 수 없고, 서의 또한 한의를 대체할 수 없다는 것을 잘 알고 있다. 그러나 장기간 병존하는 과정에서는 치료 효과의 경쟁이라는 문제가 제기된다. 또 제각기 독자적으로 발전하려면 한의에 현대과학을 결합시켜야 하는 문제가 있다. 현대과학을 원용해서 한의의 현대화를 촉진할 수 있을 것이고, 한의 현대화가 완료된다면 한의는 이 시대 과학이 전진하는 것을 좇아 함께 전진할 것이다. 다시 한 번 말한다면 어떤 학문분야도 이 시대의 과학 밖에 있을 수는 없다. 학술은 속세 밖의 무릉도원에 있는 것이 아니다. 근자에 자오훙쥔 의사가 쓴 『근대 중국 동서의학 논쟁사』라는 책을 보았다. 모은 자료가 대단히 풍부하고 온갖 노력을 다 기울인 것을 칭찬한다. 참고로 삼을 만 하므로 기쁘게 서문을 쓴다.

1982년 3월 상하이에서 장춘화 씀

양이야楊醫亞 서문

중국 의약학은 중국 역사 속에서 중화민족이 번영하는 데 중요한 작용을 했다. 오늘날까지도 여전히 중국 국민의 질병을 예방하고 치료하는 중요한 수단이다. 서양의학이 전입된 이후 기초가 서로 다른 두 의학이 동시에 발전하면서, 서로 장단점을 다투는 국면이 형성되었다. 구 중국의 역대 정부는 한의를 경시하는 정책을 실행에 옮겨 동서의학 사이의 싸움을 날로 더 복잡하게 만들었다. 1929년 국민당정부는 한의를 금지取締하려는 망상에 빠졌고 반反 한의 정책도 최고조에 이르렀다. 중국 한의계 선배들이 완강하게 저항하고 끝까지 투쟁함으로써 한의 폐지 목표는 끝내 달성되지 못했다.

해방 후 당이 한의 정책을 반포하여 한의학의 유산을 계승 발전시키려고 한 것은 대단한 배려였다. 지난 30여 년간 한의를 어떻게 볼 것인가라는 문제를 두고 잘못이 반복되고 굽은 길을 달려오기는 했지만, 당의 한의 정책을 따라 한의 사업도 큰 발전을 이루었다. 동시에 한의학이 가진 실용적 가치와 과학적인 지위는 국외 의학계로부터 점점 더 폭넓은 관심을 받았다. 이것은 중국 한의학의 영광이며 중화민족의 자랑이다. 우리들은 충심으로 더 많은 과학자와 의학자가 한의학 연구에 종사함으로써 생명과학의 신비를 깊이 연구하고 한의학의 학술과 이론을 더 높은 수준으로 발전시키기를 희망한다. 이렇게 해서 중국의 오래된 의학 유산이 더욱더 찬란한 광채를 발하기를 충심으로 희망한다.

자오훙쥔 동지가 쓴『근대 중국 동서의학 논쟁사』는 매우 의미 있는 작업이다. 그 체제의 참신함은 실로 이전에 볼 수 없었고 그 내용도 대단히 넓고 깊으니 그가 연구에 근면하고 학식이 뛰어나다는 것을 충분히 알 수 있다. 이 저작을 탈고하고 나서 나에게 서문을 부탁했다. 변변치 못하면서도 능력보다 높은 자리를 차지하고 있는 사람이지만 침묵할 수 없어 삼가 서두에 몇 마디를 적어 서문으로 삼고자 한다.

양이야

1982년 5월 허베이河北의학원 과연처科硏處에서

마칸원馬堪溫 서문

중국의 한의학은 유구하고 빛나는 역사를 가지고 있으며, 중국의 광활한 땅 위에서 수천 년을 겪으면서 발전해 왔다. 중국의 한의학은 중국 민족 문화 고유의 특징들을 갖추고 있으면서 그 자체로 독특한 체계를 이루었다. 그리고 중국 국민들의 번영과 보건에 지대한 공헌을 해왔다. 뿐만 아니라 세계 인류 보건에도 큰 기여를 했다. 서양의학 또한 유구한 역사를 가지고 있다. 하지만 서양의학, 특별히 근대 이후의 서양의학은 어느 한 국가가 발전시킨 것이 아니다. 여러 세기 동안 많은 국가의 국민들이 질병과 싸웠던 경험으로부터 형성된 것이다. 서양의학 또한 세계 인류 보건에 대단히 큰 기여를 했다.

의학의 발전은 반드시 그 사회가 갖추고 있는 정치·경제·문화, 또 관련 과학기술에 의해 제약을 받고 영향을 받는다. 세계의학사를 종합해 볼 때 고대시기에는 한의학과 서양의학 사이에 공통점이 많았고, 또 각기 고유한 특징도 있었다. 사회가 발전하고 변화함에 따라 두 의학은 점차 각자의 체계를 형성해 나갔고 지금은 뚜렷하게 서로 다른 의학이 되었다.

서양에서는 15세기 르네상스 이후부터 사회적 변화와 함께 과학·문화에도 큰 변화가 일어났다. 또한 의학에도 획기적인 진전이 있었다. 예를 들어 16세기에는 가장 먼저 해부학에 혁신이 있었다. 17, 18세기에는 해부학의 혁신 위에 생리학에 새로운 발전이 있었다. 그리고 해부학과 생리학의 혁신으로 말미암아 18세기에는 병리학에 큰 변화가 일어났다. 이후 생물학·화학, 현미경의 발명 같은 의학 관련 과학기술들이 크게 발전하면서 19세기에는 미생물학·병인병리학 분야에서 큰 진전을 이루게 된다. 이런 발전은 이론에서 임상에 이르기까지 서양의학의 모든 분야에서 근본적인 변화를 만들어 내었다. 서양의학의 역사는 서양의학의 변화와 발전이 서양의 역사적 단계마다 이룩한 사회적 변화 발전과 함께, 또 많은 국가의 국민 대중들과 의사 그리고 학자들이 공동으로 이루어 낸 것임을 보여준다.

한의학에도 역사 시기마다 발전과 변화가 있었다. 그렇지만 중국의 한의학은 중국 고유의 역사적 환경 속에서 시종일관 어느 정도의 '안정성'을 유지했으며 서양의학과 같은 그런 양상의 변화가 발생하지 않았다. 한의학은 고대시기에 부분적으로 외국의 의약, 예를 들어 인도, 아라비아의 의약을 흡수하기도 했다. 하지만 한의학은 일찌감치 독자적인 체계를 구축했고 또 당시 세계적으로도 앞선 수준에 있었기 때문에 외래의학이 한의학 체계에 큰 영향을 미치지는 못했다. 늦어도 명말明季에는 일부 서양의 천주교 선교사들을 통해 서양의학이 중국에 전입되었다. 선교사들이 가지고 들어왔던 서양의약 자체가 큰 특색이 없었고, 선교사들이 중국에서 접촉했던 사람들의 범위도 매우 한정되었기 때문에 당시 서양의학은 중국에 큰 영향을 미치지 못했다. 서양의학이 대규모로 중국에 전입된 것은 19세기 중엽, 특히 아편전쟁 이후이다. 이 시기 서양의학은 이미 중대한 발전과 변화를 거친 후였다. 근대 자연과학 기술을 기초로 일종의 종합과학이 되어 있었다. 그 특징 중 하나가 과학적인 실험과 분석을 중심으로 삼았다는 점이다.

질병의 예방과 치료, 보건과 장수를 목표로 하는 지식체계인 의학은 당연히 국경이 없고 또 있어서도 안 된다. 비록 의학 체계는 서로 다르더라도 그것이 사회에서 하는 기본적인 기능은 같다. 단지 사회적인 발전 단계가 달라 의학의 발전이 다르고, 또 서로 다른 사회 제도의 영향 아래 있기 때문에 그 사회 속에서 발휘하는 작용의 크기가 같지 않을 뿐이다.

동서의학 사이에 갈등이 발생하는 것은 이상한 일이 아니다. 왜냐하면 두 의학은 서로 다른 체계를 갖추었고 각기 자신만의 고유한 역사와 전통이 있기 때문이다. 명말에 전입된 서양의학에 대해 중국인들은 서로 다른 반응을 보였다. 청말 서양의학이 대량으로 수입된 후에도 중국 의학계 내의 견해는 서로 크게 달랐다. 이것들은 모두 자연스러운 현상이었다. 반대로 서의들이 한의에 대해 서로 다른 견해를 나타냈던 것이나, 심지어 일부 서의들이 한의를 반대했던 것 또한 이상한 일이 아니다. 문제는 정치를 맡은 자들이 이 두 의학 체계에 대해 가졌던 태도였다. 구 중국의 통치자들은 한의를 경시하는 정책을 취했고 심지어 한의를 소멸시키려는 정책을 취하기도 했다. 이것이 동서의학 사이의 갈등을 더욱더 첨예하게 만들고 복잡하게 만들었던 원인이었다. 그렇기 때문에 중국 근대시기에 발생했던 동서의학 사이의 갈등과 논쟁은 학술에도 원인이 있었겠지만 사회・역사적 요인도 있었다.

중국 해방 이후 당은 국민의 이익을 확대한다는 관점에서 위생 방침과 정책을 세웠다.

또한 한의·서의 사이의 단결과 합작, 그리고 중국 의학의 유산을 계승하고 발양할 것을 호소했다. 이로 인해 중국 의약위생 사업에는 전에 볼 수 없던 진전이 있었다. 그러나 동서의학 사이에는 각자의 의학 체계와 상대 의학체계를 어떤 방식으로 대할 것인가라는 인식상의 많은 문제들이 여전히 존재한다. 이런 문제를 해결하기 위해서는 역사적 연구가 반드시 필요하다. 이 때문에 근대시기의 동서의학 관계사를 이해하고, 동서의학 갈등의 역사적 배경과 과정을 이해하여 역사적인 경험을 총체적으로 들여다보는 작업이 빠져서는 안 된다. 나 개인의 경험에 입각할 때 나는 의사학 연구의 주된 임무 중 하나가 의학이 서로 다른 역사적 단계와 사회적 환경 속에서 어떻게 발전했는지를 보여주고, 아울러 그 발전 규율을 탐구하며, 역사적 경험에서 얻은 교훈을 집결시켜서 과거가 현재와 미래를 위해 일하도록 하는 것이라고 생각한다.

의학사는 중국에서 역사가 가장 짧은 학문 분야 중 하나이다. 의학사 연구 중에서도 근대사는 기본적으로 여전히 공백상태에 있으며, 더욱이 근대 동서의학의 관계와 논쟁사에 이르면 이를 종합적으로 깊이 연구한 사람을 찾아볼 수 없다. 자오훙쥔은 의학사 연구에 뜻을 두고 최초로 의사학을 전공한 1세대 대학원생 그룹에 속한다. 그는 3년 동안 의사학 분야의 대학원생으로 지내면서 깊이 있게 연구했고 매우 성실하게 공부했다. 그가 선택한 이 주제에 대해 나는 당연히 전폭적으로 지지했다. 이 주제를 연구하기 위해 그는 수많은 서적과 신문, 잡지를 읽고 살폈으며 수천 장의 카드와 백만 자 가까운 자료를 축적했다. 그리고 마지막에는 이 논문을 써서 졸업 논문 심사위원회의 심사를 통과했다. 최근 100년 간 중국 역사가 복잡했기 때문에 그가 수집한 자료들이 모든 면에서 충분하다고 말할 수는 없다. 어떤 문제와 주장은 더 깊은 연구를 필요로 한다. 하지만 어쨌든 근대사에 존재했던 이런 공백은 그로 인해 많이 메워지게 되었다. 그의 성과는 충분히 인정받아야 할 것이다. 논문을 쓰는 과정에서, 그리고 논문을 쓰고 난 이후에도 그는 중국 내의 많은 한의老中醫들과 관련 전문가들에게 가르침을 청했으며 많은 교훈과 도움을 얻었다. 물론 이것은 자오훙쥔의 호학好學을 설명하는 것이기도 하지만 다른 한편으로는 중국 내의 한의 선배들, 관련 전문가들이 그가 탐구했던 이 주제를 중요하게 생각하고 있음을 말해 주는 것이기도 하다. 자오훙쥔은 졸업 후 허베이河北로 돌아가서 논문 전체를 다시 성실하게 수정했다. 그의 작업은 그 지역의 관련 지도자와 전문가들로부터 큰 지지를 받았다. 지금 이 논문이 곧 출판될 것이라고 하니 나는 자오훙권의 지도 교수로서 응당 감사의 뜻을 표한다. 나는 자오훙권이 앞으로도 더욱 분발하고 끊임없이 탐구하며, 동시에 다방면으로부터 비평을 들어 '백척 낭떠러지에서 다시 한 발 더 나아갈 것百尺竿頭 更進一步'을 기대한다.

마칸원馬堪溫

1982년 10월 베이징중의연구원에서

네이산 시빈(Nathan Sivin, N.) 서문

자오훙쥔 의사가 저술한 『근대 중국 동서의학 논쟁사』는 중국의학의 앞길에 관해 쟁론한 학술서로서 새로운 분야를 개척한 독창성뿐 아니라 현실적인 의의도 갖추고 있다. 동서의학 사이의 논쟁은 오늘날에도 여전히 진행되고 있으며, 또한 두 의학 체계가 병존하는 상황에서는 앞으로도 계속될 것이 틀림없다. 만약 이런 논쟁들이 한계를 돌파하여 새로운 진전을 이루고, 도처에서 이런 논쟁이 단순하게 똑같이 되풀이되지만 않는다면 각각의 논쟁들은 모두 과거와 비교해서 더 가치 있는 것들이 될 것이다. 20년 전 랄프 크로이저(Ralph Croizier)가 쓴 『근대 중국에서의 전통의학』[1]이 세상에 나온 이래 이 문제는 여전히 계속 사람들에게 소홀히 취급받아왔다. 자오훙쥔 의사가 이 주제를 다시 새롭게 연구함으로써 논쟁사에 대한 탐색이 이전 연구자들에 비해 더욱 깊어졌으며 평가 또한 더욱 정확해졌다. 이 책은 중국과 해외 모두에서 반드시 많은 독자와 만날 것이다.

네이산 시빈

1987년 5월 24일 베이징에서

1) Ralph C. Croizier. *Traditional Medicine in Modern China: Science*, Nationalism, and the Tensions of Cultural Change. Harvard University Press. 1968. 역자 주.

저자 초판 서문

중국 근대사에서는 몇 차례 중요한 사상적·문화적 논쟁이 있었다. 갑오甲午년(1894) 청일전쟁을 전후해서는 학교교육과 과거제도, 신학新學과 구학舊學, 서학西學과 중학中學 사이의 논쟁이 있었고, 경자庚子년(1900) 후에는 입헌과 혁명 사이의 논쟁이 있었다. 그리고 '5·4'(1919)를 전후해서는 신문화운동이 있었다. 이런 논쟁들은 각 시기마다의 변화하는 정세들을 직접적으로 반영하고 있다. 이 논쟁들에 대해서는 이미 많은 전문가들이 연구해왔고, 또 지금까지도 역사학계의 중요한 연구 주제가 되어 있다. 이 책에서 다루는 동서의학 논쟁도 넓은 의미에서는 사상적·문화적 논쟁에 속한다. 이 논쟁은 거의 근대 전체를 관통하고 있으며 앞서 언급한 논쟁들과도 서로 긴밀하게 연결되어 있다. 그러나 아직까지 이 논쟁에 대해 종합적으로, 또 깊이 있게 다룬 연구가 없었다.

중국에서 동서의학 사이의 논쟁은 19세기 중엽부터 무르익기 시작했다. 그리고 20세기로 진입하면서는 많은 사람들의 관심을 불러 일으켰고, 국민당 통치시기에는 대단히 격화되었다. 이 논쟁은 근대시기에 있었던 사상 문화 논쟁의 독특했던 한 측면이었다. 베이양정부와 국민당정부의 이치에 맞지 않는 의료정책, 특히 국민당정부가 시도했던 한의폐지정책은 이런 논쟁이 비정상적으로 격화되게 만들었던 주요 원인이었다. 중·일 전쟁의 폭발로 이 논쟁이 잠시 소강상태를 맞기도 했지만 전쟁에서 승리한 이후에는 다시 격화되었다. 지금 이 논쟁에 대해 상세하게 알고 있는 사람은 많지 않다.

신 중국이 성립된 이후에는 격렬한 논쟁이 나타나지 않았다. 그러나 의학계에는 아직까지도 이따금 이 논쟁의 여파를 볼 수 있다. 그러므로 정확하게 말한다면 이 논쟁은 130년 이상 지속되고 있다. 이런 장기적이고 대규모의 논쟁은 결코 우연하게 나타난 현상이 아니다. 이 논쟁의 역사를 연구하고, 이 논쟁의 사상 문화와 의학적인 근원을 탐구하는 것은 지금의 동서의학 관계를 인식하고 처리하는 데 도움이 될 뿐만 아니라 근대사를 깊이 있게 연구하기 위해서도 필요한 작업이다.

이 책의 제목을 『근대 중국 동서의학 논쟁사』라고 정한 것은 결코 동서의학 양자를 물과 불처럼 서로가 용납할 수 없는 관계로 설명하기 위해서가 아니다. 근대시기 동서의학 사이의 문제가 통상 논쟁이라는 형식으로 많이 표현된 것을 감안해서 정한 것일 뿐이다. 논쟁의 내용은 의학과 관련된 학술적인 것에 국한되지 않았다. 학술적인 논쟁은 항상 정치적인 투쟁과 함께 진행되었다. 논쟁 또는 투쟁을 일으켰던 원인 또한 계속 변화했다. 당연히 지금의 동서의학 문제도 이미 반세기, 한 세기 전의 문제와 크게 다르다.

근대 동서의학 논쟁은 다음 몇 가지 문제들을 주로 다루고 있다. 즉, 한의학이란 무엇인가? 서양의학이란 무엇인가? 한의학과 서양의학은 어떤 부분에서 서로 같고 다름이 있으며, 각각 어떤 장점과 단점이 있는가? 서양의학은 어떻게 중국에 전해졌는가? 한의학과 서양의학은 앞으로 중국에서 어떻게 발전할 것인가? 한의폐지 정책은 어떤 좋지 않은 결과를 나타내었는가? 한의폐지 사상의 연원은 어디에 있었는가? 한의학은 근대라는 조건 속에서 어떤 모습으로 계속 발전하였는가? 한의학과 서양의학이 서로 융회관통하여 하나가 될 가능성은 있는가? 이런 종류의 가능성은 어떻게 실현될 것인가?

이미 10여 명의 전문가들이 중국의학통사를 저술하면서 간략하지만 서로 다른 관점으로 이 시기 역사를 다룬 바 있다. 또 어떤 글들에서는 이 시기의 일부 사건과 특정 인물에 대해, 또는 학술적인 관점에 대해 다루기도 했다. 그러나 이 시기의 역사를 전체적으로 다룬 저작은 보지 못했다.

반세기 전 왕지민王吉民, 우롄더伍連德 두 사람이 영문으로 쓴 『중국의사中國醫史, *History of Chinese Medicine*』는 그 당시까지 중국에서 서양의학이 발전해온 과정을 상세하게 기술하고 있다. 이 책의 하권은 중국 근대 서양의학사에 대한 장편의 전문서라고 할 수 있다. 그러나 애석하게도 이 책은 이 분야의 유일한 저작이다. 지금까지도 이 책의 잘못된 부분에 대해 비평하거나 바로잡은, 그리고 이 책에 필적하는 중문 저작이 없다.

그런데 『중국의사中國醫史』는 기본적으로 동서의학 사이의 논쟁을 회피하고 있다. 이 책의 상권은 주로 고대 중국의학의 역사에 대해 서술했고, 근대 부분은 단지 두세 건의 큰 사건만을 기록하였을 뿐이다. 이 책은 분량으로는 대단히 방대한 책이지만 근대 중국 한의학의 역사에 대해서는 거의 논하지 않았다. 또 저자들은 근대시기에 중국 한의학에 발전이 있었다는 것을 부인하고 있다. 이런 면에서 『중국의사中國醫史』의 결함은 대단히 크다. 필자는 이 책에서 중국 근대 의학사를 연구하려면 동서의학 논쟁을 피해갈 수 없다는 것, 근대 중국 한의학사를 논할 때는 더더욱 그렇다는 것을 설명하려고 한다.

지난 시대의 동서의학 논쟁은 이미 과거가 되었다. 지금은 새로운 여건 속에서 더 적극적이고 효과적인 방식으로 이 문제를 해결하는 것이 가능해졌다.

복잡한 역사적 상황 속에서 일어났던, 그리고 학술 논쟁과 정치 투쟁이 서로 뒤얽혀 있었던 의학 논쟁을 연구하려면 특별히 더 올바른 역사학적 관점과 연구방법을 필요로 한다. 훌륭한 의학적 소양은 두말할 것도 없다. 그러나 일개 초학자로서 필자에게는 이런 면들 모두 대단히 부족하다. 이 시기의 역사가 다루어야 할 자료는 매우 방대하다. 이 기간 동안 수백 종의 의학 잡지가 발간되었으며, 의서醫書 또한 헤아리기 어려울 정도로 많다. 반드시 알아야 할 관련 내용만 해도 세계근대사, 중국근대사, 동서양 의학사, 중국사상, 철학, 교육사 등 많은 분야에 걸쳐 있다. 꼭 소개해야 할 중요 인물만도 수십 명이 넘으며, 대부분의 내용은 일차자료로부터 시작되어야 한다. 짧은 시간 안에 이 자료들을 전부 파악한다는 것은 불가능하다. 그러므로 역사적 진상을 보여줄 자료를 어떻게 적절하게 취사선택할지가 관건이 된다.

이런 난관은 필자 혼자의 능력만으로는 극복할 수 없었다. 지금 가까스로 완성한 이 책은 먼저 나의 지도교수이신 마칸원馬堪溫 선생님의 전적인 지도 결과이다. 그분의 지도 아래 나는 비로소 이 책을 쓰려는 계획을 세웠고 완성할 수 있었다. 그리고 중의연구원 선생님들의 격려에 대해서도 감사드린다. 의사문헌 연구실의 리징웨이李經緯, 마지싱馬繼興, 차이징펑蔡景峰, 위잉아오余瀛鰲, 자오푸산趙璞珊, 위원중于文忠 등 여러 선생님들이 열정적인 지도와 격려를 내게 보내 주셨다. 연구실 내 도서와 자료를 담당하는 동료들도 모두 나를 크게 도와주었다. 모두에게 감사드린다. 특별히 언급해야 할 의사학계 선배들로는 상하이중의학원 장짠천張贊臣, 베이징중의학원 왕선쉬안王慎軒, 총병참부의 판항준范行准, 상하이제일의학원의 장춘화姜春華, 광저우중의학원의 쑹다런宋大仁, 산시山西중의연구소의 자더다오賈得道 선생님이 계신다. 이분들은 모두 연세가 높고 바쁜데도 인내심을 가지고 나를 지도하고 도와주셨다. 중의연구원 부속 광안먼廣安門의원의 선중구이沈仲圭, 후난湖南중의학원 저우이머우周一謀, 중산中山의학원의 허우찬侯燦, 저장浙江중의학원의 린첸량林乾良, 하얼빈의과대학의 쓰위안이姒元翼, 광둥성중의원의 량나이진梁乃津, 상하이중의학원의 류원루劉文蕠, 허베이의학원의 양이아楊醫亞 선생님도 모두 이 책에 대해 소중한 의견을 보내주셨다. 이 분들은 모두 필자가 영원히 잊지 못할 분들이다.

이 책이 학위논문 심사를 거칠 때 광저우중의학원의 덩톄타오鄧鐵濤 선생님과 베이징제일의학원의 청즈판程之范 선생님을 위시한 심사위원 여러분들이 대단히 고명한 의견을 주셨다. 여러분들이 지금 보고 있는 이 책은 내용과 관점, 구조 등 많은 부분에서 이분들의 의견을 고려하고, 또 변경, 가감하여 만들어졌다.

이 책이 인쇄에 넘겨지기 전까지 성省 내의 선배와 동료 많은 분들의 심사와 가르침을 받았다. 이들의 격려와 지지 속에서 이 책이 비로소 많은 독자들과 만날 기회를 갖게 되었으니 삼가 진심으로 감사드린다.

비록 이와 같은 과정을 거쳐 출판되었으나 필자의 수준에 한계가 있어 이 책에는 필연적으로 여전히 무르익지 못하고 거칠며 잘못된 부분이 많을 것이다. 여러분의 비평과 질정叱正을 간절히 바란다.

자오훙쥔

1982년 6월 스좌장石家莊 허베이중의학원에서

일러두기

1. 중국어 인명·지명의 한글 발음 표기는 문화체육관광부의 외래어 표기법(고시 제 2017-14호)에 따라 이루어졌다. 인명의 경우 신해혁명을 기준으로 이전은 한자음, 이후는 중국어 표기법에 따라 표기하게 되어 있으나 번잡함을 피하기 위해 이 책이 주로 다루고 있는 시기인 서양의학 1차 전입(명말청초) 이후의 인물들은 모두 중국어 표기법에 따라 표기하였다. 다만 독자들의 편의를 위해 한자를 병기하였다.

2. 책이나 신문, 잡지명과 논문 제목에 포함된 인명이나 지명은 한자음 그대로 표기하였다. 학교, 병원 등 기관명에 포함되어 있는 지명은 우리에게 익숙한 중국어 발음을 그대로 남겨두었다(예, 상하이중의학원, 시에허병원 등).

3. 원서에 실려 있는 사진자료가 워낙 오래된 것이어서 상태가 좋지 않은 데다 그 사진자료를 다시 전사轉寫하다 보니 역서에서는 상태가 더 좋지 않게 되었다. 그럼에도 불구하고 역사적 사료로서 가치가 있다고 판단하여 실었으니 독자들의 양해를 부탁드린다.

차 례

제4장 논쟁 중의 한의학 교육 · 203

제5장 논쟁 기간의 유명 인물과 학술적인 문제들 · 253

제6장 한의폐지 사상 연구 · 363

제1장 중국 동서의학 논쟁의 역사적 배경

제1절 머리말

필자가 서문에서도 밝혔듯이 '동서의학 논쟁'이라는 말이 함축하고 있는 의미는 동서의학 사이의 상호 배척이 아니다. 정확하게 말하면 이것은 한 바탕 격렬하게 이루어진 문화 교류였다. 그러므로 문화 교류라는 큰 주제에 대해 먼저 설명할 필요가 있다.

역사학자들이 인정하는 인류문명사의 4대 문명 발원지가 있다. 즉, 황하 문명이 발생한 황하黃河 유역, 고대 이집트 문명이 발생한 나일 강 유역, 고대 수메르·바빌론 문명(메소포타미아 문명—역자 주)이 발생한 티그리스·유프라테스 강 유역, 고대 인도 문명이 발생한 인더스·갠지스 강 유역이다. 인류 문명을 더 단순하게 요약하면 동방東方문명과 서방西方문명의 두 계통으로 분류할 수도 있다. 이 경우 위의 4대 문명 요람은 모두 현재 기준으로 동방에 속한다. 4대 문명과 함께 놓을 수 있는 그리스 문명은 고대 이집트와 메소포타미아 문명에서 영향을 많이 받았다. 수천 년 동안 복잡하게 전개되어 온 인류 문명사는 대부분 이 몇 개의 고대 문명으로부터 발전되고 변화해 나왔다.

문화 교류는 인류사회에서 어느 곳, 어느 때든 없었던 적이 없었다. 그러므로 서로 다른 문명끼리 교류한다는 것이 지극히 부드럽고 쉬운 일인 것처럼 보일 수 있다. 그러나 실제로는 역사적으로 중요한 문명 교류들은 대부분 잔혹한 상황 속에서 일어났다. 고대 이집트 사람들이 웅장한 피라미드를 세울 무렵 다른 종족들은 아직도 대부분 미개한 상태였다. 고대 이집트 나일 강 유역의 문명이 티그리스·유프라테스 강 유역과 지중해 연안, 그리고 고대 그리스에 어떤 영향을 미쳤는지는 구체적인 사정들이 잘 밝혀져 있지 않다. 하지만 이 문명은 근래 괴기 공상과학 소설들이 열을 올리고 있는 마야문명과 마찬가지로 어떤 신비한 힘에 의해 하루아침에 무너졌다. 이로 인해 이 지역의 문명사에는 거대한 공백이 생기기도 했다. 이것은 대단히 불가사의한 일이다. 고대 로마의 폼페이가 화산에서 분출된 용암에 매몰되어 갑자기 사라진 예도 세계사에서 매우 보기 드문 일일 것이다. 그리고 또 다른 예로 소위 1만 년 전 대서양 속으로 가라앉았다는 문명을 들 수 있다. 이것은 최근에 제기된 가장 대담한 가설이 아닐까 싶다. 반대로 사람들이 잘 알고 있는 것도 있다. 고대 그리스 문화의 성쇠, 로마제국의 흥망, 고대 갠지스 강 문명의 부침, 중세 유럽의 종교적 통치 같은 것이다. 이것들은 모두 장기간에 걸친 잔혹한 전쟁, 종족 간의 정복, 대규모의 민족이동, 무력을 통한 종교적 신앙의 전파 같은 사건들을 수반했다. 바로 이런 과정을 통해 아시아·유럽·아프리카 세 대륙의 문화가 서로 하나로 연결되었다. 즉, 근대시기 장기간에 걸쳐 대영제국이 전 지구를 제패했던 것처럼 이민족에게 정복당한 수많은 역사가 있었다. 십자군의 동방원정은 비교적 근대와 가까운 시기에 일어난 사건이었다. 역사학자들은 200년에 걸쳐 일어났던 이 피비린내 가득한 역사적 사건이 서양의 '르네상스'와 직접적으로 관련이 있는 것으로 생각한다.

이런 사건들은 대부분 고대의 동서양 문화 교류에 속하는 것으로서 중국과 직접적인 관계가 없다. 고대 중국과 서양 사이의 문화교류와 관련된 큰 사건으로는 마르코 폴로(Marco Polo, 1254~1324)의 동방 여행이 있다. 이 여행은 칭기즈 칸 부자의 무력 정복 후에 비로소 실현되었다. 안타까운 것은 콜럼버스가 신대륙을 발견한 이후에도 오랫동안 이와 유사한 사건이 출현하지 않았다는 점이다. 과학이 낙후되었던 고대 시기에는 지리적인 장애가 중국과 서양 사이의 문화적 교류를 가로막았던 중요한 원인이었다.

고대 동아시아지역에서의 문화 교류는 중국이 중심이었다. 우리는 이 지역에서의 교류가 유럽과 중동, 인도 사이의 교류에 비해 훨씬 고상한 것이었다고 말해도 무방할 것이다. 그 유명한 장건張騫이 서역西域과 교통할 때는 비록 그에게 명확한 정치적·군사적 목적이 있었음에도 끝까지 외교적인 수단만을 사용했다. 이후 '실크로드'의 번영이 시작되었다. 현장玄奘 법사가 서역을 여행하고, 감진鑑眞이 동쪽(일본—역자 주)으로 건너간 사건 같은 것들은 거의 순수하게 문화적 목적을 띠었다. 콜럼버스의 탐험에 조금 앞서 이루어진 정화鄭和의 항해도 식민주의적 목적이 있었다고 보기는 어렵다. 그렇다고 대외무역도 그의 중요한 목적이 아니었다. 명 왕조는 오로지 형식적인 차원에서의 국위선양에 만족했다. 중국과 외국의 기록들에서도 이 항해에서 참혹한 살인, 약탈, 침략과 박해가 있었다는 흔적은 발견할 수 없다. 이것은 초기 식민주의자들의 탐험활동과 뚜렷한 대조를 이룬다.

분명한 것은 동서양을 막론하고 고대의 문화교류 속도는 100년을 단위로 계산할 정도로 서서히 진행되었다는 점이다. 인문과학 방면의 문화교류는 정치투쟁과 군사행동을 동반하는 경우가 많다. 또 그 교류도 항상 격변의 방식을 띤다. 그러나 자연과학 분야는 이와 다르다. 항상 자신도 모르는 사이에 은연중에 감화되는 그런 방식을 띠고 있다. 의학교류는 이 문제를 설명할 좋은 예일 것이다. 고대 각 지역의 의학자들은 마치 모두 온화溫和, 선량善良, 공경恭敬, 절검節儉, 겸양謙讓의 덕을 갖춘 사람 같았다. 그들의 의학이론은 각기 달랐지만 그렇다고 해서 그들이 만날 때마다 일촉즉발의 긴장된 분위기가 조성되지는 않았다.

한의학과 서양의학의 교류가 일어난 시기에 대해서는 역사학자들이 종종 장건張騫이 서역西域에 사신으로 파견될 때부터나 아니면 그보다 약간 앞선 시기에 일어난 것으로 추측하고 있다. 사실 원대元代 이전에 중국인이 유럽인과 직접적으로 문화적 교류를 진행했다는 것을 설명할 만한 확실한 증거는 없다(주의: 이것은 근대 이후의 기준을 적용한 동서 교류 개념으로서, 중국과 아시아 이외의 지역, 특히 유럽이나 미주 국가와의 교류를 말하는 것이다). 송대宋代 이전, 특히 당唐이 융성했던 시기에는 인도문화와 아라비아문화가 중국에 많은 영향을 미쳤으며, 이것에 대해서는 이미 많은 연구가 이루어져 있다. 이 시기 중국과 인도 사이의 의학교류는 대단히 활발했다. 그러나 '중국의학과 인도의학 사이의 의학 논쟁中印醫學之爭'은 발생하지 않았다. 원대를 지나면서 아라비아 의학이 동쪽으로 전래 되었다. 만약 이것을 고대의 서양의학으로 간주한다 해도 당시의 중국과 서양의 의학 교류는 지극히 제한적이었다. 결국 명대 이전의 중국과 서양의 문화교류(의학교류를 포함하여)는 주로 중국과 인도, 아라비아 사이의 접촉이었으며 중국과 유럽 사이의 교류는 간접적인 방식으로 이루어졌다. 명말청초明末清初는 서양학문의 동아시아 전래西學東漸가 활발하게 이루어졌던 시기로서 중국문화에도 일정한 영향을 미쳤다. 그러나 그 깊이와 넓이 면에서 근대시기에 있었던 교류와는 비교될 수 없을 정도였다. 의학 분야에는 특히 영향이 적었다. 이 점에 대해서는 나중에 더 자세히 다룰 것이다.

그렇지만 근대시기에 진입하면서 세계정세가 크게 변했다. 중국은 더 급격한 변화를 겪었다. 중국 근대의 역사는 100년에 불과하지만 이 기간 동안 일어난 사회 각 방면의 변화는 이전 4천, 5천 년 동안의 변화보다도 더 컸다. 급격한 사회 변혁은 반드시 급격한 사상적·문화적 변혁을 앞세워 일어난다. 그 결과 의학과 같이 국가의 국정과 밀접한 관련이 없는 학문과 직업에서도 격렬한 논쟁이 나타났다. 그렇기 때문에 근대 중국의 동서의학 논쟁을 살펴보기 위해서는 동서의학이 처해 있었던 특정한 역사적 단계에서의 여러 가지 상황들, 즉, 동서의학 논쟁의 역사적 배경에 대해 간략하게 소개하는 것이 필요하다.

제2절 근대사 개술

중국의 근대사는 1840년의 아편전쟁으로부터 시작된다. 이 전쟁 이후 봉건사회가 점차 해체되었고, 중국은 열강의 침략에 의해 식민지 또는 반식민지半植民地 상태에 빠지게 되었다. 아편전쟁의 결과로 자본주의 국가들은 무력으로 중국의 대문을 열어젖혔다. 서방의 군함과 대포는 중국인들을 각성시켰다. 그 옛날 중국 조정이 하찮게 여겼던 외국의 작은 나라들이 아편을 통한 더러운 상업적 이익을 노렸고, 결국 위풍당당했던 중화제국을 쳐서 이기고 말았다. 이런 상황에 대한 유일한 해석은 중국이 낙후되었다는 것을 인정하는 것뿐이었다. 이후로도 중국은 계속해서 전쟁에서 패했고, 영토의 일부를 할양하여 배상했으며, 주권을 상실하여 국위가 실추되는 상황으로 이어졌다. 나라가 멸망하고 민족이 멸절되는 위기가 바로 눈앞에 있었다. 이같이 중국의 낙후성을 인정할 수밖에 없는 상황들은 중국인들의 자존심에 큰 상처를 입혔다. 그리고 많은 사람들이 구국救國, 부강富强, 혁신革新의 길을 모색하도록 만들었다. 시대적 상황이 변함에 따라 각종 구국 이론들이 등장했다. 이 이론들은 각기 형태는 달랐지만 중국이 낙후되었다는 것을 인정했다는 점에서는 서로 일치했다. 특히 과학기술 방면에서 중국이 낙후했다는 것은 모두가 최소한으로 인정하고 있는 사실이었다.

제국주의는 중화제국의 봉건쇄국 상태를 무너뜨렸고 중국 봉건사회의 해체를 가속화했다. 이와 같은 해체는 결코 침략자들의 호의에서 비롯된 것이 아니었다. 그들 마음속의 목적은 중국을 완전한 식민지로 만드는 데 있었다. 또 철저한 식민지 계획의 실현이 불가능할 때는 힘을 다해 청 왕조의 부패한 통치 권력을 보호하거나 아니면 그들의 대리인 역할을 맡을 만한 사람들을 선택했고, 반봉건半封建적인 군벌들의 할거를 육성하고 지원했다. 열강의 이익이 중국을 신속하게 자본주의화해서 부강하게 만드는 데 있지 않았기 때문에 중국에서 이루어진 봉건사회 해체 과정은 그 고통이 완전한 식민지화 과정에 못지않았다.

만약 부르주아 계급 정권이 수립된 것을 기준으로 계산한다면 세계 근대사의 시작은 중국에 비해 200년은 더 빨랐다. 자본주의 제도는 영국에서 시작되어 한 세기 남짓 되는 기간 동안 전 유럽으로 퍼져나갔으며 동시에 북미지역에도 확산되었다. 이제 막 농노제農奴制에서 해방된 러시아까지 포함해서 이 시기의 서방세계 전체가 동양 문화의 중심이었던 중국을 이미 앞서 가고 있었다. 서방세계가 천년 가까운 중세로부터 완전히 깨어난 것이다.

이 시기 이전에도 초기 식민주의자들은 이미 중국과 같은 '도처가 황금 밭'인 땅에 군침을 흘리고 있었다. 자본의 초기 축적에 자극을 받아 그들은 열심히 해상통로를 개척했으며 마침내 16세기 초에는 중국과 상업적 관계를 맺기에 이르렀다. 그러나 자본주의가 전 유럽에 확산되는 시기였던 이 200여 년 동안에는 초기 식민주의 또는 자본주의 국가들이 그들의 병력을 수만 리 밖 중국이라는 큰 나라에 보내어 전면적인 공격을 가할 만큼 강대하지 못한 상태였다. 하지만 1840년대에 이르면 자본주의는 이미 전성기에 근접하게 되고 그 세력도 세계의 구석진 곳까지 영향을 미치게 된다. 그들은 스스로를 모델로 하여 세계를 개조하려고 했다. 그러나 바로 이 시기에 청 왕조는 부패가 어떤 처방으로도 고칠 수 없는 단계에 와 있었다. 열강들은 중국이라는 '기름진 고기'를 두고 서로 탐욕스럽게 싸웠다. 불운으로 가득 찬 중국의 근대사가 시작된 것이다. 당장 중국인이 상대해야 할 적은 낙후된 유목민족도 아니고, 또 한때 군사적으로 강대하여 난세를 틈타 중국에 침입했지만 결국에는 한족 문화에 동화되었던 이민족 정복자들도 아니었다. 역사는 동서양 사이에 만들어진 커다란 차이를 기정사실이 되게 만들었다. 청 왕조의 통치하에 있던 중국은 이미 만신창이였고 켜켜이 쌓인 병폐도 회복되기 어려울 정도였다. 그러므로 단시간 내에 이런 차이를 메꾼다는 것은 기대조차 하기 어려웠다. 하물며 열강들이 중국이 스스로의 노력으로 이런 차이를 극복하기를 바랐겠는가?

중국 근대사 초기의 국제 환경에 관해서는 전문서적과 논문들을 통해 이미 상세하게 연구되어 있다.

『근대중국사고近代中國史稿』에는 이렇게 적혀 있다.

"청조의 국세國勢가 날로 쇠미衰微해지고, 형세가 점점 나빠질 때, 구미歐美의 자본주의 국가들은 대단히 빠르게 발전하고 있었다. 특히 세계 최초의 자본주의 국가인 영국은 이미 식민지를 찾아 전 세계를 바쁘게 돌아다니는 일등 침략국이 되어 있었다. 영국은 17세기 중반에 부르주아 혁명을 완성했고(청 왕조 또한 이 시기에 건립되었다), 18세기 말에는 산업혁명이 시작되었으며, 기계공업이 점차 공장 수공업을 대체하였다. 19세기에 들어선 이후 공업은 더욱더 비약적인 속도로 발전했다. 면직업棉織業에 사용되는 면의 양과 생철의 생산량을 예로 들면 … 아편전쟁 전 70년 동안은 각각 100배씩 급증했고, 아편전쟁 전 40년 동안은 11배 증가했다."[1)]

"1770년에서 1840년 사이 영국에서는 직공 한 사람의 하루 평균 생산율이 20배나 높아졌다."[2)]

자본주의 국가들이 초기에 자본을 축적했던 중요한 루트 중 하나는 해상을 통한 침략과 약탈이었다. 이 때문에 강력한 군사력은 필수적이었다. 부르주아계급이 정권을 쟁취하고 산업혁명을 완성한 이후에도 식민지 침략과 상품의 덤핑 판매를 위해서는 여전히 강력한 군사력을 유지할 필요가 있었다. 열강들은 당시 최첨단의 원양선을 가지고 있었으며 이 배들은 가장 현대화된 무기로 무장되어 있었다. 바로 이런 경제와 군사적 실력이 기반이 되어 본토 인구가 2천 5백만 명이 채 못 되는 작은 나라 영국이 수만 리 밖에서 의연하게 군대를 운용하고, 백여 척의 함선과 만 명이 넘는 군사를 연이어 파견하여 국토 면적과 인구가 영국의 십 수배 혹은 몇 십 배에 이르는 대국을 이길 수 있었다.

아편전쟁의 실패를 영국의 강력한 군사력 탓으로만 돌리는 것은 충분한 설명이 못된다. 어쩌면 당시 청정부의 부패와 무능이 더 결정적인 요인이었을 수도 있다. 봉건제도는 바로 중국을 낙후시키고 스스로 헤어 나올 수 없도록 만든 원인이었다. 설령 봉건정치가 그다지

1) 近代中國史稿 編寫組.『近代中國史稿』. 人民出版社. 1976. 4쪽.

2) 樊亢 등.『主要資本主義國家經濟簡史』. 人民出版社. 1973. 59쪽.

부패하지 않았더라도 중국이 쇄국 정책을 통해 스스로를 지키려고만 하는 한 신속하게 강대해지는 것이 불가능했을 것이고, 결국에는 강대한 외적의 면전에서 실패를 면할 수 없었을 것이다. 앞서도 말했듯이 영국의 자본주의 혁명은 중국의 만청滿淸 왕조 건립과 같은 시기에 발생한 사건이었다. 안타깝게도 이후 중국과 서방이 달려간 길은 완전히 다른 두 갈래 길이었다. 청 왕조의 건립으로부터 아편전쟁에 이르는 200년 가까운 세월 동안 중국사회에는 어떤 본질적인 진보도 없었다. 인구가 급증한 것을 제외하고는 사회의 생산력이 거의 증가하지 않았다. 역사가 동서양에 만들어 놓은 격차는 100년 단위로 계산할 만큼 컸다.

이것이 바로 중국의 근대사가 시작될 무렵의 국제정세다. 서양의학이 중국에 전입되는 것도 아편전쟁 이후에 빠르게 진행된다. 그래서 이것은 한의와 서의가 초기 접촉할 당시의 시대적 배경이기도 하다.

자본주의 제도는 어떻게 서구유럽에서 먼저 나타나게 되었는가? 자본주의는 어떻게 두 세기 만에 전 세계의 물질과 정신문명을 정복할 수 있었는가? 이것은 이 책의 범위를 벗어나는 질문이다. 그러나 근대과학(여기서는 주로 자연과학을 말함)이 발전하는 대략적인 정황을 이해하지 못한다면 우리는 여전히 자본주의 제도가 어떻게 이처럼 짧은 시간 안에 거대한 생산력을 축적할 수 있었는지 이해할 수 없을 것이다. 그리고 이 장에서 소개하려는 동서의학 논쟁의 역사적 배경도 깊이 이해하기 어려울 것이다.

제3절 근대 자연과학과 중국

근대과학의 역사는 영국에서 자본주의 혁명이 일어나기 두 세기 정도 전부터 시작되었다. 15세기 후반 또는 이보다 조금 앞선 시기에 시작되어 자본주의 제도가 전 유럽에서 확립될 때까지의 격렬했던 변혁기를 우리는 르네상스 시기라고 부른다. 근대 과학 발전사는 르네상스 시기 역사의 중요한 부분을 차지한다. 일반적으로 세계 근대사도 대부분 르네상스에서 시작한다.

르네상스로부터 시작되었던 중세 통치에 대한 저항은 신흥 부르주아 계급이 먼저 상부구조에 속하는 각 영역에서 여론을 만들어낸 다음 이것을 토대로 정권을 쟁취하려는 방식

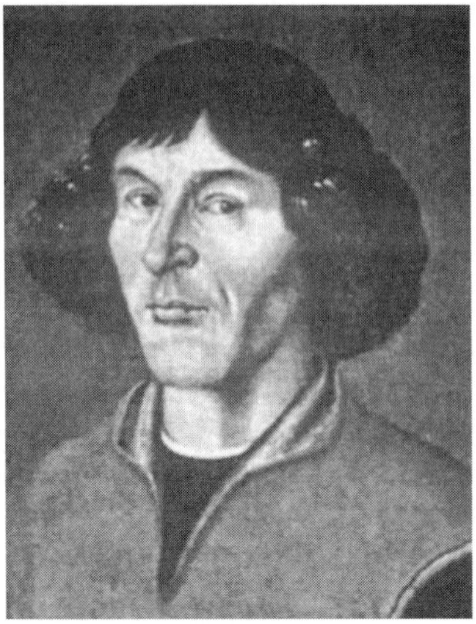

코페르니쿠스(Nicolaus Copernicus)

을 취하고 있었다. 중세의 권위에 결정적 타격을 입힌 것은 바로 우리가 잘 알고 있는 자연과학 서적, 즉, 1543년 코페르니쿠스(1473~1543)가 발표한 『천체운행론』이다. 이에 앞서 오랜 기간 문학·예술·철학·종교 영역에서 인간성의 해방을 부르짖으며 종교의 속박에서 벗어나려고 시도했던 사상적·사회적 운동이 있었다. 하지만 이것들은 자연과학이 옛 제도를 공격했던 것보다 더 강력하지는 않았다. 자연과학은 다른 분야에서의 혁명에도 매우 설득력 있는 근거를 제공했다. 초기 자연과학 분야에서 이룩한 성과가 중세 사상을 한 차례 공격한 후 곧바로 철학에서도 상응하는 발전이 있었다. 특별히 우리가 주목해야 할 것은 영국 철학자 베이컨(1561~1626)의 사상이 근대 자연과학에 끼친 영향이다. 그는 세계관과 인식론의 관점에서 스콜라 철학에 대해 철저하고도 체계적인 비판을 시도했다. 베이컨은 '지식이 곧 힘!'이라고 외치면서 모든 지식의 출처는 감각이고, 감각만이 믿을 수 있다고 주장했다. 과학에서는 귀납, 분석, 비교, 그리고 실험적 방법을 사용해서 감각자료들을 정리한다. 그렇기 때문에 당시 사람들이 근대과학을 실험과학이라고 불렀을 때 여기서의 '실험'이라는 두 글자는 근대과학을 철학적으로 집약한 것이었다. 실험과학과 대립되는 것은 사변思辨과학이다. 중세 스콜라 철학이 지배하던 시기의 과학이 이와 같았다. 그것의 철학적 기초는 유심唯心적인 것이었다. 그렇기 때문에 실험과학과 경험과학은 결코 서로 대립적인 것이 아니었다. 철학적으로 말하면 이 둘은 모두 유물적인 것으로서 모두 감각과 경험의 확실성을 인정하고 있다. 이 둘은 방법론상의 엄밀성 여부에 의해 구별될 뿐이다. 그러므로 실험과학이 아직 모든 진지를 철저하게 점령하지 못했던 상황에서 경험은 여전히 더 믿을 수 있는 지식이었다. 이것은 동서의학 사이의 논쟁을 살펴보기에 앞서 꼭 짚고 넘어가야 할 부분이다.

당시 자연과학사 전체를 소개하는 것은 쉽지 않고, 또 이 책의 목표와 관련해서 볼 때 불필요하다. 그러므로 가장 간단한 방식을 사용하는 것이 좋을 것 같다. 즉, 근대 과학기술이 발전하는 과정에서 일어난 큰 사건들 중에서 천문학과 물리학 방면의 진보를 예로 들어 근대 중국이 과학기술 분야에서 얼마나 낙후되었는지를 알아보려고 한다.

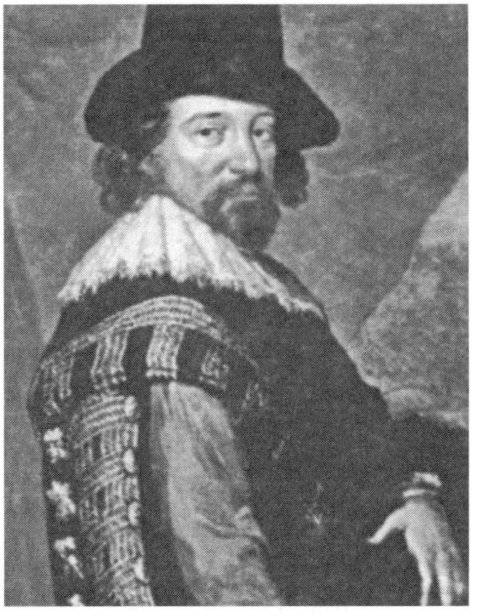

베이컨(Bacon, Francis)

천문학 분야에서는 1543년 코페르니쿠스가 태양중심설을 주장한 이래로 17세기 초가 되면 갈릴레이(1564~1642)가 망원경을 개량하여 목성의 위성을 발견하고 지구의 위치를 증명하며, 케플러(1571~1630)가 천문학의 3대 법칙을 발견하기에 이른다. 또 뉴턴은 천체역학의 고전이론을 종합했으며, 칸트(1724~1804)는 성운설星雲說을 제창했고, 1796년에는 라플라스(1749~1827)가 성운설의 역학근거를 제시함으로써 근대 천문학 이론이 점차 성숙기에 접어든다. 이 시기에 천문학이 발전할 수 있었던 이유 중에는 천문관측도구와 계산방법이 발달했던 것도 빼놓을 수 없다.

물리학 분야에서는 뉴턴이 고전물리학을 완성했다는 것만으로도 충분할 것 같다. 조금 더 언급한다면 뉴턴 이전에 스테빈(Stevinus, 1548~1620)이 힘의 평행사변형 법칙을 발견한 것, 갈릴레이가 자유낙하현상과 단진자의 주기율을 발견한 것 등을 들 수 있다. 뉴턴과 뉴턴 이후 시기에는 역학과 관련 있는 음향학, 진동, 유체역학에서 비약적인 발전이 있었으며, 광학·전기학·자기학·열역학 등이 모두 19세기 중엽 이전에 이미 이론적 기초를 확립했다. 1895년 뢴트겐의 X—선 발견, 1898년 퀴리 부부에 의해 발견된 방사성 원소와 원자물리학의 출현, 1905년 아인슈타인의 상대성이론 제창 등을 거쳐 물리학은 현대적 단계에 진입했다. 이 사실들을 통해 우리들은 중국인들이 물리학을 받아들이기 시작했을 당시에 물리학이 도달했던 수준을 충분히 이해할 수 있다.

과학 각 분야에서 이루어진 중요한 발전들을 일일이 다 열거할 필요는 없을 것 같다. 대신 지금 중국의 중고등학교 교과서에 수록된 내용을 통해 근대과학 발달의 수준이 어떠했는지 가늠해 보는 것이 좋을 것 같다. 현재 중고등학교 자연과학 각 과목 교과서의 내용은 대부분 19세기 중엽 이전에 근대과학이 이루어낸 성과를 벗어나지 않는다. 게다가 내용의 대부분이 일반 원리를 소개하는 정도이다. 지극히 일부에서 20세기 초의 내용을 다루었으나, 이것 역시 단순한 개념 소개에 그친다. 현재 중국에서 대학교육을 위해 개설되어 있는 기초교양과정의 자연과학 분야도 대부분 근대과학의 성과를 소개하는 정도이다. 다만 중고등학교 교육에 비해 조금 더 상세하고, 이론이 강화되어 있을 뿐이다. 이런 상황으로 미루어 볼 때 20세기 초 중국에서 과거제를 폐지하고 학교교육을 진흥할 그 당시, 지식계가 접했던 세계가 얼마나 참신한 세계였는지 어렵지 않게 상상할 수 있다. 서방세계에서 400년 이상에 걸쳐 축적된 과학지식 전체를 지속적으로 받아들이기 위해서는 소수 전문가들뿐만 아니라 중국 민족 전체의 과학 수준을 한 단계 더 끌어올리는 것이 필요했다. 중국에서 과학 인프라를 구축하는 것은 대단히 큰 임무였다. 여기서는 사회과학 방면의 내용은 언급하지 않겠다. 근대 자연과학이 실용적 방면에서 이룩했던 근대적 기술의 성취들을 열거한다면 더 깊은 인상을 남길 수 있을 것이다. 아래는 간략한 도표이다(표 1).

위에 열거한 기술의 발명 연대는 대부분 실험실에서 최초로 발명되었을 때가 아니라 그것들이 실생활에서 사용되기 시작했을 때를 기준으로 한 것이다. 연대를 확정하지 않은 것들은 모두 그 기술들이 이미 실용화되긴 했지만 실용화 과정에서 오랜 기간 개량을 거듭했던 경우이다. 이 표는 새로운 기술이 발명되는 속도가 18세기 초부터 빨라지기 시작하고 19세기 이후에는 점점 더 가속도가 붙는 것을 보여준다. 과학이론은 과학기술을 통해 운용되고 생산력으로 표현된다. 현재, 근대 이후 생산력이 크게 향상된 것이 자연과학의 발전으로 인한 것이라는 데 이의를 제기할 사람은 거의 없다.

아편전쟁 이후, 앞서 언급한 이런 과학기술들이 점진적으로, 그리고 부분적으로 중국에 들어 왔다. 다만 이런 기술들은 지식인층이나 통치계급에 속하는 소수의 사람들만 접촉할 수 있었고, 당시 청 조정을 장악하고 있던 권력자들로 하여금 분발하여 선진 과학기술을 배우도록 자극하지는 못했다. 그러므로 중국 전체로 보면 여전히 낙후된 상태에 있었다. 이런 상태는 1900년 전후까지 지속되었다.

사회제도와 생산력, 두 가지 방면 모두에서 낙후되어 있던 현실은 중국이 피침략국이라는 지위를 1세기 동안이나 유지하도록 만들었다. 특히 '5・4 운동' 이전 70여 년 동안 외국으로부터 받은 모욕과 내부의 우환은 다른 어떤 사회 계층보다도 중국의 지식인 사회

표 1. 근대과학기술발명의 요약

연 대	발명 항목	연 대	발명 항목
13세기 말	자명종	1852년	비행정
15세기 말	공기총, 회중시계	1856년	합성염료
1530년	방직기계	1859년	석유채취 대량 응용
1538년	잠수종(diving-bell)	1866년	황색화약(TNT)
16세기 말	인쇄기	1869년	셀룰로이드
17세기 말	망원경, 현미경	1875년	전화
1670년	수은 온도계	1876년	내연기관
18세기	증기기관, 방직기	1879년	전등
1740년	황산 제조	1884년	사진술, 증기터빈
1771년	알칼리 제조법	1886년	재봉틀
1775년	잠수정	1887년	유성기
1803년	제지 기계화	1894년	석유내연기관 자동차
1825년	기차	1895년	X-선 기계
1831년	발전기	1896년	영화
1833년	증기선	1899년	무선통신
1834년	전동기	1900년	근대 잠수정
1837년	유선 전보	1906년	컬러 영화
1839년	유화 고무	1908년	비행기
1848년	해저 케이블	1913년	합성 암모니아

에 큰 상처와 고통을 안겨 주었다. 어떻게 하면 중국을 존망의 위기에서 구해낼 것인가? 다양한 그룹의 정치가・사상가들이 나타나 각종 구국 이론을 제시했다.

두 차례에 걸친 아편전쟁에서 실패했고, 또 태평천국 농민 봉기가 폭발했다. 이 농민 봉기는 실패로 끝났다. 이후로 국내외의 갈등은 날로 격화되었고 민족적 위기도 날이 갈수록 더 깊어졌다. 1860년대부터 세 종류의 서로 다른 계급 이익을 대표하는 정치운동과 파벌이 나타나기 시작했다. 즉, 이쑤奕訢, 리훙장李鴻章, 청궈판曾國藩, 장즈둥張之洞, 쭤쭝탕左宗棠, 웨이위안魏源, 룽훙容閎 등을 대표로 하는 양무파洋務派와 캉유웨이康有爲, 량치차오梁啓超(1873~1929),

탄쓰퉁譚嗣同(1865~1898), 정관잉鄭觀應(1842~1922) 등을 대표로 하는 부르주아 개량파改良派, 그리고 농민이 주체가 된 의화단義和團의 반기독교 운동反洋教運動이다. 19세기 말까지 이 세 그룹의 정치운동이 연달아 이어졌으나 모두 실패했다. 이에 나타난 것이 쑨중산孫中山, 황싱黃興 등을 대표로 하는 부르주아 혁명파革命派였다.

청이 나라를 유지하려고 안간 힘을 쓰던 마지막 50년 동안 나라의 주요 권력은 매판화買辦化를 주장하는 관료, 즉, 양무파洋務派의 수중에 있었다. 그들은 열강에게서 "증기선과 전보는 빠르기가 순식간에 천리를 가고, 군사기기는 정교하기가 효력이 백배나 더 강하며, 포탄은 도달하는 곳마다 아무리 견고해도 다 부술 수 있으니 해상과 육지의 관문을 막는 것만으로는 한계가 있다.…"[3]는 것을 보았다. 그들은 당시 열강들을 중국 입장에서 '수천 년 이래 만나보지 못했던 강적'으로 인식했다.[4] 그래서 그들은 서양의 과학기술을 도입하는 것에서 '구강求强', '구부求富'의 길을 찾으려고 했다. 하지만 그들은 봉건전제적 통치제도만은 절대로 손대지 않으려 했고, 봉건 사회를 유지했던 경제 기초를 파괴하는 것에도 마찬가지였다. 양무운동의 결과는 다음과 같이 정리할 수 있다. 즉, 객관적으로 볼 때 이 운동은 초기 자본주의적 생산체계를 만들어 내었고, 아울러 개량주의의 전주前奏를 형성했다고 할 수 있다. 그러나 이것은 결코 양무사상의 본래 의도가 아니었다. 그 대표적 인물들은 개량주의 사상과 대치하는 과정에서 완고하게 보수파의 편에 서 있었으며, 잔혹한 수단으로 개량주의자들을 박해했다. 농민봉기와 반기독교 운동에 대해서도 그들은 시종일관 이것을 내부의 심각한 우환으로 간주했고 반드시 뿌리 뽑아야 한다고 생각했다. 더욱이 양무파 지도자들은 외국에게 당하는 수모 앞에서 항상 약하고 무능한 모습을 보였으며 심지어 나라를 팔아 영화를 구걸하려는 모습을 드러내기도 했다. 따라서 양무파가 근대사에 미친 영향은 거의 부정적인 것이었다고 할 수 있다.

반면에 개량주의 사상운동은 중국 근대사에 긍정적으로 작용했다. 이 운동의 대표 인물들은 서양 자본주의 정치제도와 학술사상을 최초로 중국에 체계적으로 소개했다. 또 그 영향력을 확대하여 자본주의 사상에 대한 수많은 계몽 사업을 실천했다. 그들은 자본주의 세

3) 北京師範大學歷史系.『中國近代史料選編』. 中華書局. 1977. 333쪽.

4) 北京師範大學歷史系.『中國近代史料選編』. 中華書局. 1977. 333쪽.

계관과 인생관 그리고 사회사상을 고취시켰으며, 봉건전제정치 개혁을 가장 먼저 부르짖었다. 『구화동점사歐化東漸史』에서는 근대 사상가들의 공적을 다음과 같이 평가하였다. "새로운 사상과 새로운 학설을 수입하는 데 가장 공이 큰 자로는 량치차오梁啓超가 으뜸이며 …, 두 번째는 옌푸嚴復이다…."[5] 특히 눈여겨봐야 할 것은 옌푸가 번역한 『천연론天演論』이다. 이 책은 중국 근대사상사에 깊은 영향을 주었다. 마르크스주의 역사 유물론이 중국에 널리 전파되기 이전에는 줄곧 진화론 사상이 진보적 지식인들이 구시대에 대항하여 투쟁을 펼치는 사상적 무기가 되었다. 옌푸가 번역한 진화론 용어들은 근대 중국 동서의학 논쟁에서도 곳곳에서 볼 수 있다. 그러므로 특별히 강조할 필요가 있다.

개량주의 운동이 서양의 자본주의 정치제도와 학술사상을 체계적으로 소개하면서 자연스럽게 서양의 의학적 성취와 위생제도도 일부 함께 소개했다. 이것에 대해서는 양무파도 상당한 영향이 있었다. 하지만 전체적으로 보면 개량주의의 대표 인물들은 정치개량을 알리고 확산하는 데 온 힘을 쏟았다. 정치개량이 일찍부터 실패로 돌아갔기 때문에 소위 위생개량은 단지 주의만 환기시켰을 뿐이었다. 개량주의 사상의 긍정적인 측면은 빠르게 소멸되었다. 신해혁명 이전에 이미 이 사상은 부정적인 것으로 변해버렸다. 그렇지만 이 사상의 일부 측면들은 오랜 기간 동안 지식인 사회에서 영향을 미쳤다. 동서의학 논쟁 과정에서도 수시로 그 영향을 찾아 볼 수 있다.

특별히 강조하고 싶은 것은 근대사에서 중국인들에게 큰 충격을 주었던 사건으로 갑오년(1894)에 일어난 청일전쟁 참패보다 더한 것이 없을 것이라는 점이다. 한때 문화적으로 중국의 은혜를 입었던 손바닥만 한 작은 나라가 예상을 뛰어 넘어 20여 년 만에 세계열강의 반열로 수직 상승했다. 그 미스터리는 어디에 있을까? 이 전쟁에서 겪은 실패는 중국 조정 관리와 국민들이 청정부에 대한 마지막 믿음을 거둬들이고, 마침내 전통적인 중국봉건문화를 포기하도록 만들었다. 부강한 길로 가려면 철저하게 제도를 바꾸고 전적으로 서양을 배우는 방법 외에 다른 수가 없었다. 량치차오가 다음과 같이 말하였다. "우리나라 4천 년의 큰 꿈을 환기시킨 것은 실로 갑오라는 한 사건에서 시작되었다", "위로는 조정에서부터 아래로는 선비에 이르기까지 쉴 새 없이 변법變法을 말했다."[6] 이 시기에 개량주의의 대

5) 張星烺.『歐化東漸史』第三章. 商務印書館. 1934.

표 인물들은 한편으로는 목소리를 내어 국민들에게 호소하면서 또 다른 한편으로는 정식으로 정치에 참여했다. 조금 뒤에 의화단운동도 세력을 크게 확장했다. 이 두 운동은 연달아 실패했다. 하지만 청 왕조는 마침내 과거제도를 폐지하고 학교 교육을 진흥시키는 정책을 수용했고, 자유롭게 서양으로 유학을 갈 수 있도록 허용했다. 그러자 서구화의 바람이 일시에 크게 유행하였다. 모든 면에서 일본을 본받자는 사상이 지배하면서 서양 문물을 비롯한 모든 자본주의 문명이 홍수처럼 중국이라는 낙후된 땅으로 밀려들어왔다.[7)]

이때 서양의학도 신속하게 중국으로 수입될 가능성이 생겨났고, 또 한의학과 경쟁할 만한 역량도 갖추고 있었다. 이것은 한편으로는 중국이 전면적인 대외 개방을 시작했기 때문이고, 다른 한편으로는 서양의학이 이때 현대의학으로 전환을 시작했기 때문이었다. 이에 대해서는 몇 가지 더 이야기하는 것이 필요하다.

어떤 이는 이런 문제를 제기할 수 있다. 즉, 원대元代에 한의학이 한 동안 아라비아 의학과 공존한 적이 있었고 황실에서도 아라비아 의학을 중시했다. 그러므로 이 시기에 당연히 동서의학 사이의 논쟁이나 회통匯通이 나타났어야 하는 것 아니냐는 것이다. 이런 생각은 근대 서양의학과 고대 서양의학을 혼동한 것이고, 원대의 동서양 문화 발달 수준에 대한 이해도 부족한 까닭이다. 초기 역사학자들은 이 점에 대해 비교적 분명하게 설명하고 있다. 『구화동점시歐化東漸史』에서는 다음과 같이 적고 있다. "원대에 중국으로 온 유럽인들이 적지 않았다. 그러나 모두 오늘날의 서구화와는 아무 관련이 없었다. 대체로 그 당시 유럽문화는 중국에 비해 수준이 높았다고 할 수 없고, 동쪽으로(중국으로) 온 사람들의 숫자도 서구화를 유발하기에 부족했다. 이에 더해 중국인들에게 경외심을 불러일으키고 귀찮게 괴롭힘을 당할 만큼 높은 학식을 갖춘 학자도 없었다. 원대에는 유럽문화가 동방으로 전해지지 않았을 뿐만 아니라 오히려 동방의 위대한 발명품인 인쇄술, 화약, 나침반, 종이

---

6) 梁啓超.『戊戌政變記』.『飲氷室合集・專集』之一.

7) 이 시기 중국인들이 서양을 학습하려는 열정은 일본 유학생이 급격하게 증가하는 현상으로 나타난다. 1896년 중국은 1차로 13명의 학생을 일본으로 유학을 보냈다. 1901부터 1902년까지 외국으로 유학하는 학생들이 많이 증가했고, 각 성에서도 학생들을 선발하여 외국으로 보냈다. 자비로 유학하는 자는 더욱 많았다. 이 때문에 1902년에는 왕다셰(汪大燮, 1860~1929)를 일본 유학생 총감독으로 세우기도 했다. 1906년에 이르러 일본 유학생이 급증했다. 이 해 6월 통계에 의하면 일본에 체류하고 있는 유학생 수는 1만 3천여 명이었다. 또 다른 설에는 그해 최고 기록이 1만 5천 명에 달했다고 하니 시세의 흐름을 족히 알 수 있다.

등이 서방으로 전해졌다."[8] 우리가 마르코 폴로의 『동방견문록』을 살펴보면 당시 유럽인들이 중국문화에 대해 일종의 숭배에 가까운 맹목적인 믿음을 가지고 있었음을 알 수 있다. 아라비아인들의 입장에서도 이 시기는 문화적 전성기를 지나 내리막길을 걷던 때였다. 르네상스시기에 이르러 유럽인들이 아라비아의 의학유산을 받아들이기 전까지 서양의 의학은 계속 정체상태에 있었다. 설령 당시 중국에 전입되었던 아라비아 의학이 아비세나(Avicenna, 980~1037)가 쓴 『의전醫典』의 모든 내용을 포함하고 있었다 하더라도 본질적인 면에서 이것은 근대 서양의학과는 아무 상관없는 별개의 사건이었다. 더구나 당시 아라비아의학은 주로 원의 수도인 대도大都(지금의 베이징—역자 주)를 지키는 수비대를 위해 사용되었으므로 수도에 국한되어 있었고 널리 전파되지 못했다. 유일하게 한문으로 번역된 아라비아 의학서적인 『회회약방回回藥方』도 얼마 지나지 않아 실전失傳되었다. 금원시대 의가들 사이의 논쟁에서도 아라비아 의학의 영향은 거의 흔적을 찾아 볼 수 없다.

명말청초明末清初 시기에 서양문화의 전입이 한 차례 활발하게 이루어졌다는 사실은 이미 잘 알려져 있다. 그중에는 의학 분야도 포함되어 있다. 역사학자들 중에는 중국이 이 기회를 잡지 못했던 것을 한탄하는 사람도 있다. 이 문제는 좀 더 깊이 검토해 볼 만하다. 그럼에도 전체적인 결론은 여전히 다음과 같을 것이라고 생각한다. 즉, 당시 서양에서 일어나던 르네상스 운동은 각종 과학 분야의 발전을 동반하였고, 더 나아가 부르주아 계급 혁명이 발생하는 등 근대 서양의 발전사에서만 보이는 독특한 패턴을 갖추고 있었다. 이것을 중국으로 완전히 수입한다는 것은 불가능한 일이었다. 왜냐하면 지리적으로 멀리 떨어져 있어 교류가 너무 적었고, 다른 한편으로는 이때 중국이 문화·사상·사회적 측면 모두에서 서양과는 너무 다른 상황이었기 때문이다. 또 당시 중국과 서양 사이의 문화교류에 매개 역할을 했던 교회와 선교사들도 이런 임무를 감당하기에는 역량이 부족했다. 의학 분야는 더더욱 그러했다. 류다녠劉大年이 「논강희論康熙」라는 글 중에서 말한 내용을 살펴보자. "유럽의 선교사들이 중국으로 들어오면서 천문天文·역산曆算·지리地理 분야의 지식을 함께 가지고 왔다. 중국인들의 시야가 열리기 시작했다. … 초기 선교사들이 가지고 들어온 과학기술 지식은 주로 이와 같은 것들이었다. 강희康熙 이후에 들어온 선교사들은 추가로 다

8) 張星烺. 『歐化東漸史』 第二章. 商務印書館. 1934.

른 것들을 더 가져오지 않았다. 특히 당시 자연과학 분야의 앞선 사상들을 가지고 오지 않았다. 코페르니쿠스, 부르노, 베이컨, 갈릴레오, 케플러, 하비 등이 쓴 저서들은 모두 선교사들이 소개하기를 거부했거나 극히 일부만을 소개했다. 예수회 선교사들이 가르쳤던 것은 스콜라 철학이 지배하는 과학이었다. 그들의 목적은 신학을 위해 봉사하는 데 있었다. 마테오리치利馬竇나 임마누엘陽馬諾과 같은 선교사가 지구와 천문지식을 강의할 때 그들은 모두 그 기회를 이용해서 천당지옥설을 전파했다." 류다녠은 같은 글에서 또 "천주교 예수회 선교사들이 동방으로 온 것은 결국 유럽 자본주의의 초기 축적에 의해 추동되었던 것이고, 이것은 초기 식민주의를 돕는 결과를 낳았다"고 하였다.[9)]

류다녠의 의견은 원칙적으로 논쟁의 여지가 없다. 다만 우리는 다음 두 가지를 강조해야 한다. 첫째, 무엇보다도 마테오리치 등은 종교인이었으며, 이 선교사들이 그 당시의 선진 자연과학에 대해 얼마나 잘 알고 있었는지를 단정적으로 말하기는 어렵다는 점이다. 둘째, 명말청초明末清初는 중국이 이제 막 낙오되기 시작한 시점으로서 명말 쉬광치徐光啓로 대표되는 일군의 상층부 지식인들이 서양의 선진 과학기술을 받아들이는 것에 매우 적극적이었다는 점을 주목해야 한다는 것이다.

명말청초에 중국이 서양 천문학을 받아들인 사건은 대단히 전형적인 예이다. 뒷부분에서 의학의 경우와 서로 비교해서 살펴보기 위해 이것을 조금 더 자세히 들여다 볼 필요가 있다.

중국의 고대 자연과학 분야 중에서 체계가 비교적 방대하고 엄밀했던 분야는 천문학과 의학(어떤 사람은 여기에 농학을 더하기도 한다) 정도라고 할 수 있다. 그렇지만 명말에 서양 천문학이 중국에 전입되고 얼마 지나지 않아 이것이 전면적으로 받아들여졌다. 이후 청말의 함풍咸豊 연간에 이를 때까지 흠천감欽天監은 계속해서 유럽인들이 거의 장악했다. 중국인들은 대체로 순탄하게 천문학 분야의 개혁을 이루었다. 숭정崇禎 황제가 이 문제에서 보여준 과감한 결단은 그가 어느 정도 과학정신을 소유한 인물임을 분명하게 말해준다. 강희康熙 황제는 비록 한 차례 흔들리기는 했지만 재빨리 이것을 바로 잡았다. 쉬광치와 관련된 저작을 살펴보자. 『중국천문학사中國天文學史』와 『중국과학기술사中國科學技術史』 제4권의 관련 장, 절에서는 이 문제를 매우 생동감 있게 설명하고 있다. 사람들은 다음과 같이 질

9) 劉大年. 『中國近代史問題』. 人民出版社. 1978. 186, 191쪽.

문할 것이다. 왜 중국과 서양의 천문학이 이처럼 큰 풍파 없이 교체가 신속하게 마무리되고 또 점차 융합하여 하나가 될 수 있었는가? 이 문제에 대해서는 다음 세 가지 면에서 해석이 가능하다. 첫째, 고대 중국에는 우주론에 기반을 둔 종교 정치나 통치가 없었다는 점이다. 그러므로 새로운 천체이론을 받아들이는 것이 사상계에 심각한 혁명이 되거나 통치 기반을 흔들 정도의 의미가 있지 않았다. 더군다나 명말의 선교사들은 태양중심설을 소개하지도 않았다.[10] 프톨레마이오스의 지구중심설은 중국 고대의 혼천설渾天說과 매우 유사하였다. 둘째로, 천문학의 개혁에는 극소수의 사람만이 관련되어 있었다는 점이다. 천문학자들은 의醫·약藥의 경우처럼 사회경제활동에서 큰 비중을 차지하는 사람들이 아니었다. 또 천문학은 사회 각 계층 사람들의 일상생활과 그다지 큰 관계가 없었다. 실제로 민간이 필요로 하는 것은 역법曆法을 담은 책 한 권이면 충분했다. 역서曆書는 천문학 이론에서의 개혁을 직접적으로 반영하지 않는다. 그러므로 천문학 분야와 국민경제의 관계는 간접적인 것이라고 할 수 있다. 셋째로, 의학과 비교할 때 천문학은 비교적 간단하면서도 곧바로 관찰 확인이 가능한 학문 분야였다는 점이다. 이런 이유 때문에 천문학은 가장 앞서 발전했던 분야이기도 했다. 넷째로, 당시 서양 천문학이 이론과 실천 모두에서 중국 고대 천문학의 수준을 넘어섰다는 점이다. 그렇기 때문에 두 천문학이 만난 지 얼마 지나지 않아 '서양신법西洋新法'으로 중국의 천문학을 해석할 수 있었다. 『중국과학기술사中國科學技術史』에 따르면 중국의 천문학은 18세기 말에 이르러 근대 천문학과 융합하여 완전히 하나가 되었다. 이것을 볼 때 중국과 서양의 천문학이 하나로 합쳐지는 데에도 거의 200년 가까운 시간이 필요했다는 것을 알 수 있다.

어떤 사람들은 왜 중서 천문학의 융합이 서양 자연과학이 계속 중국으로 유입되는 계기가 되지 못했으며, 더 나아가 자본주의 제도를 끌어들이는 계기가 되지 못했느냐고 질문한다. 우리가 모두 알고 있듯이 러시아는 알렉산더 1세 때부터 유럽을 본받기 시작했다. 최소한 일본에서 일어났던 변화는 중국에서도 일어났어야만 했다. 이 문제는 이 책에서 다루고자 하는 범위를 넘는다. 그렇지만 근대사를 연구하는 국내외 역사학자들은 이 문제에 대

10) 당시에 이미 태양중심설이 주창되었지만, 소개자가 이 설에 대해 그다지 동의하지 않았다.
江曉原, 鈕衛星 著. 『中國天文學史』. 上海人民出版社. 2005. 298-299쪽.

해 대체로 일치된 견해이다. 일본에 관한 문제는 동서의학 논쟁과 관계가 밀접하기 때문에 이 책의 6장 2절에서 자세히 다룰 것이다.

제4절 서양의학의 전입과 중국 한의학

천문학 분야와 달리 명말청초 시기의 서양의학은 중국 한의학에 비해 그 수준이 앞서 있지 않았다. 오히려 당시 서양의학은 중국 한의학에 비해 전반적으로 열세劣勢에 있었다고 도 할 수 있다. 우리는 서양의학이 근대적인 수준에 도달하고 동시에 서양의 자본주의가 강대해지는 19세기 중엽 이전까지는 서양의학이 중국에서 독립적으로 존재하면서 그 조직이나 체계 면에서 한의와 대등한 지위를 확보하는 것이 불가능했을 것이고, 더 나아가 중국의 의료 서비스에서 주도적 위치를 차지하는 것이 불가능했을 것이라는 충분한 근거를 가지고 있다.

의학사 연구자들 중에는 청대 초기 중국에 들어온 선교사 폰타니洪若翰(Jean de Fontaney, 1643~1710)가 금계랍 수피金鷄納樹皮를 사용해서 강희 황제의 학질을 치료한 사건을 크게 부각하면서 선교사들이 천재일우의 기회를 붙잡고 황제의 권위를 이용, 신속하게 중국에 서양의학을 들여오지 못한 것을 원망하기도 한다. 하지만 이들은 17세기 말의 서양의학 수준을 과대평가하고 있다. 사실 강희 황제는 분명히 이 선교사들이 그들의 의술 재능을 발휘할 수 있도록 편의를 제공했었다. 그러나 그들은 서양의학이 중국에 뿌리내릴 견실한 기초를 만들지 못했다. 이것은 그들 개인이 가진 실력에 한계가 있었기 때문이기도 하지만 이보다는 당시의 서양의학이 이런 정도의 수준을 아직 갖추지 못했기 때문이었다. 동시에 이제 막 탄생한 자본주의 제도도 아직 중국으로 진격할 만한 능력을 갖추지 못한 상태였다.

그런데 백 수십 년이 지난 후 상황이 크게 달라졌다. 아편전쟁 직전, 서양의학의 중국 전입은 교회, 상업적 교역과 한 덩어리가 되어 서로 분리될 수 없는 상태에서 진행되었다. 열강의 정책 결정자들은 '인자仁慈'한 '상업商業'적 목적 달성을 위해 군사적 실력을 배경으로 삼고 문화적 침략을 선도로 앞세우는 전략을 선택했다.

의학을 선봉으로 삼아 중국에 진입하는 묘안을 처음으로 생각해낸 사람은 1827년 중국

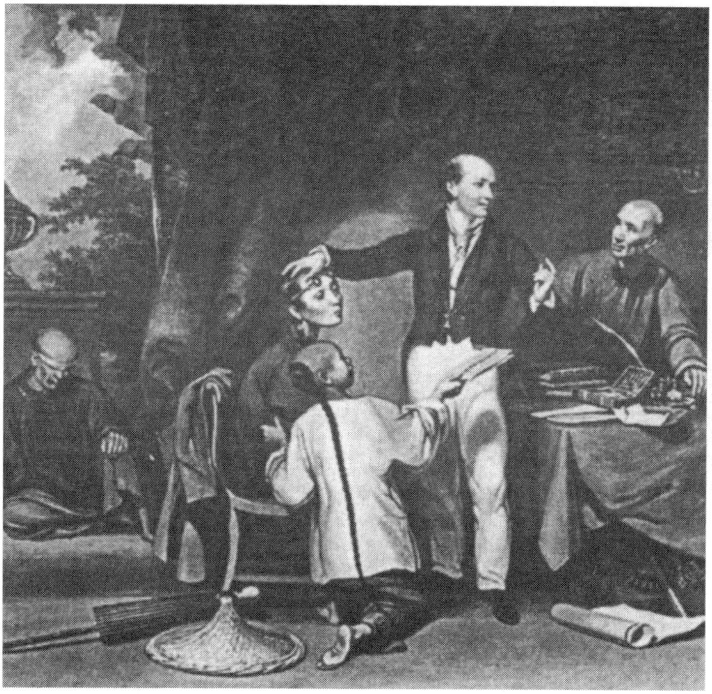

콜리지(Colledge)가 중국인을 치료하는 모습

에 건너온 콜리지郭雷樞(Colledge, 1797~1879)였다. 최초로 이 제안에 호응하고 나선 것은 미국 회중파 교회公理會였으나, 이 전략을 가장 먼저 체계적으로 실행한 인물은 중국 근대사의 유명한 주중미국공사駐華公使 피터 파커(Peter Parker, 1804~1888)였다. 그는 의사 겸 목사의 신분에서 일약 주중공사로 임명된 인물이며, 초기 중국에서 가장 성공한 서양의학 병원인 광저우교회의원廣州敎會醫院(후에 광제의원廣濟醫院으로 개명)의 설립자였다. 왕지민王吉民은 「파커의 의학을 이용한 중국 침략 사실伯駕利用醫藥侵華史實」에서 "기독교 의약사업은 시작에서부터 자본주의, 제국주의와 결탁하여 서로 뗄 수 없는 관계를 맺고 있었다. 미국 재중국 교회협회는 다음과 같이 주장했다. '기독교를 중국에 소개하려 할 때 가장 좋은 방법은 의약을 통하는 것이다. 중국에서 상품의 판로를 확충하고자 할 때 가장 좋은 방법은 선교사를 통하는 것이다. 의약은 기독교의 선봉이며, 기독교는 상품 판로 확충의 선봉이다'", "브리지먼裨治文(Elijah Coleman Bridgman, 1801~1861) 목사는 집으로 보내는 편지에서 '우리가 선교사로 중국에 있는 것은 종교적 이유 때문이라기보다는 오히려 정치적 이유 때문

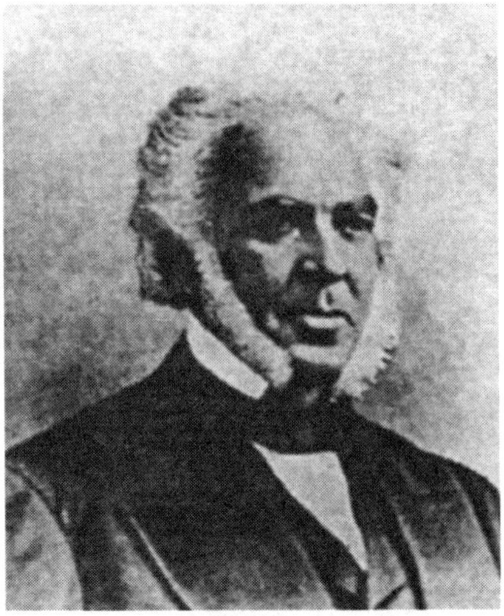
피터 파커(Peter Parker)

이라고 하는 편이 옳다"'라고 하였다.[11)]

이 방법이 개발되자마자 각국이 앞 다투어 모방했다. 의학과 교회가 결합하는 방식으로 식민지를 개척하는 것은 모든 열강이 인정하는 최상의 방법이 되었다. 그래서 이때부터 "의료의 선봉에 선 사람들은 결코 혼자 해외로 나가는 것이 아니라 그들이 속한 국가의 강력한 조직의 지원을 받는 것"이 되었다.[12)] 물론 이 시기에도 열강들은 군사적 수단을 포기하지 않았다. 의학·종교·교육을 위해 유리한 조건을 만들 필요가 있을 때는 군사적 실력을 사용했다. 그렇기 때문에 중국이 전쟁에서 패해 불평등조약을 체결할 때마다 영토를 할양해서 배상하는 것 외에 관례를 따라 외국인에 의한 선교와 학교설립, 병원설립 등이 조약에 포함되었다.

서양의학은 이런 역사적 상황에서 중국으로 들어왔다. 이런 배경은 잘 알려져 있다. 그러나 제국주의가 왜 의학을 중국 침략의 수단으로 삼게 되었는지, 또 당시 서양의학의 발전상황이 어떠했는지에 대해서는 조금 더 살펴보는 것이 필요하다.

영리한 제국주의자들이 의학을 수단으로 선택한 것은 그들의 오랜 경험을 통해 체득한 결과였다. 의사라는 직업은 각 계층의 사람들과 두루 접촉할 수 있는 좋은 방편이었다. 또 보건의료는 '자선慈善'사업과 쉽게 결합할 수 있어 선교사가 일을 하고 이름을 내는 데 가장 적합했다. 시간이 흐르면 많은 사람들이 경계심을 잃게 된다. 그렇지만 긴 시간을 두고 보면 이런 종류의 자선을 가장한 노력이 결코 좋은 효과를 거둔 적이 없었다. 만일 그렇지 않다면 전국을 뒤흔들었던 반기독교 운동이 40여 년간이나 지속될 수 없었을 것이며, 마지막에 의화단 운동義和團運動도 폭발하지 않았을 것이다. 이런 노력이 실패했던 원인은 먼저 침략 목적을 띠었던 위선적 모임의 진상이 드러났기 때문이었고, 그다음은 아편전쟁에서

11) 王吉民.「伯駕利用醫藥侵華史實」『中華醫史雜誌』. 1951年. 第2期.

12) 王吉民.「伯駕利用醫藥侵華史實」『中華醫史雜誌』. 1951年. 第2期.

19세기 말에 이르기까지, 심지어 동서의학 논쟁이 격화되었던 1930년대까지도 서양의학이 여전히 사람들을 만족시키지 못하는 상태에 머물러 있었기 때문이었다. 비록 이 90년 사이에 서양의학이 빠른 속도로 발전하긴 했지만 1930년대 전까지는 아직도 한의와 비교하여 모든 면에서 우월한 위치를 차지하지 못하고 있었다.

이것이 주관적인 견해라고 생각할 사람이 있을 것이다. 의구심을 해소하기 위해 몇 가지 간단한 사실을 예로 들고, 또 이와 관련된 중국 안팎의 권위 있는 학자들의 논술들을 소개한다.

근・현대 과학 발전사를 살펴보면 생명과학—특별히 의학—이 가장 늦게 발달한 분야였다. 역사가들은 베살리우스의 인체해부학에 관한 책과 코페르니쿠스의 『천체운행론』이 같은 해에 세상에 나왔다는 것을 자주 언급한다. 그리고 의학계는 이것을 상당히 자랑스러운 사건으로 인용한다. 그렇지만 17세기에 뉴턴에 의해 달까지 비행하는 데 필요한 중요한 이론적인 문제들이 해결된 반면 인체의 신비는 당시까지도 거의 전부가 미지의 상태로 있었다. 300년이 지나 원자폭탄이 만들어지고 전자계산기가 세상에 나왔으며 인공위성이 하늘로 날아가는 시점에 이르러서도 인류는 여전히 자신을 위협하는 많은 전염병들에 대해 대응 방법을 찾지 못하고 있었다. 이것이 1930년대 말의 상황이다. 만일 한 세기를 더 거슬러 올라가 1840년으로 간다면 상황은 더 열악하다. 그때의 '서양의학'은 오늘날의 사람들 생각 속에 있는 '서양의학'과 완전히 다른 의학이라고 해도 무방하다.

현재 의사들이 임상에서 사용하는 가장 기본적인 진단기술인 타진打診과 청진聽診은 아편전쟁보다 조금 앞서 개발되었다. 비엔나의 의사였던 오이엔브루게이(Auenbruggei, 1722~1809)가 1761년에 타진법打診法을 개발했고, 1819년에는 프랑스 의사 레넥(Rene T.H. Laennec, 1781~1826)이 청진법聽診法을 개발했다. 이 진단법들은 개발 당시 서양에서 중요하게 취급받지 못했다. 1840년대 서양 최고의 임상병원에서조차 이 진단법들이 거의 사용되지 않았다. 1860년을 전후해서야 비로소 사용하는 사람들이 조금씩 늘어났다. 또 지금 병원에서 일상적으로 사용하는 혈압계는 1881년에 발명되었다(1847년에 발명된 혈압계는 실제 거의 사용되지 않았다). 따라서 중국에 들어 온 서양의학의 선구자들, 예를 들어 유명한 홉슨(Benjamin Hobson, 1816~1873)이나, 로크하트(W. Lockhart, 1814~1896), 피터 파커(Peter Parker, 1840~1888)도 젊은 시절에는 이런 검사법에 익숙하지 못한 상태였다. 당시 이들의 수중에 있던 현대화된 기계라고는 고작해야 수은 체온계(17세기 초에 발명) 정도였다. 또

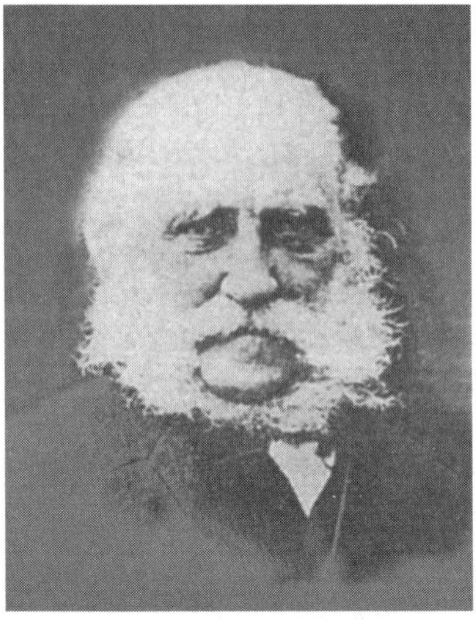

로크하트(W. Lockhart)

현재처럼 시간마다 체온을 측정하여 얻은 환자의 열형熱型을 진단에 참고한 것도 19세기 말의 일이었다(1868년에 최초로 체온곡선에 대해 연구). 또 피하주사법이 개발된 것은 1853년이며, 이 이전에 서의가 임상에서 약을 투여하기 위해 사용했던 수단은 한의보다 조금도 나은 점이 없었다. 에틸에테르가 최초로 마취에 응용된 것이 1846년이며, 산화아질소의 사용은 이보다 2년 앞설 뿐이어서 이 시기 이전에는 믿을 만한 마취방법이 없었다(일찍이 아편이 마취수단으로 사용되기도 했으나 곧 도태되었다). 방부 처리는 1867년 리스터(L. Lister, 1807~1892)에 의해 개발되었는데 이때만 해도 경험적이고, 불완전한 것에 불과했다. 1864년 이후에야 프랑스 학자 파스퇴르(Louis Pasteur, 1822~1895)에 의해 미생물학이 창립되었기 때문이다. 미생물과 질병의 관계는 1870년 이후부터 인식되기 시작했다. 그 이전에는 상처의 화농化膿을 정상적인 현상으로 보았고, 병의 원인은 애매모호한 '독소毒素' 작용 밖에 없었다.

이런 간단한 역사적 사실들만으로도 19세기 중엽에 서양의학이 대략 어떤 수준에 있었는지, 또 그 당시 서의가 환자들에게 어떤 수준의 처치를 할 수 있었는지 상상할 수 있다. 서양의 의사학자들도 이 점을 부인하지 못할 것이다.

1878년에서 1953년 사이에 이루어진 내과학의 발전에 대해 배너(L. H. Baner)가 설명한 것을 살펴보자. "75년 전(1878년 이전—본서 주) 내과학은 아직도 서양에서 독립적으로 존재하던 분야가 아니었다. 당시는 전염병의 원인에 대해 이제 막 알아가던 때였고, 수술 후 감염 예방법에 대해서도 파스퇴르와 리스터의 연구로 이제 겨우 싹을 틔우기 시작한 정도였다. 일반적인 생물화학, 생리학 그리고 약리학 지식은 대부분이 경험적인 것이었다." "그 당시는 의학이 아직 과학성을 갖추지 못한 상태였으므로 의료행위도 대부분 일종의 '단순기술'에 불과했다. 질병의 치료는 주로 증상을 경감시키는 것이었고, 병리적으로 질병의 근본적인 진행을 바로잡는 것이 아니었다. 당시에는 통변通便, 방혈放血, 약재 추출물(extract),

팅크제(tincture제), 그리고 여러 약물 배합제들이 사용되었다. 이 중 많은 처방 구성물들이 오늘날 보면 약효가 거의 없거나 전혀 약리작용을 하지 못하는 것들이다. 그럼에도 당시에는 보편적인 치료방법으로 사용되었다. 질병을 예방하기 위한 일반적인 위생조치들도 이제 막 주의를 기울이기 시작하는 단계였다."13)

배너(Baner)가 말했던 이런 상황은 1800년대 말의 마지막 20년 동안에도 크게 개선되지 않았다. 그렇다면 20세기 이전의 서양의학(특히 임상 분야)에서는 아무것도 취할 것이 없었는가? 그렇지는 않다. 적어도 몇 가지 확실한 효과가 있는 약물과 치료방법들이 있었다.

① 종두법을 통한 천연두의 예방

제너(Edward Jenner, 1749~1823)가 우두술牛痘術을 개발한 것이 근대 자연과학 발명 역

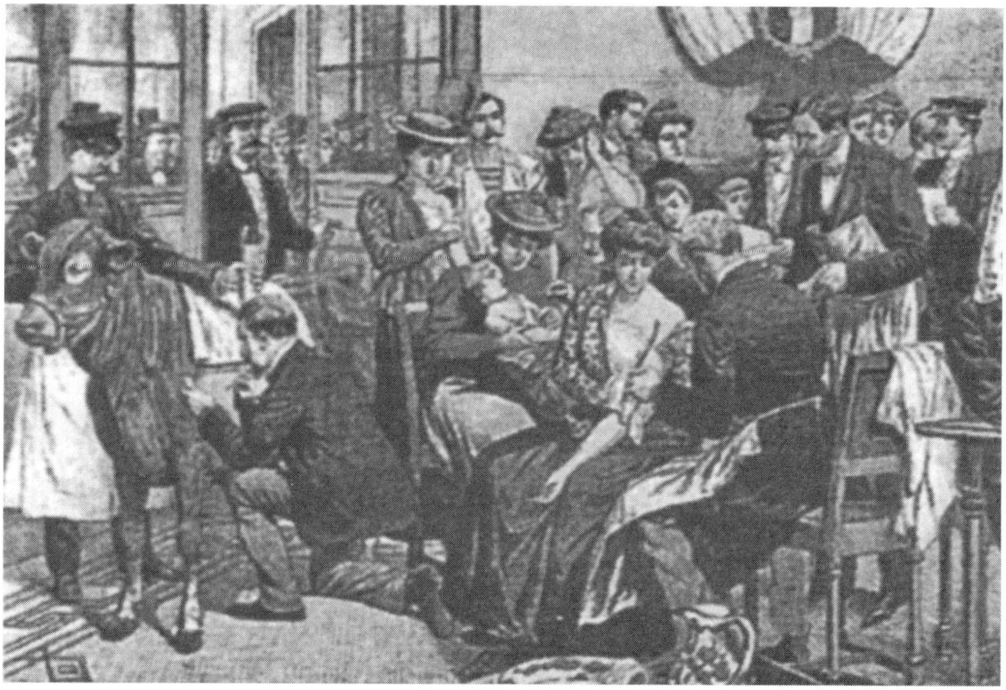

우두牛痘를 접종하는 모습

13) 陳維養 譯.「西半球內科學75年來的進展」『醫學史與保健組織』. 1957年. 第3期.

사에서 가장 위대한 성과 중 하나라는 것은 의심의 여지가 없다. 이 우두술은 중국의 인두법人痘法에서 기원한 것으로(서양 사람들은 이것을 인정하지 않고 있다—저자 주), 1796년 제너라는 영국의 시골 수의사에 의해 개량되었다. 그러므로 중국인들은 이것을 결코 서양 의학의 새로운 발명으로 생각하지 않았다. 우두술은 1805년에 중국으로 수입되었고 영국보다 중국에서 더 환영을 받았다. 흥미롭게도 관련 소책자들은 제너의 이 위대한 발명이 시작 단계에서 얼마나 격렬한 반대에 부딪혔는지를 보여준다. 『중국의사中國醫史』에서는 한 장章 전체를 할애해서 이 업적을 소개하고 있다. 여기서 분명히 짚고 넘어갈 것은 '우두牛痘' 역시 당시에는 경험의학에 속한 것이었으며, 우두술이나 늦어도 명대明代에는 발명되었을 것으로 보이는 중국의 인두법이 모두 똑같이 이론적 근거가 없었다는 점이다. 이로부터 100여 년이 지난 20세기 초에 이르러서야 비로소 '면역학' 이론이 초보적인 형태로나마 만들어졌고, 면역 혈청도 특효약으로 만들어져서 크게 유행하였다. 아쉽게도 '종두술種痘術'의 업적에 비견할 만한 것은 아직까지도 없는 것 같다.

② 키니네를 이용한 학질치료

근대 서양의학사에서도 키니네가 전해진 것을 큰 사건으로 취급하고 있다. 사실 이것은 신대륙의 원주민들이 사용하던 단방약單方藥을 개량한 것일 뿐만 아니라 개량 속도도 매우 느렸다. 키니네를 추출해내는 원료인 금계랍 수피金鷄納樹皮는 1640년 무렵 유럽에 전해졌고, 1695년에 중국으로 들어왔다. 『본초강목습유本草綱目拾遺』에 이미 이 약재가 수록되어 있다. 이 약재는 그 후 200년이 지나도록 중국에서 널리 사용되지 못했다. 중국에서 동서의학 논쟁이 고조되던 시기인 1930년대에 이르러서도 이 약의 임상적 효과는 여전히 한의 치료법에 비해 절대적 우위를 차지하지 못하였다. 열강들은 아편이나 아편 정제품들을 수입했던 것에 비해 키니네 수입에는 그다지 열심이지 않았다. 그렇기 때문에 금계랍 수피를 이용한 학질치료가 이미 17세기 초에 발견되었고 1859년에는 키니네를 정제할 수 있게 되었지만 1880년이 되어서야 비로소 중국에 키니네가 들어왔다.[14] 초기에는 키니네 가격이 대단히 비싸 아편을 능가할 정도였으므로 일반 환자들은 사용할 수가 없었다. 키니네의 인

14) 王吉民, 伍連德. 『中國醫史』. 上海. 商務印書館. 1936. 270쪽.

공합성은 1940년대에 이르러서야 이루어졌다. 이런 사실들을 통해 우리는 이른바 초기의 '서양의학'이 어떻게 돌아갔었는지 파악할 수 있을 것이다.

③ 디기탈리스(Digitalis, 양지황洋地黃)를 이용한 심부전 치료

18세기 말 영국인들이 민간 경험방 중에서 이 약물을 발견했다. 이 약물은 아직까지도 여전히 가장 광범위하게 응용되고, 또 가장 믿을 만한 효과가 있는 강심제이다. 전통적인 한의 치료법을 이것과 비교하기는 쉽지 않다. 다만 아편전쟁을 전후한 시기의 선교 의사들은 이 약물을 거의 사용하지 않았던 것 같다. 그들의 저서에서도 이 방면의 성과는 거의 언급되지 않았다. 20세기에 들어선 다음에야 비로소 디기탈리스 응용이 점차 확대되었다. 그 원인을 살펴보면 20세기 이전에는 심혈관 계통에 대한 생리·병리·약리학적 연구가 부족했고, 이로 인해 강심제의 사용이 여전히 맹목적이고 신비적이었기 때문이었다. 이전에는 디기탈리스가 단지 부종浮腫을 치료하는 데 사용된 독성 있는 민간약이었을 뿐이다. 따라서 디기탈리스를 사용하는 경우도 매우 드물었고 알맞게 사용하지도 않았으므로 뛰어난 효과를 거두기가 어려웠다.

④ 진통제와 마취제

아편제제는 분명 강력한 효과가 있는 진통제였다. 다만 이것은 약용 이외의 용도로 사용되어 중국인(사실 중국인만이 아니었다)들에게 끝없는 재난을 안겨주었다. 아편은 세계 의학사에서 공功은 적고 해害는 많았던 발견이었다. 또 아편은 유럽 본토에서 발견한 것이 아니라 식민주의자들이 인도에서 배워온 것이었다. 이런 아편이 어느 날 갑자기 상업적인 의미를 갖게 되었고, 중국의 근대사도 눈앞에 다가왔다. 정제 모르핀은 1803년에 만들어졌다. 하지만 공장 생산을 통해 대량으로 추출한 것은 이보다 훨씬 나중이었다. 아편제제 외에도 최초로 국소마취에 사용되었던 코카인(아직도 사용됨)은 유럽인들이 신대륙에서 배워온 것인데 두 세기에 걸쳐 점진적으로 개량되었다.

위에서 기술한 약물 몇 종을 제외하면 20세기 이전의 서양 약물 중에서 믿을 만한 치료효과가 있으면서 널리 응용된 것은 극히 적었다. 이 시기 서의들이 광범위하게 사용했던 대황·장뇌 같은 약물들은 17세기 중엽에 중국에서 수출된 것이다. 이런 약물들은 대부분

'서양'의 산물이 아니다. 설령 서양의 산물이라 하더라도 여전히 경험적 산물이었을 뿐 오랜 기간 실험을 거쳐 개량된 것이 아니었다. 따라서 우리는 20세기 이전의 '서양의학'은 전체적으로 볼 때 아직 '경험의학'의 범주를 벗어나지 못하고 있었다고 말해도 무방할 것이다. 임상적인 측면에서는 더더욱 그랬다.

또 거론할 만한 가치가 있는 약물로는 1899년에 시판된 아스피린이 있다. 아스피린의 출현은 '서양의학'이 현대의학으로 전환되는 신호였다. 그렇기 때문에 초기 사람들의 상식 속에서 아스피린은 서양의학을 대표하는 것이나 마찬가지였다. 당시 아스피린은 인공적으로 합성한 화학약품 중 구조가 가장 복잡하였고, 효과 또한 확실했다. 이 약물은 1873년을 전후하여 개발이 시작되었다. 맨 처음 임상에서 사용되었던 것은 살리실산(salicylic acid)이었다. 아울러 이 약은 살균제로 알려졌다가 수년 후에야 해열작용이 있음이 밝혀졌다. 만약 지금 의사들이 해열을 목적으로 살리실산을 환자들에게 처방한다고 하면 의료사고로 간주될 것이지만 당시에는 오히려 대단한 발견이었다. 어쨌든 이런 약물들이 개발될 때까지도 서양의학의 임상은 여전히 경험적이고 무비판적인 상태였다.

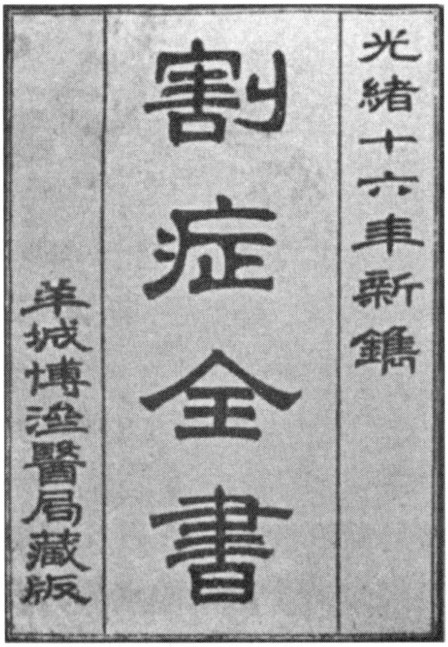

『할증전서割症全書』
중국에 최초로 들어 온 서양의 외과 의학서적

이 시기 서양의학이 임상적인 면에서 가장 중요한 거점으로 삼았던 것은 외과, 그리고 외과와 관련 있는 안과·산부인과 등이었다. 영리한 선교 의사들은 한의학이 이 방면에 약점이 있다는 것을 간파했고, 서양의학이 가진 장점들을 충분히 발휘할 수 있는 분야에 집중했다. 예를 들어 노인성 백내장 수술은 즉시 효과가 나타나는 질환이다. 그리고 체표의 양성종양 절제, 사지절단술, 외상의 지혈, 손상조직의 제거와 봉합, 방광결석(외국인들이 가장 먼저 병원을 세웠던 광저우지역은 마침 이 병의 발병률이 가장 높은 지역이었다) 등도 외국인 의사들이 가장 먼저 선택했던 수술이었다. 얼마 지나지 않아 마취와 무균기술이 더 개선됨에 따라 외과·안과·산부인과와 공공위생 분야에서 서양의학이 가진 우수성은 점점 더 두드러졌다. 20세기 초에 중국에 들어온 외국인 의사들은 안과·외과(근대적인 군진 외과 분야는 한의가 매우 취약한 분야였다) 분야에서 그들이 가진 장점을 계속 이용했으며, 백내장 제거, 구순구개열口脣口蓋裂 봉합, 총탄 제거와 같은 수술을 통해 그들의 영역을 넓혀나갔다.

이런 내용을 소개하는 것은 다음 한 가지를 분명하게 하기 위해서이다. 즉, 중국 근대사에서 이 시기에 다른 근대 과학 분야들과 달리 서양의학이 한의보다 전반적으로 우월한 위치에 있지 않았으며, 이 때문에 서양의학을 신속하게 중국으로 수입해야 할 필연적 이유가 없었다는 점이다. 더군다나 어떤 수정도 없이 전체를 있는 그대로 수용해야 할 만한 이유는 더더욱 없었다. 의학이 전입되면서 만나는 상황에는 예외들이 있을 수 있다. 한의학은 전통의학이긴 하지만 그 발달 정도가 근대 자연과학이 지금껏 만나지 못했던 수준에 있었다. 설령 한의에 대한 중국인들의 세속적인 믿음을 감안한다 해도 우리는 당시 한의학이 다방면에서 보여준 우월성을 인정하지 않을 수 없다. 적어도 임상에서만큼은 이 같은 말이 전혀 과분하지 않다. 그렇지 않다면 우리는 서양의학이 20세기 이전에 오랜 기간에 걸쳐 중국 전입을 시도했음에도 불구하고 왜 거둔 성과가 지극히 미미했는지 원만하게 설명해낼 수 없을 것이다.

하지만 임상적인 면에서 두 의학을 비교한 결과가 이렇다고 해서 서양의학이 기초이론 분야에서 거두었던 진전마저 완전히 부정해서는 안 된다. 이것을 살펴보기 위해서는 근대 서양의학 발전사를 간략하게 돌아보는 것이 필요하다.

1543년, 베살리우스의 『인체의 구조』와 코페르니쿠스의 『천체운행론』이 같은 해에 발표되었다. 이 책들은 중세의 권위와 신학에 함께 도전했다.

1616년 하비가 혈액순환을 발견한 것과 갈릴레이가 목성의 위성을 발견한 것도 거의 같은 시기였다. 이 발견들은 각각 의학과 천문학 분야의 발전에 중요한 초석을 놓았다. 전문가들도 위의 두 발견을 매우 높게 평가한다. 파블로프는 베살리우스의 저서를 인류 근대사 최초의 창조적인 인체해부학 저서라고 평가했으며, 하비에 대해서도 인류 지식의 새로운 분야를 개척했다고 평가했다. 토마스 브라운은 하비의 발견이 콜럼버스가 신대륙을 발견한 것보다 훨씬 더 큰 업적이라고 했다. 이런 평가들은 결코 지나친 것이 아니다. 하지만 전체적으로 보자면 이 시기의 서양의학은 아직도 유치한 단계에 있었다. 근대 의학의 진보는

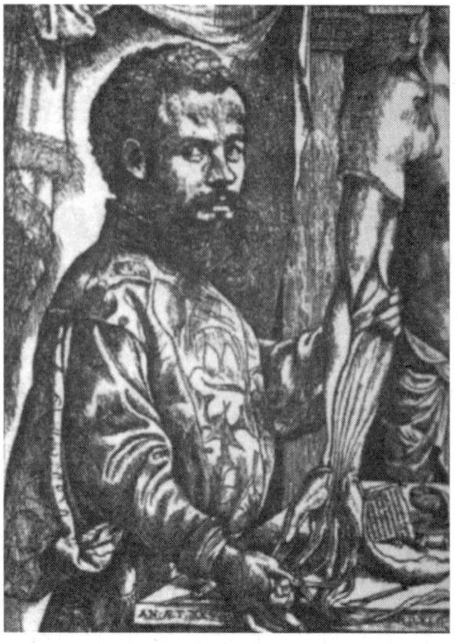

베살리우스(Vesalius, Andreas)

미시 세계에 대한 과학적 연구에 힘입은 바가 크다. 하지만 하비의 순환학설은 여전히 육안으로 직접 관찰 연구한 것이었다. 이때는 최초로 현미경을 사용해서 과학적 연구를 진행했던 뢰벤후크(Leeuvenhoek, 1632~1723)가 세상에 태어나기 아직 십수 년 전이었고, 현미경도 1650년 전후가 되어서야 비로소 과학연구에 널리 쓰이기 시작했다. 더군다나 현미경이 출현하고 또 수많은 미생물이 발견된 이후에도 사람들은 여전히 미생물과 질병의 관계에 대해서는 아무것도 모르는 상태였다. 간단히 말하면 16, 17세기의 근대의학은 해부학에서의 발전이 주된 성과였다. 이 기초학문과 당시의 임상의학은 그야말로 아무 관련이 없었다. 이 시기 서양의학의 임상과 기초이론은 혼란 상태에 있었는데, 이런 상태는 19세기 중엽까지 지속된다.

베살리우스의 해부학은 단순히 육안으로 형태를 관찰해서 기술한 것이었으므로 후세 사람들이 새롭게 밝혀낼 만한 것이 많지 않았다. 이후의 해부학 발전은 다음 세 방면으로 나누어져 전개되었다. 첫째는 미시적 관찰이 발전함에 따라 생겨난 조직학이고, 둘째는 개체 출생 이전의 발육과정을 연구하는 발생학이며, 셋째는 형태에 대한 기술記述과 생리기능이 결합되어 이루어진 해부생리학이었다. 이들 세 분야는 모두 한 세기 후에 베살리우스를 계승한 하비와 이 보다 조금 늦은 시기의 말피기(Malpigi, 1628~1694)에 의해 기초가 마련되었다. 생리학은 18세기에 해부학에서 분리되어 하나의 독립된 학과로 발전했으며, 19세기 이후에는 발생학이 빠르게 성장했다.

해부학 등의 분야에서 이루어진 최초의 진전만으로는 인체생리와 병리를 해석하기에 충분하지 않았다. 따라서 의학자들은 부득이 당시에 발달했던 고전물리학과 대단히 원시적인 상태로 있던 화학의 힘을 빌릴 수밖에 없었다. 심지어 당시에 유행하던 철학을 생명현상의 본질을 해석하는 데 직접 이용하기도 했다. 그들은 사변적 방법을 사용하여 유추할 수밖에 없었다. 신학과 종교는 여전히 의학계에 영향을 미쳤다. 이에 17세기부터 의기계론파醫機械

論派, 의물리학파醫物理學派, 의화학파醫化學派가 나타나기 시작했다. 16세기부터 17세기까지 자연과학 분야 중 가장 연구가 많이 이루어진 분야는 기계학이었다. 보렐(G. A. Borell, 1608~1679)이 쓴 『동물의 운동을 논함論動物之運動』이라는 책에서는 지렛대 원리로 골격근 운동을 설명했으며, 계산공식도 함께 제시했다. 그 뒤 고전물리학에서 많은 이론들을 가져와 생명현상을 해석하였다. 예를 들어 발리비(Balivi, 1668~1707)는 심장을 펌프에 비유했고, 혈관은 수도관에 비유했으며, 인체의 열량은 혈액과 혈관벽 사이의 마찰로 인해 발생한다고 보았다.

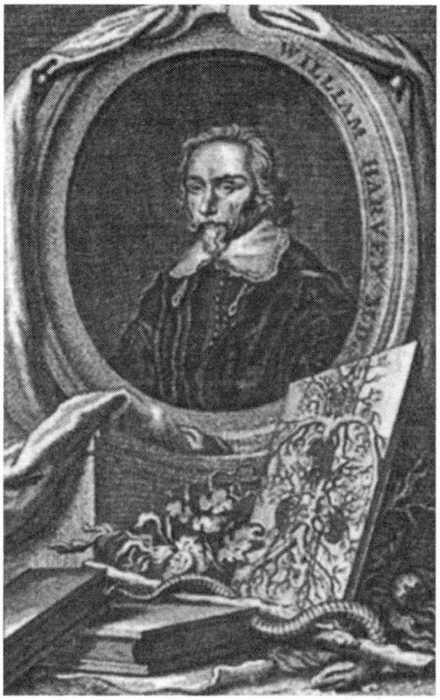

하비(William Harvey)

의화학파는 이 시기 더 유치한 단계에 있었다. 이 시기에는 아직 산소조차도 발견되지 않았다. 때문에 보일(Robert Boyle)을 위시한 당시의 화학자들은 애매모호한 플로지스톤설을 제시했을 뿐이다. 그러므로 화학파의 원조들은 여전히 초자연적인 생명요소의 도움을 받아 생명현상을 해석하는 수준에서 벗어나지 못하였다.

18세기 서양의 저명한 의학자들은 생명과 질병의 본질을 추구하면서 임상관찰 연구에 더욱 힘을 쏟았다. 이 시기 서양의학을 대표했던 것은 네덜란드 라이덴대학의 가장 영향력 있는 의학자 부어하브(Boerhaave, 1668~1738)의 학설과 실험이었다. 그는 환자의 증상과 투약 후의 반응을 자세히 관찰할 것을 강조했고, 임상 교육의 중요성을 주장하여 실제와 괴리된 중세의 번잡한 철학과 결별했음을 보여주었다. 하지만 의학의 일반 원리에 대한 연구를 기하학적 형태, 물체, 중력, 속도, 그리고 기계 구조를 관찰하는 것과 동일시했고, 당시 알고 있던 일체의 생리·병리현상을 모두 그 당시의 물리학 지식에 견강부회하여 해석하기도 했다.

위에서 간략하게 소개한 18세기 이전의 서양의학 이론에는 당연히 만족하지 못하는 부분이 많았다. 그러나 긍정적으로 볼 만한 경향도 있었다. 즉, 근대의학은 처음부터 근대과학과 밀접한 관련을 맺었고, 이 때문에 자연과학 분야에서 출현했던 새로운 학설이나 발견, 기술들이 모두 의학이론 또는 실제 임상에 활용되었다. 하지만 이와 같은 상황은 필연적으로 종종 의학(넓게 말해 생명과학)이 다른 자연과학 분야들보다 한걸음 뒤처지게 만든다. 19세기 중반 이전에는 자연과학의 다른 분야들도 아직 지리멸렬한 상태에 있어서 서로 연계가 이루어지지 않았고, 비 생물계를 체계적으로 해석할 수 없는 수준이었다. 그러므로 근대의학 이론은 더욱더 유치할 수밖에 없었고, 자연과학 분야에서 탄생한 온갖 모양의 새로운 이론을 따라 변화할 수밖에 없었다.

산소가 발견되기 전까지는 동물의 호흡생리를 이해하는 것 자체가 불가능했다. 화학분야에서 무기계와 유기계에 대한 폭넓은 인식이 생기기 이전까지는 엄밀한 생화학 지식을 사용하여 인체의 조직과 신진대사를 해석한다는 것을 상상할 수 없었다. 전자電子기술이 출현하기 이전에는 현대의 전기 생리학을 생각할 수 없었으며, 광학현미경이 발전하여 고배율로 동물의 세포 구조를 분명하게 관찰할 수 있게 되기 전까지는 완전한 세포학설이 형성되는 것이 불가능했다. 이런 자연과학 분야에서의 성취들은 절대 부분이 19세기 초 이후에 빠른 속도로 출현한 것이다. 우리는 화학에서의 몇 가지 사례를 증거로 삼을 수 있다. 왜냐하면 근대에는 —특히 19세기와 20세기— 화학의 발전이 가장 강력하게 의학의 발전을 추동했기 때문이다.

1770년, 라부아지에(Lavoisier)가 산소 발견[15].

1785년, 호흡과정의 증명.

1806년, 데이비(Davy)가 물을 전기분해하여 물이 수소와 산소로 이루어 졌음을 증명.

1808년, 달톤(Dalton)이 원자설을 제창. 알려진 원소 64종.

1828년, 뵐러(Friedrich Wohler)가 요소尿素를 인공으로 합성. 이후 당, 지방, 단백질 등이 상세히 연구됨.

1868년, 멘델레예프의 원소주기율 발견. 이때까지 알려진 원소 70여 종.

---

15) 산소는 1772년에서 1774년 사이에 셸러와 프리스틀리가 각각 독립적으로 발견하고, 1777년에 라부아지에가 산소(oxygen)로 명명했다고 알려져 있음. 역자 주.

1874년, 모르핀 알칼로이드의 정제. 이후 19세기 말까지 많은 종류의 알칼로이드 분리가 이루어짐.

19세기 중엽, 셸레(Karl Scheele)에 의해 생물체 각 조직의 화학적 조성이 연구됨. 이것은 생화학의 기초가 됨.

19세기 중엽, 베르나르(C. Bernard)가 소화생리를 연구. 파스퇴르의 발효원리 연구. 리비히(Liebig)가 생물의 물질정량분석법을 개발.

1897년, 부흐너 형제(H. Buchner & E. Buchner)가 생물 촉매제, 즉 효소의 개념을 도입.

1920년대, 비타민, 아미노산, 지방산, 효소 등의 생리작용에 대해 깊은 연구가 이루어짐.

1937년 3—카복실산 사이클의 대체적인 과정이 밝혀졌으며, 인체 내 대사과정에 대해 비교적 본질적인 인식이 이루어졌음.

위에서 열거한 화학 분야에서의 주요 발견과 임상의학, 기초의학의 관계는 매우 분명하다. 산소가 발견된 이후에야 기본적인 호흡 과정을 해석할 수 있었고, 대량으로 만들어진 산소를 치료수단으로 사용할 수 있었다. 각종 알칼로이드의 분리는 근대적 약리연구와 임상에서 엄격한 용량 관리를 가능하게 했고, 또 인공적으로 화학 약품을 합성할 수 있게 했다. 18세기 중반에 시작된 인체 기본 조성組成에 대한 연구는 19세기 말과 20세기 초까지 계속 발전했으며 영양실조성 질병의 치료 문제를 해결했다. 특히 비타민 결핍증상을 해결한 것은 한때 세상을 뒤흔든 획기적 사건이었다.

자연과학의 발전이 의학(넓게 말해 생명과학)의 발전으로 즉각 연결되는 것은 아니다. 의학에는 그 자체로 해결해야 할 고유한 문제들이 있으며, 자연과학의 성과를 도입하는 것에도 일정한 과정이 필요하기 때문이다. 예를 들어 1860년 이후 파스퇴르가 기초를 놓아 발전하기 시작한 미생물학은 얼마 지나지 않아 병원미생물에 대한 연구 붐을 일으켰다. 1880년대에는 중요한 병원미생물 대부분이 발견되었다. 이런 연구들에는 자연과학 분야에서 공통으로 사용하는 연구방법뿐만 아니라 개별 학문 분야가 제공하는 실험적 수단도 필요하다. 그렇지만 연구내용은 결국 의학 고유의 영역에 속한 문제들이다. 예를 들어 19세기 말과 20세기 초에 이루어진 내분비 계통에 대한 연구와 파블로프의 신경지배 연구 같은 것들은 응당 의학 자체의 진보로 보아야 할 것이다. 상대적으로 다른 자연과학에 대한

의존도가 적었다고 할 수 있기 때문이다.

19세기 말에서 20세기 초를 지나 1940년대에 이르는 시기는 서양의 근대의학이 현대의학으로 전환되는 과정이었다. 바꾸어 말하면 1940년대 이후의 '서양의학'은 현대의학으로 보는 것이 합당하다. 필자는 이른바 우리가 현대의학이라고 하는 것에는 다음 몇 가지 요점이 포함되어 있다고 생각한다.

① 이 시기의 실험의학은 이미 생리(해부・생리・생화학을 포함)체계가 완성되어 있다. 이 체계는 인체의 구조에 대해 자세하게 기술할 뿐만 아니라 실험적 수단을 이용하여 인체 생리과정의 대부분 현상을 설명한다. 그리고 이 시기 인체는 현대 제어(조절) 개념의 발전으로 인해 하나의 전일체로 간주된다.

② 이 시기의 실험의학은 이미 병리체계가 완성되어 있다. 이 체계는 병인에 대한 체계적이고 합리적인 분류, 치병인자에 대한 상세한 연구, 병변이 발생한 국소부위 및 전신의 해부생리학적 변화과정 그리고 내생內生 질병의 기본적인 병리변화 등을 포괄하고 있다.

③ 이 시기의 실험의학은 임상치료와 예방체계가 완성되어 있다. 예를 들면 병원성 미생물에 대응할 수 있는 화학약품들이 대량으로 개발되었다. 비타민 결핍과 기타 영양불량에 효과적인 치료법, 인체에서 조절작용을 하는 내분비 계통과 신경 계통에 작용하는 약물, 인체 대사를 교란하는 항종양 약물 등이 잇달아 세상에 나오고, 인체 내 환경의 항상성을 유지하는 지지요법도 출현했다. 정리하면 이 시기에 이르러서야 비로소 수 세기 동안 생각조차 못했던 특효약들이 대량으로 출현했고, 면역학이 성숙함에 따라 면역에 사용되는 생물학적 제제와 약품들도 대량으로 출현했다.

④ 이 시기의 실험의학은 다른 자연과학 분야들과의 관계가 더욱더 긴밀하다. 새로운 발견, 새로운 발명이 있을 때마다 이것들은 거의 모두 의학적인 목적을 위해 시험된다. 의학 또한 과학의 발전으로 인해 생겨나는 인체 건강상의 새로운 문제들을 해결하려고 한다.

⑤ 이 시기의 실험의학은 이미 완전히 사회화되어 있다. 질병과의 싸움은 이미 어떤 한 개인 차원의 행동이 아니라 완전히 조직화된 사회적 활동을 통해 이루어진다. 사회체제가 어떤지에 관계없이 지금의 의학은 공업・농업・상업, 교육, 군사, 심지어 사

회윤리와도 밀접하게 연계되어 있다.

⑥ 이 시기의 실험의학은 생명의 수수께끼를 푸는 것을 궁극적인 목표로 삼고 나아가고 있다.

만약 이런 몇 가지 기준을 적용하여 현대의학인지 아닌지를 판단하는 것이 합당하다면 분명히 20세기의 첫 해로부터 심지어 동서의학 논쟁이 한참 고조되었던 30년대에 이르기까지도 근대의학은 아직 그 체계가 완성되지 못했다.

이 점을 설명하기 위해서는 서양의 권위 있는 의학 교과서, 『세실 내과학』의 견해를 인용하는 것도 좋을 것이다. 이 책 15판 제1장 제1절 7페이지에는 다음과 같이 기술하고 있다. "1892년의 초판 『오슬러 내과학*Osler's Textbook of Medicine*』은 이런 회의주의와 허무주의(이것은 당시에 대부분의 질병에 대해 임상적으로 대처할 수 있는 특효 치료 방법이 없었던 상황을 가리킨다. 원서에는 바로 이 인용문 앞에 이와 관련된 내용이 있으나, 여기서는 인용하지 않았다 — 본서 주)의 영향을 받았다. 이 뛰어난 의사는 대부분의 약품들이 무익無益하며 심지어 유해有害하기까지 하다고 선포한다. 점차 몇몇 특효요법들이 출현했다. 예를 들어 인슐린을 이용한 당뇨병 치료, 간에서 채취한 물질을 이용한 악성빈혈 치료 등이다. 또 다른 예는 특이 면역요법으로 디프테리아 항독소(antitoxin), 항폐렴구균 혈청 등이 임상에서 사용되었다. 그러나, 1935년부터 1945년까지의 10년 동안 설파제와 페니실린이 임상에 도입된 다음에야 비로소 이전에 불치병으로 간주되었던 특정 군에 속하는 대량의 질병들을 해결할 수 있었다. 그렇기 때문에 이런 상황에 비추어 볼 때 일반적으로 현대의학은 당연히 최근에 시작된 사건이라고 인식되고 있다."

반대로 우리는 이 기준들을 꼭 같이 중국의학에 적용해서 평가해 볼 수도 있을 것이다. 중국의학의 체계는 비록 투박하기는 해도 대단히 일찍 형성되었다. 우리는 『상한잡병론傷寒雜病論』이라는 책이 완성된 때를 한의학 체계가 확립된 시점으로 봐도 무방할 것이다. 이후로 2,000년 가까운 시간을 거치면서 점점 더 내용이 보충되고 완전하게 되어, 시종일관 하나의 체계로 이어져 내려오는 특징을 보인다. 사람들은 습관적으로 한의학 체계를 경험의학 또는 전통의학이라고 부르면서 이것을 빙계삼아 실험의학과 구별하려고 한다. 그러나 경험과 실험 이 두 개의 용어만으로 한의학과 서양의학을 구별하는 것은 불충분하다. 우선 먼저 앞에서 말한 바와 같이 1870년대 이전에는 서양의학 또는 근대의학의 임상도 여전히 경험적인 것에 속해 있었다. 그럼에도 이 시기의 한의학과 서양의학 사이에는 대단히 큰 차이가 존재했다. 다음으로 한의학이라는 하나의 경험의학 체계가 갖추고 있던 완정성完整性을 강조해야 한다. 여기서는 한의학이 갖춘 사회성을 거론하는 것만으로도 이 문제를 충분히 설명할 수 있다. 세계 고대사에서 어떤 자연과학도 중국의 한의학처럼 이렇게 한 민족과 긴밀하게 연계되어 하나가 되어 있었던 경우는 없었다. 이 시기 한의학은 학술로만 존재한 것이 아니었다. 한의학의 약업藥業은 그 당시 사회·경제생활을 구성한 분야들 중 가장 조직이 잘 된 분야였다. 2,000년 동안 이 넓은 중국 안에서 어느 곳을 가든지 의학자와 약학자들이 모두 같은 용어를 사용했고 같은 이론을 신봉했다. 가난한 농촌의 허물어져 가는 작은 약방에도 전국 각 성省에서 생산된 약재, 심지어 외국에서 들여온 약재까지 모두 구비되어 있었으니, 대도시는 더 말할 필요도 없을 것이다. 도대체 어떤 힘이 각 지방의 의사, 약사, 약농藥農, 약재상藥材商들을 하나로 묶었는가? 의심할 여지없이 이것은 한의학의 힘이다. 수隋대로부터 시작해서 역대 왕조들은 모두 태의원太醫院 같은 의료기관과 지방 의약감독醫藥監督 기관을 설치했다. 하지만 행정적인 역량만이 결정적 요인은 아니었다. 왜냐하면 중국이 사분오열되어 군웅할거 상태였을 때도 한의학은 학술적으로 여전히 큰 틀에서 통일되어 있었기 때문이다. 우리는 한의학 체계 속에 대단히 풍부한 경험이 쌓여 있음을 강조해야 한다. 근대에 이르기까지 이 점에서 한의학과 견줄 수 있는 의학체계는 없었다. 이것은 수천 년에 걸친 헤아릴 수 없이 많은 경험들이 집약된 것이다. 이 같은 경험의 세계는 지금까지 현대의학이 접촉한 적이 없는 것이었다. 수천 년 동안 한의가 임상에서 사용해 왔던 수천 종의 약물과 수만 개의 복합처방들은 그 끝을 알 수 없어 철저하게 연구하는 것이 불가능할 정도이다. 그 가운데는 쓸모없는 찌꺼기, 즉 우연한 경험이나 일부러 만들어낸 터무니없는 이야기들도 있을 것이다. 그러나 그 정화精華 부분은 틀림없이 큰 가치가 있으며 현대과학이 참고로 삼기에 부족함이 없다. 현대적 방법을 사용해서 그 신비를 벗겨내고 이론적인 인식 수준을 높여 그 발전을 촉진한다면 그 앞길이 유망할 것이다.

한의에 대한 이런 개략적인 평가만으로는 근대시기의 중국 한의가 처했던 특수한 위치를 설명하기에 부족하다. 그러나 제한된 지면紙面으로 한의이론이 발전되어 나온 과정과 그 역사적 가치를 모두 서술한다는 것은 어려운 일이다. 앞으로 이 책의 각 장과 절에서 근대 의가들의 견해들을 소개할 것이므로 여기서는 이 정도로 줄인다.

의학 상식을 갖춘 독자들이 쉽게 이해할 수 있는 가장 좋은 방법은 동서의학의 임상 치료효과를 서로 비교함으로써 근대 한의학이 가진 가치를 평가하는 것이다.

근대 이래로 많은 사람들이 '한의는 내과에 장점이 있고, 서의는 외과에 장점이 있다'고 상식적으로 생각해 왔다. 이런 평가는 적어도 근대 한의학에 대해서는 비교적 객관적이라고 할 수 있다.

기원후 3세기 초, 장중경張仲景이 변증론치辨證論治 원칙을 새롭게 세운 후 내과 분야에서 한의학이 거둔 두드러진 성과로는 열병熱病과 잡병雜病에서 점점 더 좋은 치료효과를 보였다는 점이다. 한의 열병학熱病學의 두 번째 도약은 명대 말에서 청대 중기에 이르는 시기에 일어났다. 근대 서양의학이 전입되기 시작할 즈음에 온병학溫病學이 완전한 틀을 갖추었다. 잡병 이론과 치료법도 청대에 이르러 기본적 형태가 갖추어졌다. 1940년대 초까지 한의는 열병과 잡병 치료에서 뚜렷한 우세를 보였다. 가장 흔히 접하는 질병과 치료법 몇 가지를 예로 들어 이 점을 설명해 보겠다.

감기, 이질과 간염은 지금도 가장 흔히 보는 질병들이다. 이 질병들은 근대와 고대 인류에게 큰 위협이었다. 이런 질병들을 치료하는 한의의 치료방법은 지금까지도 큰 변화가 없다. 뿐만 아니라 여전히 상용常用되고 있다. 이것은 의학계와 일반 시민들이 여전히 그 치료효과를 인정하고 있다는 반증이다. 어떤 사람들은 이런 치료법들이 아직도 서양의학의 치료법과 비교하여 경쟁력이 있다고 한다. 이에 반해 반세기 전만 해도 서양의학은 크게 신뢰할 수 없는 대증요법 정도로 이런 질병에 대처하고 있었다. 이것은 앞서 인용한 서양의 『세실 내과학』에서도 인정하는 사실이다. 그러므로 당시 이런 질병에 대한 서의 치료는 그 효과 면에서 한의에 뒤져 있었다고 할 수 있다.

약품과 치료방법 측면에서도 많은 증거들이 있다. 예를 들어 한漢대 말 한의는 학질을 치료할 수 있는 약물인 상산常山을 발견했다. 이것은 서양에서 사용했던 금계랍수金鷄納樹에 비해 천 년 이상 앞선 것이며 학질에 대한 치료효과도 더 우수했다. 1899년 서양의학이 개발한 아스피린이 나오기 전까지 서양에는 한약(예를 들어 시호柴胡·황금黃芩 등)에 견줄 만한 해열진통제가 없었다. 1920년을 전후해서 아드레날린이 사용되기 이전까지 서양의학에는 한약(마황麻黃·길경桔梗 등)에 견줄 만한 지해평천약止咳平喘藥(기침을 멈추게 하고 천식을 가라앉게 하는 약물—역자 주)이 없었다. 1935년에서 1939년 사이 설파제와 페니실린이 개발되기 전에는 서양의학에 한약(황련黃連·황백黃柏·금은화金銀花 등 종류가 대단히 많음)과 비교할 만한 항균제가 없었고, 1952년경에 레세르핀이 개발되기 이전에는 서양의학에 한약(단삼丹參·당귀當歸 등)과 비교할 만한 혈압강하제가 없었다. 1958년경에 하이드로클로로티아지드(hydrochlorothiazide)를 요폐증尿閉症에 응용하기 전에는 서양의학에 한약(차전자車前子·복령茯苓 등)과 견줄 만한 내복 이뇨제內服利尿劑가 없었다.

이 외에도 장중경이 널리 사용했던 과루비백백주탕瓜蔞薤白白酒湯이 지금도 여전히 심장관상동맥질환을 치료하는 데 상용되고 있다는 것을 생각해 볼 필요가 있다. 근래 서의들은 심뇌혈관 질환과 종양 치료 문제를 해결하기 위해 왕칭런王淸任이 확충한 활혈화어活血化瘀 방제를 혈액유변학(hemorheology) 관점에서 연구할 만한 가치가 있다고 여긴다. 이것은 잡병치료 방면에서 한의학의 가치를 엿볼 수 있는 예이다.

또 다른 예로서 작은 부목小夾板을 사용한 골절 치료, 통리공하通裏攻下 방법을 통한 급성복통 치료 등을 들 수 있다. 이 요법들은 현대에도 가치를 발휘하고 있으며, 그 효과를 국제적으로 인정받고 있다. 침구요법은 약물요법보다 더 일찍 성숙된 분야로서 서양의학 요법으로는 대체가 불가능한 우세 분야로 인정받고 있다. 뿐만 아니라 중국에서 발전된 침술마취가 세계를 놀라게 하기도 했다. 이런 것들은 근대시기에는 미처 인식하지 못했던 측면들이다.

다시 한 번 더 설명한다면 지금 언급한 것들은 임상적인 치료효과를 단지 상식 수준에서 서로 비교해 본 것이다. 한의학과 서양의학 전문가들은 모두 이런 비교를 매우 피상적인 것으로 받아들일 수 있다. 한의들은 열병에 잡병을 더한 것을 내과라고 할 수 없으며, 변증논치辨證論治에 의해 운용되는 복합처방을 단지 단미單味 약물의 약리작용에 근거해서 서의와 우열을 비교하는 것이 말도 안 된다고 지적할 수 있을 것이다. 또 서양의학 전문가들은 위의 병명들이 엄격한 진단용어가 아니라고 말할 수 있을 것이다. 그러나 이런 것들을 모두 상세하게 기술하자면 별도로 책을 한 권 이상 써야 할 것이고, 이 책이 의도하는 범위에서도 벗어난다. 조금 더 엄밀하게 비교하기 위해 중증 세균성 이질 치료를 예로 들어도 괜찮을 것이다. 만일 항생제, 설파제, 호르몬, 지지요법支持療法(모두 1940년을 전후한 시기에 폭넓게 사용되기 시작) 등을 모두 사용할 수 없다면 서의는 이 병을 어떻게 치료했을까? 현재 나이가 60이 안 되는 동료들 대부분은 서의가 과거 수백 년 동안 황산마그네슘을 사용해서 이 병을 치료해 왔다는 사실을 모를 것이다. 반대로 한의에 어느 정도 식견이 있는 사람들은 중국인들이 늦어도 한漢대 말쯤에는 이 병에 대해 비교적 믿을 만하고 정형화된 치료방법이 있었다는 것을 알 것이다. 또 한 가지 예를 들면 1901년 진성 콜레라霍亂가 베이징에 유행한 적이 있었다. 당시 서의는 염수정맥주사요법을 사용했지만 여전히 한의 치료 효과를 따라오지 못했다.

많은 사람들이 한의가 흥하고 쇠하는 것이 한의학의 임상효과에 의해 결정된다고 믿고 있다. 근대시기 한의가 오랫동안 생존과 발전을 위한 투쟁을 완강하게 펼칠 수 있었던 것은 이런 투쟁이 사회적인 동정을 얻었던 것도 이유가 되겠지만 무엇보다도 한의의 임상치료효과가 우수하다는 점은 중국사회가 인정했기 때문이었다. 이런 이유 때문에 이 절節에서는 서양의학이 전입될 당시의 동서의학 임상에 대해 간단하게 비교해서 소개할 필요가 있었다.

서양의학이 중국에 들어왔을 때 서양의학은 상당히 힘이 있고 낯선 상대를 만났다.

이 장章을 끝맺으면서 우리는 아주 간략하게 민국 초년(1911) 이전에 서양의학이 중국에 전래된 과정을 뒤돌아보려고 한다.

『중국의사中國醫史』에 따른다면 근대의학의 전입은 1805년 영국 동인도회사의 수석 선의船醫였던 피어슨(Alexander Pearson, 1780~1874)이 중국에 들어 온 때부터 시작되었다. 그의 공로는 우두술牛痘術을 들여온 것이었다. 이후 1840년에 이르기까지 12명의 서양의사들이 중국에 들어왔다. 마카오가 그들의 주요 활동 거점이었으며, 이 곳 외에는 오직 광저우廣州에만 그들의 족적을 남겼다. 가장 성공한 병원으로는 파커(Parker)가 광저우에 설립한 안과병원이 있었으며 대략 다섯 명 정도의 중국인들이 조수로 일했다.

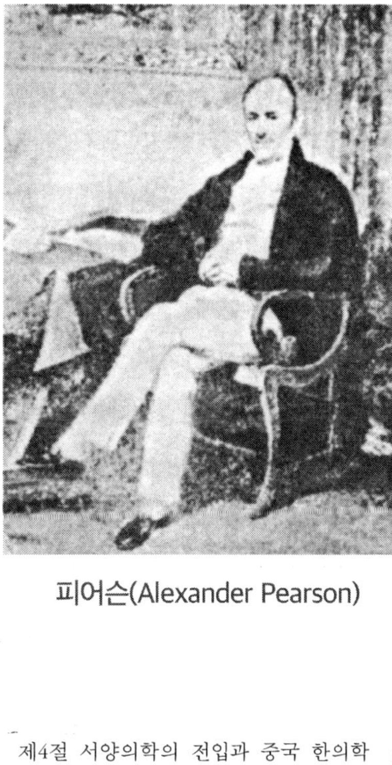

피어슨(Alexander Pearson)

1876년 통계에 의하면 중국에는 모두 16곳의 교회운영병원과 24개의 진료소가 있었고, 한 해 동안 진료를 받은 환자가 41,281명이었다고 한다. 그 사이 제1차 난징조약이 체결되었고 서의는 곧바로 연해沿海의 통상을 위한 개항장에 근거지를 만들었다. 제2차 아편전쟁 후 통상거점이 늘어나고, 조약 체결로 선교와 의료를 명문明文으로 규정함에 따라 선교 의사들이 빠른 속도로 퍼져나갔다. 변방의 멀리 떨어진 성省을 제외하고 화베이華北・화중華中・화난華南 지역 각 성의 대・중 도시에서 선교 의사들이 활동하였다.

『중국의사中國醫史』는 1887년 선교 의사가 중국에 들어왔을 때의 상황을 다음과 같이 기술하였다. "1887년까지 모두 150명의 선교 의사가 중국에 들어왔다. 대부분 미국에서 온 사람들로 그 중 27명이 여성이고, 33명은 신학 또는 의학 학위를 가지고 있었다."[16] 그러나 당시 중국에 체류했던 교회소속 의사가 얼마나 되는지는 알 길이 없으며 대략 100명은 넘지 않을 것으로 보고 있다.

1877년 통계에 따르면 30명의 중국학생들이 교회가 운영하는 병원에서 훈련을 받았다.

1897년 추정으로 당시 중국에 모두 298명의 서의 졸업생이 있었고, 재학생은 194명이었다.

1898년 통계에 따르면 모두 61개의 교회병원과 44개의 진료소가 있었으며, 한 해 동안 진료를 받은 환자가 848,239명이었다. 광저우교회병원廣州教會醫院은 개원(1828년)했을 때부터 1894년에 이르기까지 모두 100명의 의사를 훈련시켜 배출했으며, 이들은 주로 광둥지방에 흩어져 있었다. 광저우의학교廣州醫學校는 개교로부터 1895년까지 모두 150명의 학생을 졸업시켰다.

1902년 보고에 따르면 모두 106명의 의료 선교사가 중국에 있었다.

1905년 보고에 따르면 당시 재중국在華 선교사가 3,445명이었고, 그중 의업醫業 종사자가 301명(남자 207명, 여자 94명)이었으며, 교회병원이 166곳, 진료소가 241곳 있었다. 이를 분석해 볼 때 우리는 1900년을 전후한 시기에 서의가 중국 의료위생 사업에 큰 역할을 했을 것이라는 결론을 얻을 수 있다.

1913년 통계에 의하면 교회 의학교에서 공부하는 학생은 약 500명이었다.

1915년 보고에 의하면 당시 중국에는 모두 23곳의 교회 의학교가 있었고, 재학생은 남자 238명, 여자 67명이었다. 간호학교는 36개소에 272명의 학생이 있었다. 그해 기독교회

---

16) 王吉民, 伍連德. 『中國醫史』. 上海. 商務印書館. 1936. 467쪽.

통계에 따르면 당시 383명의 외국인 의사, 119명의 중국인 의사, 509명의 중국인 의사보조, 142명의 외국인 간호사와 734명의 중국인 간호사, 330개소의 병원, 13,455개의 병상, 223개소의 진료소가 있었으며, 연간 치료한 환자가 대략 150만 명에 달하였다.17)

1914년 록펠러재단에서 조사한 자료를 보자(표 2).

표 2. 교회 의사의 성별省別 분포도

성省	선교 의사가 있는 도시 수	의원 수	의사		간호사
			남	여	
안후이安徽	5	5	7	1	5
저장浙江	8	10	22	2	8
지린吉林	10	18	26	12	6
푸젠福建	26	34	29	15	28
허난河南	8	9	14	3	13
후난湖南	12	13	18	4	10
후베이湖北	12	22	22	6	—
간쑤甘肅	1	1	1	—	1
장시江西	4	6	5	3	2
장쑤江蘇	12	21	42	18	20
광시廣西	3	4	5	1	2
광둥廣東	22	27	43	16	9
구이저우貴州	2	2	2	—	—
산시山西	7	6	11	—	4
산둥山東	19	24	27	8	11
산시陝西	1	1	3	2	1
쓰촨四川	22	17	33	12	6
윈난雲南	1	2	1	—	—
둥베이東北3성	17	22	18	14	1
총계	192	244	329	117	140

17) 王吉民, 伍連德. 『中國醫史』 附: 「大事記」. 上海. 商務印書館. 1936.

"남녀 의사의 총 수는 446명이며, 선교에 종사한 의료인력 총 수는 외국인 간호사를 포함해서 586명이다." "1914년 초 중국박의회中國博醫會의 구성원은 정식회원 470명, 명예회원 54명 등 총 524명이다." "박의회원의 총 수에는 일부 조선, 대만 지역의 선교사가 포함되었으며, 또 개인적으로 개업한 의사도 포함되었다."[18)]

다시 『인민보건人民保健』 1960년 제11기에 실린 구싱위안顧杏元의 「기독교회 병원과 제국주의 침략基督教會醫院與帝國主義侵略」이라는 논문의 통계숫자를 보자(표 3).

논문에서 설명하고 있듯이 이 표는 천주교에서 개설한 병원은 포함하지 않았다. 따라서 교회에서 개설한 전체 병원 수는 당연히 위의 표보다 많았을 것이다. 다만 천주교에서 개설했던 병원은 수가 극히 적었으며, 대략 100곳 이하였을 것으로 추정된다.

논문에는 다음과 같이 기술되어 있다. "설립연도에 의거해서 살펴보면 1860~1869년에 6개소, 1870~1879년에 6개소, 1880~1889년에 30개소, 1890~1899년에 37개소로서 대부분 19세기 말의 마지막 20년 사이에 설립되었거나 또는 중국이 빠르게 반식민지半植民地로 전락했던 시기에 설립되었다. 지역 분포도 마카오·광주 등 일부 연안지역에서 푸젠福建·저장浙江·장쑤江蘇·산둥山東·허베이河北·랴오닝遼寧 등 연안지역 각 성으로 퍼져나갔고, 서쪽으로는 창장長江을 따라 안후이安徽·후베이湖北·쓰촨四川·산시陝西 등 내륙 각 성으로 뻗어 나갔다. 19세기 말에 이르면 전국 13개 성시省市에 이미 기독교회 병원이 있었다."

이 논문에서는 1900~1919년 사이를 기독교 병원이 비약적으로 발전한 시기로 보았다. 이 시기에는 각 단체가 연합해서 병원의 규모를 확대하고 수준을 향상시킨 것으로 나타난다.

중국의 기독교 의약사업이 세계 기독교 의약사업에서 차지하고 있었던 위치를 더 분명하게 파악하기 위해서는 표 4를 참고하기 바란다.

분명한 것은 기독교 의약사업이 아시아에 집중되었으며, 그중 반수 이상이 중국에 몰려 있었다는 점이다. 이것은 중국에 그들이 흥미를 느낄 만한 무엇이 있었다는 뜻이다. 위에서 기술한 수치들을 종합하는 것만으로도 100년 가까운 기간에 제국주의가 의약을 침략수단으로 삼아 왔다는 것과 또 이를 위해 어떤 노력들이 진행되었는지 알 수 있다. 의약적 수단은 그들의 전체 사업에서 큰 비중을 차지하였고, 교회는 100여 년 동안 중국 의약 의

18) N. Y. Arthur. *Medicine in China*. 1935. 113쪽.

표 3. 기독교회 병원의 지역 및 설립연도에 따른 통계표

설립연도 / 성省	1840년 이전	1850년 이전	1860년 이전	1870년 이전	1880년 이전	1890년 이전	1900년 이전	1910년 이전	1920년 이전	1930년 이전	불명	합계
광둥	2		1		8	7	3	3	1		11	36
푸젠	1		2	1	2	6	7	1	3		13	36
저장	1			1		4	1	3	1		1	12
상하이	1		1		1	1		1			1	7
베이징			1	1	2			1				5
톈진			1		2							3
후베이				3	2	2	1	3	3		5	19
산둥					7	3	3	5		1	6	25
장쑤					3	4	4	5	4		4	23
둥베이					2	1	6	2	2		11	24
안후이					1	2	1	2	2			8
허베이					1	2	5	1	2	1	4	16
쓰촨						4	6	7			13	30
후난							7	5	3		7	22
허난							5	2	2		9	18
산시							4	1	3	1	3	12
장시							2	4			2	8
광시							1	3			3	7
윈난								1			7	8
구이저우								2			3	5
산시						1					3	4
시창											5	5
간쑤											4	4
타이완											1	1
합계	5	0	6	6	30	37	56	52	27	3	116	340

료서비스 변화에, 특별히 근·현대의학이 수입되는 과정에 끝까지 큰 역할을 했다.

외국인들에 의한 노력은 1915년까지만 소개하면 될 것이다. 왜냐하면 그해에 중국에 중국인들이 창설한 두 개의 의학단체가 생겨났기 때문이다. 이 글에서 살펴보려는 문제의 관점에서 보면 이것은 중요한 전환점이 된다. 이때 이후로 중국에는 비로소 진정한 의미에서 두 종류의 서로 다른 조직을 갖춘 의료위생을 직업으로 하는 사람들이 출현했으며, 동서의

표 4. 기독교회에서 시행한 의약사업의 지역별 분포(1935~1936)

지역	의사 수	간호사 수	병원 수	병상 수	외래진료소
아시아	1,247	9,363	676	45,320	1,284
아시아 중 중국	662	5,829	308	21,658	620
아프리카	24	1,025	249	11,015	331
오스트레일리아	38	2,368	149	11,382	288
라틴아메리카	37	325	17	807	37
발칸반도	8	9	1	90	11
합계	1,354	13,090	1,092	68,614	2,351

학 사이의 투쟁도 조직화된 투쟁이 된다. 가령 이 이전에 있었던 동서의학 사이의 상호 비판이 주로 외국인 의학 단체가 한의학 학술에 대해 비평하거나 아니면 중국 한의계 내부에서 의견이 갈라진 것이라고 한다면, 이 시점 이후부터는 두 종류의 서로 다른 의학체계, 그리고 그 조직에 속한 구성원들 사이에 이루어진 장기적인 논쟁이었다. 이 논쟁들은 기본적으로 '내전內戰'이었다. 특히 논쟁이 격화되었을 때도 외국인이 직접 개입하는 경우는 거의 없었다.

이상으로 중국 동서의학 논쟁의 배경이 되는 근대시기의 중국과 세계 역사에 대해 간단히 소개했다. 이 시점에서 다음 한 가지를 먼저 강조할 필요가 있다. 즉, 우리는 역사적이고 종합적인 관점에서 이 문제를 바라볼 것을 주장해 왔고, 그래서 동서의학 논쟁이 발생한 사회적인 연원이 무엇인지를 중요하게 취급하고 있다. 하지만 그렇더라도 학술적인 문제와 정치를 혼동해서는 안 된다. '특정한 사회조건이 특정한 의학을 만든다'는 주장은 성급하고도 불확실하다. 의학과 의학을 둘러싼 사회적 환경 사이의 관계는 경제학에서 말하는 경제의 하부구조, 상부구조 사이의 관계와 전혀 다르다. 그렇기 때문에 사회혁명이론을 의학 분야에서 있었던 학술적인 논쟁(당연히 사회경제활동으로서의 의료위생제도는 사회제도와 서로 함께 가는 것이다)을 연구하는 데 사용할 수 없다. 또 근대시기의 의학자들, 관련 인물들이 가지고 있던 정치적 입장과 그들의 동서의학 문제에 대한 관점은 분명하게 구분할 필요가 있다. 더욱이 특정 개인의 정치적인 배신행위를 너무 확대 해석해서는 안 된다.

예를 들어, 왕징웨이汪精衛, 탕얼허湯爾和, 추민이褚民誼 등은 1938년을 전후해서 일제 침략자들에게 앞 다투어 투항하여 매국노라는 오명을 얻었다. 하지만 이들이 매국노라고 해서 그들이 지지했었던 한의폐지파中醫廢止派까지 매국노로 몰 수는 없다. 반대로 한의를 지지했던 옌시산閻錫山, 허젠何健, 심지어 자오이탕焦易堂까지도 모두 군벌軍閥, 정객政客들과 연계되어 공산당원들과 혁명가들에게 적지 않은 피의 부채를 졌다. 이들 외에 한의를 지지했던 인물 중에는 청 조정의 유신遺臣으로서 봉건적 예법을 목숨처럼 생각하는 이들도 있었다. 하지만 그렇다고 해서 이런 측면만 보고 한의를 지지하는 사람들이 모두 복고復古, 보수, 혁명반대의 목적을 지니고 있었다고 단정 지어 말할 수 없다. 결론적으로 우리가 동서의학 논쟁을 학술적으로 검토하면서 당시 사회의 정치・문화・사상 등의 측면에서 이 문제를 해석하는 것을 피할 수 없다. 그러나 의학과 관련된 학술적인 내용을 제외하고 더 중요하게 생각해야 할 것은 당시 사회를 지배했던 사상과 문화적 배경이다. 지금 어떤 작용을 하고 있는 정치적 요인으로 이 문제를 해석하려 해서는 안 된다. 우리는 이것을 이 문제를 분석하는 유일한 원칙으로 삼아야 할 것이다. 이러한 정치적 요인들은 우리들이 동서의학 논쟁의 역사적 경험을 온전히 이해하는 것을 제한할 수도 있기 때문이다.

참고문헌

1. 鄭鶴聲, 鄭一鈞. 『鄭和下西洋資料匯編・上册』. 齊魯書社. 1980.
2. 李喜所. 「清末留日學生人數小考」『文史哲』. 1982年. 第3期. 28쪽.

제5절 명말청초의 중국 한의학과 서양의학 교류

이 시기 역사에 대해서는 앞선 학자들이 이미 여러 방면에 걸쳐 훌륭한 연구들을 수행한 바 있다. 여기서는 이들의 연구 성과를 종합하고, 관점을 정리 또는 검증하는 것으로 대신하려고 한다. 이 시기 역사는 이 책에서 서술하려는 역사와 서로 연결되어 있으므로 조금 자세히 소개할 필요가 있다. 이 시기에 자연과학분야에서 서양학문이 동아시아로 전래된 상황과 일반적인 배경에 관해서는 앞서 2절에서 간단하게 소개했다. 이 절에서는 의학과 관련된 내용에 대해서만 대략적으로 살펴보기로 한다.

1. 주요 저작에 대한 논평

(1) 『명청지간 예수회 선교사들의 역저 개요明淸間耶穌會士譯著提要』[19]

이 책은 명말청초에 중국으로 들어온 예수회 선교사들이 서학西學(서양학문)을 소개하기 위해 저술했던 중문 저작들에 대해 종합적으로 기술한 최초의 서적이다. 이 책은 당시 서양학문이 동아시아에 전래되는 상황에서 의학교류가 차지하고 있던 위치에 대해 비교적 분명하게 추정할 수 있게 한다. 그리고 이 시기 선교사들이 소개한 서학西學의 성격에 대해서도 잘 알 수 있게 한다. 하지만 쉬쭝쩌徐宗澤 자신이 기독교인이었기 때문에 초기 선교사들이 중국에 들어 온 의도나 그들의 과학적 소양, 그리고 그들이 번역한 서적에 대해 지나치게 높은 평가를 내렸다는 한계를 피할 수 없다. 그러나 이 책은 이 시기 출현했던 서학 관련 저작들 전체를 정리한 최초의 서적이어서 이 분야의 기본적인 지침서가 되고 있다. 이런 면에서 그의 공헌을 인정할 수 있다. 중화인민공화국 수립 후에는 이 분야의 전문가들이 생겨나 연구가 적지 않게 진행되었다. 그 결과 명明 만력萬曆으로부터 청淸 강희康熙 말년에 이르기까지 중국인과 선교사들이 함께 번역한 책이 300여 종에 이르고, 그중 자연과학 서적이 약 120종에 달한다는 것이 밝혀졌다. 다만 내용면에서 사회과학이나 자연과학을 막론하고 선교사들이 중국인들에게 소개했던 것은 대개 고대 과학이었으며, 의학 전문 서적은 오직 두 종류만 있었다. 1620년경 테렌즈鄧玉函(1576~1630, Jean Terrenz—역자 주)에 의해 번역된 『인신설개人身說槪』와 1630년경에 쟈크 로羅雅谷(1593~1638, Rho, Jacques)가 번역 저술한 『인신도설人身圖說』이다. 더구나 이 책들 중 『인신설개』는 단 한 차례만 간행되었고 널리 전파되지 못했다. 『인신도설』은 전사轉寫조차도 되지 않았다. 이런 사실을 통해 알 수 있듯이 의학은 그 당시 문화교류에서 우선순위가 떨어지는 분야였다. 그렇지만 의학사 연구자가 심혈을 기울여 그 당시에 나온 서적들 중 의학과 관련된 내용들을 모두

---

19) 쉬쭝쩌徐宗澤 편, 『명청지간 예수회 선교사들의 역저 개요明淸間耶穌會士譯著提要』, 중화서국中華書局, 1949.

모아 한 권의 책을 만들었는데 『명말 서양에서 전입된 의학明季西洋傳入之醫學』이라는 책이다.

(2) 『명말 서양에서 전입된 의학明季西洋傳入之醫學』20)

의학사 연구자가 선교사들의 저작을 정리하고자 했던 열정은 교회 학자 이상이었다. 이 책에서 우리는 판항준范行准의 학문하는 정성과 성실함을 엿볼 수 있다. 이 책은 모두 9권으로 이루어져 있다. 1권은 서론과 인물 전기로서, 여기에는 마테오리치利瑪竇를 비롯한 서양선교사 10명과 비궁천畢拱辰 등 중국학자 12명이 수록되어있다. 권2부터 권4까지는 전입 순서에 따라 해부생리학을 소개하고, 권5는 약물학, 권6은 병리학과 치료, 권7은 의사교육醫事敎育, 권8은 탐원探源(즉, 각 번역본의 저본底本과 학설의 출처), 권9는 반향反響(즉, 당시 중국 한의학계의 서양의학에 대한 반응)으로 구성되어 있다.

이 책에서 참고한 서적은 모두 240종이다. 앞서 언급한 두 권의 의학 전문서적 외에 선교사들이 번역한 책으로서 이 책에서 많이 인용되는 책은 『성학조술性學粗述』, 『주제군징主制群徵』, 『영언려작靈言蠡勺』, 『서국기법西國記法』, 『서방답문西方答問』, 『직방외기職方外紀』, 『태서수법泰西水法』, 『공제격치空際格致』 등이다. 중국학자의 저서로서 많이 인용되는 책은 왕홍한王宏翰이 저술한 『의학원시醫學原始』, 왕칭런王淸任이 저술한 『의림개착醫林改錯』, 자오쉐민趙學敏의 『본초강목습유本草綱目拾遺』 등이다. 전체 내용이 모두 15만 자에 달하는 이 책은 명말청초 시기의 서양의학전입사西醫傳入史 연구 중 뛰어난 역저力著라고 할 수 있다.

그러나 판항준이 견지했던 역사적 관점에 대해서는 토론이 필요한 부분이 있다. 아마도 판항준은 한의학 학술의 발전이 더디게 진행된 것을 유감스럽게 생각했던 것 같다. 앞 선 시대에 선교사들에 의해 서학의 전입이 왕성하게 이루어졌던 때를 회상하면서 명말에 일어난 정혁지변鼎革之變을 탄식하였다. 서구와 단절되었기 때문에 중국의 과학기술이 발전할 수 없었고 의학 역시 같은 재난을 당했다고 생각했다. 그래서 그는 이 책을 통해 한편으로는 서양의학의 우수성을 널리 알리고, 다른 한편으로는 서학의 기술을 앞장서서 받아들인 선각자들의 공적을 의도적으로 부각하려고 했다. 때문에 학술적으로 다른 내용은 언급하지

20) 판항준范行准 편찬, 『명말 서양에서 전입된 의학明季西洋傳入之醫學』, 중화의사학회中華醫史學會, 1943.

않았다. 또 판항준은 고대, 중세, 르네상스 시기, 근대 의학의 본질을 명확하게 구별하지 못했다. 그리고 평소 중국 한의학의 비약적인 발전이 모두 외래의학의 자극에 따른 것이라고 생각했다. 만일 명말 선교사들에 의해 전입된 의학이 중국 전체에 두루 퍼졌다면 한의가 반드시 크게 발전했을 것이라고 생각했다. 하지만 서양의학이 중국에서 왜 널리 전파되지 못했는지를 연구하지 않은 것은 그의 실수였다. 그의 생각이 타당하지 않다는 것을 판항준 자신도 알고 있었다. 그러나 그가 끝내 말을 다 하지 못했던 이유는 당시 중국이 작은 나라에 의해 격파당하는 것을 목격했고, 권력을 쥔 자들이 무사안일 만을 추구하고 분발할 생각을 하지 않았으며, 과학을 발전시키는 것을 중요하게 생각하지 않았기 때문이었다.

이 책의 권9는 전체 책의 결론으로서 판항준이 가장 힘을 기울여 저술한 부분이다. 요약하면 다음과 같다. 왕훙한王宏翰은 청대 초에 서양의학을 적극적으로 받아들이려고 했던 최초의 인물이었다. 위정셰兪正燮는 서양의학을 막으려고 가장 힘을 썼던 인물이었으며, 또 왕스슝王士雄 집안의 사대四代는 동서양의 학설中西學說을 절충하려고 했던 대표적인 인물들이었다. 왕칭런王淸任은 공이 대단히 크지만 서양 학설을 도용했다는 혐의를 면하기 어렵다. 대략 이런 내용이었다. 그의 견해가 타당한 것인지 여부는 논외로 두더라도 판항준이 명청 교체기에 서양의학이 동아시아에 전입된 역사를 최초로 상세하게 밝혔다는 점과 많은 자료를 두루 섭렵하여 연구에 사용했다는 공은 무시하지 못할 것이다. 이 책은 오랫동안 관심을 받지 못했다. 더군다나 중국 한의계는 이 책을 달가워하지 않았다. 근년에 이르러서야 비로소 전문가들이 이 책을 인용하기 시작했다. 런잉추任應秋는 새로 편찬한 『중의각가학설中醫各家學說』에서 초기 회통파匯通派 의가들에 대해 논하면서 이 책의 자료들을 사용하였다. 하지만 입장이 다르고 시대가 바뀜에 따라 그 결론은 서로 현저하게 다르다.

위의 두 책은 모두 서학동점西學東漸의 역사에 뜻을 두고 연구한 것이다. 이는 근세 중외교류사中外交流史를 연구하는 자들이 힘을 쏟았던 부분이었다. 하지만 사람들이 그 반대의 경우에 대해서는 아직 잘 모르고 있다. 사실 명청 교체기에 있었던 동학서점東學西漸은 더 대단하였다. 중국 한의학이 서양으로 전파된 것이 그 예이다. 이에 대해서는 근년에 마칸원馬堪溫이 쓴 논문이 있다.

(3) 「구미의 중의약사 연구 및 최근 동향 소개歐美研究中醫藥史及近年情況簡介」[21)]

마칸원의 논문은 이전 학자들이 빠뜨린 부분을 적절하게 보충하였다. 학자들은 이 세 저작을 종합해서 봐야만 명말청초 시기 동서의학 사이의 차이점과 교류 추세를 전체적으로 평가할 수 있을 것이다.

1581년 마테오리치가 중국에 들어 온 후부터 1851년 홉슨의 첫 번째 중문 서양의학 서적이 출판될 때까지 270년 동안 중문으로 번역된 서양의학 서적은 겨우 두 종류에 불과했다. 그리고 이 또한 모두 해부학 서적이어서 임상의학과는 거리가 멀었다. 게다가 『인신설개人身說概』는 전체를 번역한 것이 아니었고, 번역에 사용한 저본底本 역시 베살리우스의 저작보다 수준이 훨씬 떨어졌다.[22)] 이 밖에 『성학조술性學粗述』 같은 책에서 신경해부·생리·심리학 등에 대해 얼마간 언급하였지만 신학에 예속되어 있어 의학이라고 하기에는 부족했다. 이것이 이 시기 서의동전西醫東傳의 대략적인 상황이다. 선교사들의 책이 널리 보급되지 못했던 사실에 대해서는 청말에는 그 영향마저도 거의 없어지므로 논할 필요가 없을 것이다. 그러나 마칸원의 연구에 의하면 17세기(명말청초)에 벌써 "서양에서 출판된 한의약 서적이 모두 10종가량 되며, 맥학 3종, 침구 5종, 약물 1종, 통론通論 성격의 책이 1종 포함되어 있었다", "17세기 유럽에서 출판된 한의약 서적은 주로 중국에 들어왔던 폴란드인 예수회 선교사 보연卜彌格(1612~1659, Michael Boyon)이 번역한 원고들에 근거하고 있었다. 또 침구 분야와 관련된 것들은 주로 일본을 통해 간접적으로 전해졌다. 국가별로 볼 때 비교적 일찍 한의학에 관심을 가졌던 나라는 폴란드·네덜란드·프랑스·독일·영국 등이었다"고 하였다. 또 이때 이후로 1840년까지의 시기에 대해서는 "이 140년 사이에 서양에서 출판된 한의 관련 서적(짧은 글은 포함하지 않음)은 대략 60여 종이었다. 침구학 분야가 47종(프랑스 22, 독일 12, 영국 8, 아일랜드 1, 체코 2, 스웨덴 1, 이탈리아 1), 맥학은 5종(프랑스 3, 이탈리아 1, 영국 1)이었다"고 하였다.

대략적으로 말해도 근대 이전에 서양인이 번역 저술한 한의서적이 적어도 70여 종에 이

---

21) 마칸원馬堪溫, 「구미의 중의약사 연구 및 최근 동향 소개歐美研究中醫藥史及近年情況簡介」, 『의사여문헌자료연구醫史與文獻資料研究』, 1978, 제4기.

22) 核堂. 「人身說槪底本之發現」『中華醫史雜志』. 1948年. 第3~6期.

른다. 이것은 명말에 시작되었던 다른 자연과학 분야의 동점東漸과는 반대되는 현상이다. 의학 분야는 서학동점西學東漸이 아니라 오히려 동학서점東學西漸이었다고 볼 수도 있는 상황이었다. 최소한 번역서의 수로 볼 때 이처럼 말할 수 있다. 왕지민王吉民, 푸웨이캉傅維康이 함께 집필한 『중국의사 서문저작목록中國醫史西文著作目錄』은 이런 상황에 대한 대략적인 그림을 우리에게 제공한다. 이 책의 간단한 통계에서 알 수 있듯이, 1902년 중국이 정식으로 과거를 폐지하고 학교 교육을 활성화할 때까지 서양 언어로 번역되거나 서양 사람들에 의해 편찬된 한의약 서적은 모두 약 128종에 달했다. 그러나 1897년 량치차오梁啓超가 저술한 『서학서목고西學書目考』에 실려 있는 이 시기 이전까지 중문으로 출판된 서양의학 서적은 모두 50종이었다. 중국인들 사이에서 서학을 받아들이자는 목소리가 최고조에 달했던 시기에도 한의학의 서양 전래 추세는 여전히 역전되지 않았다.

그러나 우리가 인정해야 할 것은 이런 교류가 중국의 입장에서 볼 때는 위기의 시작이라고 말할 수도 있다. 중국인은 교류에서 시종 소극적이고 수동적인 위치에 서 있었다. 서양의학 서적을 중문으로 번역하든, 아니면 한의 서적을 서양 언어로 번역하든 이 일들은 모두 서양인의 손에서 이루어졌다(서양 서적을 중문으로 번역할 때 부분적으로 중국학자들이 참여하여 함께 작업하기도 했다. 그러나 문장을 다듬는 것이 이들의 주된 임무였다). 이처럼 중국인들에게는 선택의 여지가 없었을 뿐만 아니라 제때에 서양의 최신 성과를 흡수하는 것도 불가능했다. 설에 의하면 선교사들이 수천 종의 서양서적들을 가지고 들어왔지만 중국어로 번역된 책은 겨우 300여 종뿐이었다고 한다. 쉬광치徐光啓의 경우와 같이 서학 연구를 위해 최선을 다한 사람들조차 선교사들의 협조가 여의치 않아 기하학의 번역작업을 완성할 수 없었다. 그 결과 200여 년이나 지난 다음에 후세 사람들에 의해 완성될 수 있었다. 직접적인 원인은 중국인들이 서양언어에 정통하지 못했기 때문이다. 하지만 실제로는 중국인들이 당시 서양문명에 대해 아직 진정한 흥미가 생기지 않았기 때문일 것이다. 이따금 서양으로 건너간 사람들이 있었지만 발전된 과학기술을 배우러 간 것이 아니었다. 또 다른 한 가지 원인은 선교사들이 서양 과학의 발전 추세를 소개하기 위해 중국에 오지 않았다는 점이다. 명말청초에 중국에 온 선교사들은 대부분 예수회에 속해 있었으며 이 예수회는 보수적인 종교단체였다. 마테오리치가 중국에 와서 활동하던 그 몇 년간은 로마교황청이 자연과학을 가장 적대시하던 시기였다. 그는 중국에 들어와 자연과학을 선교수단으로 채택했다. 이것은 중국문화에 외래문화를 흡수하는 전통이 있음을 말해준다.

특히 정부가 천문역법을 중시한 것은 그에게 많은 기회를 제공했다. 그러나 선교사들은 결코 최신 천문학설을 소개하지 않았다. 그들이 소개했던 과학은 간신히 종교를 뒷받침할 정도의 수준에 그쳤다. 선교사들 스스로가 과학적 소양이 부족했고, 또 당시 새로 일어난 과학기술이 아직 유치한 단계였던 것도 당연히 중요한 원인이었다.

1902년 이후부터 근대시기가 끝날 때까지 이루어진 동서양 의학교류는 이전과는 상황이 크게 달랐다. 이 시기에 서양언어로 저술된 한의 서적은 수십 종에 불과했지만 중문으로 쓰인 서양의학 서적은 수천 종이었다. 짧은 시간 안에 형세가 크게 바뀌었다. 서양의학의 중국 전입은 점차 대세가 되었으며, 민심도 이 방향으로 기울어졌다. 명청 교체기의 의학 교류와는 그 성격이 완전히 달라졌다.

2. 교류의 결과

명말청초 시기에 이루어진 동서의학 교류는 어떤 결과를 낳았을까? 이 시기 서양의학이 한의학에 끼친 영향에 관해서는 의사학계의 견해가 일치한다. 즉, 영향이 매우 적었다는 것이다. 『명말 서양에서 전입된 의학明季西洋傳入之醫學』에서도 "이 시기 전입된 서양의학은 중국에 그다지 큰 영향을 끼치지 못했다. 그 원인은 두 가지이다. 하나는 번역된 의서의 수가 미미했기 때문이고, 다른 하나는 때 마침 명사탕복明社蕩覆 사건을 만난 때문이다. 이 외에 순치順治와 강희康熙 황제 시기에는 아무 계기가 없었다"[23]고 했다. 하지만 이 두 가지 원인만으로는 충분치 않다. 위의 이유들 외에 의학적 관점에서 "명말에 전입된 서양의학이 유럽의 고대의학이었다"[24]는 점도 지적해야 한다. 단적으로 말해 설령 당시 유럽에서 가장 선진적인 의학이 중국으로 전입되었다 하더라도 이 또한 중세의 향취로 가득했을 것이다. 특히 임상분야는 번잡스런 철학으로 뒤덮여 있었고, 그 치료효과도 한의에 비해 턱없이 모자랐다. 그러므로 이 시기 중국에 전입된 서양의학이 한의학에 별 영향을 끼치지

---

23) 范行准. 『明季西洋傳入之醫學』 卷一. 中華醫史學會出版. 1943. 6쪽.

24) 范行准. 『明季西洋傳入之醫學』 卷四. 中華醫史學會出版. 1943. 4쪽.

못했던 것은 지극히 당연하다. 명말청초에 이루어졌던 서양의학의 전입은 여러 가지 면에서 근대시기에 이루어진 서양의학의 전입과 같이 놓고 논할 수 없다. 명말청초 시기의 의학교류를 지나치게 높이 평가하는 것은 온당치 않다. 판항준의 서양의학 전입에 대한 연구는 꽤 깊이가 있었다. 대략 큰 것만을 말하면, 첫째, 뇌주사려설腦主思慮說(뇌가 사고를 주관한다는 학설)의 전입, 둘째, 시각생리視覺生理의 소개, 셋째, 약물 증류 제법을 기술한 것이 있다. 서학을 받아들였던 인물들에 대해 이 책에서 기술한 내용에는 따져봐야 할 부분이 있다. 판항준은 "이 시기에 전입된 서학을 통해 의학 분야에서 가장 크게 영향을 받은 사람은 왕홍한王宏翰이었다"[25]고 기술했다. 그러나 왕홍한의 학설은 '대학大學의 격물치지설格物致知說로부터 만들어진 것'에 불과했다.[26] 왕홍한이 서학西學을 가장 많이 인용한 책인 『의학원시醫學原始』는 발생학을 논하면서 여전히 '명문命門', '화火', '원기元氣', '원화元火'의 설을 위주로 설명하였고, 이것을 '음양陰陽', '태극太極', '원기元氣', '원화元火' 등의 설과 억지로 연결시켰다. 또 『난경難經』의 내용을 잡다하게 인용하여 회통匯通시키려 했다.[27] 이것이 바로 "홍한宏翰은 태극, 음양의 설을 서양의 사원소설四元素說과 회통시켰다"[28]라고 하는 것이다. 지금의 관점에서 보면 왕홍한은 기껏해야 서양의 학술용어 몇 개를 채용해서 전통 한의 이론체계 속에 집어넣었을 뿐이다. 이 외에도 판항준이 비판한 위정셰兪正燮, 루마오슈陸懋修 등은 봉건적인 예교禮教에 사로잡혀 서양 학설을 완전히 반대했던 자들로서 본래부터 완고한 사람들이었다. 하지만 온병학溫病學의 대가였던 왕스숑王士雄 일가를 동서절충파中西折衷派로 분류해 넣은 것, 자오쉐민趙學敏은 단지 약물 증류 제조법을 기록했을 뿐인데 제2의 왕홍한으로 본 것, 또 왕칭런王清任의 『의림개착醫林改錯』이 어쩌면 서양학설을 위탁僞托한 것일지도 모른다고 말한 것 등은 모두 지나치다는 비판을 면할 수 없다. 근래에 새로 출판된 『중의각가학설中醫各家學說』에서는 이미 자오쉐민, 왕칭런을 회통파匯通派로 분류한다. 이와 같다면 리스전李時珍 이후에는 본초학 대가라고 할 만한 사람이 누가 있겠는가? 설마 당시

25) 范行准.『明季西洋傳入之醫學』卷四. 中華醫史學會出版. 1943. 24쪽.

26) 范行准.『明季西洋傳入之醫學』卷四. 中華醫史學會出版. 1943. 13쪽.

27) 范行准.『明季西洋傳入之醫學』卷四. 中華醫史學會出版. 1943. 19쪽.

28) 范行准.『明季西洋傳入之醫學』卷四. 中華醫史學會出版. 1943. 17쪽.

본초학이 동서회통이 아니면 발전할 방법이 없었다는 말인가? 그러나 역사적 사실은 결코 그렇지 않다. 왕칭런은 오랫동안 베이징에 살면서 상류층과 교분을 맺었으므로, 서양 학설에 대해 듣거나 또 실제로 접했을 수 있다. 그러나 그 책을 보면 그 사람을 알 수 있듯이 그는 절대로 다른 사람의 설說을 자기 것인 것처럼 하는 사람이 아니다. 더군다나 왕칭런 이전의 260년 동안에는 왜 서양학설을 기초로 개착改錯을 저술한 사람이 아무도 없었는가? 서학을 숭상했던 왕훙한 같은 부류는 어째서 왕칭런에 비길 만한 일을 하지 못했는가? 그러므로 왕칭런을 회통파로 보는 것은 백에 하나도 타당성이 없다. 필자는 왕칭런을 중국 한의학 역사에서 반드시 나타났어야 할 혁신가로 보는 것에 조금도 무리가 없다고 생각한다. 한의가 이런 혁신적 인물을 배출한 것이 스스로에게 무슨 해라도 되는가! 하물며 왕칭런의 학문 연구 방법은 한의의 입장에서 볼 때 지금까지 누구도 시도한 적이 없는 그런 것이 아니었다. 서양학설과 가깝다는 이유로 굳이 그를 회통파에 귀속시킬 필요가 있는가?

명청 교체기에 있었던 서의동전西醫東傳의 영향이 미미한 것이었다고 한다면 한의학의 서양 전래는 결과가 어떠했을까? 간단히 말해 그 영향도 크지 않았다. 중국의 의술이 근대 서양의학의 발전 방향에 어떤 영향도 미치지 못한 것을 이해하기는 어렵지 않다. 첫째는, 당시 중국 한의학이 하나의 온전한 체계로 서양에 소개되지 못했다는 점이다. 이것은 한의학이 조선朝鮮이나 일본에 들어간 것과 차이가 있다. 번역하는 사람들은 개인적인 흥미나 능력에 따라 번역할 대상을 선택했다. 선택된 것들도 대부분 한의학 중에서도 특이한 부분, 예를 들어 침구나 맥학 같은 것들이었다. 둘째는, 당시 서양의학이 실험의학의 방향으로 발전하는 추세였다는 점이다. 서양철학은 이미 자연과학을 위한 토대를 마련해 놓은 상태였다. 설령 한의학이 더 많이 소개되었다 하더라도 이런 추세를 바꿀 수는 없었을 것이다. 셋째는, 한의학을 소개했던 선구자들이 한의 임상가도 아니었고, 서의 임상가도 아니었다는 점이다. 그들은 한의학, 심지어 서양의학에 대해서도 그 정수가 어디에 있는지 깊이 알지 못했다. 그러므로 교류가 효과적으로 진행될 수 없었다. 넷째는, 위에서 말한 이유들에 근거할 때 서양인들은 필시 당시 서양의학을 표준으로 한의학을 대했을 것이고 한의학을 서양의학 체계 속으로 편입시키기 위해 힘썼을 것이라는 점이다. 하지만 당시의 서의들은 결코 한의학을 소화해낼 능력이 없었다. 근대 서양의학이 처음 중국에 들어왔을 때를 생각해보면 중국 한의학계 역시 서양 학설을 한의학 체계 속에 집어넣으려고 노력했었다.

이로 미루어 볼 때 우리는 서양인들이 한의학에 대해 가졌을 태도를 알 수 있다. 근대 이후 한의에 긍정적 태도를 보였던 외국 학자들은 이구동성으로 한의를 이해하기 위해서는 일정 기간 중국에 머물면서 생활하는 것이 필요하다고 강조했다. 이것은 한 개인이 어떤 방대하고 생소한 체계를 이해하려 할 때는 어느 정도의 정서적 지식이 필요하다는 말이다. 실용과학의 경우에는 더욱 그렇다. 자기 나라에 앉아 적은 양의 번역서나 일반적인 소개를 읽는 것만으로는 외국의 진기한 소식을 조금 듣는 정도에 머물 수밖에 없다. 이렇듯 낯선 문화적 배경 속에서 만들어진 의학체계를 이해한다는 것은 쉽지 않은 일이다.

다시 한 번 설명하면 근대에 이루어진 의학교류는 명청 시기의 의학교류와 크게 달랐다. 지금의 서양의학은 200년 전에 비해 본질적인 면에서 진보가 있었다. 이론체계가 완전해졌으며 임상 치료기술도 비약적인 발전을 이루었다. 지금의 의학은 우연한 기회에 교류가 진행된 기술이나 학술이 아닐 뿐더러 선교사들이 국면을 타개하거나, 또 신자를 얻기 위해 사용하는 보조적인 수단도 아니다. 자본주의 글로벌 전략의 필요에 의해 다른 자연과학 분야들과 함께 전 세계에 전파된 것이다. 서양의학은 가는 곳 마다 적을 거꾸러뜨렸고 마침내 모든 나라의 의료서비스에서 주도적인 위치를 차지했다. 지금 서양인들이 하는 한의학 연구에는 두 가지 큰 특징이 있다. 하나는 자본주의의 이익을 위해 봉사하는 것이고, 다른 하나는 근대과학을 이용하여 한의학을 연구하는 것이다.

참고문헌

1. 趙璞珊. 「西洋醫學在中國的傳播」『歷史研究』. 1980年. 第3期. 37쪽.
2. 秉航. 「試述明末清初中國科學技術史的若干問題」『科技史文集』. 1980年. 第3期.
3. 馬祖毅. 「徐光啓與科學飜譯」『飜譯通訊』. 1980年. 第5期.
4. 徐宗澤. 『明末清初灌輸西學之偉人』. 1926.
5. 王吉民. 『中國醫史西文著作目錄』. 上海醫史博物館. 1965.
6. 王吉民・傅維康. 『中國醫史西文論文索引』. 上海醫史博物館. 1965.
7. (英) 李約瑟. 『中國科學技術史』. 科學出版社. 1975.

제2장 청말 의학계의 변천

제1절 의학사에서 왕칭런王清任의 위치

1. 철저한 선각자

『청사고清史稿』에는 왕칭런의 전기가 실려 있지 않다. 단지 그가 청대의 마지막 의학 대가 중 한 사람이었다는 간단한 한 마디와 또 그가 중국의 해부학자라고만 언급되어 있을 뿐이고, 나머지는 모두 후세 사람들의 평가에 맡겼다.

왕칭런의 자字는 쉰천勛臣이며 허베이河北성 위톈玉田 사람이다. 1768년에 태어나 1831년에 세상을 떠났다. 그는 오랫동안 베이징에 거주하면서 의업醫業에 종사했으며, 『의림개착醫林改錯』이라는 작은 저서 한 권 만을 남겼다. 그러나 그가 근대의학 발전에 미친 영향은 청대 그 어떤 의가醫家보다 컸다. 『의림개착』은 1830년에 처음 간행되었다. 의학계 거장의 평생 피와 땀이 결집된 이 책은 세상에 나오자마자 밝은 별과 같이 밤하늘을 밝혀 오랜 기간 답답했던 한의학계로 하여금 새로운 경지를 보게 했다. 『의림개착』은 고대와 근대가 교차하는 시기에 출현했다. 이 책의 발간은 중국의학 사상사에서 큰 사건이었다.

왕칭런의 저서는 말이 간결하고 의미가 정확하며 소박하고 꾸밈이 없다. 허황된 것을 신비화하고, 심오한 이치라고 호언장담하며, 또 장황하게 논증하는 등의 나쁜 풍조와는 거리가 멀다. 이 책은 지금까지도 여전히 우리를 계발하고 있어 근대 이전의 독창적인 한의학 저작임에 틀림없다. 이 책은 1830년부터 1950년까지 40차례 가깝게 재출판(평균적으로 대

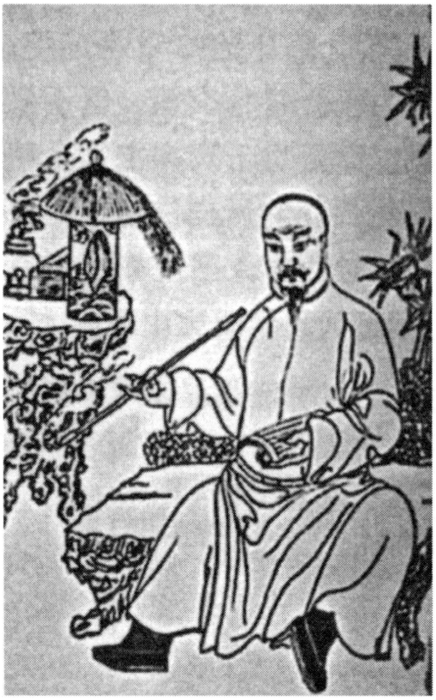

왕칭런王淸任

략 3년마다 한 차례)되었다. 이것은 고대 그 어떤 의가의 의서도 도달하지 못한 기록이다. 이것만으로도 이 책이 뛰어나고, 한 시대의 학술에 새바람을 일으켰던 책임을 충분히 알 수 있다.

왕칭런의 공과를 평가한 글들이 세대를 이어가며 계속 발표되고 있다. 이것은 그가 근대 한의학계에 매우 큰 영향을 끼쳤다는 말이기도 하다. 그에 대한 평가 중에는 긍정적인 것도 있고, 부정적인 것도 있으며, 비난과 칭찬이 반반인 것도 있다. 하지만 전체적으로는 긍정적인 평가가 더 많다. 그렇지 않다면 어찌 3만 자 남짓 되는 작은 책을 그렇게 많은 사람들이 반복해서 간행하고, 또 연구했겠는가! 왕칭런을 긍정적으로 평가했던 학자들 중에는 낡은 사고에서의 해방을 말한 사람도 있고, 또 활혈화어活血化瘀의 대법大法을 창시한 것을 말한 사람도 있다. 또 유가儒家에 반대한 것을 언급한 사람도 있다. 이 평가들은 모두 한의학 또는 중국학술의 테두리 안에서 이루어진 것이므로 이 책에서 다시 이것을 자세하게 논할 필요는 없을 것이다. 필자는 왕칭런의 사상을 진정으로 이해하기 위해서는 그의 사상을 근대 자연과학의 발전을 이끈 사상들과 서로 비교해봐야 한다고 생각한다. 이로부터 우리는 왕칭런의 가장 큰 공헌이 한의학의 전통적인 철학적 기초로부터 탈출한 데 있고, 또 한의학이 학문적으로 도약하려면 방법론의 혁명이 필수임을 지적한 데 있다는 것을 알 수 있다.

왕칭런은 『의림개착』의 자서自序에 "내가 쓴 『의림개착』이라는 책은 병의 치료에 관한 책이 아니라 장부를 기술한 책이다余著醫林改錯一書, 非治病全書, 乃記臟腑之書也"라고 하였다. 책의 첫머리에 쓴 글은 대체로 그 책의 전체적인 성격을 밝히는 역할을 한다. '장부를 기술한 책記臟腑之書'이 해부학 저작이 아니면 또 무엇이란 말인가! 분량으로 보자면 이 책에서 장부에 대해 기술한 부분은 절반이 못된다. 절반 이상이 처방과 관련된 방론方論이며, 많은 평론가들은 이 방론에 더 큰 흥미를 느낀다. 그러나 왕칭런 스스로는 결코 방론에 중점이 있다고 생각하지 않았다. '기장부記臟腑'라는 세 글자로 전체 내용을 요약한 것은 그의 의도가 어디에 있는지를 알 수 있게 한다. 이 용감한 학자는 책을 시작하면서 기백岐伯과 황제黃帝를 근거로 삼지 않았고, 중경仲景을 받들지도 않았으며, 백가百家를 찬양하지도 않았다. 대신 "나라를 다스리는 어진 재상은 시대마다 있었지만, 의서를 쓴 뛰어난 의사들 중에는 완전한 사람이 한 명도 없었다治國良相, 世代皆有, 著書良醫, 無一全人"[1]고 했다. 책을 시작하는 첫머리에 음양, 오행, 운기학설을 말하지 않았고, 경락순환의 이치도 약간만 언급했을 뿐이다. 오히려 역대 의가들이 유일한 표준으로 떠받들었던 『내경內經』이 자체적으로 모순이라고 비판하면서 기백, 귀유구鬼臾區, 편작扁鵲 등이 어려운 말로 여러 사람을 잘못되게 한 폐해가 적지 않다고 공격했다. 그는 "그 말들이 마치 진실인 듯 보이지만 실은 장부를 보지 못했으면서도 아무 근거 없는 말로 사람들을 속였다. 자기 이익을 위해 헛된 명성을 높인 것에 지나지 않으며, 다른 사람에게는 손해를 끼쳤으니 실제 재앙에 속한다. 재물을 훔치는 자를 도적이라 하듯이 이름을 훔치는 자 역시 어찌 도적이 아니겠는가! 천년 백년 후에 어찌 이를 아는 자가 없겠는가!其言彷彿似眞, 其實臟腑未見, 以無憑之談, 作欺人之事, 利己不過虛名, 損人却屬實禍. 竊財猶謂之賊, 偸名豈不爲賊! 千百年後豈無知者!"[2]라고 하였다. 이처럼 '성현聖賢'을 멸시하는 담대함은 지금까지 그 누구도 가지지 못한 것이었다. 스스로 옛 도를 지킨다고 자처했던 루마오슈陸懋修 같은 의가들이 왕칭런을 "미치광이狂人", "사악한 자邪徒", "썩은 살코기와 뼈 무더기 속에서 사람을 가르치고, 사람을 죽인 곳에서 의학의 도를 배운다教人於胔骼堆中, 殺人場上學醫道"[3]고 매도한 것은 조금도 이상한 일이 아니다. 사실 '광인'이라는 악명조차도 왕칭런 사상의 찬란한 빛을 손상시키지 못한다. '사람을 죽인 곳에서 의학의 도를 배우는殺人場上學醫道' 행위는 옛날 중국에도 있던 일이다. 다만 후대로 내려오면서 이런 방법은 완전히 포기되었고, 그 결과로 근대 서양의 해부생리학이 나중에 들어왔으면서도 앞자리를 차지하게 된 것뿐이었다. 그렇기 때문에 『의림개착』에 반대하는 의견들은 모두 보통 사람들의 식견에 지나지 않는다. 왕칭런 스스로도 세상으로부터 공격받을 것을 알고 있었다. 그

---

1) 王淸任.『醫林改錯·臟腑記叙』.

2) 王淸任.『醫林改錯·臟腑記叙』.

3) 陸懋修.『世補齋醫書』卷十.

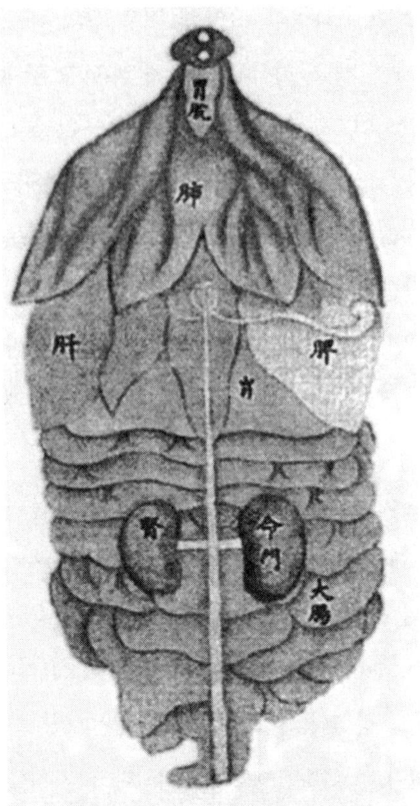

왕칭런王清任이 그린 장부도臟腑圖

럼에도 그는 "후세에 의업에 종사하는 의사들이 화를 입고, 또 이것이 몇 천 년 동안 이어질지 알 수 없다"[4]고 우려했다. 그래서 그는 의연히 그 책을 펴냈고 과학을 위해 헌신을 아끼지 않았다.

왕칭런은 왜 장부臟腑의 개착改錯을 말했는가? 그가 "음양은 천지의 도이며, … 병을 치료하려면 반드시 그 근본을 구해야 한다陰陽者, 天地之道也 … 治病必求於本"[5]는 것을 몰랐을까? 그가 "사람은 형체를 가지고 태어났으며 음양에서 떠날 수 없다人生有形, 不離陰陽",[6] "음양이란 … 너무 커서 다 헤아릴 수 없다陰陽者 … 萬之大不可勝數"[7]는 것을 몰랐을까? 왜 하필이면 '진형장부眞形臟腑'에서 도움을 구했을까? 『내경』에서는 "'규탁揆度(병의 깊고 얕음을 살피는 것—역자 주)'과 '기항奇恒(기이한 병의 진단법—역자 주)'은 그 도가 하나에 있다 揆度奇恒, 道在於一"[8]고 반복해서 가르친다. 표본의 도標本之道를 통해 "하나를 말할 수 있으면 모든 병의 해를 알 수 있다可以言一, 而知百病之害",[9] "표標와 본本을 알면 위태롭지 않게 쓸 수 있고, 역逆과 순順을 분명하게 알면, 바르게 행하는지를 묻지 않아도 된다知標與本, 用之不殆, 明知逆順, 正行無問",[10] "성인이 병을 치료함에 법도를 준수하되, 사물을 끌어들여 비교 유추

4) 王清任.『醫林改錯·臟腑記叙』.

5)『素問·陰陽應象大論篇第五』.

6)『素問·寶命全形論篇第二十五』.

7)『素問·陰陽離合論篇第六』.

8)『素問·玉版論要篇第十五』.

9)『素問·至眞要大論篇第七十四』.

10)『素問·至眞要大論篇第七十四』.

하고, 명명막측한 중에도 변화를 장악하며, 위를 살펴 아래에 적용했으니 어찌 경經(통상적으로 사용되는 방법)에 얽매일 필요가 있겠는가聖人之治病, 循法守度, 援物比類, 化之冥冥, 循上及下, 何必守經"[11] 하였는데, 왕칭런은 손바닥 들여다보듯 이런 전통이론에 밝았으며, 그 폐단도 누구보다 잘 알았다. 『의림개착』에서 장부를 기술한 내용은 1만 자 정도이다. 그 속에서 경전을 반박하고, 후세를 질책했으니 어찌 백가百家뿐이겠는가. 왕칭런은 결코 '선성先聖'들이 상세히 밝혀낸 의학이론의 진정한 의미를 모르지 않았다. 단지 그것과 다른 의견을 가졌을 뿐이었다. 그러므로 말하지 않을 수 없었다.

『의림개착』이 주장하는 핵심은 매우 분명하다. 책에서 계속 강조했던 것은 다음과 같다. "의사로서 행세하고 병을 진찰하려면 먼저 장부에 밝아야 한다業醫診病先明臟腑",[12] "책을 쓰면서 장부를 알지 못한다면 이 어찌 종작없이 지껄인 것이 아니리오! 병을 치료함에 장부에 밝지 못하다면 이 어찌 장님이 밤길을 가는 것과 다르겠는가!著書不明臟腑, 豈不是痴人說夢, 治病不明臟腑, 何異於盲者夜行",[13] "이전 의가들이 지은 의서에는 장부에 대해 착오가 많다. 후인들이 이것을 그대로 따라 이론을 세움으로써 먼저 병의 근본을 놓치고 말았다前人創著醫書臟腑錯誤, 後人遵行立論, 病本先失", "병의 정황과 장부가 절대로 서로 부합하지 않으니 이것이 그 동안 의술을 온전히 갖춘 사람이 없었던 이유이다病情與臟腑絶不相符, 此醫道無全人之由來也"[14]. 그중에서 '장부착오臟腑錯誤', '병본선실病本先失' 이 여덟 글자는 수천 년간 내려온 한의학 연구 방법에 부족한 점이 있음을 잘라 말한 것이다. 그러므로 '병을 진찰하려면 먼저 장부에 밝아야 한다診病當先明臟腑'는 것은 바로 왕칭런 학술사상의 핵심이 된다. 장부를 밝게 알기 위해 그는 냄새나고 더러운 것을 피하지 않았으며, 신분에도 구애받지 않았고, 몸소 형장刑場이나 의총義冢으로 달려가 시체를 관찰했다. 300년 전의 베살리우스와 어찌 다르다고 하겠는가. 단언컨대 설령 근대 서양의학이 중국에 전입되지 않았다 하더라도 한의학에서 해부를 중시하고, 실험을 통해 의학이론을 추구하는 시대가 그다지 멀리 있지는 않았을 것이

11) 『素問·示從容論篇第七十六』.

12) 王清任. 『醫林改錯·臟腑記叙』.

13) 王清任. 『醫林改錯·臟腑記叙』.

14) 王清任. 『醫林改錯·臟腑記叙』.

다. 왕칭런은 분명 투철한 선각자 중 한 사람이었다.

2. 동서의학의 방법론과 『의림개착醫林改錯』

『내경』에는 해부생리학적 내용이 들어있으며, 또 인체구조를 통해 의학이론을 연구하려 했던 생각의 싹도 찾아 볼 수 있다. 예를 들어 『소문 · 거통론편 제39素問 · 擧痛論篇 第三十九』에는 "이제 내가 당신에게, 물어서 알 수 있는 것, 살펴서 볼 수 있는 것, 만져서 체득할 수 있는 것을 물어서, 이것을 나 자신에게 징험하여 어리석음을 깨우치고 의혹을 풀려고 하니 들을 수 있겠는가?今余問夫子, 令言而可知, 視而可見, 捫而可得, 令驗於已而發蒙解惑, 可得而問乎"라는 구절이 있다. 이는 옛 사람들이 볼 수 없고 만질 수 없는 이론에 결코 만족하지 못했다는 것을 설명해준다. 『영추靈樞』에는 당시의 해부자료가 더 정확하게 기재되어 있다. 그러나 『내경』 전체를 주도했던 사상은 인간과 인간을 둘러싼 외부 환경과의 관계를 중시하는 것이었다. 그리고 많은 내용이 '원물비류援物比類'의 방법을 사용하여 의리醫理를 연역한 것이었고, 인체 내부의 형태구조와 그것의 특별한 기능에 대해서는 그다지 중요하게 생각하지 않았다. 중국 전체 학술 사상의 변화를 따라 이런 경향은 점점 더 심화되었다. 송대宋代 이후의 학자들은 소화관消化管과 같이 직접 관찰하기 쉬운 장기에 대해서조차도 음양오행 같은 철학적 이론으로 그 기능을 추론하는 것을 만족스럽게 생각했다. 모든 의가들이 자신의 저서에서 이론을 세우면서 『내경』을 반드시 언급했지만 내경의 해부생리학적 내용을 인용하는 경우는 거의 없었다. 경전에 착오나 혹은 불완전한 부분이 있다고 회의를 품은 사람도 없었다. 해석이 안 되는 부분은 모두 후세 사람들의 책임으로 돌렸다. 사람들은 찰색察色과 진맥按脈을 통해 음양을 먼저 구별하는 것이 습관처럼 되어 있었고, 병을 치료할 때도 당연히 경락을 먼저 밝히려 했다. 경락을 밝히지 못하면 애초 시작부터 틀린 것으로 생각했다. 그러나 맥이라는 것이 도대체 어떻게 전해지는 것인지, 또 경락이라는 용어가 가리키는 것이 무엇인지에 대해 깊이 연구하는 사람은 없었다. 금원金元 시대 의가들은 모두 오행 상생상극과 오운육기로 이론을 세웠다. 그들도 장부를 말하긴 했지만 실제 해부를 통해 인식한 장부가 아니었다. 그러므로 왕칭런은 의사들이 백정이나 요리사보다 인체구조에 대해 아는 것이 적다고 한탄했다. 삼초라는 장기를 두고 논쟁을 시작한 것이 2,000년이 넘었으나 어느 누구도 분명하게 말하지 않았다. 삼초는 존재하지 않는다고 대담하게 말한 것도 대략 왕칭런에서 시작되었다. 그 외 명문학설命門之說, 단중학설膻中之說도 많은 사람들이 논쟁했지만 일치된 결론을 얻지 못했다. 핵심은 여러 의가들이 지면을 통해 의학을 논하면서도 통일된 표준을 잃어버린 데 있다.

어쩌면 한의학에서 해부학이 충분히 발전하지 못했던 것이 봉건적인 예학과 도덕의 영향 때문일 수도 있다. 그러나 이것이 유일한 원인은 아니다. 학술적으로는 한의학이 '원물비류援物比類' 방법으로 이법방약理法方藥의 방대한 체계를 세운 것이 중요한 원인이었다. 이 체계 속에 빠져 들어간 사람은 그가 초인이 아닌 이상 다시 뚫고 나오기 어렵다. 근대의학이라는 비교 대상이 없던 시절에는 이것이 더더욱 어려웠다.

필자는 음양오행설이 의학에 도입된 이후 의학이 질적으로 한 차례 크게 바뀌었고, 발전했다는 것을 부인하지 않는다. 자연에 대한 인류의 인식이 아직 정교하지 못하고, 인간이 세계를 인식할 수 있는 수단이 제한되어 있을 때는 비교적 전체적이고, 실용적인 이런 사고방식이 장점이 된다. 하지만 어떤 과학 분야를 더 정교한 체계로 발전시키려면 방법론이 안고 있는 이런 제약을 돌파하지 않으면 안 된다. 의학 분야를 중심으로 말하면 인체 내부의 상세한 구조와 생명과정의 세부적인 기전들이 실험적 연구를 통해 차츰 밝혀지고 있다. 그리고 구조와 생명과정 사이를 실증적으로 연계시키는 것이 생략될 수 없는 단계라는 것도 보여 주고 있다. 이것이 근대 실험의학이 따르는 방법론이다. 『의림개착』의 가장 큰 공헌은 침체된 의학계에 큰 경종을 울렸고, 이전 의가들이 걸었던 길에 잘못된 점이 적지 않으며 그 길로 다시 가는 것이 옳지 않음을 지적했다는 것이다.

해부학은 근대의학 내에서도 가장 앞서 발전한 기초분야이다. 해부학은 복잡한 연구수단이 필요하지 않았고, 두려워하지 않는 과학정신만을 필요로 했다. 서양에서는 먼저 종교적 굴레를 깨고, 동시에 교조적이고 번잡했던 스콜라 철학을 돌파하는 것이 필요했다. 근대 자연과학의 기초를 놓은 사람들은 이것을 위해 큰 대가를 지불했다. 베살리우스의 『인체의 구조』와 코페르니쿠스의 『천체운행론』이 같은 해에 세상에 모습을 드러내면서 자연과학은 마침내 종교의 지배로부터 벗어날 수 있었다. 이들을 이어 베이컨이 나와 근대 자연과학을 위한 철학적 기초를 마련하면서 스콜라 철학에 파산을 선고했다. 이후 자연과학은 빠른 속도로 발전했다. 『의림개착』의 가치는 바로 봉건적인 예학과 도덕이라는 사상적 속박을 돌

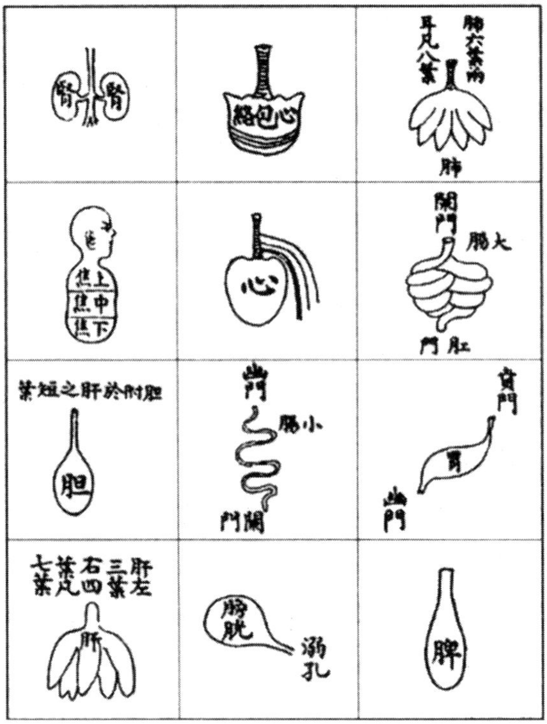

왕칭런王清任의 『의림개착醫林改錯』 속 개정된 장부도

파하고, 전통적인 한의학의 방법론에 도전장을 던진 것에 있다.

근대 실험과학에 함축되어 있는 중요한 사상 중 하나는 구조와 기능의 일치성을 탐구하는 것이다. 어떤 현상을 해석하기 위해서는 반드시 관련된 사물의 내부구조를 연구해야 한다. 만약 실험적 수단의 한계 때문에 그 구조를 철저하게 밝혀내지 못한다면 이 분야의 연구는 '최종 단계'에 도달할 수 없다. 근대 과학이 진보하고 있음을 보여주는 중요한 지표는 자연계에 존재하는 대상들의 내부구조에 대한 인식이 끊임없이 깊어진다는 것이다. 이런 인식의 심화 과정은 거시적인 방면과 미시적인 방면에서 동시에 진행되며, 모두 끝이 없다. 현대인들은 사물을 인식할 때 육안에 의한 직접적인 관찰만으로는 만족하지 못한다. 과학적 연구 과정에서는 대부분 현대 기기의 도움을 받는다. 하지만 아무리 복잡한 최신 기기라 할지라도 최후에는 인간의 감각기관에 작용하는 신호로 제공되어야 한다. 그러므로 철학적으로는 여전히 인간은 자신의 감각기관을 통해서만 세계를 인식할 수 있다는 것을 인정하는 기초 위에 서 있다. 이것은 베이컨이 놓았던 기초였다. 일찍이 이성적 사고의 가치에 대한 인식이 부족한 사람들도 있었다. 20세기에 접어들면서 이런 경향은 점차 극복되었다.

대상의 구조에 대한 미시적 연구를 단지 눈앞의 실용적 가치만으로 평가할 수는 없다. 해부학의 발전이 바로 그 전형적인 예이다. 베살리우스 이전의 형태 묘사 해부학이 임상에서의 치료와 서로 분리되어 있었다는 것은 굳이 말할 필요가 없다. 이를 이은 하비의 획기적인 발견도 비웃음을 받았다. 사람들은 혈액순환을 모른다는 것을 인정하면서 여전히 예전과 같은 방법으로 병을 치료했다. 그러나 해부학자들은 300여 년 동안 꾸준히 연구를 계속했고, 이로부터 생리·병리·조직·발생학 등의 분야들이 분화되어 나왔다. 현재는 어느 누구도 해부학이 의학의 기초 중 기초라는 것을 의심하는 사람은 없다. 뿐만 아니라 임상 분야들과도 밀접한 관계가 있다고 생각한다.

일본인들은 서양의학의 가능성을 최초로 인정하고 받아들였다. 그들은 실제 해부를 통해 서양의 해부학과 한의학의 장부, 경락학설을 서로 비교하고 어느 것이 더 정확한지 알았다.

1850년대 이후 근대 서양의학이 정말로 중국에 들어왔다. 중국 한의계는 스스로 깊이 반성했고, 서양의학의 해부학이 정교하고 상세하다는 것을 인정해야 했다. 그렇지만 중국 한의계는 오랜 기간 새로운 사고방식을 배척하는 모습을 보였다. 한의와 서의가 서로 교류하는 과정에서(초기에는 주로 한의가 서의를 학습함) 『의림개착』이 긍정적인 역할을 했다. 만약 중국인이 쓴, 서양의학의 학술사상과 매우 가까운 이와 같은 저작이 없었더라면 중국 한의계는 외래 의학체계를 더 격렬하게 배척했을 것이다.

근대 의학 방법론은 근대 자연과학 방법론과 큰 흐름에서 서로 일치한다. 간단히 말하면 18세기는 기계론이 지배했고, 19세기 중엽에 이르러서는 유물론적 자연인식체계가 완성되었다. 의학, 특히 임상분야는 상대적으로 늦게 성숙되었다. 그러나 필자는 파블로프 신경학설이 의학계(그리고 생물학계)에서 공인된 이후(1890년대)부터 전체론적 관념이 이 체계의 발전에서 주도적인 위치를 차지하기 시작했다고 생각한다. 1930년대 말에 이르면 이 체계는 이미 기계론에 포함된 치우진 관점을 완전히 극복하고 있다(이것은 결코 극소수의 사람들이 어떤 문제에 대해 기계론적 경향을 보이는 것까지 배제하지는 않는다). 그러므로 필자는 한의학과 서양의학의 방법론을 단순히 전체론과 기계론으로 대비시켜 서로 비판하는 것은 바람직하지 않다고 생각한다. 1940년대 이래로 사이버네틱스 이론, 시스템 이론, 정보이론과 같은 과학적 인식방법에서의 중대한 발전이 있었다. 근래 한의와 서의의 학술 토론에서는 이런 내용들이 많이 다루어지고 있다. 그러므로 이 절節에서는 군더더기가 될 수도 있겠지만 다시금 『의림개착』의 사상적 방법과 연결시켜 필자의 견해를 간략하게 피력하려 한다.

3. 시스템 이론, 사이버네틱스 이론, 정보 이론과 한의학

자연과학은 수백 년 동안 주로 귀납 위주의 분석적 연구를 진행해 왔다. 그리고 최근 몇 십 년 동안 이것에 대한 역사적 반성이 있었다. 과학계도 이제 전체에 주목하기 시작했고, 전체 자연계가 보여주는 "다양한 연계와 상호작용이 무한하게 얽혀 있는 그림"[15]에 관심을 갖기 시작했다. 사람들은 "자연계를 하나의 전일체로 간주하고 총체적으로 관찰하지 않는다면",[16] 많은 문제들에 대해 만족할 만한 해답을 얻지 못할 것이라는 것을 알았다. 시스템 이론과 사이버네틱스 이론은 이런 생각을 통해 거둔 중요한 성과이다. 직접적인 원인으로는 다음과 같은 것들이 있다.

① 장기간에 걸쳐 이루어진 자연계에 대한 세부적인 연구들에 의해 지식이 축적되어 새로운 토대 위에서 전체 자연계를 묘사하는 것이 가능해졌다.

② 공학 분야에서 자동제어 시스템이 광범위하게 응용되고, 생명과학 분야에서 복잡한 생명현상에 대한 조절 메커니즘을 연구하여 얻은 성과들이 과학자들로 하여금 보다 큰 시스템과 조절에 대해 연구하도록 자극했다.

③ 전통적인 귀납법은 대상의 내부구조를 분석적으로 인식하는 과정에서 난관에 봉착했다. 첫째는 방대한 시스템을 놓고 짧은 시간에 그 구조를 정확하게 밝힐 수 없다는 것이고, 둘째는 현대적 기술로는 아직도 그 구조를 확실히 결정하는 것이 불가능하다는 것이다. 그렇지만 이런 이유 때문에 그 운동 규율에 대한 연구를 포기할 수는 없었다.

---

15) 恩格斯. 『自然辯證法』. 人民出版社. 1971. 30쪽.

16) 恩格斯. 『反杜林論』. 人民出版社. 1963. 18쪽.

이에 현대적인 전일체整體 관념이 출현했고, 상자를 열지 않고 연구하는 흑상black box 방법이 사물의 운동 규율을 밝혀내는 방법으로 인정받았다. 삼론三論 중 한의학에서 가장 주목하고 있는 것은 흑상 방법이다.

이렇게 해서 전통적인 한의학 이론의 과학성은 현대적인 이론 근거를 갖게 되었다. 어떤 사람은 이것에 근거해서 전통이론에 결함이 있다는 것을 부정한다. 심지어 전통적인 한의학 사상이 의학 발전 방향을 대표하고 있으므로 한의와 서의의 결합 같은 것은 필요하지 않다고 생각하기도 한다. 이는 과학 발전 역사를 오해한 것이다. 의학을 놓고 말한다면 현대의 전체론은 결코 고대의 전체론으로부터 파생된 것이 아니고, 또 한의학으로부터 유래한 것도 아니다. 전체론은 결코 귀납적·분석적 연구를 부정하지 않는다. 귀납과 분석이 없다면 연역과 종합도 없기 때문이다.

시스템 이론과 사이버네틱스 이론의 전체론적 관점은 일반적인 경험적 시스템에서의 전체론적 관점과 같지 않다. 그것은 엄밀한 실험설계를 요구하며, 정밀한 관찰과 정확한 수량 개념, 거기에다 모든 현대적 연구수단의 도움을 받고 있다. 뿐만 아니라 그것은 직관적으로 체득한 모호한 인상에 의지하지도 않는다. 이 때문에 이 이론이 오래된 한의학의 학문적 수수께끼들을 일시에 해결해 줄 것이라고 생각하거나, 더 나아가 현대의학이 이미 잘못된 길로 들어섰기 때문에 눈앞에 닥친 난제들을 해결하기에 부족하다고 생각하는 것은 지극히 치우친 인식이다. 왕칭런의 찬란한 사상을 거듭 되새기고, 근대 자연과학 사상사와 대조하며, 근대 서양의학이 전입된 이후 한의학 학술에 끼친 영향을 되돌아본다면 지금 이후의 한의학이 어떤 방향으로 발전되어야 할지 발견할 수 있을 것이다.

참고문헌

1. 葉心銘. 「王淸任之醫學思想及其方劑」 『江西中醫藥』. 1955年. 第5, 6期.
2. 丁鑑塘. 「淸代王淸任對于解剖學的貢獻」 『中華醫史雜誌』. 1955年. 第4期.
3. 王少川. 「漫談王淸任之逐淤湯的來歷」 『山東醫刊』. 1957年. 第2期. 61쪽.
4. 「敢于破除迷信的淸代解剖學家—王淸任」 『健康報』. 1958年 6月 28日.
5. 鄧鐵濤. 「淸代王淸任在臨床醫學上的貢獻」 『中醫雜誌』. 1958年. 第7期.
6. 也乎. 「關于王淸任的功過問題」 『福建中醫藥』. 1963年. 第7期. 3쪽.

제2절 위취위안兪曲園과 「페의론廢醫論」

위웨兪樾(1821~1906)의 자字는 인푸蔭甫이며, 만호晩號는 취위안거사曲園居士로, 저장浙江성 더칭德淸현 사람이다. 도광道光 원년元年(1821년)에 서향세가書香世家에서 태어났다. 도광 경술庚戌년에 진사에 급제했으며, 함풍咸豊 2년(1852년)에 한림원 편수翰林院 編修에 제수되었고, 함풍 4년에는 허난河南 학정學政으로 선발 파견되었다. 함풍 7년(1857년)에 탄핵되어 관직에서 물러났다. 일찍이 쑤저우蘇州·상하이上海·린안臨安 등 타향에 거주하면서 학문을 가르쳤다. 48세 때부터는 항저우杭州 고경정사詁經精舍에서 강의를 담당하면서 31년간 머물렀다. 사람들이 동치, 광서同光 연간에 일대경사一代經師로 여기면서 장즈둥張之洞과 더불어 이름이 높았다. 리훙장李鴻章과도 교류가 긴밀했다. 『청사고淸史稿』에 그의 전기가 있다. 주요 저서로는 『제자평의諸子平議』, 『유루잡찬兪樓雜纂』 등이 있다. 위취위안이 말하는 경전연구의 대요大要는 정확하게 끊어 읽고, 글자의 뜻을 잘 살피는 것(정구두正句讀, 심자의審字義)이었으며, 고문古文의 가차假借에 능통할 것을 요구했다. 광서光緖 32년(1906년)에 사망했다. 근대의 유명한 사상가였던 장타이옌章太炎이 바로 그의 제자다.

위취위안이 살던 시대는 위기가 사방에 깔려 있고, 국난이 깊고 중해 청 왕실의 운명이 풍전등화와 같이 국내외적 갈등이 날로 격화되던 때였다. 하지만 위취위안의 사상은 전체적으로 청대 고증학의 기풍을 이어받아 옛 서적에 심취해 있었으며 개혁은 조금도 생각지 않는 것이었다. 그의 정치사상은 동년배인 리훙장 같은 양무파 지도자들의 시대인식에도 미치지 못했다. 그러므로 그는 근대 사상사에서 어떤 위치도 차지하지 못하였다. 그렇지만 위취위안이 의학에 대해 밝힌 견해만은 1930년대 동서의학 논쟁이 격렬해질 때까지 계

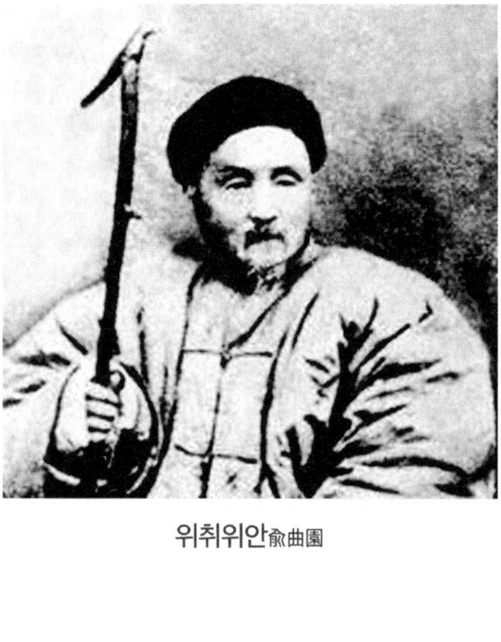

위취위안兪曲園

속해서 큰 영향을 미쳤다. 장타이옌이 위취위안의 제자였고, 위윈슈余雲岫 또한 자칭하여 장타이옌의 제자라고 했다. 이들에게서 한의를 부정하는 사상이 공통적으로 나타나는 것으로 봐서 뜻밖의 희미한 사승師承관계가 있을 수도 있다.

위취위안은 의학에 대해 아는 것이 별로 없었다. 그러므로 그는 오히려 "사람들이 듣고 충격에 빠질 것駭俗聽"17)을 개의치 않고 「폐의론」이란 글을 썼다. 위취위안의 '폐의론'과 위윈슈의 '폐한의, 흥서의廢中醫興西醫'는 목적이 서로 다르다. 그런데도 위취위안은 중국 근대에 한의학을 폐할 것을 주장했던 최초의 인물로 간주되었다. 「폐의론」은 『유루잡찬兪樓雜纂』 제45권에서 볼 수 있는데, 글이 길고, 모두 7장으로 나뉘어져 있다. 그 내용을 간략하게 살펴보면 위취위안의 사상이 어디서 왔는지를 알 수 있다.

① 「본의편 제일本義篇 第一」: 옛날에는 의술醫과 점술卜 두 가지 모두를 중요하게 생각했다. 『주례周禮』가 그 증거이다. 후대로 내려오면서 점술은 점점 소멸되고 의술은 점점 성하게 되었다. 당唐 이후에는 점술이 폐하여졌다. 결론으로 "점술은 폐해도 되고 의술은 폐하면 안 되는 것인가?卜可廢醫不可廢乎"라고 질문하였다.

② 「원의편 제이原醫篇 第二」: 『신농본초경神農本草經』은 한漢 이전 역사서에서 찾아 볼 수 없는 책이다. 그러므로 의술은 옛날 선성仙聖에게서 나온 것이 아니다. "걱정스럽게도 세상 사람들이 이를 잘 분별하지 못해 옛날 선성으로부터 의술이 전해졌기 때문에 폐지를 논할 수 없다고 한다. 그래서 간략하게 본말을 갖춘다懼世人不察, 以爲醫道之傳由古仙聖, 未可議廢, 故略具本末."

③ 「의무편 제삼醫巫篇 第三」: "고대의 의는 곧 고대의 무이다古之醫古之巫也"를 논했다. 먼저 『소문·이정변기론素問·移精變氣論』에 근거해서 "옛날에는 의술이 없었다. 무가 있었을 따름이다古無醫也, 巫而已矣"고 했다. 또한 『세본世本』 등의 서적에 무와 의가 병칭竝稱되는 것에 근거해서, 결론적으로 "옛날 의와 무는 하나였으며, 오늘날의 의와 무 또한 하나이다. 나는 의가 무보다 나은 점을 아직 보지 못했다古之醫巫一也, 今之醫巫亦一也, 吾未見醫之勝於巫也"고 했다.

④ 「맥허편 제사脈虛篇 第四」: "의사가 병을 치료할 때 그 요체는 맥에 있다醫之治病, 其要在

---

17) 俞樾. 『右台仙館筆記』. 92쪽.

脈"고 하지만 맥은 의지할 것이 못된다는 것을 논하였다. 『주관周官』, 『소문素問』, 『사기·편작전史記·扁鵲傳』의 서로 모순된 부분을 인용하면서, 끝에 "옛날 왕충이 지은 『논형論衡』에는 용허, 뇌허같은 편들이 있는데, 취위안 선생(위취위안 본인)은 이것에 근거해서 맥허편을 만들었다. 맥허편이 완성되면서 폐의론도 확정되었다昔王充做論衡, 有龍虛雷虛諸篇, 曲園先生, 本此而做脈虛之篇, 脈虛之篇成, 而廢醫之論決"고 했다.

⑤ 「약허편 제오藥虛篇 第五」: 본경本經을 자의子儀가 지은 것으로 생각했다. 또 상품 약上藥은 형形을 단련하기에 부족하고, 중품 약中藥은 성性을 기르기에 부족하다고 말한다면 "오직 하찮은 하품 약 만을 가지고 조화造化의 권세를 빼앗고, 생사의 자루를 쥐겠다는 것인데 어찌 의심하지 않을 수 있겠는가?獨執區區下藥欲以奪造化之權, 操生死之柄, 不亦惑乎"라고 했다. 또 본초가 대대로 내려오면서 증보增補되어 약성이 잡다하게 혼란스러워졌고 헛갈려 길을 분간할 수 없게 되었다고 말했다. 그러므로 결론적으로 "의사가 병을 치료하는 것은 약이 있기 때문인데 약 또한 믿을 만하지 못하다. 맥허에다 약허면 이 의술 또한 허이니 취위안 선생이 분연히 일어나 폐의를 논의하는 이유다醫之所以治病者, 藥, 藥則又不可恃, 脈虛藥虛, 斯醫亦虛也, 曲園先生, 所以憤然而議廢醫也"라고 했다.

⑥ 「증고편 제육證古篇 第六」: 주공周公, 공자孔子가 의술을 중시하지 않았음을 거론했다. 더 나아가 오히려 옛 성현들은 무巫를 더 중시했다고 했다. "요즈음 날이 갈수록 의사醫者들은 많아지는데 의사들의 기술은 점점 더 구차해진다. 의사들이 약을 써서 나은 사람들은 약을 쓰지 않고도 나을 사람이었고, 약을 쓰지 않아서 낫지 않은 사람들은 약을 썼어도 낫지 않았을 것이다. 어찌 낫지 않기만 했겠는가? 가벼운 병은 위중하게 하고, 위중한 병은 죽게 했을 것이다今之世, 爲醫者, 日益多, 而醫之技, 則日益苟且, 其藥之而愈者, 乃其不藥而亦愈者, 其不藥不愈者, 則藥之亦不愈, 豈獨不愈而已, 輕病以重, 重病以死."

⑦ 「거질편 제칠去疾篇 第七」: 질병이 생기는 것은 사람이 나쁜 마음을 가지기 때문이라고 생각했다. 그러므로 병을 치료하는 것도 약석藥石(약과 폄석, 즉, 약과 침—역자 주)으로 할 수 있는 일이 아니다. 이것을 조정朝政에 비유하였다.

위의 간략한 소개에서 알 수 있듯이 「폐의론」에는 논리적으로 잘못된 부분이 많다. 고증과 관련해서도 옛 서적들에 기재된 내용들이 서로 일치하지 않으면 곧바로 터무니없다고 하면서 폐해야 한다고 주장했다. 전체 7편의 글 중에서 어느 한 편도 내세운 이론이 확실한 것이 없다. 그 오류는 보면 바로 알 수 있는 것이므로 여기서 일일이 바로잡을 필요는 없을 것이다. 그러나 이 글은 한의폐지파에게 많은 영감을 주었고 고증적 차원에서 한의 폐지를 주장하는 논거를 제공했다. 위윈슈는 이 글에서 조금이라도 쓸 만하다고 생각되는 내용들을 모조리 갖다 썼다. 예를 들어 그는 역사가 오래되었다는 이유만으로 한의를 보존해서는 안 된다고 하면서 의醫와 무巫를 합쳐서 말했다. 이것은 완전히 위취위안의 방식이다. 위윈슈가 한의 맥진은 믿을 수 없다고 한 것도 곧 위취위안과 정관잉鄭觀應 두 사람의 주장을 그대로 가져온 것이다. 물론 장타이옌과 위윈슈, 특히 위윈슈는 체계적인 근대 의학교육을 받았기 때문에 한의를 비판할 때에 고증학과 형식논리(위취위안의 비판은 이것에 근거하고 있다) 외에도 서양의학 이론을 무기로 삼았다. 그리고 그 수준도 선배들을 뛰어넘었다. 「폐의론」은 기본적으로 글의 뜻이 잘 통하지 않는 저작이지만 위윈슈가 한의를 비판한 일련의 저서들에는 여전히 취할 부분이 있다.

위취위안은 책상물림 스타일의 경학가經學家로서 캉유웨이康有爲 같은 사람들처럼 위경고僞經考 한 편도 내놓지 못하면서 엉뚱하게 「폐의론」을 내놓았다. 그가 이런 생각을 하게 된 것에는 아마도 여러 가지 원인이 있었을 것이다. 첫째는 중국 봉건사회의 사대부들이 줄곧 의학을 무시해왔다는 점이다. 사대부들은 설령 자신이 의학서적을 두루 섭렵했다 하더라도 이것을 업으로 삼는 것을 절대로 가치 있게 생각하지 않았다. 더군다나 의업으로 이름이 나는 것을 수치스럽게 여기기까지 했다. 이런 풍조는 당唐 이후에 더욱 심했다. 둘째, 청말에는 민생이 피폐하고 정부도 의학을 중시하지 않아, 근면 성실한 학자가 드물었다. 그러므로 의학계 역시 부진한 상태에 있었을 것으로 짐작된다. 당시 유명한 한의들도 의도醫道가 위축된 것에 대해 개탄을 금치 못했다. 셋째는, 위취위안의 처자들 중에 병으로 일찍 세상을 떠난 사람이 많아 그가 큰 고통을 겪었다는 점이다. 아마도 이것이 「폐의론」란 글을 쓰게 된 출발점이 아닐까 짐작된다. 넷째는, 위취위안이 살던 시대는 서양문화가 일부 유입되었고, 의학은 모든 학문의 선두에 서 있었다. 그러므로 양무사상과 서양의학의 영향도 있었을 것이다. 『춘재당수필春在堂隨筆』 권2卷二를 보면 우리는 위취위안이 홉슨合信의 저서를 읽었다는 사실을 알 수 있다. 홉슨과 왕래가 있었는지 여부는 알 수 없다.

「폐의론」의 저사는 스스로가 의학을 잘 모른다고 인정하였다. 『유곡원서례兪曲園書禮』의 「호해보농부與胡荄甫農部」 중에는 "과분하게도 『소문』을 살펴볼 기회가 있었다. 『소문』은 상고시대에 남겨진 책이다. 일찍이 대강 훑어본 적이 있으나 심오해서 이해하기 어려웠다. 더욱이 의약이 그 자체로 전문적인 분야이니 평소에 밝히 알지 못했다. 만약 쓸데없이 자구를 정정하면 그 정수와 무관하게 될 수도 있다. 그러므로 일찍이 논찬한 적이 없다…辱以素問見詢, 素問乃上古遺書, 向曾瀏覽, 憚其艱深, 且醫藥自是專門, 素未通曉, 若徒訂正字句之間, 無關精義, 故未嘗有所論撰 …"고 했다. 이 글은 그의 솔직한 고백이라 할 수 있으나 「폐의론」과 비교해 볼 때 스스로 모순된다. 그러므로 위취위안 같은 사람들이 의학에 대해 논하면서 흥興해야 하느니 폐廢해야 하느니 주장한 것은 모두 지면상의 유희遊戲에 불과하므로 근거로 삼을 것이 못된다. 의도醫道의 요체要諦가 무엇인지 확실하게 알지 못하고 쓴 글이기 때문이다. 또 위취위안이 쓴 「내경변언內經辨言」이라는 글이 있는데, 이것은 『내경』을 읽으면서 고증을 통해 깨달은 바를 총 48조로 정리한 것이다. 여기에는 선인先人들이 밝히지 못한 내용들이 적지 않아 자신의 장점을 잘 활용하였다. 그가 고증학자로서는 손색이 없음을 보여준다.

제3절 근대 초기의 동서의학 접촉

1. 우두술牛痘術의 전입

일반적으로 근대 서양의학의 전입은 1805년 중국에 우두접종이 출현한 때로부터 계산하고 있다.[18] 『중국의사中國醫史』에서는 다음과 같이 기술했다. "중국인들은 천연두의 예방 가능성을 익히 잘 알고 있었다. 그렇기 때문에 19세기 초 서양의학이 중국에서 영구적인 발판을 마련하는 데는 제너 접종법을 선택하는 것보다 더 좋은 방법이 없었다. 하지만 이 선택은 결코 심사숙고를 거친 것이 아니었다. 우두술이 전 세계에 대규모로 전파되던 중 최종적으로 중국에 전입된 것뿐이었다."[19] 이것을 보면 우두술의 전입은 결코 식민지주의자

18) 근대에 전입된 서양의학은 명말청초 예수회 선교사들에 의해 전입된 의학과 구별된다. 예수회에 의해 의학이 전입되는 것은 청초에 끝나며 이 단체는 1763년에 해산되었다. 이후 오랜 기간 중국으로 선교사가 들어오는 것이 중단되었다. 근대시기의 서양의학 전입은 1805년 우두술이 전입되는 것으로부터 시작되었으며, 제2차 서양의학 전입으로 칭할 수 있다. 조직적인 전입은 1834년 파커가 중국으로 오면서 시작되었다.

들이 '우매'한 민족을 위해 베푼 호의에서 나온 것이 아니었다. 『중국의사』에 의하면 우두 백신은 1805년 한 포르투갈 상인이 마닐라에서 살아 있는 사람을 이용하여 마카오로 들여왔다고 한다. 『인종우두방서引種牛痘方書』에는 영국인이 같은 해에 필리핀으로부터 들여왔다고 설명하고 있다.

우두술의 전입은 의학사가들의 지대한 관심을 받았다. 『중국의사』에서는 약 20,000자(한자 기준)의 글을 써서 그 전입과정을 소개하였다. 판항준范行準이 쓴 『중국예방의학사상사中國豫防醫學思想史』에서는 이 과정을 더 상세하게 기술하고, 우두술 전입을 극도로 높이 평가하였다. 그러나 오늘날의 관점에서 다음 두 가지를 강조할 필요가 있다.

① 19세기 초 서양의 임상의학 중에서 중국인의 관심을 끌 수 있었던 것은 겨우 우두술 정도였으며, 더 추가한다고 해 봐야 몇 종류의 약물과 몇 가지 외과수술 정도였다. 우두술은 확실히 중국인들의 환영을 받았다. 우두술을 발명한 제너마저도 "중국인들은 내 고향 인근의 영국 사람들보다도 더 종두술을 믿는 것 같다"[20]고 말했다. 이는 중국인들이 절대로 외국의 문화나 지식을 거절하는 완고한 사람들이 아니라는 것을 말해 준다. 그리고 근대의학 전입사傳入史 전체도 모두 이 점을 빠뜨리지 않고 설명하고 있다. 무릇 이론과 임상방면의 중요한 성과치고 중국인과 중국의학계로부터 뜨거운 환영을 받지 않은 것이 없었다. 일부 부차적인 내용에 대해서는 저항이 있었지만 이 또한 전적으로 제국주의의 침략의도를 경계하는 마음에서 나온 것이었다. 각 개인들이 보였던 완고한 성향도 중국 자체를 혁신하려는 사상을 적대하는 데까지 이르지는 않았다. 근대의학이 중국 침략 수단으로 사용되고 있는 마당에 중국인의 경계심은 오히려 필요한 것이었다. 특히 당시의 청정부는 침략에 대한 저항과 과학기술의 도입 두 방면에서 마땅히 해야 할 주도적 역할을 할 수 없는 상태였다. 그러므로 내부적 갈등이 날로 심화되던 시기에 중국인들이 가졌던 경계심은 지탄의 대상이 될 수 없다. 아편전쟁 전에 중국의 종두의種痘醫, 부자 상인, 평민, 사대부가 우두술을 알리는 데 보인 열정은 이 점을 잘 설명한다. 이들은 아편의 수입과 우두술의 도입을 완전

19) 王吉民, 伍連德. 『中國醫史』 第2版. 上海. 商務印書館. 1936. 276쪽.

20) 王吉民, 伍連德. 『中國醫史』 第2版. 上海. 商務印書館. 1936. 277쪽.

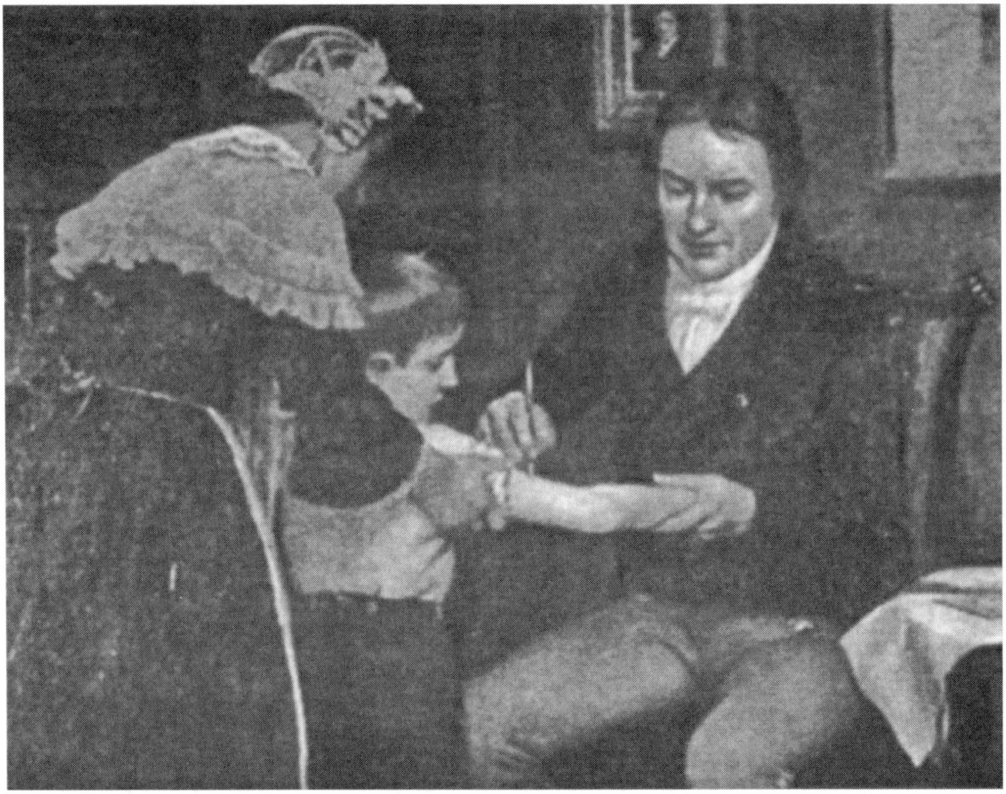

우두牛痘를 접종하는 모습

히 구별해서 대처할 수 있었다. 우두술의 전입과 전파 과정에 대해서는 『중국예방의학사상사』에 가장 자세하게 기술되어 있다. 판항준은 제너가 발명한 우두술이 중국 인두술人痘術의 영향을 받은 것이 분명하며 그 근거도 충분하다고 생각했다(서양에서는 이것을 인정하지 않고 있다—저자 주). 고대 인도에서 종두술을 발명했다는 이야기는 믿을 수 없다. 열강들이 아편을 구입하여 운반했던 그 정신이 우두술의 전파에도 활용되었는지는 설명되어야 할 부분이다.

② 우두술은 분명히 인두술의 개량으로 받아들여졌다. 초기에 중국에서 채용되었던 우두술은 대체로 인두술과 같은 방식이었으며 사람에서 사람으로 이식되는 수술방법이었다. 중국 의학계는 진지한 연구가 필요없이 즉각 이것을 받아들일 수 있었다. 바꾸어 말하면 종두술이 비록 근대의학의 지극히 중요한 발명이기는 하지만 그것이 서양의

학 체계를 대표하는 것으로 받아들여지지 않았다는 것이다. 이 기술은 아주 쉽게 중국인들에게 동화되었다. 그런 의미에서 우두술의 전입은 동서의학 사이에 이루어진 진정한 접촉이라고 볼 수 없다. 우두술보다 빠른 시기에 이루어졌던 금계랍 같은 서양약물의 전입과 우두술보다 늦게 들어온 안과수술 모두 한의학에 큰 자극을 주지 못했다. 그러므로 초기의 서의는 비록 오랜 시간에 걸쳐 노력했지만 한의학계나 정부의 주목을 받지 못했다. 예를 들어 중국침략의 선봉으로 유명한 피터 파커는 수술용 메스로 중국의 대문을 열었다는 명예를 얻은 사람이다. 그는 금연대신禁煙大臣 린쩌쉬林則徐의 병을 봐준 적이 있으며 또 청 조정의 다른 고관들과도 많이 접촉했다. 그의 기술은 높은 평가를 받았지만 이 시기 서양의학 전체는 여전히 중국인들에게 자세히 알려지지 않고 있었다.

초기에는 선교사들도 한의학을 이해하려고 시도했다. 1장 4절에서 이미 언급했듯이 아편전쟁 이전에 이미 70여 종의 서양 언어로 된 한의학 서적이 출판되어 있었다. 선교 의사들이 중국에 들어오기 전에도 선교사들은 의약으로 시혜를 베푸는 것을 그들의 '자선'사업 중 하나로 삼았었다. 이때는 대부분 한의의 도움을 받았다. 이런 상황은 1820년 무렵까지 지속되었다. 예를 들어 제2차 중국 선교의 선두주자였던 메리슨과 동인도공사의 외과의사인 리빙스턴도 이같은 방식으로 활동했다. 『중국의사』에서는 그들이 힘을 합쳐 "800권 이상의 한의서적을 소장한 도서관을 건립했으며, 이와 함께 한약도 종류대로 구비했다. 리李씨 성을 가진 명망 있는 한의를 초빙했고, 때로는 본초本草 전문가를 청하여 그 곳에서 제공하는 각종 약초들의 효능을 설명하도록 하기도 했다"[21]고 기록했다. 그들은 중국 약재가 "지금 서양에서 인류 고통 경감을 위해 사용하고 있는 수단을 보충할 수 있을지"[22] 보고 싶어 했다. 이같은 테스트는 짧은 시간에 좋은 성적을 거두었다. 그러므로 그들은 "시험은 매우 훌륭했다. 서양인이 중국 화난華南지역에서 최초로 시도했던 사업이기 때문만은 아니다. 더욱 중요한 것은 그들의 후임자들과는 반대로 그들이 한의와 공동으로 이 일을 시도했기 때문이었다"[23]고도 했다. 서양인과 한의가 함께 협력했던 역사는 대략 여기서 끝난

---

21) 王吉民, 伍連德. 『中國醫史』 第2版. 上海. 商務印書館. 1936. 307쪽.

22) 王吉民, 伍連德. 『中國醫史』 第2版. 上海. 商務印書館. 1936. 307쪽.

다. 10여 년 후에는 교회에서 파송한 의사들이 중국에 들어오기 시작했고 그들은 한의와 협력하지 않는다는 입장을 취했다. 이렇듯 근대 서의는 교회와 결합하면서 한의를 배척하는 태도를 취하였다. 아편전쟁 이후 중국 내부의 갈등이 날로 심해지면서 교회의 의료 활동은 저항을 받았고, 동서의학 합작은 더욱더 불가능하게 되었다.

2. 초기 서양의학 서적

서양의학이 비교적 체계적으로 중국에 전입된 것은 중문으로 된 홉슨의 저작들이 출현하면서부터이다.

홉슨合信(Benjamin Hobson, 1816~1873)은 영국인으로, 의학 석사이자 왕립외과학회 회원이었다. 1816년, 노샘프턴셔(Northamptonshire) 웰포드(Welford)에서 출생하여 런던대학교(University of London) 의학원을 졸업했으며, 1839년 런던선교회(London Missionary Society)에서 중국에 파견하여 들어왔다. 그는 선교 의사의 신분으로 중국에 와서 선의를 가지고 정성을 다해 치료와 저술에 힘을 쏟았던 몇 안 되는 사람들 중 하나였다. 그는 한의에 대해 비판했지만 연구도 했다. 중국민족, 중국문화와 서양의학의 발전 상황에 대한 평가도 비교적 객관적이었다. 홉슨은 내내 의료에 종사했으며, 중국과 영국 모두에서 상층부의 권력자들과의 관계가 좋지 못했다.

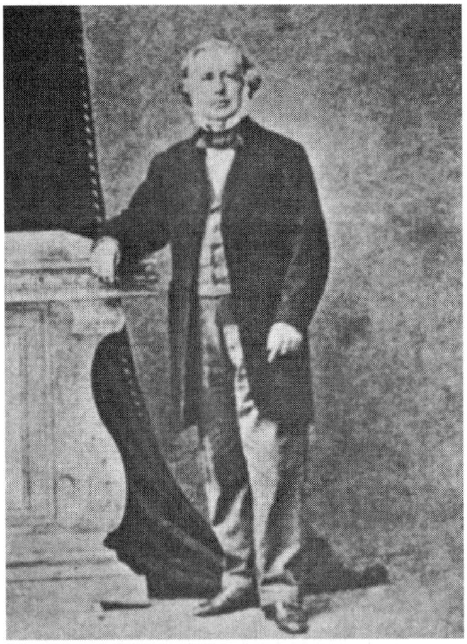
홉슨(Benjamin Hobson)

홉슨의 저작은 후세 사람들이 묶어 홉슨 의서 5종合信氏醫書五種으로 부른다. 각 저서의 초판 연도는 다음과 같다.

23) 王吉民, 伍連德.『中國醫史』第2版. 上海. 商務印書館. 1936. 308쪽.

『전체신론全體新論』 함풍咸豊 원년元年(1851년)

『서의략론西醫略論』 함풍 7년(1857년)

『내과신설內科新說』 함풍 8년(1858년)

『박물신편博物新編』 함풍 9년(1859년)?

『부영신설婦嬰新說』 함풍 8년(1858년)

중국 한의학계의 입장에서 『전체신론』은 완전히 새로운 지식이었다. 이것은 『인신설개』가 이미 당시 사람들의 기억 속에 남아있지 않았기 때문이다. 이 책의 영향력을 확대하기 위해, 초판 『전체신론』은 『의림개착』과 동시에 발행되었다. 세상을 떠난 지 얼마 되지 않은, 반항 정신을 갖추었던 한의 왕칭런을 앞세워 길을 연 것은 왕칭런의 사상과 근대 서양의학 사상의 일치성을 설명해 준다. 그렇지만 이때 이후로 중국의학사에서 차지하는 왕칭런의 위치에 대한 논쟁이 끊이지 않고 있다.

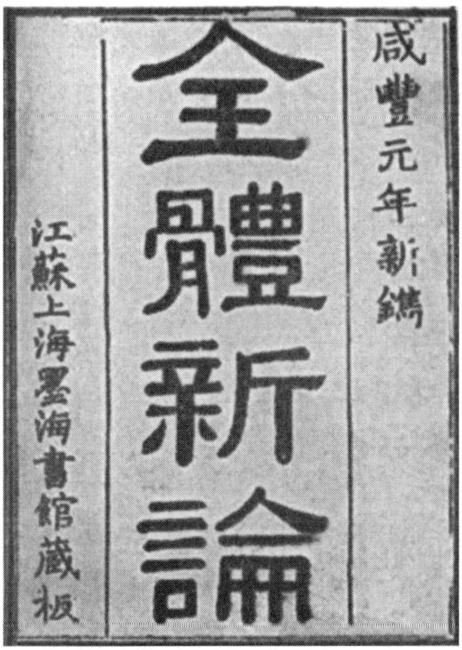

홉슨의 『전체신론全體新論』

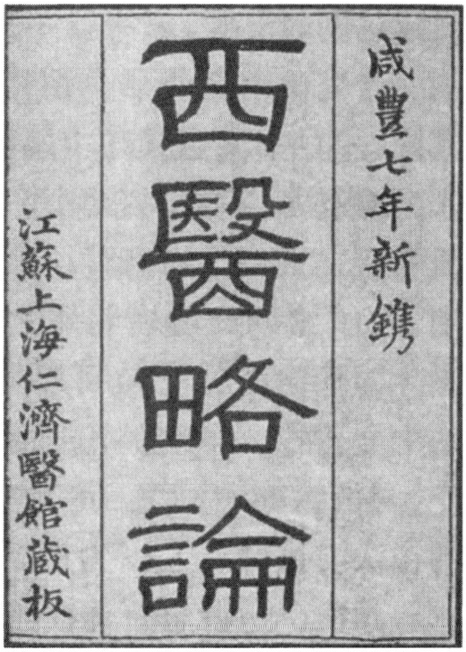

홉슨의 『서의략론西醫略論』

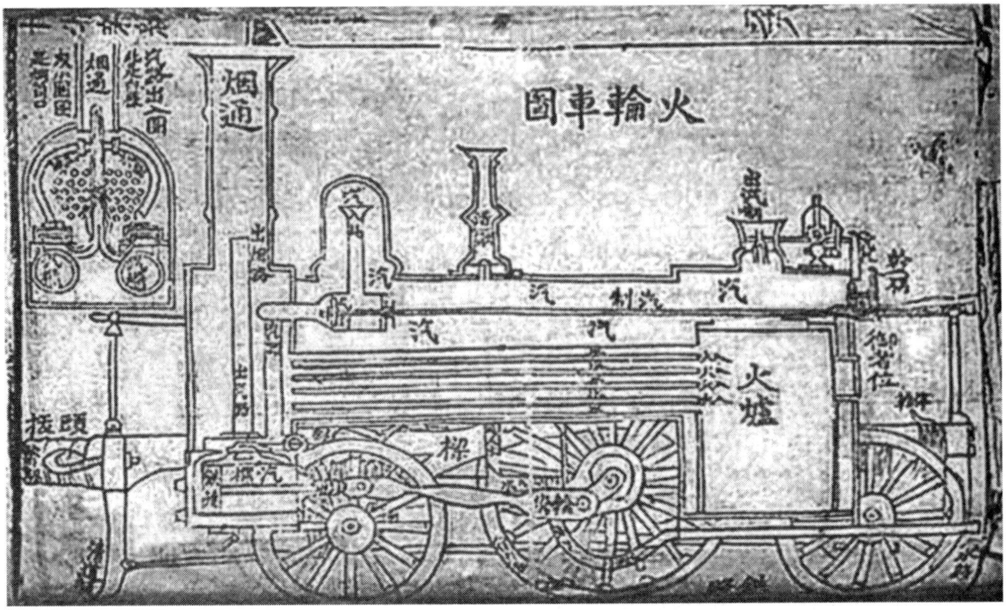

홉슨의 『박물신편博物新編』 중 삽화

『박물신편』은 당시 서양의 자연과학을 소개한 책이다. 주요내용은 물리・천문・생물학에 관한 상식으로 매우 소략하다. 예를 들어 전기학과 광학은 모두 최신 업적이 소개되지 않았다. 생물학 분야도 그 당시에는 진화론이 아직 성숙되지 않았던 때였으므로 그 지식 또한 체계가 없이 산만했다. 이 책의 최초 명칭은 『천문략론天文略論』이었으며 간행 연대는 확정하기 어렵다.

그렇지만 홉슨의 저서는 당시로서는 거의 유일한 책이었고, 그 의학 저작의 내용 또한 비교적 충실했다. 이 책은 중국 의학계와 지식계에 큰 충격을 주었고, 그 영향이 약 반세기 가량 지속되었다.

『서의략론』 중에는 「중서의학론中西醫學論」이라는 편이 있다. 이것은 한의학과 서양의학을 비교한 중문으로 된 최초의 논문이다. 요약하면 다음과 같다.

“천문天文・산법算法・여지輿地 같은 격치지학格致之學 책들은 오늘날이 모두 옛날보다 뛰어나다. 의학 또한 어찌 그렇지 않겠는가. 200년 전에는 혈액 순환의 이치脈管回血之理가 미처 다 밝혀지지 않았었지만 근래에는 정확하게 알게 되었다. 이외에 뇌기근腦氣筋(지금의 신경—역자 주)과 첨육경䐢肉經(지금의 췌장—역자 주) 같은 것 역시 선인들이 아직 말하지 않은 것들이다. 중국인 친구들에게 물으니 중국의 토착의학은 오늘이 예전만 못하다고 한다. 그 이유에는 두 가지가 있을 것이다. 서의사는 여러 번의 시험을 거쳐 일정한 성적을 거두고 자격을 얻어야 마침내 의사로서 일할 수 있다. 그 명예가 중국의 거인擧人(명·청대에 향시鄕試에 합격한 사람—역자 주)이나 진사와 같고, 그 방법이 대략 중국에서 문사를 시험으로 뽑는 것과 같다. 이 때문에 의학을 배우는 자는 더 훌륭한 의사가 되기 위해 애를 쓴다. 중국의 의사는 스스로 되는 것으로, 국가가 관장하는 시험도 거치지 않고, 높은 지위나 명예도 얻지 못하니, 이것이 중국의학이 더 훌륭하게 발전하지 못하는 한 가지 이유이다. 사람의 장부와 신체 각 부위는 마치 시계의 톱니바퀴와도 같아서 만약 열어보지 않는다면 그 기능이나 고장 난 이유를 알 수 없다. 그래서 서양 각국은 죽은 자의 해부 검사를 허용한다. … 그러므로 서의는 장부와 혈맥의 깊은 이치까지 잘 안다. 이에 비해 중국인들은 의학을 배워도 이것들에 대해 밝게 알지 못하니, 비록 수십 년 경험을 가진 노련한 의사여도 장부가 어떻게 생겼는지 모르고, 위험한 불치증을 만났을 때 끝내 그 병의 원인이 어디 있는지 알지 못한다. 이것이 중국의학이 뛰어나지 못하게 된 두 번째 이유이다. 나는 중국이 의학을 관리하는 정부기관을 새로 설치하고, 전심전력으로 시험을 치르며, 죄를 범해 사형을 당한 죄인들을 의사들이 해부해 볼 수 있게 함으로써 중국 토착 의사들이 선인들보다 더 뛰어나게 되기를 바란다."

홉슨이 서양의학을 선진적이라고 생각했던 이유는, 첫째가 의사에 대한 관리제도가 엄격하다는 것이었다. 이것은 위생행정에 속한다. 둘째는, 서의가 해부에 정통하다는 것이었다. 그러므로 학술적인 면에서 볼 때 당시 서의가 내세울 것은 해부가 유일했다고 할 수 있다. 그러나 19세기 말과 20세기 초에 이르면 서의가 장점을 보이는 분야에 생리, 생화학, 세균학설 등이 추가된다. 홉슨은 또 "중국 토착의학은 오늘이 예전만 못하다"고 하였는데 이것은 중국인들이 그의 생각을 오염시킨 것이다. 옛것을 숭상하는 숭고崇古 사상은 청대에 이르러 가장 심했으며, 봉건제도의 몰락을 반영하는 것이었다.

또 홉슨은 한의와 서의 사이의 '구통溝通'을 제일 먼저 시도했던 사람이었다. 예를 들어 『전체신론』에서는 "이 책에서는 글의 의미가 중국의서와 일치할 경우 가끔 몇 구절을 인용하였으며, 일치하지 않을 경우 함부로 섞어 쓰려고 하지 않았다"고 하였다. 그래서 위胃를 설명할 때 창름지관倉廩之官, 분문噴門, 유문幽門 등의 용어를 차용했고, 소장小腸을 설명할 때도 "수성지관, 화물출언受盛之官, 化物出焉"이라고 했다. 대장大腸을 말할 때는 "전도지관 변화출언傳導之官, 變化出焉"이라 하였으며, 간장肝臟을 말할 때는 "소문에서 말하기를 간은 장군의 관직으로 모려가 나온다고 하였는데 그렇지 않다. … 간의 작용에는 다른 것은 없고 주로 담즙을 만들어낼 뿐이다素問曰肝者將軍之官, 謀慮出焉, 非也 … 肝之爲用無他, 主生膽汁而已"[24]라고 하였다. 따라서 이 책은 근대의학을 이용해서 한의학 이론을 검증한 최초의 중문 저작이라 할 수 있다. 초기의 회통파匯通派 한의들이 했던 일도 이와 같이 문헌을 기초로 한 회통작업이었다. 또 『서의략론西醫略論』의 「의학총론醫學總論」편에서는 양약이 중국인에게 적합하지 않다는 견해를 비판하였다. 당시에는 양약이 금석金石(광물)을 많이 사용해서 약성이 극렬하며, 초목을 많이 사용하는 한약과 다르다고 생각하는 사람들이 있었다. 실제로 소위 금석 약물의 약성이 맹렬하다는 견해는 중국인들이 복식服食(도가의 양생법 중 하나로 단약丹藥을 복용하는 것. 단약에는 광물성 약물들이 많이 사용되고 있어 논란이 있었다—역자 주)을 반대하면서 사용했던 이론이었다. 홉슨은 중국인들이 서양의학 이론을 받아들일 수 있을 것이라고 굳게 믿었다. 그는 "사람마다 마음이 같고, 또 마음의 이치가 같다면, 사람을 다르게 여기고, 이치를 다르게 여길 수 없을 것이다人同此心而心同此理, 固不得異其人而幷異其理也"[25]라 하였다. 이 말은 철학적으로는 비판받을 소지가 있지만 그 의도만은 긍정적으로 볼 수 있다.

홉슨은 임상에서 한약을 상당히 많이 사용했다. 『내과신설內科新說』의 범례에는 다음과 같이 기록되어 있다. "약재는 반드시 중국에서 나는 것들을 위주로 갖추어 두고 사용했고 중국에서 생산되지 않는 것들은 외국 약을 사용했다." 따라서 책에는 이소변利小便(소변을 잘 나오게 함—역자 주)을 위해 박초朴硝·복령茯苓·택사澤瀉·차전자車前子를 사용했고, 사하瀉下시킬 때는 대황大黃을 썼으며, 회충 구제에는 석류근피石榴根皮 등을 사용했다고 쓰여 있다. 그러나 이질 치료에는 여전히 한약을 쓰는 것을 몰랐다. 이것은 홉슨의 한의약에 관한 이해 수준에 한계가 있었음을 보여준다. 당시 서의가 받아들일 수 없었던 부분은 대개

24) 合信. 『全體新論』.

25) 合信. 『全體新論·自序』.

한의학의 정수에 해당하는 것이었다. 홉슨도 그것을 받아들일 수가 없었다. 이것은 한의와 긴밀하게 협력하는 데까지 이르지 못했기 때문이었다.

홉슨의 뒤를 이어 서양의학 서적을 가장 많이 번역, 저술한 사람은 프라이어傅蘭雅(1839~1928, John Fryer)(대부분 자오위안이趙元益와 함께 만든 것임)와 커嘉約翰(1824~1901, John Glasgow Kerr)였다. 이 두 사람이 번역, 저술한 책은 당시 서양의학 서적의 절반을 차지했다. 그러나 동서의학 문제에 관한 내용은 책에서 거의 다루지 않았다. 프라이어傅蘭雅는 위생학을 중요하게 생각했고, 커嘉約翰는 전적으로 임상외과에 치중했다.

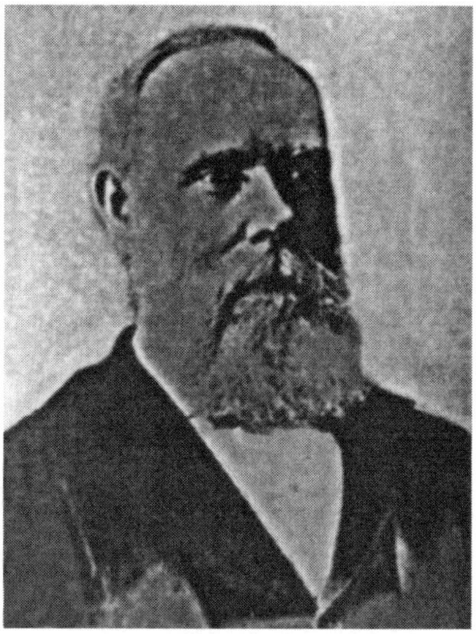

커(John Glasgow Kerr)

베이징 동문관의 의과醫科에서 다년간 가르쳤던 영국인 의사 더전(Dudgeon)은 1884년 『전체통고全體通考』를 번역 저술했다. 이 책에서는 한의학에 대한 비판적 태도를 많이 볼 수 있다. 이 책 서문에는 "중국에는 의서가 매우 많은데 어째서 의학을 분명하게 밝혀놓은 책은 거의 없는가. 그 폐단을 자세히 연구해보면, 첫째는 전공이 없음이요, 둘째는 고법古法에 얽매이기 때문이다"라고 하였다. 이어서 그는 한의가 군신좌사君臣佐使같은 고상한 이론이나 망문문절望聞問切 같은 공리공론에 매달리기 때문에 평생토록 의업에 종사해도 사람 몸 전체에 대해 잘 알지 못한다고 비판했다. 이와 함께 일본이 한의학漢醫學을 포기하고 서양의학을 배우면서 얻은 유익이 매우 많았다는 것을 예로 들기도 했다. 이것은 한의를 대대적으로 개혁할 필요가 있음을 암시하는 것이었다. 중국의 초기 회통파匯通派도 이때부터 점차 생겨났다.

1890년을 전후해서 일본의 초기 서양의학 서적들이 중국에 들어오기 시작했다. 하지만 중국에서 회통파가 생겨난 것이 결코 일본의서가 전입된 때문은 아니다. 선교의사들의 장기간에 걸친 의료 활동이 있었고, 앞서 언급한 대로 40년간 서양인들과 중국 양무기관 종사자들이 번역한 약 50종의 서양의학 서적이 있었다. 이것들은 이미 충분한 자극이 되고도 남았다.

제4절 양무파洋務派의 의학사상

중국 정부 당국이 서양의학의 장점에 주목하여 병원을 설립하고 서양의학 교육을 실시키로 한 것은 모두 양무파가 시작한 일이다. 1871년 동문관에 설치된 의과醫科는 물론이고 1881년 리훙장李鴻章이 만든 베이양의학당北洋醫學堂(최초의 이름은 의약관醫藥館)[26)]도 양무사상의 영향을 받은 것이었다. 리훙장 등이 양무를 주장한 것은 외국과의 전쟁에서 잇달아 패하고 태평천국太平天國의 난을 진압하는 과정에서 당시 권력자들이 서양의 자연과학 발전상을 어느 정도 알게 되었던 것이 주된 이유였다. 그들은 청 조정이 통치위기에 봉착했음을 절감한 나머지 자신들의 이익을 지키기 위해 약간의 서양과학을 받아들이기로 했다. 이런 결정은 결코 장래를 내다보는 탁월한 식견에서 비롯된 것이 아니었다. 양무파가 추진했던 양무洋務의 결과는 이들이 얼마나 무능했는지를 잘 보여준다. 권력을 장악했던 30여 년 동안(이 시기는 일본의 메이지유신과 같은 시기다) 이들이 이룩한 성과는 지극히 미미했다. 의학 분야로 말하자면 동문관同文館의 의과는 유명무실했으며 몇 년 후 바로 운영이 중단되어 배출해낸 인재가 없었다. 베이양의학당도 설립 초기에는 리훙장의 소극적인 태도로 인해 거의 모든 일을 외국인들이 종용하고 도맡아 처리하면서 운영되었다.[27)] 이 의학당은 겨우 명맥을 이어가는 정도여서 베이양수사北洋水師(베이양 수군, 수사는 옛날 수군—역자 주)가 필요로 하는 군의軍醫 수요조차도 충족시키지 못했다. 교수 요원도 시종 외국인들에게 의존하였다. 민국民國 초년初年(1911)까지도 이런 상황이 계속되었다. 그렇기 때문에 중국이 자체적으로 양성한 의료 인력은 국가 의료위생 사업에서 주도적인 지위를 차지하지 못했다. 중요한 의료사업과 위생 정책은 줄곧 외국인 또는 외국 유학파들이 관장하여 결정했다. 양무파가 서양의학을 도입하면서 잘못 끼운 첫 단추는 그 허물이 말로 다 표현하기 어려울 정도이다. 중국 최초로 서양에서 의학을 공부하고 돌아온 황콴黃寬은 1862년 리훙장 막부幕府에 초빙되었으나 중용되지 못했고, 얼마 지나지 않아 사직했다. 이것은 이 시기 리

---

26) 王吉民, 伍連德.『中國醫史』第2版. 上海. 商務印書館. 1936. 441쪽.

27) 王吉民, 伍連德.『中國醫史』第2版. 上海. 商務印書館. 1936. 832쪽.

홍장이 서양의학을 도입하는 것에 별 관심이 없었다는 것을 보여주는 증거이다.[28] 양무파의 또 다른 지도자였던 청궈판曾國藩은 일찍이 룽훙容閎의 의견을 듣고 청나라 조정의 허가를 얻어 120명의 소년을 선발하여 미국으로 유학을 보냈다. 이런 방법은 어느 정도 부작용을 수반할 수밖에 없다. 하지만 청정부는 1882년 돌연 유학중인 청소년들을 모두 소환했으며,[29] 그 폐단을 바로잡으려는 노력은 하지 않았다. 게다가 유학생 중 몇 명이 서양의 부르주아 사상을 받아들인 것을 보고 크게 당황하기까지 했다. 양무파가 서양문명을 신속하게 받아들이는 것이 불가능했다는 것은 이로 미루어 알 수 있다.

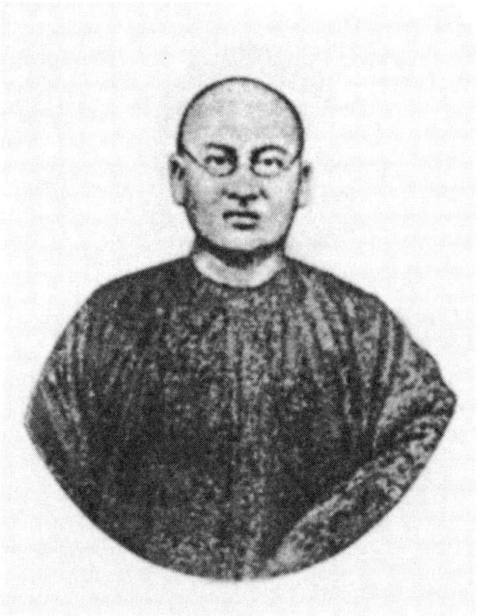

황콴黃寬

베이양의학당 최초의 학생들은 중국으로 소환된 미국 유학 청소년들 중에서 선발되었다. 그 가운데 성적이 가장 우수했던 린롄후이林聯輝는 1892년 베이양의학당의 총감總監으로 부임했으며, 동시에 리훙장의 개인 주치의가 되었다. 그러나 이 시기 양무파와 베이양 수군은 이미 몰락을 눈앞에 둔 상황이었으므로 린롄후이가 큰 포부를 가지고 있었더라도 그것을 펼칠 곳은 없었다. 베이양의학당은 양무파의 실패 후 부진을 면치 못했으며, 쇠락의 길로 접어들어 1931년에 운영이 중단되었다.

양무파가 설립했던 베이양의학당은 기본적으로 서양식(한의 과정도 설치되어 있었음)이었다. 하지만 리훙장에서 시작하여 위안스카이袁世凱에 이르러서도 군대위생의 근대화를 실행에 옮기지 못했다. 베이양 수군과 신군新軍 모두 한의와 서의를 군진의료에 함께 활용하였다. 오랜 기간 한의는 여전히 중요한 지위를 차지했다. 그렇다면 양무 지도자들은 도대

28) 王吉民, 伍連德. 『中國醫史』 第2版. 上海. 商務印書館. 1936. 372쪽.

29) 丁致聘. 『中國近七十年來教育記事』. 商務印書館. 1935.

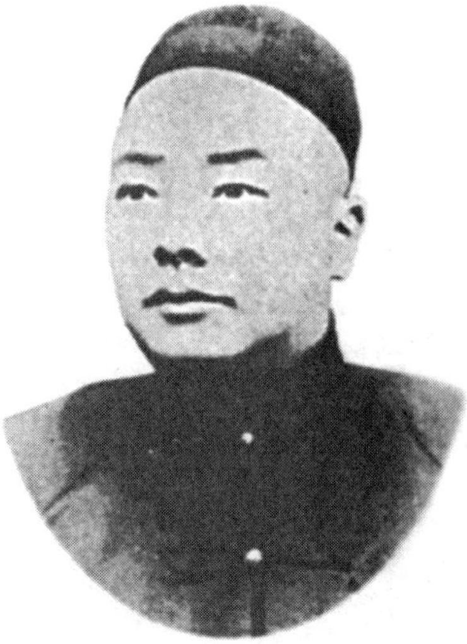

린렌후이林聯輝

체 동서의학에 대해 어떤 관점을 가지고 있었는가? 1890년(광서光緒 16년)에 리훙장은 『만국약방萬國藥方』에 쓴 서문에서 다음과 같이 말하고 있다.

"『한서・예문지漢書・藝文志』에는 방기方技를 네 종류로 열거하고 있다. 무릇 경방經方 11가家는 … 그 지은 글들을 뒤좇아 가보면 걸출하고 웅대한 관점桀然雄觀이 없지 않다. 하지만 생각만으로 병의 기전病機을 살피고 허구적인 형상에 의지했으며, 실측實測을 통해 그 진상을 얻지 않았다. 태서의학泰西醫學(서양의학—역자 주)에는 담당하는 관리(장관長官)가 있고, 학교學堂가 있다. 또 대를 이어 직업으로 삼고 배우는 자가 많아 장진부수藏眞府兪[30]가 실제적인 검증을 통해 연구되어 상세하고, 탕액주례湯液酒醴는 더더욱 정확하다. 또한 유부兪跗가 병을 치료할 때 피부를 가르고 근육을 헤쳐 장위腸胃를 끄집어내어 씻었다고 하지만 이 법은 오래 전에 실전되었다. 반면에 그들의 종양腫瘍, 금양金瘍, 절상折傷, 궤양潰瘍을 석약石藥으로 괄살刮殺하는 방법은 후대에까지 전수되었다. 여기에 초목금석草木金石의 원칙과 질적인 변화에 대해 하나하나 이치를 파고들어 미미한 것에까지 이르고, 그것의 실용實用에 온 힘을 기울였으며, 단지 포제炮製하는 것만으로 물성이 다 발휘된다고 보지 않았다. 그런 즉 특히 이것은 중국 토착 의사들이 아직 따라잡지 못한 것으로서 오랜 기간 위대했던 그 생각의 정교함과 입법立法의 좋은 면을 우리에게 제공해 줄 수 있을 것이다", "이 책은 용약用藥과 방제方劑를 전문적으로 밝힌 것으로서, 갈홍葛洪의 『주후방肘後方』과 손사막孫思邈의 『천금방千金方』 체제와 같이 찾아보기 편하게 되어 있다. 만약 공부하는 이들이 중국과 서양의 학설을 합하고 그 통하는 바를 모아合中西之說而會其通 이로써 지극히 정교하고 세밀한 지경에 이르도록 만든다면, 어찌 의학에 작은 보탬이라고 하겠는가!"

30) 실질로서의 장기와 경락, 경혈을 의미한다. 역자 주.

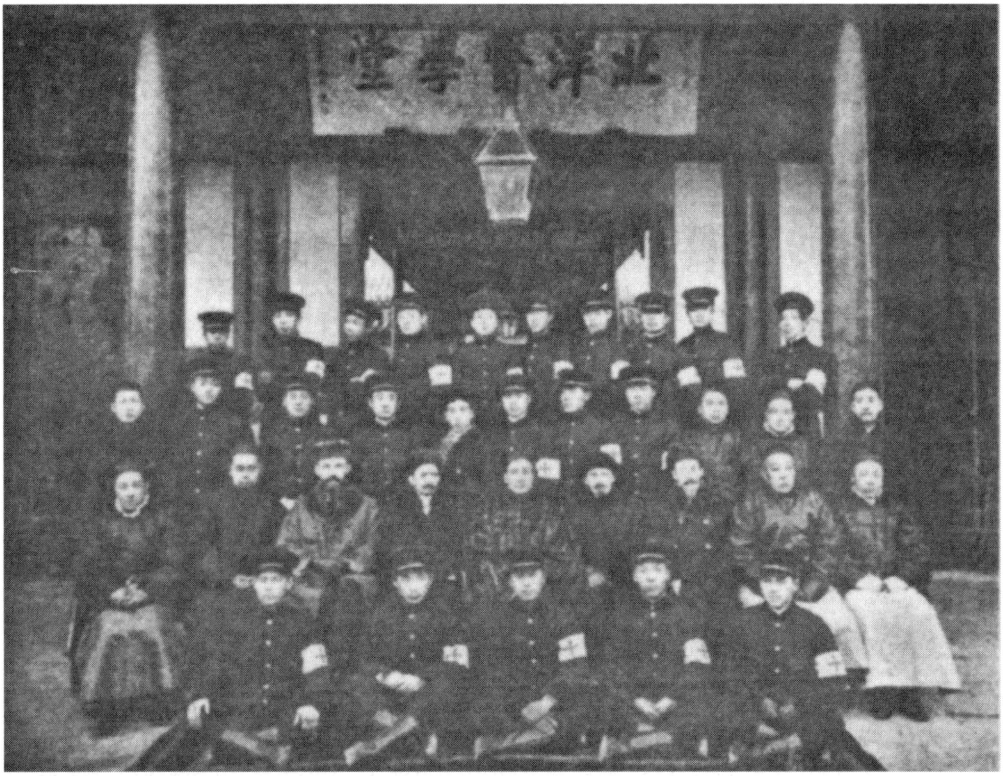

베이양의학당北洋醫學堂

리훙장의 서문에는 또 당시 일본에서 들어오는 서양의학 서적이 날이 갈수록 많아지는 것을 언급하고 있으며, 동시에 쟉크 로羅雅谷(1593~1638, Rho, Jacques)의 『인신도설人身圖說』이 한의학설과 서로 부합되는 부분이 많다고 평가하고 있다. 소개한 인용문에서 우리는 리훙장의 동서의학에 대한 관점을 대략 다음과 같이 파악할 수 있다.

① 둘 사이의 방법론이 서로 다름을 지적했다. 즉 한의는 "생각만으로 병의 기전病機을 살피고 허구적인 형상에 의지했으며, 실측實測을 통해 그 진상을 얻지 않았다"고 하면서, 서의는 "장진부수藏眞府兪가 실제적인 검증을 통해 연구되어 상세하고, 탕액주례湯液酒醴는 더더욱 정확하다"고 하였다.

② 서양의 약물화학을 "하나하나 이치를 파고들어 미미한 것에까지 이르고 그것의 실용實用에 온 힘을 기울였으며, 단지 포제炮製하는 것만으로 물성이 다 발휘된다고 보지

않았다"고 하여 서양의학의 약학이 한의학의 본초학에 비해 정확하다고 지적했다.

③ "중국과 서양의 학설을 합하고 그 통하는 바를 모아合中西之說而會其通 지극히 정교하고 세밀한 지경에 이르도록 만든다"는 견해를 제시했다. 이것은 지금까지 발견된 것으로는 최초로 언급된 '동서의학 회통' 관점이다. 이 주장은 중국 근대의학에 오랫동안 영향을 미쳤다. 그러므로 리훙장의 이 주장은 중요하게 취급되어야 할 것이다. 리훙장이 국가권력을 장악하고 있을 때 주권을 상실하고 국위가 실추되었으므로 후세에 조롱거리가 되었다. 하지만 그가 그런 평가를 받는다고 해서 그가 제안했던 의미 있는 주장마저 폐기할 수는 없다.

양무파의 또 다른 지도자인 장즈둥張之洞은 관료와 학자 신분을 겸비한 대표적 인물이다. 그가 제기했던 "중학을 체로 삼고中學爲體, 서학을 용으로 삼는다西學爲用"는 구호는 1900년 이후의 과거제도 폐지廢科擧와 학교교육 진흥興學校, 서양학문 도입 등의 정책을 이끄는 주도적인 사상이 되었다. 1903년, 그의 주관 아래 제정되었던 대학당 장정大學堂章程의 의과醫科 과목에는 비록 수업시간이 적기는 했지만 한의가 가장 첫머리에 배치되어 있었다.[31] 이것은 아마도 의학에서의 '중학위체中學爲體'를 구현하기 위해서였으리라!

결론적으로 양무파가 주도했던 근대 의학사업은 성과가 미미했다. 이것은 양무운동의 전체 상황과도 일치한다. 그 원인을 분석해 보면, 양무파가 성과를 낼 가능성이 있었던 시기에 근본을 개혁하지 않았기 때문이다. 그들은 급진적인 개량파에게는 잔혹하게 진압하는 정책을 썼고, 자희태후慈禧太后를 우두머리로 하는 수구파에게는 최선을 다해 영합했다. 또 외세에 대해서는 양보하고 타협하는 정책만 써 중국사회의 진보를 가로막았다. 그들은 세계가 흘러가는 조류와 서양과학에 대해 완전히 모르지는 않았다. 그러나 계급적인 편견과 사리사욕에 가로 막혀 적극적으로 외래문화를 받아들이지 못했다. 과거를 폐지하고 학교 교육을 진흥시키는 것이 불가피했던 순간에도 그들은 '중학위체, 서학위용'을 고수했고, 서양학문의 발달이 봉건통치를 손상시키고 동시에 그들의 개인적인 이익에 손해를 가져올까봐 두려워했다. 양무파가 의학과 관련된 일을 처리했던 과정이 이것의 좋은 예가 될 수 있다.

31) 舒新城 『近代中國教育史資料』. 人民教育出版社. 1962. 549쪽.

제5절 개량파(변법유신變法維新파)의 위생정책

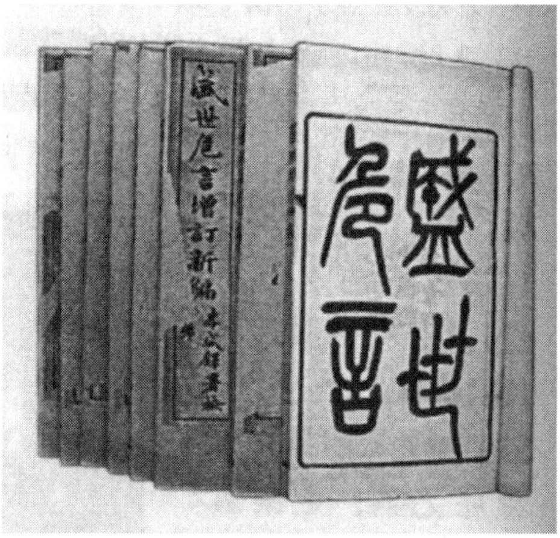

정관잉鄭觀應 이 쓴 『성세위언盛世危言』

개량파는 집권하기 전 정치적 개량을 위한 여론을 모으는 데 힘을 쏟았다. 서양 학문을 받아들여야 한다고 설득하는 것이 여론 조성의 중요한 내용이었지만, 의학에 관해서는 거의 언급하지 않았다. 백일유신百日維新이 짧은 시간에 끝났기에 실제 이룬 것은 없다.

개량주의의 대표적인 인물로서 동서의학 문제에 대해 비교적 체계적 견해를 가졌던 사람으로는 정관잉鄭觀應(1842~1922)을 들 수 있다. 그의 명저 『성세위언盛世危言』 권14卷十四에는 동서의학에 대해 논의한 「의도醫道」라는 글이 있다. 이 글에서 그는 "서국에서는 의학을 전문 과목으로 설치하고, … 다 이름 있는 교수가 가르치며, … 학습이 끝날 때쯤 정부가 시험을 실시하여 체득한 바의 지식을 확인하고, 증서(면허)를 부여하여 의사로서 자처하게 하니, … 어렵고 귀하기가 중국에서 과거에 급제한 것과 같다. 그러므로 학문이 날이 갈수록 더 정교해지는 것을 볼 수 있다. 중국의 의사가 이와 같다고 할 수 있는가? … 이것이 서의보다 못한 점 중 첫째이다"라고 하였다.

정관잉은 이것을 포함해서 한의가 서의보다 못한 점 다섯 가지를 열거하였다. 서의는 장부에 밝지만 한의는 비록 삼세三世를 거쳐도 장부가 어떤 형태인지 알지 못하는 것이 둘째이다. 서의는 사람의 사려와 지혜가 뇌에 있다고 여기지만 한의에는 이런 학설이 없다. 서의는 심장의 작용은 혈血을 관장하는 것이고, 맥脈은 심장 박동에 따라 동動하는 것으로 생각한다. 한의는 절맥切脈(맥을 짚는 것—역자 주)으로 질병 치료의 요체를 삼고, 양 손의 맥을 촌寸·관關·척尺으로 억지로 나누어 오장을 배속시키니 실로 이치에 맞지 않는다. 서의는 매사에 실증적이지만 한의는 상당히 모호한 인상을 주고 공리공론空理空論을 귀하게 여기니 서의보다 못한 셋째이다. 한의의 치법과 약물 포제가 서의보다 못한 것이 넷째이다. 서의에서는 증상을 논하는 것이 상세하고, 기계가 정밀하며, 외과에 장점이 있으니, 이것이 한의 보다 나은 다섯째다. 이 다섯 가지 내용만 보면 당연히 서의가 한의보다 크게 우수하다는 결론을 내려야 하지만 정관잉은 이 글의 말미에서 절충적인 판단을 내리고 있다.

"조심스럽게 말하자면 동서의학에는 각기 장단점이 있다. 한의는 허虛에 빠져 있고, 서의는 실實에 얽매여 있다. 한의는 효效를 따지고, 서의는 공功을 중시한다. 외과적 치료 방법들에는 엄연히 편작과 화타가 남긴 것이 있는데 중국에서는 실전失傳되고 서역西域에서는 살아남았다. 오랜 시간 검증을 거쳤기에 최근의 것일수록 더 정교하다. 제약製藥이 정교하고 우수하려면 기구를 다루는 것이 영묘하고, 일을 철저하게 심사하며, 황당무계한 의사가 없어야 한다. 실질적으로 중국의 옛 의학사상과 일치하는 것이라 해도 지금의 의사들을 훨씬 뛰어넘는 것이라면 이 또한 일부러 꺼리고 감출 필요는 없지 않겠는가! 모든 『주서周書』를 살피고 서법西法을 참고하는 것이 마땅하며 태의원太醫院에서 시작하여 일률적으로 상세하게 심사한다. 내증內證은 한의의 방법을 주로 하고, 외증外證은 서의를 참고한다. 각 성省, 부府, 주州, 현縣, 진鎭, 시市마다 자금을 모아 의원을 건립하고, 명의名醫를 선별하여 원장院長을 맡긴다. 과정을 이수하고자 하는 학생은 반드시 시험을 거쳐 문리文理가 통하는 자들만 병원에 들어와 공부하는 것을 허락한다. 정성을 다해 가르치며 진지하고 속임이 없어야 한다. 먼저 『영추靈樞』, 『소문素問』, 『내경內經』, 『난경難經』을 숙독하게 하고, 중경仲景(장중경), 사막思邈(손사막)과 당송사가唐宋四家의 성법成法을 널리 읽게 하며, 서국西國의 도기부할圖器剖割 기방奇方을 참고로 삼아 더 깊이 연마하게 하고, 중국과 외국을 구분하지 말고 몇 년 동안 공부하게 한다. 시험을 보아 통과하면 이를 참작하여 적당한 직함을 주고 면허증을 발급하여 사회에 나가 의술을 펼 수 있게 한다. 면허증 없이 함부로 의원 간판을 내걸고 의사 행세를 해서 인명을 초개와 같이 여기는 자는 엄벌에 처하여 용서하지 않는다."

정리하면 정관잉이 한의가 서의보다 못하다고 지적한 앞의 두 가지는 홉슨에서 시작되어 당시 이미 정설로 굳어져 있었다. 그리고 셋째, 넷째 항목들은 서양의학설을 이용하여 한의의 맥진脈診(이것은 위원슈余雲岫가 한의의 맥진을 비판했던 내용과 매우 유사하다)과 약품 관리, 포제가 타당하지 않다는 것을 비판했다. 또한 한의와 서의의 학문연구 방법이 서로 다르며, 한의 연구 방법이 서의보다 선진적이지 못하다는 것을 지적했다. 하지만 그는 맨 마지막 부분에 서의가 외과에서만 뛰어나다고 강조했고, 또 서양의 의사醫師 관리 방법과 유사한 방안을 제안했다. 정관잉은 일본에서 진행된 의료 개혁의 대략적인 내용을 알고 있었다. 하지만 그가 제시했던 방법은 1876년을 전후하여 일본이 실행에 옮겼던 '의제醫制'와 같지 않았다. 결코 한의를 도태시키거나 전반서화全般西化하자는 것이 아니었다. 「의도醫道」편을 쓴 연대는 불분명하다. 그러나 1892년 이전에 썼다는 것이 정설이다. 이 글은 서의의 학술을 추숭하는 경향을 보인다. 그리고 '의원醫院'(실제로는 학교를 의미함)을 설립하여 내과질환內證은 한의의 방법을 위주로 하고, 외과질환外證은 서양의학의 방법을 위주로 하여 중국과 외국을 나누지 말고 성심을 다해 가르치자고 제안했다. 하지만 학술적인 회통匯通 문제는 다루지 않았다.

정관잉의 또 다른 저서인 『중외위생요지中外衛生要旨』는 1890년에 완성되었고, 1893년에 출간되었다. 내용은 중국과 외국의 양생과 위생 학설들을 뽑아 모은 것이다. 중국 학설들은 황노지학黃老之學에서부터 불교적 내용까지 포함시켰으며, 서양 학설은 주로 헤드랜드(Frederick William Headland)의 저서를 참고했다. 학술적으로 관점이 다른 학설들을 전부 수용하고 있다고 할 수 있다. 다시 말해 이 책에는 장생불사長生不死하는 수련방법뿐만 아니라, 당시 가장 선진적인 공공위생개념도 수록되어 있다.

예를 들어 권2卷二의 인용문 중에는, "영국의 수도 런던 시내에는 과거 매년 보신保身하지 않아 죽는 자가 중국에서 전쟁으로 길에서 사망하는 자보다 더 많았다. 근래에는 런던 시내에 하수구를 파서 오염되고 더러운 것을 내보내며, 각종 보신 방법을 사용하니, 매년 1,000명 당 사망자가 20명으로 줄었다"고 하였는데, 이는 당시 서양의 위생통계를 인용한 것이다. 정관잉이 『위생요지衛生要旨』를 저술했을 때는 이미 늙어 더는 양무파와 함께 일하지 않을 때였다. 게다가 건강마저 좋지 못해 세상일에서 벗어나려는 생각이 강했다. 자신의 병을 치료하는 데는 여전히 한의약을 많이 사용했다.

저명한 개량주의 사상가 량치차오梁啓超(1873~1929)는 「의학선회서醫學善會敍」라는 글을 쓴 바 있다.[32] 이 글에서 그는 역대 통치자들이 의학을 중시하지 않아 의학계의 수준이 현저하게 낮아졌다고 맹렬하게 공격했다. 글의 마지막 부분에는 의약의 중요성에 대해, "그러므로 종족 보존 방법保種之道을 강구하지 않는다면 중국은 살아남을 수 없을 것이다. 종족을

32) 梁啓超.「醫學善會敍」『飮氷室文集』卷四. 1926年版.

보존하는 방법에는 두 가지가 있으니, 하나는, 학문學으로 정신心靈을 보호하는 것이고, 둘은 의술醫로 신체를 보호하는 것이다"라고 했다. 의학선회는 후난인湖南人 룽스즈龍釋之와 우吳 모씨에 의해 창설된 단체다. 주요 목적은 '중서이법中西理法을 채용하고 총명한 젊은이들을 선발하여 학당을 설립한다', '의학관련 회의醫會를 개최하여 국내외 정보를 교환하고, 의학 잡지醫報를 간행해서 중법中法과 서법西法의 뛰어난 점을 감별하며, 의학당醫學堂을 세우고 병원을 설립해서 이론을 연구하고 가난한 자들을 구제한다'였다. 이 단체는 자선과 교육 모두를 목적으로 하는 의학단체였다. 이들은 의학이 개량되어야 하고, 서법이 반드시 도입되어야 한다고 생각했다. 다만 중국과 서양의 이법理法을 함께 채용해야 한다고 제안했다. 그러나 중국과 서양의 학술이 앞으로 어떤 방식으로 병존하면서, 교류해야 할지에 대해서는 논의가 없어 정관잉의 사상과 여전히 큰 차이가 없었다. 요컨대 개량파는 의료위생醫事衛生 분야에서 주로 서학의 도입을 강조했다. 의학선회醫學善會의 성과가 어떠했는지는 차치하고 이 글로만 미루어본다면 당시 량치차오에게는 아직 동서의학 문제에 대한 본질적 인식이 없었다는 것을 알 수 있다. 이 글은 1897년에 작성되었으며, 같은 해 상하이 『시무보時務報』에 발표되었다. 그는 "무릇 세계문명의 최고 궤도에는 의학이 있다. … 의학은 순수하게 백성을 보살피는 일을 한다. 그러므로 백성의 보호保民를 말하는 자는 반드시 의학에서 시작해야 한다"고 했으며, 심지어 영국의 부르주아 혁명도 "섭생攝生의 도를 강구"33)하는 데서 시작되었다고 하였다. 역사를 왜곡했다는 평가를 면할 수 없을 것이다.

무술변법戊戌變法 육군자六君子 가운데 한 사람인 캉광런康廣仁은 커嘉約翰에게 3년 동안 의학을 배운 사람이었다. 그는 후에 마카오에서 『지신보知新報』를 발간하고 여기에 서양의학을 소개하는 특별 코너를 만들어 의학유신론醫學維新論을 펼쳤다. 1897년 11월 11일자 『지신보知新報』에는 류전린劉楨麟의 「부강은 위생론에서 시작된다富强始於衛生論」라는 글이 실려 있다. 이 글에서는 "천하를 다스리고자 한다면 반드시 나라를 다스리는 것治國에서 시작해야 하고, 나라를 다스리고자 한다면 반드시 백성을 강하게 하는 것强民에서 시작해야 한다. 또 백성을 강하게 하고자 한다면 반드시 신체를 강하게 하는 것强體에서 시작해야 한다. 신체를 강하게 하는 방법은 근래 서양인들의 의학이 크게 발전하면서 빠르게 진보하고 있다"

33) 中國史學會. 『戊戌變法』 第四册. 神州國光社. 1953. 449쪽.

고 하였다. 개량파의 이론 중 하나가 과학구국科學救國이었으므로 의학계에서도 의학구국론醫學救國論을 제시한 것이었다. 이 같은 논조는 1930년대에 이르러서도 일부 한의와 서양의 학계 구성원들의 머릿속을 채우고 있었다.

의학개량은 결코 개량파가 중요하게 생각했던 일이 아니었다. 1898년 광서제光緒帝는 유시諭示에서 "의학 분야와 관계된 일은 대단히 중요하니, 마땅히 의학당醫學堂을 별도로 세워 중국과 서양의 의학이론을 탐구하며, 대학당에 귀속시켜 함께 관할하게 함으로써 의학에 정진하도록 하라"고 했다. 량치차오 또한, "의학은 … 서양에서는 대학의 한 학과이다. 이제 증설을 특별히 허가하니, 실제적인 유신의 한 정책이 되게 하라"[34]고 했다. 개량주의자들이 집정하는 동안 남긴 의료醫事와 관련된 정치적 실적은 대략 이 두 개 문장이 전부다.

중국의 개량주의는 정치적으로는 입헌군주제를 주장했고, 문화적으로는 서양과학의 전면적인 도입을 주장했다. 이것은 일본 메이지 유신의 강령과 매우 유사하다. 량치차오는 개량주의의 정치적 주장을 요약하면서, "이제 한마디로 말한다면 변법變法의 근본은 인재를 기르는 데 있고, 인재가 일어나는 것은 학교를 설립하는 데 있으며, 학교가 바로 서는 것은 과거科擧제도의 변화에 있다. 그러나 이 모든 것들이 성공하기 위한 요체는 관제官制를 변화시키는 것이다"[35]라고 했다. 중국에서 유신을 하기 위해서는 과거제를 반드시 폐지해야 했다. 중국에서 시도된 변법은 첫째 봉건사회의 경제적 기본 틀을 건드리지도 못했고, 둘째 봉건적인 예법과 도덕을 깨지도 못했다. 단지 무능한 관료의 이익에만 영향을 미쳤으므로 신속하게 실패하고 말았다. 변법 시기의 중국과 유신 시기의 일본 사이에 얼마나 큰 차이가 있었는지를 잘 보여준다.

백일유신 기간 동안 개량파의 주장 중 실행에 옮겨진 것은 하나도 없었다. 의학개량은 더 말할 필요도 없다. 하지만 이런 사상은 이미 대세가 되어 있었다. 1900년 이후 청 조정은 나라 전체의 정세를 통제할 능력을 완전히 상실했다. 아래로부터 거센 압력을 받아 1902년 부득이 다시 신정新政을 추진했다. 의학계에 국한해서 보면 이 시기 적지 않은 지역에서 소위 '의학연구회醫學硏究會'가 설립되었는데, 대부분 시류를 타고 설립되다보니 순식

34) 中國史學會.『戊戌變法』第二册. 神州國光社. 1953. 80쪽.

35) 梁啓超.「變法通議」『飮氷室文集』卷一. 1926年版.

간에 사라져서 지금은 정확한 연구가 불가능하다. 당시 이런 조직이 특별한 성과를 거둘 수 없었던 것은 당연했다. 왜냐하면 이때의 신정은 양무파와 자희태후 그룹의 통제 아래 실행되었는데, 그들도 압박을 받아 마지못해 한 일이기 때문이다. 더군다나 국가도 만신창이가 되어 일을 힘써 추진할 만한 실력이 없었다. 여기에 더해 당시 중국인들 중에는 서양의학을 아는 자가 절대적으로 적었고 또 이들 중에 한의계와 함께 일하려는 자가 거의 없었으므로 의학 개량이 어떤 성과를 거둔다는 것은 더더욱 불가능한 상황이었다.

저명한 부르주아 계몽이론가인 옌푸嚴復가 의학구국론에 큰 영향을 미쳤다는 것도 언급할 필요가 있다. 그는 「원강原强」이라는 글에서, "백성을 살리는 대요大要는 셋인데, 강약존망强弱存亡이 모두 이것에서 드러난다. 첫째는, 혈기체력血氣體力의 강함이고, 둘째는 총명지려聰明智慮의 강함이며, 셋째는 덕행인의德行仁義의 강함이다. 이를 서양의 관점으로 바꾸어 말하면 통치자들은 민력民力, 민지民智, 민덕民德 이 세 가지로 그 종족民種의 높고 낮음을 판단한다. 이 세 가지를 갖추지 못하면 그 종족이 우수하지 못하고, 이 세 가지를 갖추지 못하면 국위國威를 떨칠 수 없다"고 하였다. 신체의 강장强壯을 가장 첫 번째로 꼽았던 강국론은 후에 '강국필선강종强國必先强種'론의 이론적 기초가 된다. 하지만 옌푸가 쓴 이 글의 원래 의미는 아마도 전혀 이런 것이 아니었을 것이다. 이 세 가지를 한 국가의 강약을 가늠하는 표준으로 사용하는 것이 결코 불가능하지는 않다. 그렇지만 사회를 개혁하는 것이 반드시 이 순서를 따라 이루어질 수 있다는 생각은 완전히 잘못된 것이다.

이 절節을 통해 알 수 있는 것은 개량파의 위생정책이 서양의학의 도입을 중요한 임무로 삼았다는 점이다. 이로 인해 어떤 역사학자들은 회통파의 탄생이 개량파의 영향을 받았을 것으로 생각하기도 하는데 결코 옳지 않다. 회통설을 가장 먼저 제출한 것은 오히려 양무파였다. 하지만 그렇다고 해도 동서의학 회통 사상의 탄생과 발전은 기본적으로 중국 한의계 내부의 일이다.

마지막으로 꼭 설명해야 할 것이 있다. 개량주의 사상가들 중 두 번째 지도자였던 량치차오는 청말과 민국 양대를 거쳤고 베이양정부에서 관직을 맡기도 했다. 이것은 당시 그의 개량주의 주장과 사실상 서로 모순된다. 그는 그의 스승 캉유웨이康有爲가 보수적이었던 것과 달리 시대적 상황과 요구가 무엇인지 인식했던 사람이었다. 그가 의학에 대해 가졌던 관점을 살펴보면 그는 시간이 갈수록 서양의학을 적극적으로 도입해야 한다는 쪽으로 기울었으며, 한의학에 대해서는 비판적인 태도를 견지했다.

1926년 베이징 『신보晨報』에 실린 량치차오의 「나의 병과 시에허병원我的病與協和醫院」이라는 글에서 그는 혈뇨血尿로 인해 시에허병원에서 한쪽 신장을 절제했는데 결과적으로 신장에는 아무 이상이 없는 것으로 판명되었고 이후에도 혈뇨는 여전히 치유되지 못했음을 간략하게 기술하였다. 하지만 량치차오는 사회적으로 서양의학에 대한 믿음이 유지되기를 원했으며, 과학을 널리 알려야 한다는 초심을 바꾸지 않았다. 그는 한의에 대해서는 다소 유보적인 태도를 보였다. 1922년 량치차오는 「과학정신과 동서문화科學精神與東西文化」라는 글에서 "중국의 모든 학문은 일종의 '뜻은 통하지만 말로는 전할 수 없는 신비성'이 있다. 이것은 지식이 확대되는 데 가장 큰 장애가 된다. 의학을 예로 들면 나는 중국이 수 천 년 동안 발명한 것이 아무것도 없었다고 감히 말할 수 없다. 뿐만 아니라 나는 명의名醫가 확실히 있었다고 믿는다. 하지만 결국 이것을 다른 사람에게 전수해 줄 방법이 없었다. 이 때문에 오늘날의 의학이 편작扁鵲, 창공倉公 시대 의학과 다를 게 없으며, 어쩌면 그때보다도 더 못하다고 말하기도 한다"[36]고 했다. 량치차오의 음양오행학설에 대한 비판은 이 책 5장 6절을 보기 바란다.

제6절 초기 회통의가들의 사상적 뿌리

1. 회통 사상의 연원

비록 근대 초기 회통파 의가들은 탕룽촨唐容川을 최초라고 생각하지 않았지만 의학사 학계에서는 통상적으로 '동서의학 회통中西醫匯通' 사상이 탕룽촨에서 시작된 것으로 보고 있다. 이런 견해에 대해서는 좀 더 논의할 필요가 있다. 양무파의 의학사상에 대해 기술하면서 이미 밝혔듯이 리훙장이 동서의학 회통과 관련된 표현을 사용한 것은 적어도 탕룽촨보다 늦지 않았다. 그렇지만 근대 중국의 한의학 역사에서 탕룽촨의 동서의학 회통사상이 큰

36) 梁啓超.「科學精神與東西文化」『飮氷室合集』第14册. 中華書局. 1941年版.

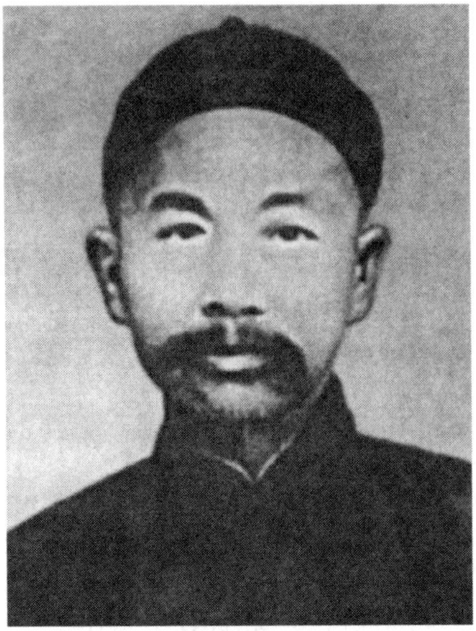

탕룽촨唐容川

영향을 미쳤다는 것도 인정해야만 한다. 그가 '동서의학 회통' 구호를 외친 이후 중국 한의계는 이 구호의 구체적인 내용을 한 번 더 확장했고 한의학 발전의 주류 사상으로 만들었다. 한의폐지를 주장했던 사람들을 제외하고는 이 사상을 근본적으로 취할 수 없다고 말한 사람은 거의 없었다.

그렇다면 '동서 회통中西匯通' 사상은 전적으로 청말의 중국 한의계가 고안해낸 견해인가? 그렇지 않다. 명말청초 서학西學이 동전東傳되던 때로 거슬러 올라가 이 시기 중국사상계에 나타났던 반응을 살펴보면 이때 이미 동서 회통을 제기한 사실이 분명하게 발견된다. 하지만 회통한 것은 중국과 서양의 천문학이며 의학이 아니었다.[37] 명말의 저명한 학자이자 사상가인 쉬광치徐光啓는 당시의 회통사상에 대해 상세하게 밝혔다. 숭정崇禎 2년(1629년) 7월 1일, 그는 「예부가 역법 개정 사무에 대해 올리는 소禮部爲奉旨修改歷法開列事宜乞裁疏」에서 "만력萬曆 연간(1573~1620—역자 주)에 귀화한 배신陪臣 마테오리치利瑪竇(Matteo Ricci) 등 몇 사람이 황제를 알현하기 위해 입궐했을 때 그들이 휴대했던 역법 관련 책들은 대단히 정밀했습니다. 이 역법으로 추산한 일식 시각은 분초도 어긋나지 않았습니다. 따라서 40년간 역법을 연구했던 감정監正 저우쯔위周子愚 등 관료들이 배신陪臣 판토자龐迪我(Didacus de Pantoja), 우르시스熊三撥(P. S. de Urisis) 등에게 이 책을 번역하게 하고 중국의 역법과 회통귀일會通歸一하도록 영令을 내렸습니다"[38]라고 하였다.

이로 보면 회통 주장을 최초로 제기했던 사람은 쉬광치徐光啓가 아니다. 그렇지만 이 사

37) 일부에서는 근대 이전 이미 회통 의가가 있었다고 주장했다. 이 설은 검토를 필요로 한다. 이 책 제2장 제1절을 참고할 것.

38) 徐光啓.『徐文定公集』卷四. 宣統元年 兆准刊本.

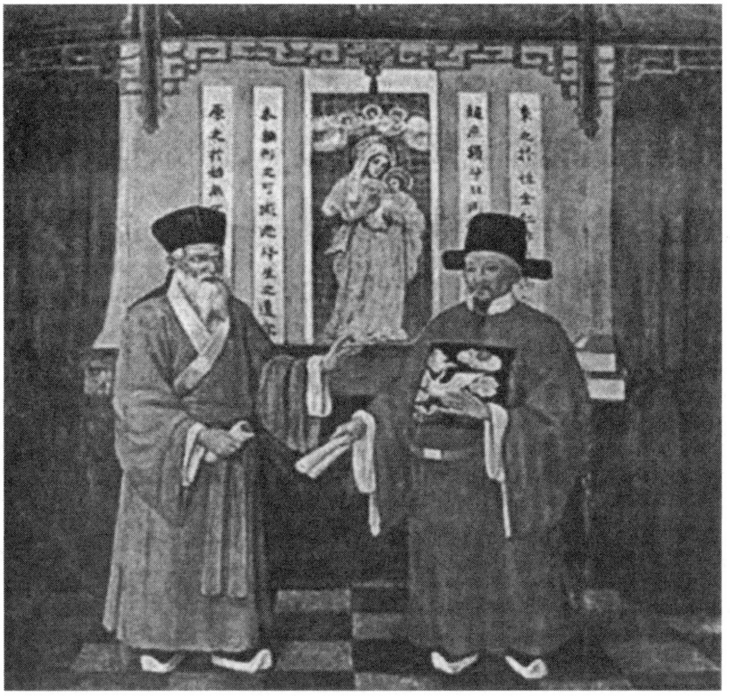

쉬광치徐光啓와 마테오리치

상을 실천하도록 만들고 또 기록하여 후대에 전한 것은 결국 이 유명한 학자였다. 숭정崇禎 4년(1631년) 쉬광치는 이 사상을 더욱 발전시켰다. 그는 "근래 천문과 역법을 담당하는 신하들 중에는 옛 학설에 만족하지 못하여 바로잡으려는 자들이 적지 않았습니다. 그래서 만력萬曆 40년에는 역법을 고치고 책을 번역하는 일을 관리들이 나누어 진행하자는 의논이 있었습니다. 무릇 관리들을 나누어 각자 연구하게 하면 일을 마칠 수 있을 것입니다. 대통력大統曆은 이전과 달라질 수 없을 것이고, 서법西法 또한 우리가 반드시 사용할 수 있다고 할 수 없습니다. 다만 지난 200년 동안 분야를 나누어 천체 운행을 관측推步한 것일 뿐입니다. 신臣 등의 어리석은 마음에는 옛것을 뛰어넘고자 한다면 반드시 회통會通해야 하고, 회통에 앞서서는 반드시 번역하는 것이 필요하다고 생각됩니다. 대개 대통력 서적은 다룬 내용이 절대적으로 부족한 반면 서법은 지극히 상세하고 또 최근 수십 년 이내에 정해진 것들이 많으니, 쪽보다 푸르고青於藍 물보다 차가운寒於水 정도가 옛 사람들의 10배나 될 것입니다. …"39)

하지만 만력萬曆 40년(1612년)에 당장 회통에 착수하지는 않았던 것 같다. 쉬광치는 이론적인 견지에서 회통의 필요성을 논했다. 사실 당시에는 중국의 역법에 비해 서양의 천문학에 입각한 역법이 훨씬 더 정확하다는 것이 이미 증명되어 있었다. 쉬광치는 여기서 한 발 더 나아가 서양의 천문학이 충분한 이론적 근거를 갖추고 있고, 최신의 과학적 성과를 포괄하고 있으므로 중국이 역법과 천문학星學을 개혁하려면 두 종류의 체계를 동시에 장악하여 회통을 진행하지 않고서는 불가능하다는 점을 지적한 것이다.

이런 생각은 중국 문화사의 관점에서 볼 때 완전히 새로운 아이디어라고 할 수 있다. 왜냐하면 과거 중국으로 전입된 외래문화들은 대부분 중국 학술체계 속에 용화熔化되는 것이 일반적이었기 때문이다. 용화될 수 없었던 것들, 예를 들어 불교나 아라비아 역법 같은 것들은 배척했거나 독립적으로 존재하도록 했다(불교는 중국에서 점차 변화되었고, 송명리학宋明理學은 불교철학을 흡수해버렸다). 그래서 회회력回回曆과 대통력大統曆은 수백 년 동안 함께 공존하면서 여전히 각자의 본래 모습을 유지했었다.

마테오리치는 만력 29년(1601년)부터 베이징에 거주했다. 베이징에서 활동하던 10년 동안 그는 비교적 선진적이었던 당시 서양 역법을 소개하고 널리 알렸으며 이것에 대해 상층부 인물들의 상찬賞讚을 받았다. 흠천감欽天監이 중서역법中西曆法의 '회통귀일會通歸一'을 제안한 것은 중국 지식계가 이 새로운 학문의 수용을 절박하게 요구했음을 말해준다. 쉬광치는 한 걸음 더 나아가 '초승超勝할 것'을 제안했다. 이것은 회통會通의 목적이 어디에 있었는지 분명하게 보여주고 있다. 역법에서의 회통 사상과 근대 동서의학 회통사상은 그 주된 흐름에서 서로 일치한다. 명말의 천문학 회통사상은 명왕조의 멸망으로도 중단되지 않았다. 그것은 청대 초까지 지속되었고 두 차례의 반복적인 과정을 거쳐 결국 서양 천문학 중심의 체제로 확정되었다.

탕룽촨唐容川은 일찍이 진사進士에 합격했고 각지를 두루 다녀 지식이 많았다. 그러므로 그가 위에 기술한 쉬광치의 논술을 일찍부터 읽었을 것이라는 주장은 결코 무리한 것이 아니다. 그렇기 때문에 탕룽촨이 비록 전대前代의 사상을 명시적으로 거론하지는 않았지만 우리는 그가 제안했던 '동서의학 회통'이 쉬광치의 사상에서 계발받은 것이라고 말해도 무방

39) 徐光啓.『徐文定公集』卷四. 宣統元年 兆准刊本.

하다고 생각한다. 리훙장李鴻章이 했던 유사한 제안 역시 그의 독창적인 구상에서 나온 것이 아님이 분명하다.

2. 초기 회통의가匯通醫家들의 사상비교

초기 회통 의가들의 사상은 대체로 크게 두 가지 경향으로 나누어진다. 첫째는 탕룽촨唐容川이 대표적인 경우인데 당시의 한의가 서의에 비해 뛰어난 점이 매우 많다고 보는 부류이다. 가령 우리가 모두 알고 있는 '전체학全體學(당시 서양의학의 해부생리학을 가리킴)'마저도 『내경內經』과 『난경難經』의 범위를 완전히 벗어날 수 없다고 보았다. 심지어 이들은 한의학이 이미 해부의 단계를 넘어 더 높은 차원인 기화氣化 단계로 진입해있다고 생각했다. 이들은 여전히 고대의 음양, 오행, 운기 같은 학설을 통해 생명현상을 해석하려 했고, 그 심오함의 정도도 이전 사람들을 넘어서고 있었다. 이런 생각을 가지고 있던 사람들로는 탕룽촨, 뤄딩창羅定昌을 들 수 있으며, 탕룽촨이 가장 전형적인 인물이다. 탕룽촨이 문답 형식으로 쓴 저서, 『본초문답本草問答』에서는 "물어 가로대, 신농神農이 약초를 맛보고, 천지의 오운육기五運六氣를 인체의 오장육부에 배속시켰으며, 성미性味를 상세하게 변별하여 모든 병을 치료했으니, 정말 정교하고 또 상세하다! 이에 근래에 나온 서양의 의법醫法은 전적으로 해부학적 관찰에 의존하면서, 중국의 옛 사람들이 장부를 보지 못했고 공론空論에 의지하여 약을 처방하니 믿을 만하지 못하다고 하는데 그런가? 그렇지 않은가? 답해 가로대, 그렇지 않다. 서양 사람들이 창시한 의법醫法은 반드시 해부를 해야만 장부를 안다. 중국은 옛 성현들이 오장육부를 정했다. … 그것은 실제로 존재하며 장부를 직접 보지 않고서는 알 수 없는 것이다. 어찌 옛 성인들이 직접 장부를 보지 못했다고 말할 수 있는가? 『영추경靈樞經』에서는 오장육부는 해부를 통해 볼 수 있다고 말했는데, 이 경문經文에 근거할 때 옛 성인들께서는 이미 해부를 해서 보았음을 알 수 있다. 또한 서양의 해부적 관찰로는 층으로 나누어져 있는 것만 알 뿐 경맥經脈은 알지 못하며, 형적形迹(형체)만 알 뿐 기화氣化는 알지 못한다. 지금의 중국의학과 비교한다면 서로 우열優劣이 있을 수 있지만, 만약 옛 성현들이 쓴 『내경內經』, 『본초경本草經』 등과 비교한다면 서양의학이 이것에 훨씬 미치지 못한다"[40]고 하였다.

이 구절은 탕룽촨이 중중경서重中輕西, 후고박금厚古薄今 사상을 가지고 있었음을 분명하게 보여준다. 이와 같은 극단적인 후고박금 사상은 근대 중국 한의계에서 지속적으로 나타났다. 그 출발점은 아마도 한의학이 매우 일찍부터 발전, 성숙했음을 설명하여 한의학을 쉽게 부정하는 것에 반대하기 위해서였을 것이다. 하지만 이런 사상은 당대唐代 이후의 의학 발전 전체를 부정하는 것으로서 도리어 한의폐지파에게 논리적 근거 하나를 제공했다. 이뿐 아니라 탕룽촨은 당시 서양의학의 영향에 대해서도 심각하게 우려했다. 그는 다음과 같이 말했다. "무릇 의학이 진晉에 이르러 어지러워졌고, 당唐에 이르러 실종되었으며, 송宋에 이르러 거짓이 깊어졌다. 서의는 최근에 출현한 것으로, 정교한 것 같지만 실제로는 조잡하다. 사람들이 무리지어 추종하면서 새롭고 독특한 것으로 여긴다. 반면에 옛 성현들의 대경대법大經大法은 파묻혀 버릴까봐 오랫동안 걱정해왔다. 나무에서 내려와 어두운 골짜기로 들어가고 밝음을 떠나 어두움을 가까이 하면서 의술術로 사람을 죽이니 어찌 세상의 큰 우환이 아니겠는가!"[41] 그러므로 탕룽촨의 사상 전체를 평가할 때는 그가 서양의학의 장점을 흡수하는 것에 전혀 적극적이지 않았다는 사실을 꼭 언급해야 한다.

탕룽촨의 사상에 부족한 부분이 많다 하더라도 이것 때문에 그의 사상에서 긍정적인 부분까지 부정할 수는 없다. 그는 근대 한의학이 중국 고유의 문화, 제도와 마찬가지로 완전히 새로운 세계 환경 속에서 심각한 도전에 직면해 있음을 인식하고 있었다. 대세가 어디로 향하는지를 알고 그 흐름을 힘써 따라가려고 노력했던 것이 탕룽촨 사상의 주된 방향이었다.

그는 다음과 같이 말했다. "바야흐로 지금 사해四海가 한 가족이 되고, 오주五洲가 하나로 통일되었다. 태고에서 지금에 이르기까지 천지가 개벽하여 번성하게 되었다. 무릇 삼재三才의 전부이자, 모든 민족의 마땅한 바는 위로는 옛것과 지금의 것에서 덜어내거나 더하고, 아래로는 중국과 외국의 것을 참작하여, 완선하여 빠짐이 없고 완미하여 결점이 없게 해서 삼황三皇을 부리고 오제五帝를 앞지르는 것이다. 어찌 하나의 재주, 하나의 기예一才一藝가 혼자 천하天下에 뚜렷하게 드러날 수 있겠는가! 무릇 의醫는 작다. 그러나 설령 그렇더라도

40) 唐容川. 『本草問答』.

41) 唐容川. 『金匱要略淺注補正・敍』.

의론醫論을 어찌 가볍게 볼 수 있으리오! 사람이라면 다 같은 마음일 것이다. 서의에 장점이 있다면 한의에 어찌 단점이 없겠는가. 대개 서의는 이제 막 나와 두루 상세하지 못하고, 한의는 이전의 잘못을 답습하여 오류가 많다. 이로 인해 『영추』, 『소문』의 모든 경전을 한데 모으고 중서中西를 겸하여 의미를 해석하였으니, 강역疆域에 따라 같고 다른 견해가 없고, 단지 절충만을 추구하여 하나로 귀속되게 하였다."

이것은 탕룽촨이 새로운 기초를 닦은 저작인 『중서회통의경정의中西匯通醫經精義』의 자서自序 가운데서 밝힌 주요 정신이다. 한마디로 말해 원칙적인 면에서 장점은 취하고 단점은 보완하자는 취장보단取長補短을 제창한 것으로서 회통을 통해 모두 하나가 되게 하자는 것이다. 하지만 구체적으로 회통할 때에는 오늘날의 눈으로 보면 견강부회라는 평가를 면할 수 없는 부분이 많으며, 심지어 황당무계하기까지 했다. 그 원인은 두 가지다. 하나는 당시 탕룽촨의 서양의학에 대한 이해가 부족했기 때문이고, 다른 하나는 당시의 서양의학도 아직 유치한 냄새를 벗지 못했기 때문이었다. 탕룽촨이 접할 수 있었던 중문으로 된 서양의학 서적은 기껏해야 19세기 중엽 이전 수준을 대표하는 정도였다. 이것이 우리가 그에게 가혹한 요구를 할 수 없는 이유이다. 이런 예들은 아주 많으므로 일일이 열거할 필요가 없다.

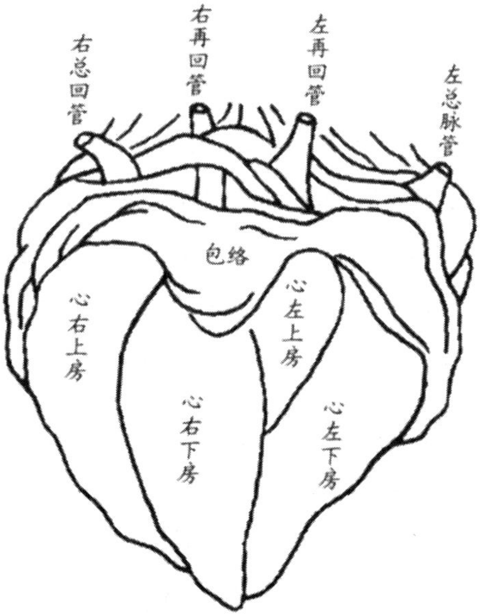

탕룽촨唐容川의 『중서회통의경정의中西匯通醫經精義』 중 심장 그림

뤄딩창羅定昌의 사상은 탕룽촨과 매우 근접해 있다. 그는 『중서의수中西醫粹』(또한 다른 이름으로 『장부도설증치요언합벽臟腑圖說證治要言合璧』이라고도 함) 자서自序에서 다음을 크게 강조했다. "천지天地는 큰 우주이며 사람의 몸은 작은 우주이다. 팔괘八卦는 천지에 유행流行하여 쉬지 않으며, 팔괘는 사람의 몸에서도 역시 유행하여 쉬지 않는다. 우리

몸의 기혈氣血은 곧 천지의 해와 달이다. 오장육부는 팔괘, 간지干支와 배합되는데 자연적으로 그러하며 확실해서 바뀌지 않는다. 터럭만큼도 억지로 행함이 없고, 한 점도 거짓으로 안배된 것이 없다. 예로부터 오늘에 이르기까지 깊이 깨달은 자가 없었다. …" 그러므로 뤄딩창은 결코 그가 동서의학의 학설을 회참匯參할 수 있을 것이라고 생각하지 않았다. 그가 가장 자신 있게 한 작업은 '십층간법十層看法'이었다. 이것은 팔괘간지 도시법圖示法을 이용해서 한의학의 모든 기본이론을 한 장의 그림 안에 집어넣는 것이다. 그는 이 방면에서 최고 수준에 도달했으며 분명히 스스로도 오장육부를 팔괘간지에 배합하는 묘리妙理를 깨달았다고 여겼다. 그가 주로 했던 회참匯參 작업은 홉슨의 저작과 『의림개착醫林改錯』의 장부도설을 서로 대조하는 것이었다. 이 같은 '합벽合璧' 방식의 대비 연구는 중국인으로서는 가장 먼저 한의학과 서양의학 사이의 같고 다름을 연구하는 방법을 사용한 것이다. 또한 그의 연구는 서양의학의 '전체학全體學'과 한의학의 '장상臟象'학설 사이의 같고 다름 비교에 한정되어 있었다. 그러나 뤄딩창이 이룬 성과는 이보다 조금 늦은 시기 광둥廣東 사람 주페이원朱沛文이 이룬 공헌에는 미치지 못한다.

주페이원의 서양의학 이해는 탕룽촨보다 훨씬 깊었다. 이로 인해 그는 서양의학의 토대에 대해서도 긍정적으로 평가했다. 그는, "무릇 사람의 몸을 치료하는 학문으로서 의학은 그 근거가 확실해야 한다. 공허한 말과 명목상의 이론空談名理으로 되는 것이 아니다. 만약 장부나 인체기관의 작용을 살피지 않고, 오로지 한열허실寒熱虛實같은 개략적인 것으로 병증을 판단하고 온량보사溫凉補瀉의 처방으로 잘못을 범한다면 사람의 질병을 치료할 수 있는 사람이 드물 것이다. … 어려서 집안의 의학적 가르침을 이어받아 오늘까지 20년 간 임상에 종사하였으며, 중국과 서양 의서를 두루 읽고 시험해 보기도 했다. 또 양의원洋醫院에 가서 친히 진형장부眞形臟腑를 경험했고, 이를 통해 장부의 체용體用에 관한 중국과 서양 학설이 서로 같지 않음도 보았다. 나의 소견으로는 각각에 옳고 그른 부분이 있어 어느 한쪽에 치우칠 수 없으며, 중국 것을 따르는 것이 마땅할 경우도 있고 서양 것을 따르는 것이 마땅할 경우도 있다고 생각한다. 대개 중국 유학자들은 궁리窮理에는 정세精細하나 격물格物에는 졸렬하며, 서양 지사智士들은 격물格物에는 뛰어나나 궁리窮理에는 부족하다. …"[42]고

42) 朱沛文.『華洋臟象約纂・自敍』. 1892.

하였다.

주페이원은 동서양의 학문적 방법을 "중국 유학자들은 궁리에 정세精細하고, 서양 지사들은 격물에 뛰어나다"로 요약했다. 이것은 탕룽촨이 서양의학에 대해 "오로지 형체形迹만을 알 뿐 기화氣化는 모른다"고 한 말에 비해서는 더 공정하다고 본다. 이 평가는 후에 "한의는 기화에 장점이 있고, 서의는 해부에 정세하다"라는 표현으로 바뀌어 대중화되었다. 그리고 이와 유사한 논리는 한의학과 서양의학에 대해 논의한 거의 대부분의 글 속에서 나타난다. 1930년대 중반에 이르러서야 비로소 중국 한의계에 '기화氣化'라는 두 글자에 대해 회의를 표시하는 사람들이 나타났다. 이들은 '기화를 근본적으로 타도하자從根本上打倒氣化'는 구호를 제창했으며 일부 사람들이 이 구호에 동조했다. 하지만 대부분은 '기화氣化'라는 두 글자에 새로운 함의를 부여하면서 이런 관점을 계속 견지했다.

주페이원은 '공담명리空談名理'를 분명하게 반대했다. 그는 '장부관해臟腑官骸[43]의 체용體用을 살피는 것'이 병을 치료하는 근거라고 생각했다. 이 때문에 주페이원은 '격물格物'과 '궁리窮理'라는 송명 이학가理學家의 용어 두 개를 사용하면서도 이 두 용어, 즉 '격물'과 '궁리'를 서로 대립적인 것으로 파악했다. 그의 심중에서 '격물치지格物致知' 과정은 바로 의사에게 반드시 있어야 할 '장부관해臟腑官骸의 체용을 살피는' 과정이었다. 여기서 '체體'란 장부관해의 형태구조를 말하고, '용用'은 그 기능을 말한다. 이것은 근대 자연과학의 중심 사상과 일치한다. 주페이원이 저술한 『화양장상약찬華洋臟象約纂』은 전적으로 해부생리에 대해서만 탐구했고 다른 것은 다루지 않았다. 주페이원이 학문적으로 실제를 중시했음을 보여준다. 그는 크고 완전한 것을 추구하지 않았다. 억지로 두 개의 서로 다른 체계를 하나로 만들려고 하지도 않았다. 이 책은 당시의 서양 해부생리를 매우 상세하게 기록하였고, 이와 관련된 역대 중국 의가들의 진술도 폭넓게 인용하여 자료로서의 가치가 대단히 높다. 물론 주페이원은 서양학설을 전적으로 수용하지도, 중국학설을 완전히 부정하지도 않았다. 한의학과 서양의학 이론이 서로 통하지 않을 때도 중국학설에 대해 여전히 신중한 태도를 취했다. 예를 들어 이 책 제1편 「심장체용설心臟體用說」에서는 많은 문헌을 증거로 인용한 후 서양

43) 장부관해(臟腑官骸): 오장육부의 장부(臟腑), 눈・코 등 감각기관(官), 근육, 뼈와 같은 형체(骸)를 합쳐서 일컬은 것이다. 역자 주.

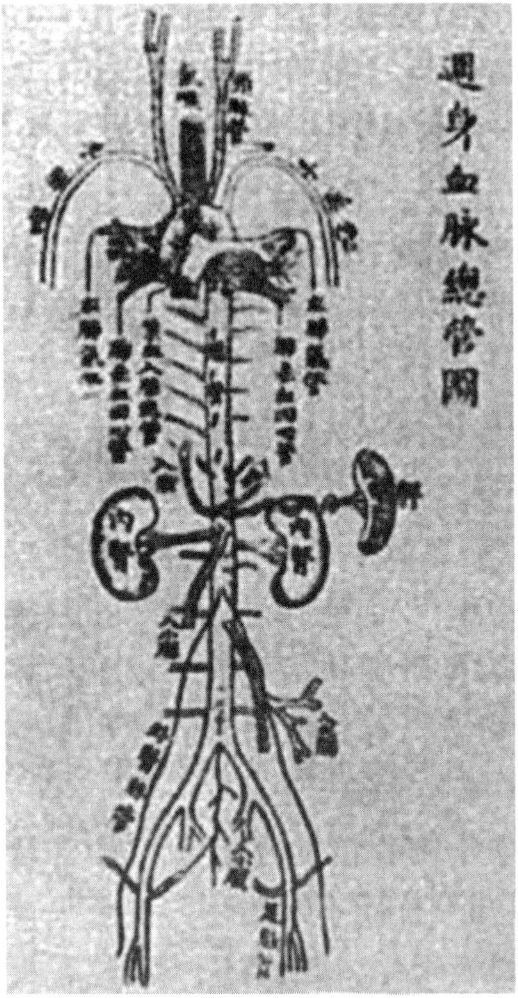

주페이원朱沛文이 저술한
『화양장상약찬華洋臟象約纂』 중
주신혈맥총관도周身血脈總管圖

의학에서 심장을 혈액순환의 중심이라고 생각한 것이 상세하고 믿을 만하다고 인정했다. 『난경難經』에서 말한 칠공삼모설七孔三毛說에 대해서는 적당한 해석을 붙였고, 『난경주難經注』에서 말한 상지지인上智之人은 칠공삼모七孔三毛, 하우지인下愚之人은 일공무모一孔無毛라는 허튼소리는 완전히 부정했다. 다만 심장신心藏神 학설에 대해서는 의문을 품으면서도 대뇌가 지각을 주관한다는 서양의학 이론에 완전히 동조하지 않았다. 마찬가지로 간이 왼쪽에 있는지, 오른쪽에 있는지 문제도 유보적 태도를 견지했다. 이런 문제들에 대해 우리들은 선인들에게 과도한 책임을 물을 수 없다. 당시 상황에서 주페이원이 '친히 장부를 경험親驗臟腑'할 기회란 지극히 드물었을 것이고 또 바쁘기도 했을 것이다. 어쩌면 겨우 괘도나 모형, 혹은 조잡한 표본을 본 정도였을 수도 있다. 해부를 통해 상세하게 체계적으로 연구한다는 것은 불가능했을 것이다. 그럼에도 불구하고 우리는 그가 당시 중국 한의계에서 서양의학을 가장 잘 이해했던 사람이었다는 것을 강조할 필요가 있다. 주페이원은 서양의학의 영향이 가장 컸던 광저우廣州에서 생활했으며, 서의와도 자주 왕래했고, 스스로도 영문英文을 대략적으로 이해할 수 있다고 말했다. 이것은 그가 가진 유리한 조건이었다.

주페이원의 관점과 근접했던 사람으로는 주페이원보다 약간 앞선 시기의 천딩타이陳定泰

가 있다. 천딩타이는 우연히 왕칭런의 『의림개착』을 읽고 크게 감명을 받아 장부경락의 진정한 형태구조와 기능을 밝히겠다고 결심했다. 『의담전진醫談傳眞』 자서自序에서 그는 자신이 서양의학의 해부도를 자세히 연구했다고 기술하고, "옛날의 의사들이 오장五臟 적취積聚를 꿰뚫어 보았던 것은 그에게 특별한 기술이 있었던 것이 아니라 진짜 장부에 대한 지식을 전수받았기 때문이었다. 나는 서양의 해부도洋圖를 가지고 왕칭런의 설과 고대로부터 전해진 인체 장부경락도臟腑經絡圖를 고증해 보았다. 이에 어떤 것이 진짜이고 어떤 것이 거짓인지 확연하게 분간하게 되었다"[44]고 적었다.

판항준은 천딩타이의 저서를 이렇게 평가했다. "첨부한 서양 생리도生理圖를 검토해 보니 그 정교하기가 홉슨의 『전체신론』에 약간 뒤지는 정도였다. 그런 즉 한의가 2차로 전입된 서양의학을 받아들인 것은 당연히 천딩타이의 책에서 시작된 것이다. 다만 그의 학설은 실질적으로 많은 부분 왕칭런에 근거하였다."[45]

천딩타이가 의외로 왕칭런에게서 영향을 많이 받았음을 알 수 있다.

위에서 언급한 의가들 사이에는 결코 어떤 승계 관계도 없었다. 다만 이들은 분명히 모두 당시에 전입된 서양의학과 『의림개착』의 영향을 받았다.

3. 초기 회통의가들의 약력

① 천딩타이陳定泰: 자字는 비천弼臣이고 광둥성 신후이新會 사람이다.
어려서부터 의학을 공부하였으나 치료 경험은 많지 않았다. 도광道光 9년(1829년)에 어머니의 병환 때문에 의사를 찾아 양청羊城(광저우廣州시의 다른 이름—역자 주)을 방문했다. 후에 그는 스승 왕자오푸王昭孚를 만나 왕칭런의 『의림개착』을 보았는데, 이에 감동하여 진정한 경락을 찾겠다는 뜻을 세웠다. 저술은 6종, 모두 11권이다. 『의담전진醫談傳眞』이 동서의학 회통과 관련된 저작이다.

② 주페이원朱沛文: 자字는 사오롄少廉 또 다른 자字는 사오시紹溪이고, 광둥성 난하이南海

---

44) 任應秋, 『中醫各家學說』, 上海科學技術出版社, 1980, 158쪽.

45) 范行准, 『明季西洋傳入之醫學』 卷一, 中華醫史學會出版, 1943, 35쪽.

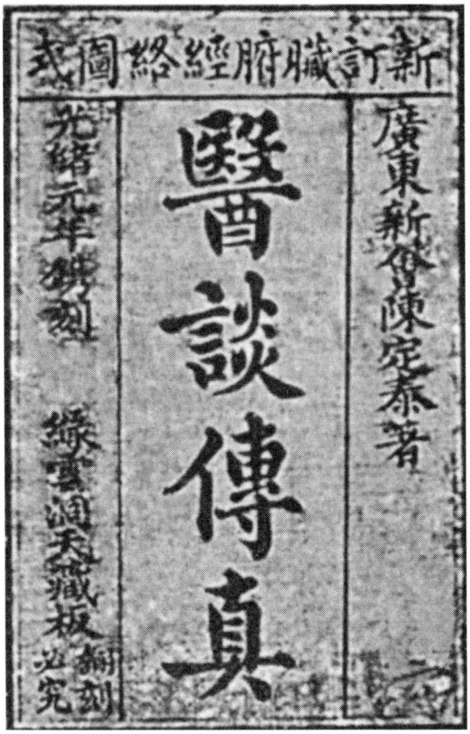

천딩타이陳定泰가 저술한 『의담전진醫談傳眞』

(오늘날의 포산현佛山縣) 사람이다.

집안이 여러 대에 걸쳐 의업에 종사했으며, 부자, 형제가 모두 의학으로 이름을 알렸다. 주페이원은 청말 서양의학이 가장 먼저 전입된 곳인 광둥에서 태어났으며, 영어도 대략적으로 통해 동서의학의 의서를 함께 읽었다. 이 때문에 초기 회통파 의가들 가운데서도 뛰어난 성과를 거둔 사람이다.

③ 뤄딩창羅定昌: 자字는 마오팅茂亭이고 쓰촨성 청더우成都 화읍華邑 사람이다. 과거를 준비했으나 급제하지 못했고, 이에 종군從軍했다. 역易에 정통했으며 또한 동서의학 이론 모두에 밝았다. 저서로는 『중서의수中西醫粹』 상·중·하 3권이 있다.

④ 탕쭝하이唐宗海(1851~1908): 자字는 룽촨容川이고, 쓰촨성 펑현彭縣 사람이다.

청말에 진사에 급제했으나 관직을 포기하고 의업에 종사했다. 1888년부터 1892년 사이 상하이와 광둥 등지를 연이어 여행하면서 동서의학의 대략적인 차이점과 같은 점을 알게 되었다. 의사로서 꽤 이름이 높았는데, 후세 사람들이 그의 저작을 한데 모아 중서회통의서5종中西匯通醫書五種을 편찬했다. 이 중 『혈증론血證論』은 1884년에 쓴 책으로 왕칭런의 혈증血症 치료의 유산을 이어받아 확충한 것이며 서양학설에 대해서도 약간 언급하고 있다.

4. 초기 주요 회통저서의 완성연대 및 초판 간행연대(표 5)

표 5. 회통도서 간행 연표

작자	서명	완성년도	최초간행년도
천딩타이陳定泰	『의담전진醫談傳眞』 2권	1844	1875
뤄딩창羅定昌	『중서의수中西醫粹』 3권	1881	1887
주페이원朱沛文	『화양장부도상약찬華洋臟腑圖象約纂』 4권	1892	1892
탕룽촨唐容川	『중서회통의경정의中西匯通醫經精義』 2권	1892	1892
	『본초문답本草問答』	1893	1893
	『금궤요략천주보정金櫃要略淺注補正』	1894	1894
	『상한론천주보정傷寒論淺注補正』	1894	1894
류팅전劉廷禎	『중서골격변정中西骨骼辨正』	1897	1897
	『중서골격도설中西骨骼圖說』	?	?
류중헝劉仲衡	『중서회참동인도설中西匯參銅人圖說』	1899	1899
왕유중王有忠	『간명중서회참의학도설簡明中西匯參醫學圖說』	1906	1906

第7절 청말(1900년 이후) 의학계의 변천

1. 청말 중국 의학계의 개략적인 상황

갑오년(1894) 이전에 출현했던 회통파 의가들 사이에는 서로 아무 연계가 없었다. 그들은 당시 의학계가 흘러가는 방향을 대표했고 한의학의 새로운 시대가 곧 도래할 것임을 미리 보여주었을 뿐이었다. 그렇지만 중국의 정세가 격변하기 전에, 그리고 사상계와 지식계가 각성하기 전에 의학계가 먼저 각성한다는 것은 불가능한 일이다. 경자년(1900) 이후, 중국인들이 망국멸종亡國滅種을 당한 것과 같은 고통을 경험하는 가운데 수십 년 동안의 내정과 외교, 그리고 수천 년의 문화를 청산하려는 큰 흐름이 생겨났다. 이런 시대적 흐름은 청정부로 하여금 전면적인 개방정책을 실행하도록 압박했다. 새로운 사상, 새로운 지식, 새로운 문물을 수입하려는 흐름이 홍수와도 같이 중국을 몰아쳤다. 중국 한의계는 이때에 이르러서야 비로소 진정으로 각성하기 시작했다.

1904년 저우쉐차오周雪樵가 상하이에서 창간한 『의학보醫學報』는 중국 한의계가 각성했음을 알리는 중요한 징표였다. 초기의 『의학보』는 서양의학을 도입할 것을 있는 힘을 다해 주장했고 당시 중국 한의계의 폐단에 대해서도 가차 없이 채찍을 가하는 등 시대정신을 선명하게 드러내었다. 또 다른 뛰어난 인물인 딩푸바오丁福保는 이 기회를 놓치지 않고 불과 수 년 사이에 많은 양의 서양의학 서적을 신속하게 번역하여 권력가들과 의학계의 주목을 받았다. 이런 일들은 당시 민심이 어느 방향으로 향하고 있었는지를 잘 보여준다. 이 시기 중국사상계에는 네 종류의 주장이 동시에 존재했다. 수구守舊적 주장은 기본적으로 이런 흐름을 그대로 내버려두고 잠시 피해 있자는 것이었다. 개량주의적 주장, 예를 들어 과거제도를 폐지하고 학교교육을 진흥하자라든가, 관직제도를 개혁하자는 등의 주장은 양무파 지도자들의 주관 아래 시행되기 시작한 것이었다. 양무파는 이에 앞서 이미 '중학위체中學爲體, 서학위용西學爲用'이라는 구호를 제창한 바 있다. 봉건적인 예교禮敎를 이용해서 새로운 사상, 새로운 지식을 통제하려는 시도였다. 그렇지만 민간에서의 흐름은 '위용爲用'인 서양학문에 힘을 쏟자는 것이었으며, 체體인 중학을 어떻게 시대에 적응시킬 것인지는 전혀 강조되지 않았다. 이 보다 조금 뒤에 출현한 '국수國粹' 사상도 처음에는 서학 수입에 반대하지 않았다. 이러한 사상들은 모두 청말 의학계에 영향을 미쳤다.

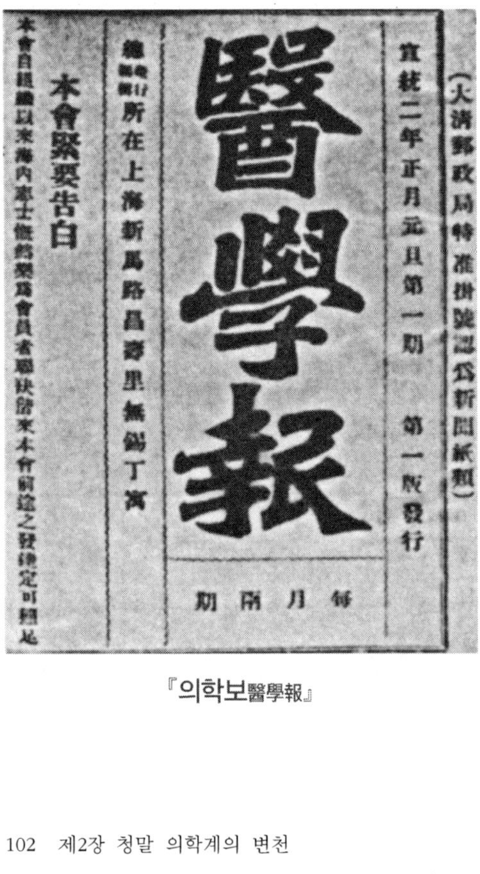
(大淸郵政局特准掛號認爲新聞紙類)
宣統二年正月元旦第一期 第一版發行
醫學報
總發行所在上海新馬路昌壽里無錫丁寓
本會緊要告白
每月兩期

『의학보醫學報』

의학계가 각성했음을 나타내는 또 다른 징표는 각 지역에서 우후죽순처럼 세워진 의학 단체들이다. 이것은 조직의 형태면에서 보면 서의를 모방한 것이었다. 기록에 나타난 최초의 의학 단체는 1904년에 설립되었다. 1908년 전후가 되면 변방의 멀리 떨어진 성省을 제외하고 각 성의 수도 이상 대도시에서 모두 의학 단체 활동이 있었다. 창장長江 중하류와 푸젠福建, 광둥廣東 같은 성에서는 중소도시에서도 의학 단체가 출현했다.

『의학보』가 초기 중국 의학계에 미친 영향은 대단히 컸다. 1909년 이전 이 잡지는 의학계의 여론을 주도하는 역할을 했다. 전성기에는 이 잡지가 중국 내 19개 성과 홍콩, 멀리는 일본에까지 판매되기도 했다. 1907년 중국의학회中國醫學會가 설립된 이후 『의학보』는 학회에서 발간하는 회보가 되었다. 한의들의 조직 방식과 홍보 수단도 근대화되기 시작했다. 중국의학회가 비록 전국 의학계를 실질적으로 아우르는 조직은 되지 못했지만, 중국인에 의해 설립된 최초의 의학 단체라는 것은 분명하다.

청말 중국 의학계는 한의와 서의의 경계가 명확하지 않았다. 의학 잡지들은 대부분 '중中'이나 '서西' 같은 글자를 앞에 덧붙이지 않았고, 내용도 대부분 동서의학을 겸비하였다. 단체 역시 대부분 의학회醫學會로 통칭되었다. 이 시기 '서의계'라는 용어는 외국에서 온 선교의사 단체를 지칭하는 것이었다. 교회부설 의학교를 졸업한 서의사들(인원이 매우 적었다) 또한 한의들이 발기한 의학 단체에 가입했다. 예를 들어 초기 서의사로 유명한 인물이었던 위펑빈兪鳳賓과 왕티위汪惕予 등은 모두 중국의학회 회원이었다. 중국 의학계는 결코 선교의사단체와 충돌을 일으킨 적이 없다. 그러나 중국의학회는 결국 내부의 의견 차이로 분열되고 말았다. 이때의 분열로 당장 한의와 서의의 양대 진영이 형성되지는 않았다. 하지만 분열의 실질적인 이유는 동서의학에 대한 관점의 차이였다.

2. 청말의 의약관련 간행물

당시 의학계의 상황에 대한 이해를 돕기 위해 청말에 출현했던 의약관련 간행물들을 소개한다. 자료의 완성도를 높이기 위해 경자년 이전에 발간된 서양의학 간행물도 포함했다(표 6).

표 6. 청말 중국 의약관련 정기 간행물[46)]

간행물명	창간 연월	발행지	발행인	간행지속기간	비고
서의신보 西醫新報	1880	광저우	커嘉約翰	2년 총 8회	중국최초의 서양의학 잡지
의학보 醫學報	1886	광저우	인루이모 尹瑞模	월간. 단지 몇 차례만 발간	중국인이 발간한 최초의 의약잡지
박의회보 博醫會報	1887. 3	상하이	박의회博醫會	1932년에 중화의학잡지 영문판과 합병	선교의사조직이 발간한 외국어 잡지
의학보 醫學報	1904. 5	상하이	저우쉐차오 周雪樵 왕원차오 王問樵	6년 총 154회	중국 한의계가 창간한 최초의 잡지, 동서의학 내용 겸비
서의지신보 西醫知新報	1907	광저우	취안웨한 權約翰	?	
의약학보 醫藥學報	1907	일본 지바현 千葉縣	일본유학생이 결성한 중국의 약학회	8개월 총 4회	발행 부수가 매우 적었으며 서양의학 소개 위주
위생세계 衛生世界	1907. 6	일본 가네자와시	중국국민 위생회	5개월 총 5회	위생지식 소개. 영향력 매우 작음.
의학세계 醫學世界	1908. 6	상하이	왕티위汪惕予	5년여 총 31회	서양의학 내용 겸비, 한의에 대한 비평이 많음
소흥의약학보 紹興醫藥學報	1908. 6	사오싱	허롄천何廉臣	1923년 1월 정간까지 모두 14년 7개월	한의 내용 위주
위생백화보 衛生白話報	1908. 5	상하이	?	?	
의학위생보 醫學衛生報	1908. 8	광저우	량선위梁慎余	총 10회	의학사 내용이 있음

46) 이 표는 주로 다음 자료를 참고로 작성되었다.
① 蔡恩頤.「民元前後之中國醫藥期刊考」.『中華醫史雜志』. 1953. 3.
② 上海中醫學院醫史博物館.『六十年來中醫報刊目錄』. 1965.
③ 宋大仁・沈譬凡.「全國醫藥期刊調査記」. 中西醫藥. 1935. 1(1, 3)

중서의학보 中西醫學報	1910. 2	상하이	딩푸바오 丁福保	20년 총 10권	동서의학 내용 겸비
상해의보 上海醫報	1910. 6	상하이	구빈추顧賓秋	?	서양의학 내용 위주
광화의사위생보 光華醫事衛生報	1910. 8	광저우	예징화葉菁華	모두 10회	2호에 가오자치高嘉淇의 초상이 있는데 고가기가 황콴黃寬보다 더 일찍 서양의학을 공부한 것으로 보임
의학부륜보 醫學扶輪報	1910. 10	전장鎮江	위안구이성 袁桂生	1912년 6월에 정간	동서의학 내용 겸비
의학잡지 醫學雜誌	1910. 10	상하이	차이샤오샹 蔡小香	총 12회	한의 내용 위주

이 표 6에서 알 수 있는 것은 다음과 같다.

① 청말 중국 의학계는 결코 한의와 서의 분야를 강제로 나누지 않았다. 다만 교회단체와 그 간행물에서만 '서西'자를 붙여 '한의(중의中醫)'와 다르다는 것을 표시했다.

② 1904년부터 1908년까지 중국에는 오로지 1종의 중문으로 된 의학 간행물, 즉 『의학보』만 있었으며, 이 간행물은 청말 의학계의 변천을 연구하는 데 매우 중요하다.

3. 청말 의학단체

청말 의학단체로 조사를 통해 알려진 것은 다음과 같다.

① 의학연구회醫學研究會: 저우쉐차오周雪樵 등이 1904년 8월 상하이에서 창립.

② 사오싱의학강습사紹興醫學講習社: 두웨이쑨杜煒孫 등이 1904년 4월 사오싱에서 창립.

③ 중국의학회中國醫學會: 저우쉐차오周雪樵 등이 1905년 상하이에서 창립.

④ 상하이의무총회上海醫務總會: 이핑수李平書 등이 1906년 6월 상하이에서 창립.

⑤ 중국의학회中國醫學會: 차이샤오샹蔡小香 등이 1907년 상하이에서 창립.

⑥ 베이징양가원의학회北京梁家園醫學會

⑦ 장쑤태창의학회江蘇太倉醫學會

⑧ 쑤저우의학회사蘇州醫學會社

⑨ 보응의학연구회寶應醫學研究會

⑩ 항저우의학회杭州醫學會

⑪ 난징의학회南京醫學會

⑫ 장인의학연구회江陰醫學研究會

⑬ 사오싱의학회紹興醫學會

* ⑥~⑬까지는 모두 1909년 이전에 창립되었으며, 중국의학회中國醫學會와 연계되어 있었고, 분회 성격을 띠었다.

⑭ 난쉰의학회南潯醫學會: 1910년 6월 창립.

⑮ 의학세계사醫學世界社: 1908년 딩푸바오丁福保가 상하이에서 창립.

⑯ 중서의학연구회中西醫學研究會: 1910년 딩푸바오丁福保가 상하이에서 창립.

⑰ 양저우중서의학연구회揚州中西醫學研究會: 1910년 위안구이성袁桂生이 양저우에서 창립.

⑱ 푸둥중서의학연구회浦東中西醫學研究會: 1910년 상하이에서 창립.

⑲ 전국위생연구회全國衛生研究會: 1910년 주스후이朱師晦가 난징에서 창립.

⑳ 중국국민위생회中國國民衛生會: 1907년 중국유학생이 일본에서 창립.

㉑ 중국의약학회中國醫藥學會: 1907년 중국유학생이 일본에서 창립.

1905년 『의학보』에는 당시 의학 단체들이 각 성省에 두루 설립되어 있다고 보도하고 있으나, 확실한 숫자와 의학 단체명에 대해 집계해 놓은 통계자료는 없다. 위에 소개한 간략한 상황은 주로 이 잡지에 실려 있는 단편적인 소식들을 모아 정리한 것으로서 내용이 체계적이지 않다. 하지만 우리는 이 자료를 통해 의학 단체를 설립하고자 했던 당시의 뜨거운 열기를 느낄 수 있다. 다시 강조할 필요가 있는 것은 이 의학 단체들의 출현이 당시 사회의 전반적인 흐름에 의학계가 반응한 결과라는 점이다. 경자년(1900년) 이후 중국 지식계가 신학문을 얼마나 갈망했는지 지금의 우리들로서는 그 절박한 심정을 헤아리기가 쉽지 않다. 이러한 국면으로 이끈 가장 중요한 원인은 개량주의改良主義 사상이었다. 그러므로 백일유신

百日維新이 비록 실패로 종말을 고하였지만 그것이 사상계에 끼친 영향은 대단히 깊고 컸다고 할 수 있다. 회통 사상은 개량주의로부터 계발 받은 것이 아니다. 오히려 위에 열거한 의학 단체들은 대부분 서양의학 도입이 목적이었고, 또 개량주의 주장을 구현하려고 했다.

이들 의학 단체들 중 좀 더 자세히 소개할 필요가 있는 단체로는 중국의학회中國醫學會, 상하이의무총회上海醫務總會, 중서의학연구회中西醫學研究會가 있다. 이 세 의학단체의 발기인은 저우쉐차오周雪樵, 딩푸바오丁福保, 차이샤오샹蔡小香, 리핑수李平書, 허롄천何廉臣 등이다. 이들은 청말 의학계를 이끈 지도자들이었다. 그 가운데 저우쉐차오는 1910년에, 차이샤오샹은 1913년에 사망했다. 이 두 사람을 제외한 나머지 세 사람은 민국 원년 이후에도 여전히 오랫동안 중국의학계에 영향을 미쳤다.

상하이의무총회上海醫務總會는 상하이의 의학계와 약계藥界 양 직역을 아우르는 조직이었다. 단체의 주된 취지는 쇠락하고 부패가 극에 달한 한의를 쇄신하여 정돈하고, 기세등등한 외국의학을 막아내겠다는 것이었다. 그러므로 이 회는 일종의 민족의식으로 무장한 단체였다. 이 단체의 제1차 의원회議員會에서는 다음 네 가지 일을 처리할 것을 결정했다. ① 한의학 교과서를 편집한다. ② 의과 학교를 설립한다. ③ 공부국工部局에 위생 사업을 일으킬 것을 제청한다. ④ 병원醫院 설립을 준비한다. 이 단체가 특별히 교육을 중시한 것은 선견지명이 있는 생각이었다. 이 단체의 제1기 총동사總董事는 리핑수李平書, 천롄팡陳蓮舫, 황춘푸黃春甫, 차이샤오샹蔡小香, 위보타오佘伯陶가 맡았다.[47] 이 단체는 정통 중국 한의계를 대표했다. 이 단체는 한의폐지의 위험성을 가장 먼저 알아차렸고, 그 주요 구성원들은 민국 초기의 한의구망청원中醫救亡請願에서 주도적인 역할을 했다.

중국의학회中國醫學會는 형식상 전국적인 성격을 띤 의학계 단체였으며, 약계藥界를 포괄하지는 않았다. 하지만 비의학계 인사가 참여했다. 발기인 및 주도자는 저우쉐차오周雪樵, 딩푸바오丁福保, 차이샤오샹蔡小香, 허롄천何廉臣, 왕원차오王問樵 등이었다. 이 단체의 간략한 장정章程을 소개하면 다음과 같다.

① 이름命名: 중국의학회中國醫學會. 중국이라고 한 것은 중국의 어느 한 지역에 국한되지

47) 『醫學報』. 1907年. 第50期.

않음을 말한 것임

② 사무실會所: 잠정적으로 『의학보』 관館을 본 회의 사무소로 함

③ 발기문緣起: 지식의 교환을 위한 것이므로 천리만리 떨어져 있어도 모두 입회가 가능함. 해가 갈수록 각 지역의 의학 단체가 늘어나고 있지만 모두 특정 지역에 국한되어 있으므로 각 의학 단체를 연계하여 하나의 의학계 대단체大團體를 만들고자 함

④ 범위區域: 위생학 · 생리학 · 전체학全體學 · 병리학 · 진단학 · 방약학方藥學 및 일체의 격치格致, 물리, 기화氣化, 동식물과 유관한 의학자

⑤ 취지宗旨: 의학을 개량하고, 동서양 각국의 의학이론을 널리 채용하여 새로운 이론과 새로운 방법을 발명함. 집사광익集思廣益 효과를 취하고자 함

⑥ 자격資格: 무릇 의학에 뜻을 둔 자로, 의업醫業에 이미 종사하든지 안 하든지를 막론하고 모두 입회가 가능함[48]

이 장정은 너무 간단해서 중국 한의계가 어떻게 전국적인 단체를 조직했는지에 대한 경험을 설명하기에 부족하다. 취지에는 단지 동서양의 의학 이론을 널리 채용하여 의학을 개량하고자 한다는 것만 제시되어 있다. 그러므로 이 단체의 창립인들이 개량주의의 영향을 크게 받았음을 알 수 있다.

중서의학연구회中西醫學研究會는 제1차 의학계 분열 이후 딩푸바오丁福保가 창립한 단체다. 딩푸바오는 서의에 대해 그리고 근대 서의의 조직에 대해 매우 잘 아는 인물이었다. 이와 함께 충분한 인력과 재력도 있었다. 그러므로 이 학회와 이 학회가 발간했던 『중서의학보中西醫學報』는 모두 1930년경까지 지속되었다. 이 학회는 청말의 의학단체들 중 신해辛亥를 넘어 민국民國시대까지 지속한 유일한 단체였다. 이 학회의 장정에는 학술에 관해 언급한 조문이 오직 한 개가 있는데 다음과 같다.

"제2조: 본 회는 중서의약학中西醫藥學을 연구하며, 지식을 교환하고, 의학을 진흥시키는 것을 주된 목적으로 한다."[49]

이 학회의 장정이 다른 학회의 장정과 다른 점은 회장 및 사무 인원을 두지 않고 모든

48) 「中國醫學會章程」 『醫學報』. 1907年. 第72期.

49) 「中國醫學研究會簡章」 『中西醫學報』. 1910年. 第1期.

일을 발기인이 맡도록 한 점이다. 사실상 딩푸바오가 학회업무를 장기적으로 맡아볼 수 있게 한 것이다. 초기의 『중서의학보』는 주로 딩푸바오의 저작을 실었다. 저명한 서의 허우광디侯光迪 등이 이 학회에 회원으로 소속되어 있었지만 학회활동에는 거의 참여하지 않았다. 중국의 초기 의학사가인 천방셴陳邦賢도 중서의학연구회의 찬조자 중 한 명이었다. 딩푸바오와는 사제관계였으므로 일찍부터 딩푸바오의 잡지 간행, 통신교육, 의서출판 등의 활동에 참여했다.

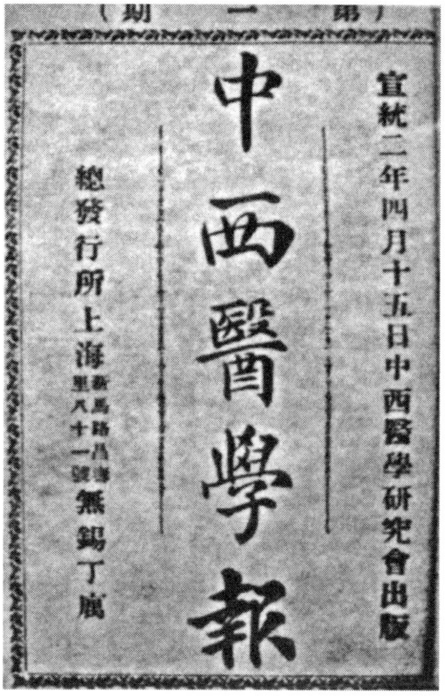

『중서의학보中西醫學報』

결론적으로 중서의학연구회는 개량주의 사상의 영향을 가장 많이 받았고 근대의학의 수입을 주요 목적으로 삼은 단체였다.

이 단체들 외에 1904년에 설립된 두 단체도 간략하게나마 소개할 필요가 있다. 의학연구회醫學研究會는 공공연하게 "중학中學으로 체體를 삼고, 서학西學으로 보조輔해야 한다"[50]고 주장했다. 이는 분명히 '중학위체中學爲體, 서학위용西學爲用'의 구호에 영향을 받은 것이다. 같은 시기에 설립된 사오싱의학강습사紹興醫學講習社는 한의를 어떻게 개량할 것인가에 대해 상대적으로 깊은 인식을 갖고 있었다. 이 학회의 장정에는, "내 나라의 옛 의적醫籍에는 미언대의微言大義가 곳곳에 흩어져 스며들어있다. 만약 서구의 과학적 연구 방법으로 이것을 관리한다면, 유층油層 나프타(역청瀝青을 가리킴—본서 주) 중에 미처 발견하지 못한 원질原質이 더 있음을 어찌 알지 못 하겠는가"[51]라는 내용이 있다. 이것은 근대 과학의 방법을 사용하여 한의학을 연구해야 한다는 논리를 포함한 것으로는 지금까지 발견된 최초의 주장이다. 초기 의학단체들 중에는 사오싱의학강습사의 장정이 가장 상세하며, 이론적 수준 또한 높

50) 「醫學研究會章程」『醫學報』. 1904年. 第8期.

51) 杜煒孫. 「紹興醫學講習社章程并序」『醫學報』. 1904年. 第9期.

은 편이다.

4. 의학계의 분열

(1) 중국의학회의 연혁

중국의학회의 전신前身은 1905년 저우쉐차오周雪樵의 발기로 설립되었던 같은 이름의 단체다. 1907년 중국 내 의학 단체들이 점차 늘어나고 이 단체들이 『의학보』를 통해 서로 정보를 교환하게 되면서, 통일된 조직이 필요하다는 요구가 생겨났다. 이때 저우쉐차오는 초청을 받아 산시山西로 가야해서 1907년 봄의 중국의학회 조직개편 활동에 참여할 수 없었다. 그는 『의학보』를 이 단체에 맡기고, 부회장인 왕원차오王問樵가 주편을 맡도록 했다. 조직 개편 후 중국의학회 회장을 맡은 차이샤오샹蔡小香은 상하이 명의였다. 부회장을 맡은 딩푸바오는 그해에 상하이로 이주했는데, 그는 경사대학당京師大學堂에서의 강의로 이름이 높았고, 이 시기는 바로 그가 의서의 출판과 번역을 적극적으로 준비하던 때였다. 부회장 허롄천은 청말에 사상적으로 깨어있던 유명한 한의였고 주로 사오싱紹興에서 활동했다. 부회장 왕원차오는 차이샤오샹의 제자였다. 이 단체는 1908년에 회원 수가 이미 300명 가까이 됐고, 대략 절반 정도는 상하이 이외 지역에서 의업에 종사하는 사람들이었다. 1909년 이 단체가 분열될 때까지 모두 세 차례의 전체회의가 상하이에서 열렸는데, 다른 도시의 회원들도 대거 회의에 참석했다. 당시 의학계가 이와 같은 활동에 매우 열성적이었음을 볼 수 있다.

1909년 11월, 중국의학회 내부에 갑자기 분쟁이 발생했다. 이 분쟁은 딩푸바오와 허롄천 두 사람이 『의학보』의 주편집인을 구밍성顧鳴盛(자字는 빈추賓秋로 딩푸바오의 제자)으로 교체하려던 것이 발단이었다. 하지만 마지막에는 한의학과 서양의학을 어떻게 평가할 것인가, 중국의 한의학을 어떻게 개량할 것인가의 문제로까지 논쟁이 발전하였다. 중국의학회 내부에서 차이샤오샹, 왕원차오를 중심으로 한 파와 딩푸바오, 허롄천을 중심으로 한 파가 서로 팽팽하게 대립했다. 이에 따라 『의학보』는 왕원차오와 구밍성이 각기 편집하여 여러 차례 따로 발간되기도 했다. 최후에는 쌍방이 상하이도上海道에 서로를 고소했다. 당시 도윤道尹이었던 차이蔡 아무개는 『의학보』가 왕원차오에 의해 계속 관리되어야 한다고 결정했다.

딩푸바오는 이미 중서의학연구회中西醫學硏究會를 창립한 상태였으므로 구밍성이 편집을 해오던 잡지는 『중서의학보』로 이름을 바꾸었다. 이것이 바로 이 잡지의 유래이다. 1910년 5월, 중국의학회는 중국의학공회中國醫學公會로 이름을 바꾸었다. 『의학보』 역시 『의학공보醫學公報』로 이름을 바꾸고 몇 달간 지속되다가 정간되었고, 중국의학공회도 어느 틈엔가 해산되고 말았다.[52)]

저우쉐차오가 1904년 의학연구회를 조직한 때로부터 1910년 가을 중국의학회가 해산될 때까지 이 학회는 청말 한의 조직의 중심이었다. 하지만 이 학회는 신해혁명을 뚫고 민국民國으로 진입하지 못했다. 청말의 의학단체들 중에는 오직 중서의학연구회 만이 신해혁명의 폭풍 속에서도 없어지지 않고 살아남았다. 중국의학공회가 해산된 후 이 학회를 이끌었던 주요 책임자들은 민국 2년에 재차 선저우의약학회神州醫藥學會를 조직했고, 이 학회는 여전히 정통 중국 한의계를 대표했다.

(2) 분열의 진정한 원인

학회 내 두 파벌의 대결 과정에서 딩푸바오는 수세에 처했으며, 의학계의 여론도 그에게 불리하게 돌아갔다. 한 예로 난징의학회南京醫學會는 즉시 회원들로 하여금 딩푸바오와 연계를 갖지 말라고 결의하기도 했다. 주요 원인은 딩푸바오가 지지했던 제자 구밍성이 한의의 부패를 격렬하게 공격하는 글을 몇 번 발표했기 때문이었다. 구밍성은 비록 한의폐지 사상을 명확하게 제기하지는 않았지만 일본의 의료정책이 매우 선진적이라고 생각했던 사람이었다. 『의학보』(왕원차오가 편집을 담당)는 그의 이런 관점을 반박했고, 1910년 봄에는 한의와 서의 문제에 관한 제1차 토론을 기획하기에 이르렀다.

이 토론회의 원고를 모집하면서 붙인 제목은, 「한의가 부패했다고 헐뜯는 것은 동서의에 원인이 있지 않고 기꺼이 동서의의 노예가 되려는 의사들의 주장에 있다肆詆中醫之腐敗濫觴不在東西醫而在甘爲東西醫奴隸之醫說」였다.

이 제목과 1928년 루위안레이陸淵雷가 발표한 글의 제목인 「서의계의 노예파西醫界奴隸派」는 서로 판에 박은 듯 비슷하다. 원고를 모집하는 격문의 제일 앞에 이름을 올렸던 자

52) 『醫學公報』. 1910年. 第1期.

오웨이趙偉는 글 속에서, "무릇 사람이 되어 기꺼이 남의 밑에 있으려는 것은 인품에 부족함이 있어서이다. 하물며 외세에 아첨하는 본성과 종족 멸절 수단으로 이민족의 비위나 맞추고 자기 조국을 살리는 것을 기피하고 있으니 자신이 어떤 행세를 하고 있는지 어찌 알지 못하는가?", "자국의 역사를 망각한 미친 노예들이 이따금 세치 혀를 놀리고 일곱 치의 붓을 휘둘러 새로운 이론을 떠들어대며, 새로운 학설들을 늘어놓고 있다. … 중국의학 역사 4천여 년, 여러 성현들이 전하고 전해 오늘에 이른 횃불을 살려내려 하지는 않고 끝내 올빼미가 쪼고, 토끼가 깨물며, 걸왕桀王의 개가 짖는 짓을 멈추지 않고 있다. 한의가 정말로 부패했는가에 상관없이 이런 말 자체가 민망하다. 모든 동포들이 이것을 치욕으로 받아들이고 있다. 이에 비판을 겸허하게 받아들이기는커녕 도리어 상대방을 비방하며, 창을 거꾸로 돌려 서로를 겨누니 어찌 이럴 수 있단 말인가! 동서의東西醫가 반드시 우미優美하다고 할 수 없다. 만약 완전히 우미하다면 더할 나위 없을 것이다. 그러나 이권利權이 밖으로 새나가고, 국수國粹가 죽는다고 하며, 밑 빠진 독을 막아야 한다는 말은 무엇 때문인가? 옛것을 빛내야 한다고 말하는 것은 무엇 때문인가? 저 기꺼이 나쁜 놈의 앞잡이가 되려는 자들은 어찌 봉황의 탄식소리를 생각하지 못하는가! 이는 진실로 염치가 없는 자들이다. 이름을 붙이기 어렵지만 굳이 붙인다면 노예라고 할 수 있을 뿐이다"[53]라고 하였다.

이 글은 공격에 가깝다. 하지만 이 글은 중국 한의학계의 갈등 상황을 반영한다. 그들은 남의 밑에 있는 것을 원치 않았으며, 한의학을 개량하기를 원했다. 또 그들은 한의학을 지나치게 부정하면 없어질 수도 있음을 알고 있었다. 이에 더해 제국주의의 경제적 침략까지 걱정했으니 서의西醫에 대한 태도는 더더욱 신중할 수밖에 없었다.

같은 해에 『중서의학보』에는 「의학회 과제의 괴이함을 논함論醫學會課題之怪異」이라는 글이 게재되었다. 하지만 『의학보』의 격문을 직접적으로 반박하지는 않았다. 이 글에서는 "20세기라는 무대에서는 군대를 동원한 전쟁은 물론이고, … 의학계 내의 전쟁 또한 일어날 것이다. 중국인으로서 서양의학을 숭배하는 자들은 늘 한의학이 부패했다고 비난하고, 한의학을 보수하고자 하는 자들은 서양의학을 공부하는 자들을 노예라고 비난한다. … 이처럼

53) 『醫學公報』. 1910年. 第135期.

신·구의 사이가 벌어지고 경쟁이 치열하게 되는 시대는 피할 수 없을 것이다"[54]라고 하였다.

당시 의학계를 대표하는 생각에 대해서는 왕원차오가 가장 분명하게 표현하고 있다. "오늘 만일 갱신에 대해 굳게 결심한 사람이 있어 스스로 고삐를 다잡고 달려가되 하루에 천리를 가길 원한다면 그 뜻이 원대하기 때문에 심하게 비난할 수 없을 것이다. 하지만 우리 모임에 속한 사람들 중에서 신학문을 아는 자가 몇 명이나 되는지는 왜 계산에 넣지 않는가? 구학문과 신학문을 겸하여 아는 자가 몇 명이나 있는가? 그리고 구학문만을 알고 있는 자들에게는 자신에게 있는 것이 다 옳은 것인데 그 사람들이 그 학문을 다 포기할 수 있겠는가? 나는 그들의 저항이 확산될 경우 그 영향이 어느 한 측면에만 머물지 않을 것 같아 두렵다. 아마 보는 것만으로도 두려워 앞으로 나가지 못하고 멈춰 설 수도 있을 것이다. 아니면 신지식은 아직 얻지 못했는데 구학문이 황당한 것으로 전락하거나, 아니면 아는 게 별로 없다고 걸핏하면 자책할 수도 있다. 아! 앞길의 나쁜 결말을 생각하면 소름이 돋는다. 허명虛名을 얻는 대신 화禍를 당한다면 이 어찌 실사구시實事求是를 추구하는 것보다 낫다고 할 수 있겠는가. 장문양공張文襄公(장즈둥張之洞의 시호—역자 주)은 중국학문을 체로 하고 서양학문을 용으로 삼는다中學爲體, 西學爲用고 했다. 시대의 의무를 인식한 준걸俊傑이니, 내 어찌 숭배하지 않을 수 있으리오."[55]

이 글 속에 담긴 뜻을 종합한다면 갱신更新을 하되 지나치게 빨리 달려서는 안 된다는 것이다. 왕원차오는 장즈둥張之洞의 말을 인용했다. 하지만 이것 때문에 그의 사상을 부정적으로 보아서는 안 될 것이다. 장즈둥의 목적은 공맹지도孔孟之道와 봉건제도를 폐해서는 안 된다는 데 있었지만 왕원차오는 결코 개혁을 반대하지 않았다. 그가 의료계의 상황을 분석한 내용이야말로 현실적이었다. 의가醫家들이 구학문을 포기하자는 의견에 반대했던 것은 당시 상황에서는 훨씬 더 정확한 인식이었다고 할 수 있다. 이 점은 이미 역사의 검증을 받았다.

54)『中西醫學報』. 1910年. 第4期.

55) 王楨.「醫學公報發刊辭」『醫學公報』. 1910年. 第128期.

5. 청말의 위생행정

청말의 위생행정과 관련된 큰 사건 몇 가지를 정리했다.

① 1903년에 제정된 대학당장정大學堂章程[56)]

이 장정은 중국 최초로 근대적 고등교육 체계를 전면적으로 도입한 것이 특징이다. 이 장정에서는 의과대학을 의학문醫學門과 약학문藥學門으로 나누었다. 의학문醫學門에는 모두 29개 과목이 개설되었고 한의는 29개 세부 과목 중 하나로서 맨 앞에 배치되어 있다. 약학문藥學門에는 모두 17개 과목이 개설되었으며, 여기서도 첫 번째 과목만 중국약재 과목이었다. 이렇게 된다면 한의는 형식상으로는 주도적 위치에 있는 것처럼 보이지만 실제로는 그 형세가 위태로웠다. 이것은 의심할 필요도 없이 중국 한의계에 큰 충격이었다. 신해혁명 이후 교육체계에서 한의를 배제하는 정책이 이때부터 이미 싹트기 시작했음을 알 수 있다.

② 1908년 민정부民政部가 의생취체규칙取締醫生規則을 공포

③ 태의원太醫院이 세력을 잃음

1908년 광서光緒 황제와 자희慈禧 황후가 며칠 사이에 연이어 병사하자 태의원에 그 책임을 물었다. 태의원은 장중위안張仲元 이하 전원이 면직되었고 죄를 청했다. 이때 이후로 태의원은 다시 일어서지 못했으며 전통시대 중앙정부에서 중국 한의계를 상징하고 대변했던 이 기구는 그 기능을 완전히 상실했다. 이 일 이후로 중국의 위생행정 시스템은 오랜 기간 정상적으로 작동되지 못했다. 베이양시대北洋時代 내정부內政部 위생사衛生司의 직권職權도 완전하지 않았다. 한의를 관리하는 기구는 근대시기가 끝날 때까지도 정식으로 설치되지 못했다. 1934년 반관반민半官半民의 중앙국의관中央國醫館이 한의를 관리하기 전까지 중앙에는 한의를 관리하는 전문 기구가 없었으며, 이것은 한의에게 대단히 불리하게 작용했다.

56) 舒新城 『中國近代教育史資料』. 人民教育出版社. 1962. 518-632쪽

④ 각지에서 거행된 의사고시

1908년 이후 각 지방에서 의사고시를 주관하여 시행했다. 이 중 중요한 시험으로는 난양대신특고南洋大臣特考(1909년 4월 상하이에서 거행), 양회의사고시兩淮[57]醫師考試, 지린의사고시吉林醫師考試가 있었다.

청말의 의사고시는 근대 사상의 기초 위에서 시행되었다. 그 목적 중 하나는 의생을 완벽하게 관리하는 데 있었고, 다른 하나는 서양의학의 도입을 가속화하는 것이었다. 정치적 부패와 정국의 혼란으로 고시가 의미 있는 효과를 거두기는 어려웠다. 고시 중에서 난양특고가 가장 영향력이 컸으며 그 시험의 시제試題도 가장 근대적인 기운이 느껴진다. 그 중 네 가지만 발췌하면 다음과 같다.

"문제, 한약은 기미를 분별하고 서약은 질을 분별한다. 질과 기미는 어떻게 다른가?"

"문제, 편작은 오장의 적취積聚를 꿰뚫어 볼 수 있어 세상 사람들이 괴이하게 생각했다. 최근 X-선을 사람에게 조사하면 표리를 분명히 알 수 있고 오로지 금속류만 투과하지 못한다. 서의는 이것을 총탄을 제거하는 데 활용한다. 하지만 그것을 오장에 조사할 경우에도 대략 희미한 영상을 얻을 수 있다. 그 공용功用을 연구하여 이것으로 다른 병을 치료하는 것이 가능하겠는가?"

"중서 침법의 질병치료에 대해 논하라"

"페스트의 원인과 치료법에 대해 논하라"[58]

난양특고에서는 모두 8문제가 출제되었으며, 전부 위와 같은 동서의학 회통中西醫匯通 유형의 문제들이었다. 기타 지역의 고시는 전통적인 한의학 내용이 출제되었다. 딩푸바오가 난양특고에서 수석을 차지했고, 위안구이성袁桂生은 최우등에, 위딩쉰兪鼎勛은 우등의 성적을 거두었다. 딩푸바오와 위딩쉰 두 사람은 그해에 일본으로 건너가 의학을 시찰했다. 위안구이성 또한 청말과 민국 초기 중국 의학계에 큰 영향을 끼쳤다. 그는 전장鎭江, 양저우揚州 등지에서 의보醫報를 편집하고, 의학단체를 설립했으며, 의학교를 세웠다. 청말에 스스로 서양의학을 배워 동서의학 회통에 힘쓴 뛰어난 인물이었다.

57) 화이난(淮南) · 화이베이(淮北)의 합칭. 역자 주.

58)「江督考試醫生記」『醫學報』. 1909年. 第109期.

필자는 2장을 마무리하면서 이 장의 주목적을 간단하게 설명할 필요가 있다고 생각한다. 2장은 제목이 '청말 의학계의 변천'으로 되어 있지만, 이 시기의 의학사 전체를 기술한 것은 아니다. 중점을 동서의학 논쟁의 연원淵源과 변천과정에 두었다. 예를 들어 왕멍잉王孟英, 루주즈陸九芝 등의 온병학 대가들이 모두 이 시기에 활동했다. 의적醫籍 정리 분야에서 적지 않은 공을 세운 저우쉐하이周學海 같은 의가들도 초기 회통의가匯通醫家들과 대체로 같은 시기에 활동했다. 하지만 이 책에서는 그들이 동서의학 논쟁과 관련하여 한 말들만 검토했다. 온열학파溫熱學派는 기본적으로 고대에 귀속시키는 것이 옳다. 서의와 아무 관계가 없었기 때문이다. 그리고 새로운 시대의 한의학 발전 방향을 미리 보여주었던 것은 서양의학의 전입을 따라 중국 한의계 내부에서 출현한 새로운 학설新學說, 새로운 사상新思想들이었다. 만약 독자들이 경자년 이후 발간된 이름이 알려진 한의학 서적들을 훑어본다면 이 시기에는 온병학溫病學이 쇠락하고 상한학傷寒學이 부흥하는 것을 볼 수 있을 것이다. 근대시기 상한학 연구는 서양의학 이론에 큰 영향을 받았다. 이것에 대해서는 이 책의 제5장에서 별도의 절節을 할애하여 다루려고 한다.

첨부: 저우쉐차오周雪樵, 차이샤오샹蔡小香의 간략한 전기

1. 저우쉐차오周雪樵

자字가 웨이한維翰이고 창저우常州 사람이다. 과거에 급제한 공생貢生이자 뛰어난 의사였으며, 구쑤姑蘇에 오랫동안 거주했고, 대략 1903년쯤에 상하이로 이주하여 의업에 종사했다. 저우쉐차오는 서양학문에도 능통하여 1902년에 『서사강목西史綱目』이라는 책을 펴내기도 했다. 1904년, 상하이에서 『의학보』를 창간했고, 자금과 글을 모두 혼자 감당했다. 이 잡지는 근대 중국 한의학 잡지의 효시가 된다. 또 의학연구회醫學研究會와 중국의학회中國醫學會를 조직해서 동서의학을 연구했으며, 일시에 사람들로부터 신망을 얻었다. 1907년 산시의학관山西醫學館의 교무장教務長으로 초빙되었으며, 1908년에는 베이징을 여행했고, 뒤에 상하이로 다시 돌아와 1910년 위암으로 사망했다.

저우쉐차오는 청말 중국 한의계에서 가장 먼저 근대적 방식으로 서양의학을 소개한 사람이다. 그는 초기 『의학보』에 근대의학을 찬양하고, 당시 중국 한의계의 혼란스러운 상황을 채찍질하는 글들을 많이 실었다. 하지만 저우쉐차오는 결코 한의의 소멸과 전반서화全般西化를 주장하지 않았다. 그는 "외세가 팽창하고 한의가 부패한 이런 때를 당하여 이 같은 학술잡지가 있어 홀로 후미진 곳에서 밭을 갈고, 중외中外를 한 데 녹여내며, 국수國粹를 보존하고, 지식을 교환할 수 있으니, 작은 위안일지라도 있는 것이 더 낫지 않겠는가?"[59]라고 했다.

탕룽촨唐容川이 '동서회통中西匯通' 구호를 제창한 이후 이 구호는 대단히 빠른 속도로 중국 한의계에 확산했다. 저우쉐차오는 회통匯通과 보존국수保存國粹 사상을 하나로 연계시키고자 했다. 이 시기는 보존국수라는 구호가 막 나타나던 때로서, 이 시기의 보존국수는 뒤에 나타난 국수주의國粹主義, 정리국고整理國故(중국의 옛 문화를 정리하자) 사상과 다르다. 초기에 국수國粹를 제창했던 사람들은 새로운 사상과 지식 도입을 결코 반대하지 않았다. 한의는 생존을 위한 싸움을 할 때마다 늘 '보존국수保存國粹'라는 구호로 여론을 형성했다. 이 구호는 표면적으로는 근대시기 크게 유행했던 사회진화론 구호인 '자연도태天演淘汰'와 서로 대립하는 것이었다. 하지만 중국 한의계의 대다수 사람들은 이 두 개의 그다지 정확하지 않은 구호를 통일시키려고 했다. 청말 이 몇 년 동안은 양무파의 '중학위체, 서학위용'과 개량주의 사상이 동일하게 지식인층에서 유행했다. 중국 한의계가 어떻게 하면 이런 사상들과 위에서 말한 구호를 '동서회통' 사상 위에서 통합시켜 나갈 것인가가 한의학 관련 여론 형성의 주요 임무였다. 저우쉐차오와 『의학보』는 4년 동안 이것을 홍보하기 위해 홀로 노력했으며 시종일관 '동서회통' 사상을 견지했다.

저우쉐차오가 동서의학에 대해 가졌던 견해들에는 독창적인 부분이 있었다. 그는 "한의가 스스로 설 수 있고, 서양의학의 침탈에도 소멸되지 않았던 까닭은 자신만의 도道가 있었기 때문이니, 곧, 한열허실寒熱虛實이다. 이 네 가지로 병을 논하면 스스로 설 수 있을 뿐만 아니라 설령 서의와 한의가 함께 치료에 임한다 해도 한의가 우세를 점할 것이다."[60] 저우쉐차오가 풍부한 임상 경험이 있었음을 알 수 있다. 저우쉐차오는 또 최초

59) 周雪樵.「惠書匯復」『醫學報』. 1904年. 第5期.

의 동서결합中西結合 의사였다. 그는 "저는 병을 치료할 때 무릇 치료 기구, 가령 온도계나 청진기 같은 것들은 모두 서법西法(서양의학의 방법—역자 주)을 사용하고, 처방을 내고 용약을 하는 것은 중법中法(한의학의 방법—역자 주)을 사용합니다. 급병이 생겼거나 한약中藥의 힘이 미치지 못하는 병에는 서약西藥으로 치료합니다"[61]라고 하였다. 이것은 당시로서는 비교적 합리적인 결합방식이었다.

2. 차이샤오샹蔡小香(1863~1913)

이름은 중쥔鍾駿, 호는 이어우軼鷗이며, 장쑤江蘇성 바오산寶山 사람이다. 집안이 대대로 의업에 종사했고, 부친 옌샹硯香(차이자오즈蔡兆芝(1825~1896), 옌샹硯香은 호—역자 주)은 부인과에 정통했다. 차이샤오샹은 청년시절 과거를 포기하고 가학家學을 이어받아 일생 동안 부인과를 전공으로 삼았다. 치료효과가 탁월하여 이름을 떨쳤다. 1907년 차이샤오샹은 저우쉐차오, 허롄천, 딩푸바오 등과 함께 상하이에서 중국의학회中國醫學會를 창립했으며, 회장을 맡았고, 아울러 『의학보』에 자금을 대어 지원했다. 청말 중국 한의계에 상당히 큰 영향을 끼쳤다.

---

60) 周雪樵 「論表裏寒熱」 『醫學報』. 1904年. 第6期.

61) 周雪樵 「敬告病家」 『醫學報』. 1904年. 第6期.

제3장 1911년 이후의 동서의학 논쟁 대사건 본말

제1절 프롤로그

1894년(갑오년) 이전에 있었던 동서의학 논쟁은 대부분 학술적인 내용에 국한되어 있었다. 간혹 의료정책을 논하기도 했지만 실천하기 어려운 것들이었다. 그렇기 때문에 동서의학 문제를 논했던 사람이 적지 않았고, 회통과 관련된 담론이 한때 성행하긴 했어도 사회적으로 한의와 서의라는 서로 대립적인 양대 세력을 형성하는 데까지 이르지는 못했다. 이것은 이 시기 서의들의 수가 아직 적었을 뿐만 아니라 대부분 외국인 선교사들이어서 공개적으로 한의를 적으로 돌리기가 쉽지 않았고, 또 이들의 중국어 수준과 한의학에 대한 지식도 한의와 논전을 벌일 만큼 충분치 않았기 때문이었다. 무술변법戊戌變法은 눈 깜빡할 사이에 지나가 학술적인 문제들은 정치적 싸움에 가려져 드러나지 않았다. 1900년 이후에 이루어진 신정新政은 과거를 폐지하고 학교교육을 활성화하는 데 초점을 맞추었다. 의학 분야 역시 서양의학의 도입과 함께 인재 양성을 주요 목표로 삼았다. 조정朝政은 전체적으로 한의를 돌아 볼 틈이 없었다. 이 시기 의학계의 변천에 대해서는 1장에서 이미 살펴보았다. 한 마디로 말해 민국 원년(1912) 이전에 이루어진 학술 논쟁은 대부분 어수선하게 진행되었고 정치적 투쟁도 겨우 사건의 단서만 갖춘 정도였다. 그러므로 이 책이 출판되기 이전에는 인물을 논하거나 사건을 서술한 것이 모두 제각각이었다. 사건들 사이에는 종종 십 수 년, 심시어 수십 년의 간격이 있었고, 전후의 인과관계가 서로 이어지지도 않았다.

민국 원년에 새로 제정된 학제學制에서 한의가 제외되었다. 이에 따라 중국 한의계는 구망청원救亡請願을 하고, 학교를 운영하기 위한 투쟁을 전개했다. 민국 4년에는 두 개의 서의 단체西醫會가 창립되었고, 중국의 의학 단체에는 한의와 서의의 구분이 생겨났다. 한의를 폐지하자는 논의는 청말부터 시작되었는데, 다만 민간에서 나왔다. 민국 원년 이후 한의폐지론자의 숫자가 점차 많아졌다. 1917년에 위윈슈余雲岫가 『영소상태靈素商兌』를 발표한 것은 결코 우연이 아니었다. 5년 뒤 윈톄차오惲鐵樵가 나와 응전應戰했고, 이것은 동서의학 사이의 전면적 학술 논쟁의 시발점이 되었다. 1925년 중국 한의계는 여론을 등에 업고 한의학을 학제에 편입시켜 줄 것을 재차 요구했다. 동서의학 사이의 분쟁은 정계 상층부로 옮겨갔다. 같은 해에 상하이의사공회上海醫師公會가 결성되어 한의폐지운동의 핵심부를 형성했다. 이에 한의와 서의가 서로 대치하고 이때부터 동서의학 사이의 논쟁은 하루도 조용한 날이 없었다. 1927년 정국이 돌변하여 난징정부南京政府가 위생부를 설치했고, 시에허병원 원장과 중화의학회 회장을 맡고 있었던 류루이헝劉瑞恒이 부부장副部長으로 취임하여 실권을 장악했다. 한의와 서의는 점차 빙탄氷炭처럼 서로 화합하기 어려운 상태가 되었다. 1928년 전국교육회의全國教育會議에서 왕치장汪企張이 한의폐지안中醫廢止案을 제창하여 앞장서고, 뒤이어 1929년 중앙위생위원회中央衛生委員會가 위윈슈가 제안한 한의폐지 안건을 통과시켰다. 사태가 여기까지 이르자 한의와 서의 사이의 싸움은 그 기세가 홍수와 같아 더 이상 막을 수 없게 되었다. 한의와 서의 사이의 혼전은 10년이나 계속되었고, 중·일전쟁이 발발하면서 비로소 조금 수그러들었다. 그 사이 중국 한의계는 두 차례 전국대표대회를 개최했으며 네 차례 전국 규모의 청원을 시도했다. 중앙국의관中央國醫館이 때에 맞춰 출현했지만 수년을 엎치락뒤치락했고, 이 과정에서 중국 한의계 내부에서도 학술적인 논쟁이 자주 일어났다. 한의와 서의 사이의 분쟁은 양측이 모두 정계 인사들을 이용했기 때문에 정계 상층부에서 집중적으로 일어났다. 1936년에 한의(중의)조례中醫條例가 공포되었고, 그다음 해 봄에는 한의(중의)위원회中醫委員會가 만들어졌다. 그다음 다음해에는 한의(중의)학교통칙中醫學校通則이 공포되었다. 이때 중·일전쟁이 일어났다. 이로 인해 동서의학 논쟁도 잠시 진정 국면에 접어들었다. 중·일전쟁 이후 국민당 정권은 원래의 태도에서 한 걸음 더 나아가 중·일전쟁의 와중에 겨우 명맥을 이어오던 한의 사업마저 마구잡이로 훼손했으며, 반한의反中醫 사건도 자주 일어났다. 중국 한의계는 다시 일어나 이것에 저항했고 이런 양상은 장제스蔣介石정부가 망할 때까지 계속되었다.

제3장 동서의학 논쟁 대사건 본말에서는 민국 원년 이후 일어났던 한의와 서의 사이의 논쟁들 중 중요한 사건들을 기술하였다. 그러나 이 시기의 상황은 대단히 복잡해서 모든 것을 한꺼번에 다 기술하기 어렵다. 따라서 한의학 교육과 관련된 내용들은 별도로 4장에서, 학술과 관련된 내용들은 5장에서 상세하게 다루려고 한다.

신해년(1911) 이후 중국 한의계는 생존과 발전을 위해 전국 한의계와 사회적 여론을 동원하여 모두 10차례 정도 직접 중앙정부를 상대로 투쟁했다. 지역에서 일어났던 항쟁은 일일이 다 열거할 수도 없을 정도였다. 한의와 서의 사이의 중요한 분쟁 사건들을 서술하기 앞서 이러한 10차례의 전국 규모 항쟁이 어떤 것이었는지 열거하면 다음과 같다.

① 민국 2년 11월, 신주의약총회神州醫藥總會의 예진수葉晋叔 등 19개 성시省市를 대표하는 한의구망청원단中醫救亡請願團이 베이양北洋정부 교육부와 국무원에 청원하여 한의를 학제에 편입시킬 것을 요구했다. 같은 해 12월에는 경사의학회京師醫學會 대표가 교육부에 청원했다.

② 1922년에는 베이양정부의 '의사(중의)관리 잠행규칙 醫士(中醫)管理暫行規則'에 반대했다.

③ 1925년에는 중화교육개진사中華教育改進社와 전국교육연합회全國教育聯合會에서 교육부에 청원하는 안을 통과시키고, 한의학을 학제에 편입시킬 것을 재차 요구했다.

④ 1929년 3월 17일 전국의약단체대표대회全國醫藥團體代表大會에서 한의폐지안中醫廢止案에 반대했다.

⑤ 1929년 12월 전국의약단체임시대표대회全國醫藥團體臨時代表大會에서 한의를 경시하고 차별대우하는 것에 반대했다.

⑥ 1934년 1월 22일, 전국 한의약계 대표 자격으로 팡푸젠方富建, 딩중잉丁仲英 등 54인이 국민당 사중전회四中全會에 청원했다.

⑦ 1936년 12월 3일, 중국 한의계는 18개 성시省市에서 120여 명의 대표를 모아 난징南京정부 입법원立法院에 청원했다.

⑧ 1946년 8월부터 11월까지 딩지완丁濟萬, 주허가오朱鶴皐, 장원팡蔣文芳 등 상하이중의학교上海中醫學校 책임사와 전국한의약계청원단全國中醫藥界請願團이 난징정부 행정원行政院에 청원했다.

⑨ 1947년 5월 30일, 정만징鄭曼青, 셰후이둥謝匯東 등 10인이 난징정부에 진입하여 단식과 함께 청원했다.

⑩ 1948년 5월, 국민당이 개최한 국대國大에 한의대표 라이사오훈賴少魂, 천춘런陳存仁 등 10인이 '우리나라 고유의약을 발양하여 민족 건강을 확보하고 국익 손실을 막아 국가의 근본을 튼튼히 하는 안發揚我國固有醫藥以確保民族健康幷塞漏巵而固國本案'을 제출했다.

총 10차례에 걸친 투쟁의 목적은 다음 4가지를 벗어나지 않았다.

첫째, 한의와 서의는 정치적으로 평등하며, 정부는 한의 발양發揚을 제창할 것.

둘째, 한의학 교육을 합법화할 것.

셋째, 국가가 출자해서 한의 사업을 지원할 것.

넷째, 국가기관에 한의 인력을 고용할 것.

하지만 38년에 걸친 투쟁에도 불구하고 위의 네 가지 중 어느 한 가지도 실제로 이루어내지 못했다. 한의와 서의 사이의 분쟁 과정을 간략하게 기술한 이 프롤로그를 통해 독자들은 근대시기 한의학이 처한 위치를 대략 파악하였을 것이다. 물론 이른바 대사건이란 중국 한의계의 항쟁만이 전부가 아니다.

제2절 논쟁의 중심지와 유명한 논전論戰

1. 상하이上海

동서의학 논쟁이 격화된 이후 상하이는 줄곧 논쟁의 중심지 역할을 한 전쟁터였다. 민국 원년의 중국 한의계 구망청원救亡請願으로부터 1938년 충칭重慶 국민당정부가 「한의(중의)학교입안잠행통칙中醫學校立案暫行通則」을 공포할 때까지 20년 동안 학술적·정치적 투쟁의 큰 사건들은 대부분 상하이에서 발생했다. 이 기간 중국 정국은 몇 차례 큰 변화를 겪었다. 중앙정부만 해도 처음에는 베이징에 있다가 후에 난징南京으로 옮겼고, 또 다시 충칭重慶으로 밀려났다. 하지만 큰 사건들은 모두 상하이에서 처음 시작되었다.

상하이에서 발생했던 논전으로는 1922년 원톄차오惲鐵樵가 『군경견지록群經見智錄』을 저술해서 『영소상태』를 비판한 것이 최초이다. 그다음 해에 원톄차오는 또 『상한론연구傷寒論研究』를 저술했다. 이 기간 동안 위원슈余雲岫는 세 차례에 걸쳐 공개편지를 보내 원톄차오를 반박했다. 거만하고 안하무인격인 태도였다. 원톄차오가 뒤로 물러나는 듯한 기색을 보이자 위원슈는 자신이 큰 승리를 거둔 것으로 간주했다. 2년 후 한의 루진쑤이陸錦燧(진성晋笙)가 『국의잡지國醫雜誌』에 「중서의학론 비교校中西醫論」를 발표하여 서양의학에 대해 조목조목 따져 비판했다. 위원슈는 이 잡지의 주편主編이었던 장타이옌章太炎을 통해 「중화 구의의 결핵병 개념 변천사中華舊醫結核病觀念變遷史」를 실어 반격을 가했다. 여기까지는 아직 학술적인 논쟁의 범위를 벗어나지 않았다.

1925년, 한의들이 한의학을 대학 학제에 포함시키기 위해 힘을 다해 투쟁했다. 위원슈는 각 성에 전보를 보내 서의계를 독려했고, 다른 한편으로 「구의학교 체계안 반박舊醫學校系統案駁議」이라는 글을 썼다. 중국 한의계에서 이 문제에 대해 논쟁을 벌인 사람이 10여 명이나 되었다. 그런데 이번에는 주로 정치적 투쟁이었다.

1928년 가을 루위안레이陸淵雷가 「서의계의 노예파西醫界之奴隷派」라는 글로 서의를 공격함으로써 논쟁이 절정에 이르렀다. 이 글은 논쟁을 대표하는 글로 선택되었다(이 장章의 마지막 절節을 볼 것). 루위안레이는 또 「청위잉의 세균에 대한 논의를 반박함駁曾毓英君論細菌」이라는 글을 쓰기도 했다. 이런 활약으로 루위안레이는 중국 한의계의 파수꾼으로 일컬어졌다. 1933년 이전, 루위안레이는 뛰어난 문장과 말솜씨로 중국 한의계 제일의 논객으로 꼽혔고, 많은 사람들이 그를 위원슈와 더불어 서로 쌍벽을 이루어 대적할 만하다고 여겼다. 하지만 루위안레이는 1933년 중앙국의관에서 자신의 뜻을 이루지 못한데다 1935년 그의 스승인 원톄차오가 세상을 떠나자 결국 자신의 소신을 바꾸었고 이전의 과

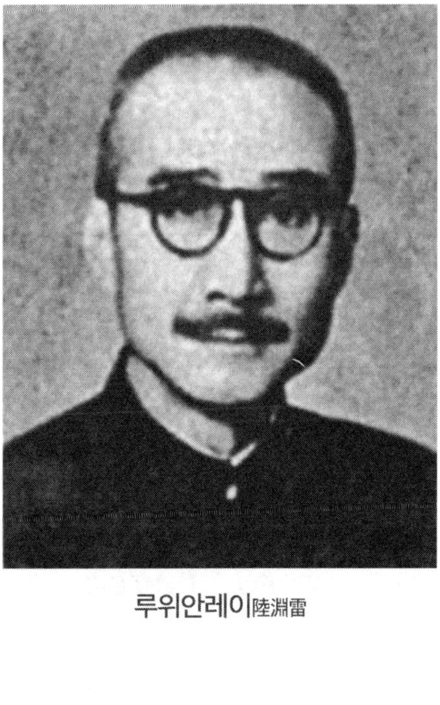

루위안레이陸淵雷

오를 후회했다.

1931년에는 루스어陸士諤가 나서서 『금강찬보金鋼鑽報』를 발판으로 위원슈 등(『사회의보社會醫報』를 거점으로 삼았음)과 수개월 동안 논박을 주고받았다. 각기 쏟아낸 글만 해도 수만 자에 달했다. 이 큰 논쟁은 이미 비난에 가까웠으며 양쪽이 다 서로 크게 이겼다고 생각하고 전투를 마쳤다. 하지만 루스어가 서술한 한의학에 대한 자기 인식 과정은 읽어볼 만한 가치가 있다.

상하이에서 이루어진 동서의학 논쟁은 후에 중도파의 존재를 허용하지 않는 단계로까지 발전했다. 1935년 한의과학화中醫科學化를 강력히 주장해서 유명해진 탄츠중譚次仲은 『중서의약中西醫藥』의 편집을 맡았던 몇몇 청년들로부터 비판을 받았다. 탄츠중은 이들로부터 사슴도 아니고 말도 아닌 비록비마非鹿非馬의 잡종의雜種醫, 노새의騾子醫라고 욕을 먹었다. 이 청년들은 대부분 루위안레이의 학생들이었다. 하지만 이들은 루위안레이도 그냥 두지 않았다. 이 청년들은 중국 한의계에서 뛰쳐나온 반한의파였으며 후에 모두 추민이褚民誼, 위원슈의 깃발 아래 모였다.

2. 베이핑과 톈진(핑진平津)

베이징에서 동서의학과 관련된 최초의 논쟁이 벌어진 것은 『신보晨報』 문화면에서였다. 1923년 베이징희극학교北京戲劇學校의 유명한 교사였던 천다베이陳大悲가 성홍열에 걸려 동인병원同仁醫院에 입원했다. 그는 병원에서 사망률이 상당히 높은 것과 환자들이 제대로 관리되지 못하는 것을 보았다. 특히 얼음주머니를 이용하여 체온을 떨어뜨리는 것에 대해서는 나름대로의 소신도 있었다. 이런 이유로 그는 『신보』에 글을 썼다. 이 글을 보고 『신보』의 주편主編 쑨푸위안孫伏園과 서의사 주치뤄朱企洛가 서의를 변호하는 글을 실었다. 『신보』의 문화면에는 이따금씩 이런 종류의 글들이 출현했다. 1925년에는 마침내 쑨중산孫中山이 한약中藥을 복용하여 병을 치료하는 것에 관해 논쟁이 벌어졌다.

1926년 이후 핑진平津지역에는 『의학주간醫學週刊』이 등장했다. 그리고 이 간행물의 창간을 전후해서 베이징의 『세계일보世界日報』와 톈진天津의 『대공보大公報』 등에서도 문화면을 제작하기 시작했다. 이 간행물을 창간한 사람들은 시에허병원協和醫院에 근무하는 중국 국적의 청년의사들인 천즈첸陳志潛, 주지칭朱季青, 자쿠이賈魁, 리전펜李振翩, 추푸탕褚福棠, 후마오롄胡懋廉, 위허余賀, 루융춘盧永春 등이었다. 저명한 학자 양지스楊濟時와 저우쭤런周作人이 이들을 후원했다. 1928년 이들은 병인학사丙寅學社를 조직했고, 이것은 북부지역 반한의反中醫 활동의 중심이 되었다. 이런 상황은 상하이에서의 동서의학 논쟁 격화와 서로 맞물려 있었다. 그해에 베이양의학당北洋醫學堂 출신의 서의사 장윈중張蘊忠이 「중서의학융화론中西醫學融化論」이라는 논문을 써서 중화의학회中華醫學會 제7차 대회에 제출했다. 이 논문은 학회 석상에서는 발표되지 못하고 10월 3일자 톈진의 『대공보』에 게재되었다. 그는 서의계西醫界에서 동서의학 회통中西醫匯通을 공개적으로 옹호했던 최초의 인물이었다. 이 글에 대해 의학계 밖에서 한의폐지파中醫廢止派를 지지했던 역사학자 장사오위안江紹原이 반박하는 글을 실었다. 1929년에는 자유셴賈猷先(자쿠이賈魁)도 재차 반박하는 글을 실었다. 이처럼 핑진平津에서의 동서의학 논쟁은 서의계 내부에서 먼저 일어났다. 조금 뒤에 장시춘張錫純이 톈진에서 『익세보益世報』라는 의약 주간지에 「중서의리상동론中西醫理相同論」이라는 글을 실었다. 이 글은 원래 조화調和에 관한 글이었다. 이 무렵 상하이에서는 한의와 서의 사이가 이미 빙탄氷炭과 같은 관계가 되어 있었다. 이에 장시춘은 평소의 지론에 입각하여 몇 가지 예를 들면서 동서의학 이론에 이전부터 서로 통하는 부분이 있음을 설명했고 서로 감정적인 싸움이 옳지 않음을 주장했다. 얼마 뒤에 자유셴이 장시춘의 글에 논쟁하는 글을 썼다. 자유셴의 관점은 아래와 같았다.

"많은 학자들이 우리나라의 옛 의학을 아직까지 다 발굴되지 않은 보고寶庫와 같은 것으로 믿고 있다. 이것이 미신이든 아니든 상관할 필요가 없다. 그렇지만 결국 누군가는 발굴작업을 해야 할 것이다. 그러나 이 발굴 방법이 서양학설을 억지로 갖다 붙여 옛 선인들의 잘못을 은폐하고 이로써 존고수구尊古守舊하는 악습을 반복하게 하는 것이어서는 안 된다. 도리어 반대되는 작업을 해야만 한다. 바로 옛 선인들의 모든 근거 없는 현설玄說을 바로잡아 우리나라 옛 의학이 과학의 궤도로 진입하게 하는 것이다."[1)]

이런 생각은 비록 회통파와는 달랐지만 위윈슈가 한마디로 잘라 한의학 이론 전체를 부정했던 것과 비교한다면 조금 더 객관적이었다. 이처럼 핑진 지역에서의 논쟁은 줄곧 학자적

---

1) 賈猷先.「爲'中西醫理相同論'致張錫純君」『醫學周刊集』第三卷.

태도를 잃지 않았다. 『의학주간집醫學週刊集』에 게재된 서의들의 글 역시 대부분 신중했다.

1934년, 『독립평론獨立評論』에서 비의학계非醫學界 학자들을 중심으로 한의와 서의를 평가하는 논쟁이 전개되었다. 이들 중 한의를 가장 적극적으로 반대했던 사람은 푸멍전傅孟眞(푸쓰녠傅斯年, 1896~1950)이었다. 그리고 이에 맞서 한의를 옹호했던 사람은 류쉐쥔劉學浚이었다. 푸멍전이 취했던 극단적인 관점은 아래와 같다.

"현재 중국에서 가장 수치스럽고, 원망스러우며, 낙담케 하는 일은 비환匪患[2]도 아니고, 외환外患[3]도 아니며, 이른바 서의와 한의 사이의 논쟁이다. … 학교를 연 지 40여 년이 지났는데도 한의가 여전히 문제인가! 신식 교육을 받았다는 사람들이 아직도 거기서 한의가 말하는 오행육기 같은 헛소리를 듣고 있는가! 스스로를 근대화된 인간이라 외치는 사람들이 아직도 그 곳에서 정치적·사회적 역량을 동원하여 한의의 수호자 역할을 하고 있는가!", "나는 곧 죽을지언정 한의에게 도움을 청하지 않을 것이다. 이렇게 하지 않으면 내가 받았던 교육에 미안하다는 생각이 들기 때문이다."[4] 푸멍전의 견해는 전형적인 전반서화주의全般西化主義의 관점이었고 그 당시 지식인 사회 일각의 생각을 대표하는 것이었다. 당시 지식인들은 대부분 서의를 옹호하는 경향이었다. 예를 들어 량치차오梁啓超는 1926년 「나의 병과 시에허병원我的病與協和醫院」이라는 글을 6월 2일 자 『신보』 문화면에 발표했다. 그는 비록 서의가 완전하지 않다 하더라도 중국사회가 서의를 육성할 것을 희망했다. 후스즈胡適之(1891~1962)는 젊은 시절 한의의 도움을 확실하게 받았지만(황기黃芪를 다량으로 복용하여 단백뇨蛋白尿를 치료했다) 한의를 좋게 말하지 않았다. 1928년 중국 한의계에서 그를 방문했을 때 그는 한의학에는 "학리라는 것이 조금도 없어, 법으로 삼을 만한 것이 못 된다毫無學理, 不足爲法"[5]고 말했다. 또 량수밍梁漱溟(1893~1988)도 한의학 서적이 셀 수 없이 많지만 그 중에서 진정한 지식은 지극히 적다고 생각했다. 또 한의학의 연구방법도 잘못되었다고 보았다. 루쉰魯迅(1881~1936)의 한의 비판은 이미 잘 알려져 있다.

---

2) 도둑이나 강도로 인한 근심 걱정. 국가 내부의 환란으로 인한 근심 걱정. 역자 주.

3) 외국의 침략으로 인한 근심 걱정. 역자 주.

4) 傅孟眞. 「所謂國醫」 『大公報』. 1934年. 8月 5日.

5) 張贊臣. 「小言論」 『醫界春秋』. 1933年. 第77期.

3. 충칭重慶

1944년 말부터 1945년 초까지 충칭에서는 작은 논쟁이 발생했다. 먼저 1944년 10월 2일 궈모뤄郭沫若(1892~1978)가 『신화일보新華日報』에 「중의 과학화의 제안中醫科學化的擬議」이라는 글을 실었다. 이 글의 전체적인 취지는 동서의학의 경계를 허물어 현대화된 중국의학을 건설하자는 것이었다. 하지만 한의에 대해 다음과 같이 말했다.

한의가 치료가능한 병들은 저절로 좋아지는 병이다. 한의들은 ① 병자에게 믿음을 주어서 우선 정신적인 안위를 얻게 한다, ② 여기에 더해 비타민이 풍부한 한약을 복용시켜 기름진 음식과 흰 쌀밥만 먹는 부유층 환자들에게 때마침 비타민을 보충할 좋은 기회를 준다, ③ 게다가 약값이 적당해서 별로 머리를 아프게 하지 않는다, ④ 또 여기에 기름진 고기를 피하라는 등등 피해야 하는 음식이 많아 인체의 부담과 소모를 덜어준다. 이렇게 하면 당연히 병도 쉽게 좋아질 것이다. 치료할 수 있는 병은 많고, 치료할 수 없는 병은 소수에 불과하다. 그리고 치료할 수 없는 병은 그 어떤 의사라도 쉽게 좋아지게 할 수 없다. 이렇기 때문에 한의 또한 영험靈驗한 것처럼 비춰져 수천 년 동안 전통적 존엄을 유지해왔다.

중국 한의계로서는 이런 관점을 받아들이기 어려웠다. 그러므로 왕더쥔王德雋, 청룽량程榮梁, 옌궁천顏公辰 등이 연이어 글을 써 논쟁을 벌였다. 궈모뤄는 뒤에 「중의 과학화 문제에 관한 상세한 설명申述關於中醫科學化的問題」이라는 글을 다시 써 자신은 결코 한의약을 반대하지 않으며 자신의 의도는 과학을 제창하는 데 있었다고 설명함으로써 논쟁은 흐지부지 끝났다.

제3절 근대 중국 한의학 관련 간행물의 간략한 소개

신문과 잡지는 근대 중국 동서의학 논쟁에서 여론을 형성하는 주요 수단이었다. 중국 한의계와 서의계는 모두 이 수단을 십분 활용했다. 상하이중의학원上海中醫學院 의사박물관醫史博物館의 통계에 따르면 1904년[6]부터 1965년까지 61년 동안 출판된 한의 간행물이 모두

6) 上海中醫學院醫史博物館 編.『六十年來中醫報刊目錄』. 1965년. 이 책에서는 周雪樵 編『醫學報』가 1905年에 창간했다고 되어 있다. 잘못되었다.

506종에 이른다고 하였다. 이 간행물들 중 중화인민공화국 수립 이전에 출판된 것은 모두 463종이다. 당연히 실제 숫자는 이보다 더 많아서 500종에 근접할 것으로 추정된다. 청말에는 한의 잡지 수가 적었다(이 책의 2장 7절 참조). 민국 초기에도 잡지 수는 여전히 많지 않았다. 그러다가 1920년대에 들어서면서 점차 증가하는 추세를 보이고, 1930년대에 전성기를 이룬다. 그러나 중·일전쟁이 발발하면서 급격하게 줄어드는 양상을 보인다. 위에 기술한 500종 가량의 잡지 가운데 대략 40% 정도는 1930년대에 창간되었다. 1935년 쑹다런宋大仁과 선징판沈警凡이 의학 분야의 정기간행물을 조사했는데 한의와 서의 정기간행물의 총 수는 315종이었으며, 이 중 서의 잡지가 178종, 한의 잡지가 137종이었다. 이 간행물들은 16개 성시에 고르게 분포되어 있어[7] 그 당시 한의학계의 학술적 활기를 잘 보여준다. 한의학계의 보수적 태도에 줄곧 불만을 표시했던 루위안레이도, "중국 한의계가 모든 일에서 뒤쳐져 있지만, 유독 잡지 출판에서는 구미歐美와 비교해도 거의 차이가 없다"[8]고 했다. 물론 이 잡지들 중 대부분이 오래 지속되지 못하고 단명했으며, 내용이 조잡한 것도 있었고, 학술적 수준 또한 해방 이후, 특별히 최근의 한의학 잡지와는 비교할 수 없을 정도였다. 하지만 이 잡지들 중 몇 십 종은 오랫동안 발간되면서 근대 중국 한의가 발전하는 데 큰 공헌을 했다. 이 절에서는 이 잡지들 중 동서의학 논쟁과 밀접한 관계가 있는 것들을 선별하여 대표적인 인물과 함께 간략하게 소개한다. 각 절에서 이미 소개했던 인물들은 생략한다.

1. 『소흥의약학보紹興醫藥學報』

1908년 6월 허롄천何廉臣과 추지성裘吉生이 사오싱紹興에서 창간한 잡지다. 이 잡지는 『의학보』보다 조금 늦게 창간되었지만 장기간 지속되었으며, 근대 중국 한의역사에서 가장 오랫동안 발간된, 그리고 계열 출판물이 가장 많았던 잡지였다. 이 잡지는 1922년 12월까지는 사오싱에서 출판되었다. 항저우로 이사를 가면서 『삼삼의보三三醫報』로 이름을 바꾸고,

7) 宋大仁, 沈警凡.「全國醫藥期刊調查記」『中西醫藥』. 1935年. 第1~3期.

8) 汪浩權.『中國醫藥論文選・陸序』. 1949.

추지성이 주편을 맡았으며, 월간月刊에서 순간旬刊으로 변경하여 연간 33회 발간했다. 이 잡지는 1929년까지 계속 발간되었는데, 사오싱에서 발간되던 기간에는 월간출판물 외에 『소흥의보대증간紹興醫報大增刊』을 6회, 『소흥의약학보 일요증간紹興醫藥學報星期增刊』을 158회 발행했고, 아울러 『소흥의약총서紹興醫藥叢書』라는 이름으로 고의서 110종을 교정하여 발간했다. 『소흥의약학보』 계열에 속하는 출판물로는 1924년 허롄천과 차오빙장曹炳章이 함께 만든 『소흥의약월보紹興醫藥月報』와 『소흥의약학보회편紹興醫藥學報匯編』도 있다. 『삼삼의보』로 발행하던 기간에는 총서인 『삼삼의서三三醫書』 99종과 『독유용서루의서讀有用書樓醫書』 33종, 그리고 『부계의술鮮溪醫述』 20종을 출판하였다. 1936년에는 추지성과 천춘런陳存仁이 합작하여 『진본도서집성珍本圖書集成』 90종을 출판하기도 했다. 추지성 다음에는 차오빙장曹炳章이 이어 받아 『잠재의학총서潛齋醫學叢書』 14종을 편집했다. 가장 마지막에 차오빙장이 편집한 『중국의학대성中國醫學大成』은 365종 1,000책冊으로 근대시기에 발간한 한의학 총서叢書 중 규모가 가장 컸지만 안타깝게도 중·일전쟁의 발발로 완성되지 못했다.

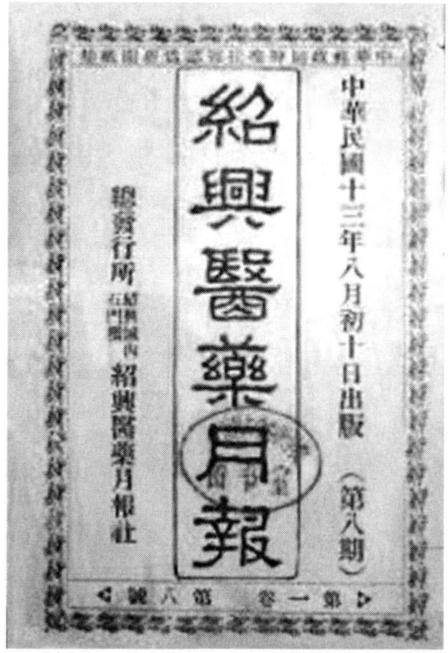

『소흥의약월보紹興醫藥月報』

『소흥의약학보』 계열의 공적은 두 가지로 정리된다. 이 잡지는 초기(1922년 이전) 중국 한의계의 학술 교류가 이루어지는 주요 무대 역할을 했는데, 저명인사 대다수가 이 잡지에 글을 실었다. 예를 들어 장시춘의 많은 저작들이 모두 이 잡지에 먼저 발표되었다. 이 시기에 이 잡지의 학술적 수준은 상당히 높았으며, 의학계에 대한 영향력도 매우 컸다. 뒤로 오면서 이 잡지는 계열 출판물로 많은 의서들을 잇달아 정리, 출판하여 한의학을 보급하고 선양하는 데 큰 역할을 했다. 또 이 잡지의 계열 출판물에 관여했던 주요 인물 세 사람은 모두 시대의 흐름에 맞추어 중서융회中西融會를 주장했다. 이들이 근대 중국 한의계에 끼친 영향은 가볍게 볼 수 없다.

첨부: 허롄천何廉臣, 추지성裘吉生, 차오빙장曹炳章의 간략한 전기

1. 허롄천何廉臣(1861~1929)

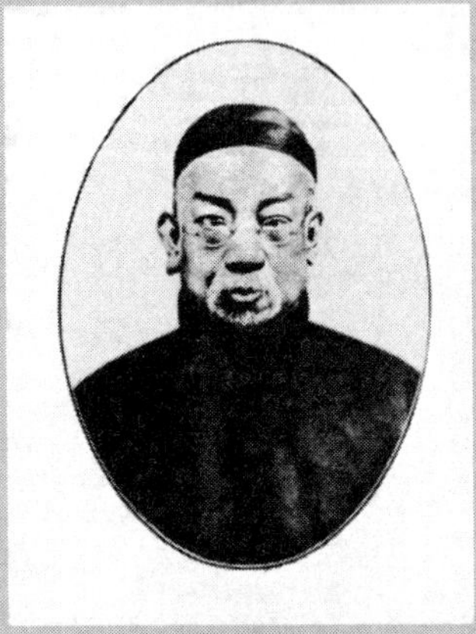

허롄천何廉臣

이름은 빙위안炳元이고, 저장浙江성 사오싱紹興 사람이다. 청말의 명경明經(공생貢生의 다른 이름—역자 주)이었다. 어려서부터 경서를 읽으면서 겸하여 의학을 익혔는데 갑오년을 전후해서는 유학을 포기하고 의학만을 전적으로 공부하여 의사로서 명성을 얻었다. 경자년(1900) 이후에는 동서의학 회통을 위해 서학西學 도입을 맡은 바 임무로 삼았다. 최초의 전국한의단체를 조직하는 작업에 참여했고, 딩푸바오丁福保, 저우쉐차오周雪樵, 차이샤오샹蔡小香 등과 긴밀하게 왕래했다. 허롄천은 일생동안 임상 연구에 힘썼으며, 저술 또한 풍부하다. 한의학 교재 편찬에 7년간 힘을 쏟아 그 공헌한 바가 대단히 크다. 그러나 벽재僻材(생소한 약물, 매우 드물게 쓰이는 한약재—역자 주)를 즐겨 사용해서 루쉰魯迅의 풍자 대상이 되기도 했다.

2. 추지성裘吉生(1872~1947)

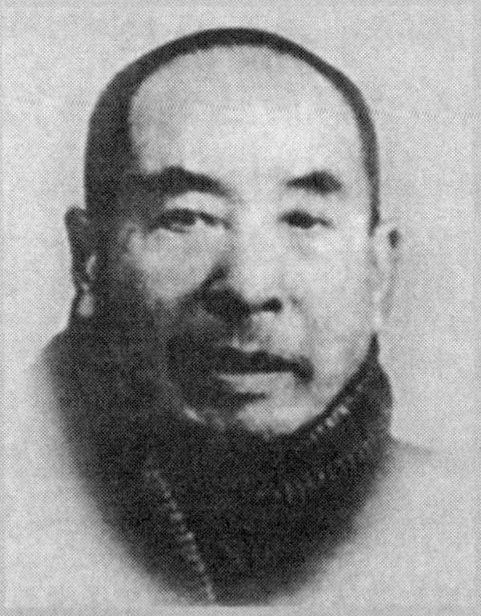

추지성裘吉生(1872~1947)

이름은 칭위안慶元이고, 저장浙江성 성현嵊縣 사람이다. 청년 시절에 장사를 배우면서 스스로 한의학을 익혔다. 신해년을 전후해서는 생계 도모를 위해 주로 동북지역에 머물렀다. 이 기간에 고의학 서적에 관심을 가져 많은 책들을 사들였다. 평생 저술, 편집하여 발간한 의서가 수백 종에 이른다. 1929년에는 한의를 지키기 위해 동분서주하기도 했고, 학술적으로는 동서합류中西合流에 힘을 쏟았다.

3. 차오빙장曹炳章(1877~1956)

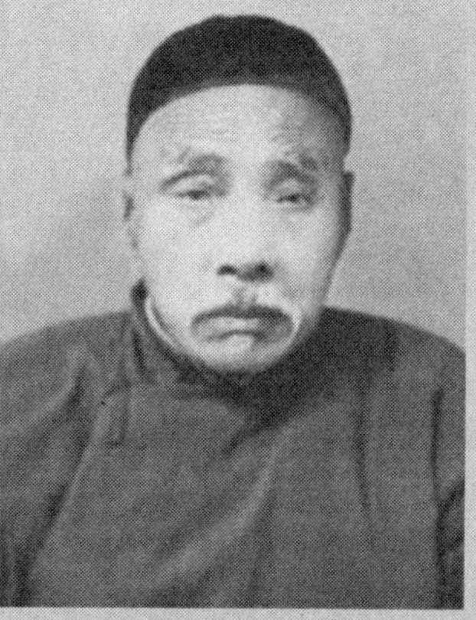
차오빙장曹炳章(1877~1956)

이름은 츠뎬赤電이다. 저장성 인현鄞縣의 상인 집안에서 태어나 14세에 약방藥房에 견습생으로 들어갔다. 차오빙장은 의학에 취미가 있었으며, 사오싱의 명의인 팡샤오안方曉安으로부터 의학을 배웠다. 1913년 화제약국和濟藥局을 개업했고, 허롄천 등 인사들과 매우 친하게 지냈다. 중화인민공화국 수립 이후에는 사오싱시 정협위원政協委員과 『절강중의약월간浙江中醫藥月刊』의 총 편집인을 맡기도 했다. 차오빙장은 60여 년을 학문에 뜻을 두어 저술이 매우 많았다. 또 의서 8,000여 종을 잇달아 수집했으나 일본인들에 의해 모두 훼손되었으며, 그가 편집을 맡았던 『중국의학대성』의 큰 뜻 또한 실현되지 못했다. 대단히 애석한 일이다.

2. 『신주의약학보神州醫藥學報』

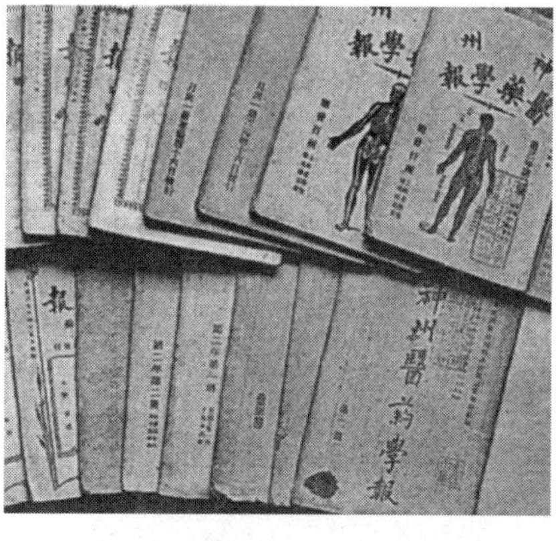
『신주의약학보神州醫藥學報』

1913년 5월 상하이에서 창간되었으며, 1916년 10월에 정간되었다. 주편主編은 위보타오余伯陶와 바오스성包識生이 맡았다. 1923년 10월 복간되었고 바오스성이 주편을 맡았다. 1925년 4월 다시 정간되었다. 이 학보는 초기 중국 한의계의 여론을 대표했으며, 한의계를 결집시켜 베이양정부를 상대로 투쟁하는 수단이 되었다. 학술적으로는 동서회통中西匯通을 주장했다.

첨부: 위보타오余伯陶의 간략한 전기

위보타오余伯陶(1868~1922?) 자字는 더쉰德勛이다. 상하이 자딩현嘉定縣 사람으로 한의에 정통했다. 1906년 리핑수李平書 등이 상하이의무총회上海醫務總會를 결성할 때 위보타오는 이사董事를 맡았다. 1907년에는 저우쉐차오, 차이샤오샹 등과 협력하여 중국의학회中國醫學會를 창설했고, 이 학회의 평의원評議員이 되었다. 신해년 이후에는 신주의약학회를 창설했으며 한의 진흥을 자신의 소임으로 삼았다. 민국 원년에 학제가 새로 개편되면서 한의가 학제 밖으로 밀려나자, 위보타오 등은 3년 내내 전국에 이 사실을 두루 알렸으며, 한의구망청원단中醫救亡請願團을 결성한 다음 베이징에 가서 청원했다. 1917년 신주의약전문학교神州醫藥專門學校를 상하이에 개설하였으나 애석하게도 얼마 지나지 않아 문을 닫았다. 『서역결미鼠疫抉微』 등의 책이 널리 알려져 있다. 한의의 개량에 힘썼고, 특히 한의학 교육을 중요하게 여겼다. 그는 앞날을 멀리 내다보는 혜안을 가진 인물이었다.

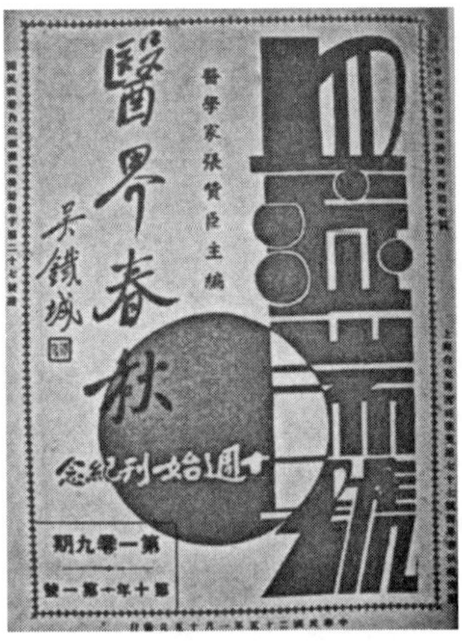

『의계춘추醫界春秋』
10주년 기념호

3. 『의계춘추醫界春秋』

1926년 5월 장짠천張贊臣 등이 상하이에서 창간했다. 이 잡지는 중국에서 동서의학 논쟁이 격화된 이후 한의계 여론을 형성하는 중요한 역할을 했다. 날카로운 반응, 내세운 이론의 신중함, 그리고 활력 넘치는 내용이 특징이었다. 이 잡지는 학술적으로나, 정치적으로나 당시 중국 한의계를 이끌어가는 주도적 역할을 감당했다. 1926년에서부터 1937년까지 11년간 지속적으로 발간되어 중국에서 동서의학 논쟁이 격화하던 격동의 시기 전체를 관통한다. 그러므로 이 시기 역사를 연구하는 데 가장 중요한 잡지다.

첨부: 장짠천張贊臣의 간략한 전기

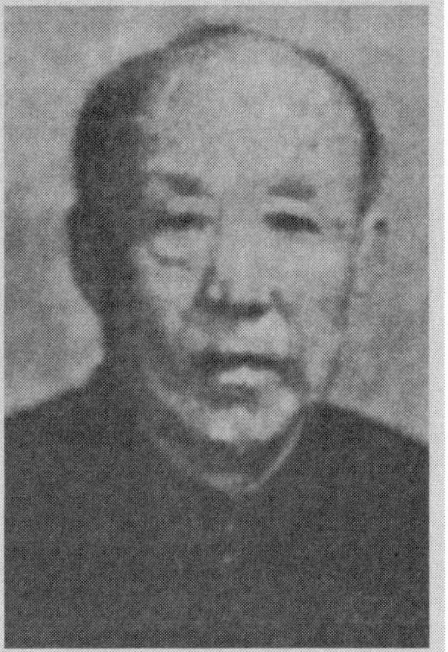

장짠천張贊臣

장짠천張贊臣(1904~1993)의 자字는 지쉰紀勛이고, 만호晩號는 후써우壺叟로 장쑤江蘇성 우진武進 룽후蓉湖 사람이다. 집안 대대로 의업에 종사했으며, 조부인 유밍有銘과 부친인 보시伯熙 모두 당시 의원으로 유명했다. 장짠천은 어려서부터 집안의 가학家學을 이어받았으며, 장성해서는 셰리헝謝利恒, 차오잉푸曹穎甫, 바오스성包識生 등 명의들을 사사했다. 1926년 상하이중의대학上海中醫大學을 졸업했다. 내과·외과·부인과·소아과·이비인후과 등의 각 과에 정통했는데, 특히 외과와 인후과에 뛰어나 교장인 셰리헝謝利恒의 신임이 매우 두터웠다.

장짠천이 한(중)의대를 막 졸업했을 때는 동서의학의 대립이 날로 날카로워지던 시기였다. 한의폐지를 주장하는 사람들이 정부의 힘을 등에 업고 선전과 공격을 계속했고, 한의들은 여전히 낡은 틀에 얽매여 진취적인 생각을 하지 못하고 있었다. 이때 그가 동지들을 규합하여 『의계춘추』라는 잡지를 창간하고 주편을 맡았다. 이 잡지는 1926년부터 1937년까지 시종일관 중국 한의계의 여론을 이끄는 중심 역할을 했다. 1928년 이후 국민당정부가 한의를 심하게 탄압하고 한의폐지를 시도함에 따라 이 잡지는 중국 한의계를 단결시키고 여론을 형성하여 국민당정부를 상대로 투쟁하는 강력한 수단이 되었다. 1929년 난징정부가 한의폐지안廢止中醫案을 통과시키자 장짠천은 전국의약단체대표대회全國醫藥團體代表大會를 소집할 것을 제일 먼저 제의했고 대회의 주요 조직자 가운데 한 사람이 되었다.

장짠천은 한의학 교육에 누구보다도 열심이었다. 중화인민공화국 수립 이전까지 중국의학원中國醫學院 이사, 쑤저우국의연구원蘇州國醫研究院 강사 등을 역임했다. 1937년 위우옌余無言 등과 함께 힘을 합쳐 상하이중의진과학교上海中醫專科學校를 설립했다. 하지만 피점령 지구의 조계租界 고도孤島(일본군 점령시대 상하이 조계 지구의 다른 이름—역자 주)에서 한의학 교육中醫敎育을 계속 유지하기란 실로 어려운 일이었다.

중화인민공화국 수립 후 장짠천은 혁명 작업에 적극적으로 참여했다. 상하이시 위생국 중의처中醫處 부처장, 상하이시 문헌연구관文獻硏究館 부관장, 상하이중의학원上海中醫學院 교수, 오관과五官科학 교실 주임 등의 직책을 역임했다.

장짠천은 조국을 뜨겁게 사랑했고, 한의를 뜨겁게 사랑했다. 지론이 공명정대하고 교우관계도 돈독했다. 일생을 근면하게 살았으며, 공을 독차지하지 않고 남에게 돌렸고, 후학들에게 도움을 주면서 차근차근 잘 가르쳐 사표師表가 될 만했다. 또한 학문 연구와 저술에도 힘써 『중의역대사략中醫歷代史略』, 『중의진단학강요中醫診斷學綱要』, 『본초개요本草概要』, 『정간경혈치료학精簡經穴治療學』 등 모두 10여 종의 저서를 출간했다.

4. 『국의정언國醫正言』

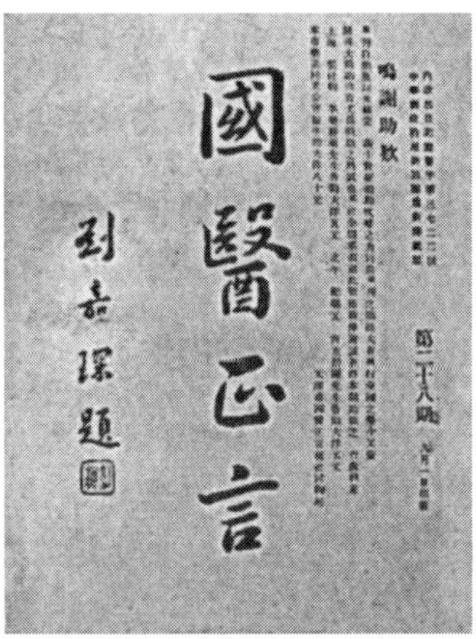

『국의정언國醫正言』

1934년 6월 천청위안陳曾源(자字는 쩌둥澤東)이 톈진에서 창간했고 1937년 7월 정간되었다. 톈진국의연구회天津國醫硏究會에서 발행했다. 이 잡지는 동서의학 논쟁이 격화하던 시기에 북부 지역에서 출현한 중요한 잡지였다. 관점은 보수 쪽으로 치우쳐 있었고, 공개적으로 "국수國粹를 보전함으로써 동포들의 건강을 지키며, 서의西醫를 미신迷信하는 몽혼夢魂에서 깨어나게 하는 것을 주요 취지로 한다"[9]고 천명했다. 주편 선언에서는 "무릇 익세제민益世濟民의 도道는 오래 전 고인古人들이 창안한 것이다. 후세에 이 법을 지키는 자가 있어야만 그 도가 바야흐로 오래 보존될 것이다. … 원컨대 기황岐黃(한의학의 고전 『황제내

9) 「啓事」『國醫正言』 滙訂本 第一集.

경』에서 서로 문답을 주고받은 황제黃帝와 기백岐伯을 가리킴—역자 주)의 법을 지키는 사람이 되고자 한다"[10]고 하였다. 천청위안은 도道의 보위保衛를 자신의 소명으로 여겼다. 그러므로 당시 오행, 운기론을 보전하는 데 힘을 쏟았던 사람들, 예를 들어 창사長沙의 우한셴吳漢仙 같은 사람들이 자주 이 잡지에 장편의 논문을 발표했고, 서양의학을 비판하는 글 또한 비교적 많이 게재되었다.

5. 『국의지주國醫砥柱』

1937년 1월 양이야楊醫亞가 베이핑北平에서 창간했으며, 1948년 9월 정간될 때까지 지속적으로 발간하였다. 이 잡지는 중·일전쟁 기간에 적의 점령 구역 안에서 가장 장기간 지속적으로 발간된 한의 간행물이었다. 양이야는 1938년 화베이국의학원華北國醫學院을 졸업했다. 동서의학 문제에 대해 초기에는 한의체계中醫體系의 완정성完整性 보존을 주장했지만, 후기에는 과학적 방법으로 한의를 연구하자는 경향을 보였다. 중·일전쟁 발발 이후 대부분의 한의학 잡지가 정간된 것을 감안하면 『국의지주國醫砥柱』가 했던 역할을 가볍게 볼 수 없다. 이 잡지와 국의지주사國醫砥柱社는 화베이華北지구, 홍콩, 마카오 및 국민당 통치구와 해방구 모두에 큰 영향을 미쳤으며, 멀리는 미국의 샌프란시스코, 일본, 말레이시아 등에까지 영향을 미쳤다.

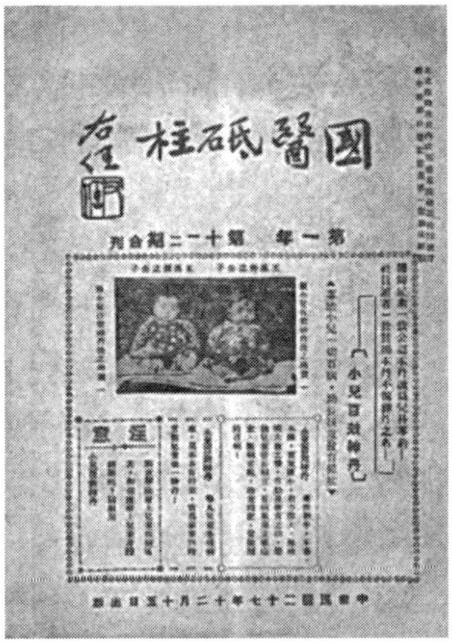

『국의지주國醫砥柱』

6. 『중의신생명中醫新生命』

1934년 8월 상하이에서 창간하였고, 1937년 6월 정간되었다. 주편은 루위안레이陸淵雷였다.

10) 陳曾源.「主編宣言」『國醫正言』. 1934年. 第1期.

7. 『부흥중의復興中醫』

1940년 1월 상하이에서 창간하였고, 1941년 11월 정간되었다. 주편은 스이런時逸人이었다.

위의 두 잡지는 한의의 개량에 힘을 쏟았으며, 근대 과학의 방법을 이용해서 한의약을 정리하고 연구하려는 경향이 뚜렷했다.

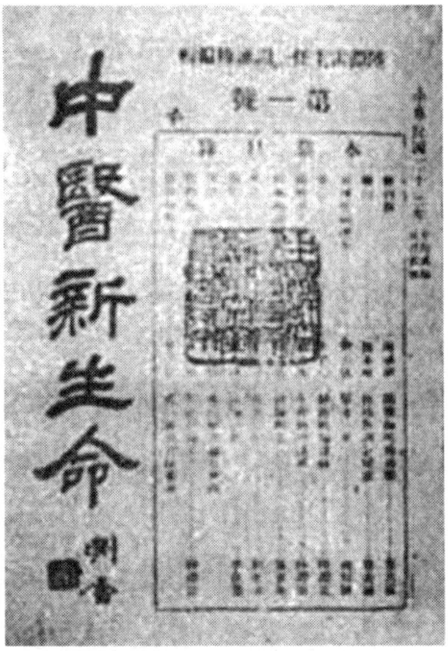

『중의신생명中醫新生命』

8. 『광화의약잡지光華醫藥雜誌』

1933년 주윈다朱雲達(필명은 주뎬朱殿)가 상하이에서 창간했다. 주편은 주뎬이 맡았고, 편집은 런톈스任天石가 맡았다. 이 잡지는 평론, 의학저서, 의약계 소식 등을 모두 중요하게 다루었으며, 서의계 일부 사람들이 한의약을 반대하는 잘못된 논리에 날카로운 비평을 끊임없이 발표함으로써 한의학을 지키는 데 상당한 공헌을 했다. 당시 중국 한의약계에서 비교적 큰 간행물 중 하나였다. 1935년 주윈다가 상하이를 떠나자 쉬카이徐愷가 이 잡지를 인수하여 주편을 맡았고, 탕지푸唐吉父와 성신루盛心如가 편집을 맡아 1937년까지 발행되었다. 일본의 '8·13 상하이 침공'으로 전쟁이 일어나면서 정간되었다.

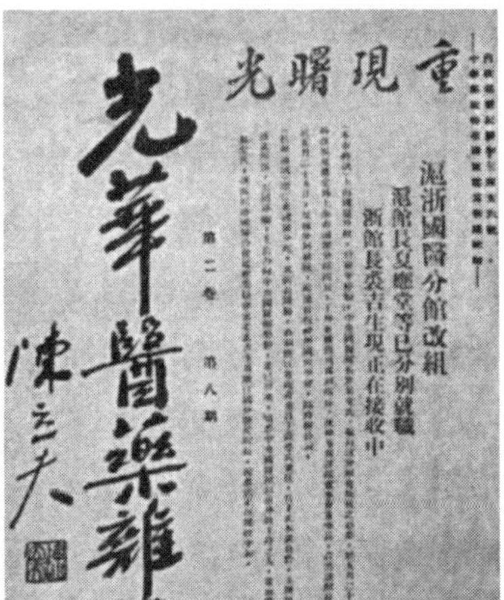

『광화의약잡지光華醫藥雜誌』

참고문헌

1. 上海中醫學院醫史博物館. 『六十年來中醫報刊目錄』. 1965.
2. 上海中醫學院附屬中醫文獻研究室. 『中國歷代醫史』. 1962.
3. 周鎮. 「何廉臣先生事略」 『壽世醫報』. 1936年. 第9期.

4. 徐榮齋. 「何廉臣先生的學術經驗」『浙江中醫雜志』. 1963年. 第3期.
5. 蔣拯青. 「向前輩裘吉生先生學習」『浙江中醫雜志』. 1958年. 第26期.
6. 方山. 「名中醫曹炳章先生逝世」『浙江中醫雜志』. 1956年. 第4期.
7. 浙江中醫研究所. 「記念曹炳章先生」『浙江中醫雜志』. 1957年. 第15期.

제4절 중화의학회中華醫學會와 중화민국의약학회中華民國醫藥學會

중화의학회의 최초 발기인은 우롄더伍連德였다. 1910년 우롄더가 학회의 장정章程을 기초했으며, 1913년 베이징에서 일종의 지역 조직인 중화의학회가 만들어졌다. 전국적인 조직으로서 중화의학회는 1915년에 창립되었다. 그해에 박의회博醫會가 상하이에서 정기모임을 가졌는데 회의에 참가했던 중국인 의사들이 이 모임을 계기로 중화의학회를 창립하게 되었다. 『중국의사中國醫史』에는 다음과 같이 기록되어 있다.

"당년 2월 5일 1차 오찬 모임을 가졌고, 다음과 같은 사람들이 참석했다.

옌푸칭顏福慶, 댜오신더刁信德, 위펑빈兪鳳賓, 쉬스팡許世芳, 천시칭陳錫慶, 가오언양高恩養, 샤오즈지肖智吉, 딩푸바오丁福保, 구언캉古恩康, 탕나이안唐乃安, 간제허우甘介侯, 천쉬원陳須文, 리융허李永和, 류강둥劉港東, 량중량梁重良, 중궁천鍾拱辰, 황충셴黃瓊仙, 스메이위石美玉, 타오수스陶漱石, 차오리윈曹麗云, 우롄더伍連德.

오찬 후 참석자들이 옌푸칭을 회장으로 선출했다. …"[11]

제1기 임원으로 선출된 사람들은 다음과 같다.

회장 옌푸칭
재무 댜오신더
비서 우롄더

11) 王吉民, 伍連德.『中國醫史』第2版. 上海. 商務印書館. 1936. 604쪽.

간사　위펑빈

중화의학회는 중국인이 조직한 것으로는 역사가 가장 오래 된 전국 단위의 서의 학술단체다. 창립자와 그 구성원들은 대부분 영국이나 미국에서 유학하고 돌아왔거나 아니면 영국과 미국교회가 중국에 설립한 의학교의 졸업생들이었다. 초기 회원은 4, 50명에 불과했다. 이 단체는 처음에는 박의회에서 갈라져 나와 만들어졌지만 1932년에는 오히려 박의회가 중화의학회에 합병되어 하나의 단체가 되었다. 중화의학회는 『중화의학잡지中華醫學雜誌』라는 학술지를 발간했다. 이 잡지는 1915년 11월에 창간호가 나온 이래 오늘에 이르기까지 한 두 차례의 탈간脫刊, 그리고 한 차례 잠시 간행물 명칭을 바꾼 것 외에는 계속 발간되어 지금 중국 의학계의 가장 권위 있는 학술 잡지로 자리매김하고 있다. 서의계의 다른 분과 학술단체와 잡지, 예를 들어 생리학회·소아과학회·의사학회 등은 대부분 중화의학회에서 갈라져 나온 것이다. 이 학회는 초기 중국에 근대과학이 대규모로 도입되는 데 중요한 역할을 했다. 1916년 이 학회가 만든 의학명사심사회醫學名詞審查會는 서양의학 학술용어의 중문 번역어 통일에 중요한 공헌을 했다. 더욱 중요한 것은 이 회의가 2년차인 1918년에는 의학 분야에서 범위를 넓혀 과학명사심사회科學名詞審查會로 이름을 바꾸었고 교육부의 지휘와 함께 재정적으로 지원을 받았다는 점이다. 이 회의는 당시 가장 중요한 학술회의 중 하나였으며, 중·일전쟁 전까지 매년 회의가 개최되어 단 한 차례도 중단된 적이 없었다. 뿐만 아니라 중문 자연과학 서적의 편집과 중문 자연과학 교육에도 결정적인 역할을 했다. 이 단체와 비교할 때 이전에 박의회가 이 방면에 기울였던 노력은 성과가 매우 미미하였다. 이것은 근현대 자연과학을 중국이 받아들일 때 중국인 스스로의 힘으로 이 일을 완성해야 하고, 또 그렇게 할 때에만 가능하다는 것을 말해 준다. 『중국의사』에는 이처럼 적혀 있다. "홍미를 끄는 인물은 장쑤江蘇성 교육회의 쑹신칭宋新慶 선생이다. 그는 해부도 모르고 영어도 알지 못했다. 다만 그는 뛰어난 중국학 학자였다. 제안된 번역명 중에서 적절한 용어를 선택해야 할 때는 늘 그에게 의견을 구해야 했다."[12] 번역 용어 통일을 위해서는 중서문화를 회통하지 않고서는 불가능함을 보여주는 사례이다. 돌이켜보면 이 작업의

12) 王吉民·伍連德.『中國醫史』. 第2版, 上海. 商務印書館. 1936. 642쪽.

시작 단계부터 동서의학이 함께 작업하는 형태로 진행되지 못했던 것이 안타깝다. 어쩌면 어떤 의미에서 쑹신칭이 한의를 대표했었다고 할 수 있을지도 모른다.

중・일전쟁 이전의 중화의학회 역대 회장은 다음과 같다.

옌푸칭顔福慶(1915~1916)

우롄더伍連德(1916~1920)

위펑빈兪鳳賓(1920~1922)

댜오신더刁信德(1922~1924)

뉴후이린牛惠霖(1924~1926)

류루이헝劉瑞恒(1926~1928)

린커성林可勝(1928~1930)

뉴후이성牛惠生(1930~1932)

린쭝양林宗楊(1933~1935)

주헝비朱恒璧(1935~1937)

이 10명의 회장은 모두 미국이나 영국에서 유학한 사람들이었으며, 또 대부분 중국 근대 의학사에서 유명한 인물들이었다. 중화의학회는 동서의학 문제에 대해 당연히 한의를 폐지하자는 쪽으로 기울었다. 하지만 대부분의 구성원들이 결코 위윈슈와 같이 과격하지는 않았다. 초기 학회의 책임을 맡았던 우롄더, 위펑빈 등은 이 문제에 상당히 신중했다. 1920년대 후반 동서의학 사이의 대립이 점점 더 심각해짐에 따라 학회의 입장도 점차 뚜렷해졌다. 제6대 회장을 역임했던 류루이헝이 난징정부 위생부衛生部의 부부장副部長에 임명된 후에는 행정적인 수단을 확보하게 된 데다 위윈슈 등의 한의폐지 의견에 영향을 받아 중화의학회의 입장이 더욱더 분명해졌다. 1934년 이후 위윈슈는 중화의학잡지의 주편을 5년이나 맡았다. 반한의反中醫 내용을 담은 글들이 이 잡지를 통해 대량으로 발표되었다.

중화의학회의 초기 지도자들은 모두 베이양정부, 난징정부 요인들과 뚜렷하게 드러나는 관계가 있었다. 가령 옌푸칭의 친형인 옌후이칭顔惠慶은 청말 미국유학에서 돌아와 베이양정부에서 국무원 총리 겸 외무장관을 역임했다. 이것이 옌푸칭이 중화의학회 초대 회장

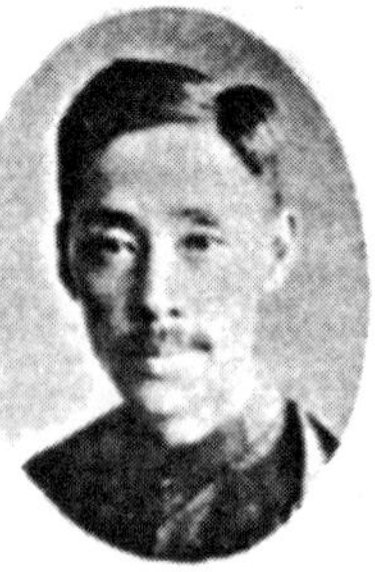

연푸칭顔福慶(1915~1916)

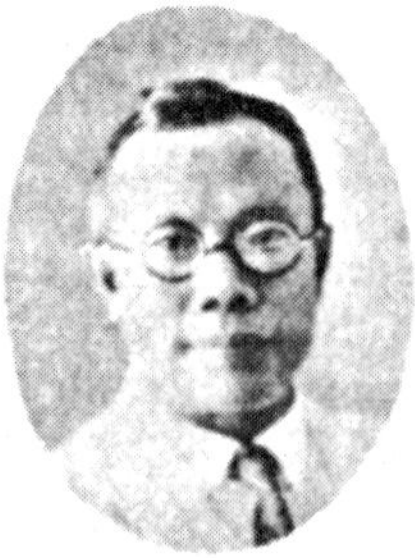

우롄더伍連德(1916~1920)

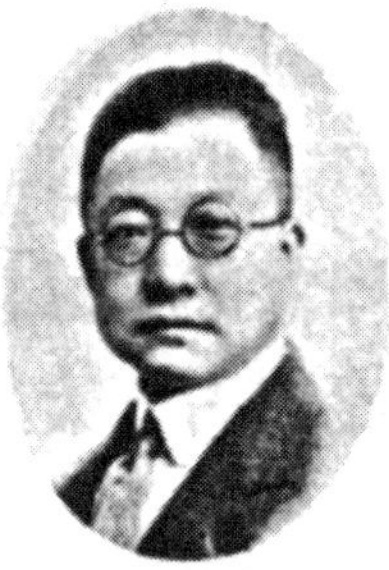

위펑빈俞鳳賓(1920~1922)

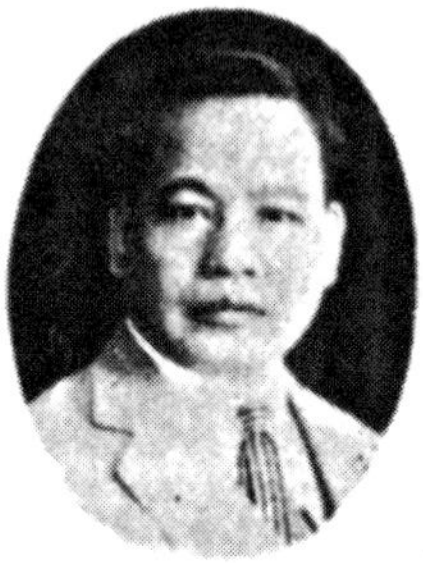

댜오신더刁信德(1922~1924)

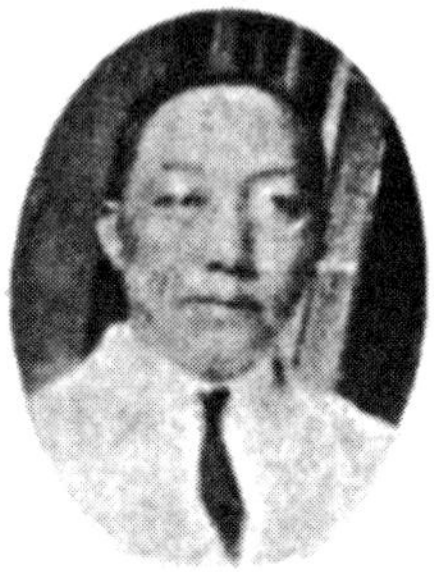

뉴후이린牛惠霖(1924~1926)

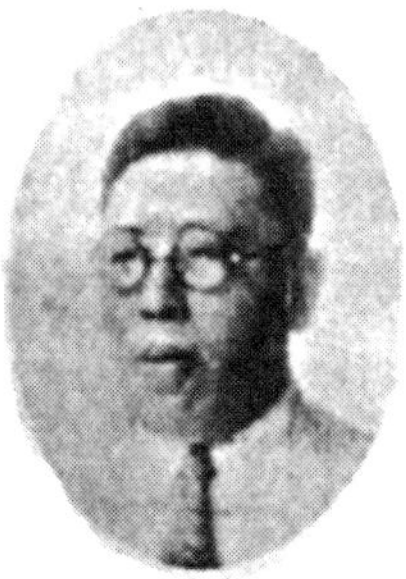

류루이헝劉瑞恒(1926~1928)

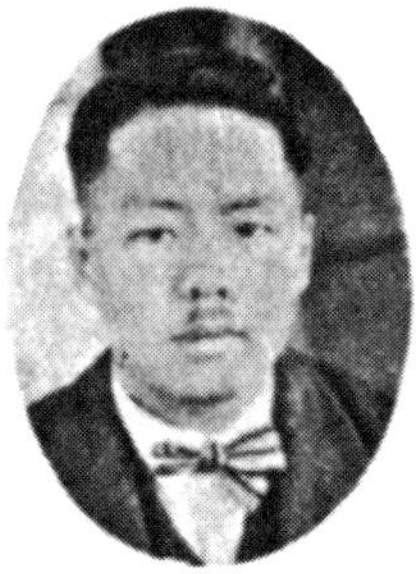

린커성林可勝(1928~1930)

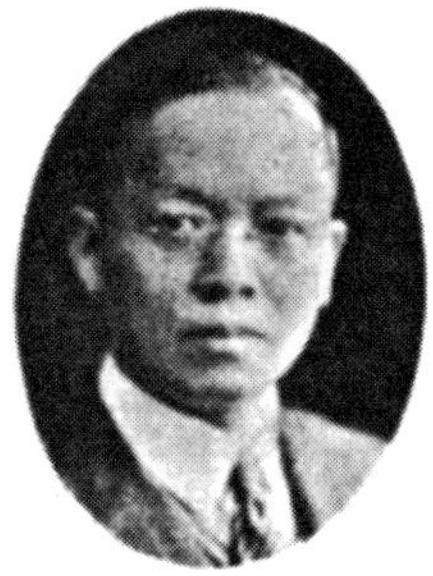

뉴후이성牛惠生(1930~1932)

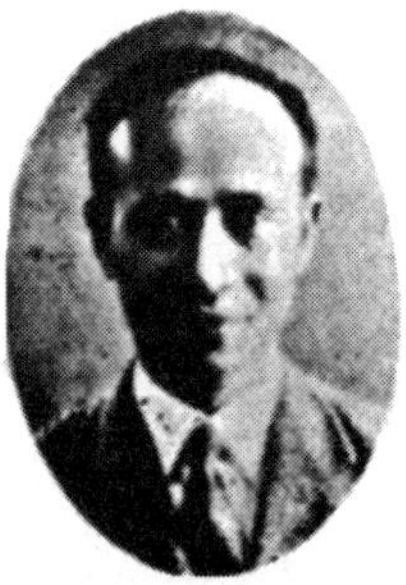

린쭝양林宗楊(1933~1935)

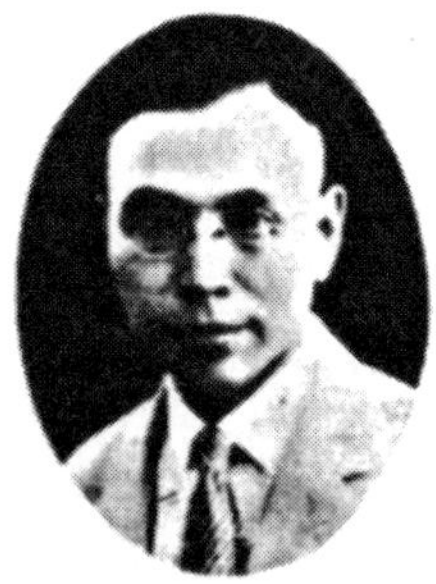

주헝비朱恒璧(1935~1937)

중화의학회 역대 회장과 재임 기간

에 당선된 주요 원인이었다. 자질과 학력 그리고 국제적인 명망으로 보자면 그는 우롄더에 미치지 못했다. 1928년 말 류루이헝이 중화의학회 회장의 임기를 마치고 바로 난징정부의 위생부 부부장을 맡은 것도 그 배경에는 미국인의 지지가 있었다. 또 뉴후이성牛惠生 역시 장제스와 비교적 친밀한 관계였다. 난징정부의 위생 정책은 중화의학회의 영향을 크게 받았다. 1931년 동북지역에 친일정부인 만주국滿洲國이 출현한 후 중화민국의약학회中華民國醫藥學會의 총본부가 일본 식민지 의학단체로 전락했다. 이 때문에 이 학회에 가입해 있던 회원들 중 많은 수가 중화의학회로 전입해 들어 왔다. 이때 독일·일본파와 영미파 서의들 중 한의폐지론자들이 하나로 합쳐졌다.

중화민국의약학회는 1915년 8월에 창립되었으며, 일본에서 유학하고 귀국한 의사들이 중심이 되어 구성한 단체였다. 비록 표면적으로는 이름이 알려진 많은 회원들이 이 학회와 중화의학회에 모두 가입해 있었지만 이 두 학회 사이에는 갈등과 장벽이 오랜 기간 가로놓여 있었다. 이 학회에 가입한 회원들 중에는 베이양의학당과 육군의학당 졸업생도 있었다. 이 학회의 입회자격이 중화의학회보다 상대적으로 느슨했기 때문에 초기에는 중화의학회보다 회원이 더 많았다. 하지만 1936년에 이르러서는 이 학회의 회원 수가 중화의학회의 절반 정도로 줄어들었다. 1923년 이전에는 연간年刊으로 회지를 간행했는데, 그 내용도 주로 학회 회무와 관련된 것들이었고 학술적인 내용은 적었다. 후에 『중화민국의약학잡지中華民國醫藥學雜誌』를 창간했으나 학술적인 수준은 『중화의학잡지』에 미치지 못했다. 이 잡지는 1933년에 『동방의학잡지東方醫學雜誌』로 이름을 바꾸었다. 이미 식민지적 색채를 농후하게 띠고 있었다.

중화민국의약학회를 설립한 사람은 탕얼허湯爾和와 허우시민侯希民 등이었으며, 후기의 유명 인사로는 옌더룬閻德潤 등이 있다.

베이양정부 시기 이 학회는 중화의학회보다 정부의 위생 정책에 더 큰 영향력을 발휘했다. 한의문제에서 이 학회는 역시 일본 메이지 시대의 방법을 채택하는 쪽으로 기울어 있었다. 탕얼허가 이 같은 내용을 담은 건의안을 제출했으나 베이양정부가 이를 채택하지 않았다. 이 밖에 이 학회 회원들 중에는 중화의학회보다 한의학에 대해 이해가 있는 사람들이 더 많았다. 이 잡지에는 1920년대 이후 일본인들이 연구한 한의약에 관한 글들이 늘 실렸다. 오카니시 타메토岡西爲人 같은 사람들이 당시 수행했던 문헌연구도 상시로 게재되었다.

첨부: 초기 서양의학계 유명 인사들에 대한 간략한 전기

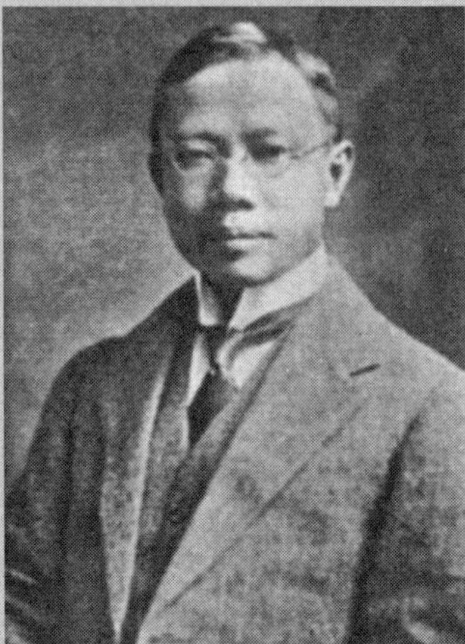

우롄더伍連德(1879~1960)

1. 우롄더伍連德(1879~1960)

자字는 싱롄星聯이며, 윗대 조상들의 고향은 광둥성 타이산台山이다. 본인은 말레이시아에서 태어나 성장했다. 1896년 영국 케임브리지대학에 유학하여 1903년에 박사학위를 취득했다. 1907년 귀국하여 육군의학당陸軍醫學堂 부감독과 동북방역처東北防疫處 처장, 중앙방역처中央防疫處 처장, 해관검역총처海關檢疫總處 처장 등의 직책을 역임했으며, 1937년 은퇴 후 말레이시아로 돌아가 정착했다. 주요 저서로는 『중국의사中國醫史』, 『오연덕자전伍連德自傳』 등이 있다. 이 두 권의 책은 영문으로 발간되었다. 우롄더는 한의학에 대해 거의 연구하지 않았으므로 동서의학 논쟁에도 거의 개입하지 않았다. 다만 근대에 접어들어 한의학에 희망이 없다고 생각했기 때문에 그는 근현대의학의 발전을 촉진하는 데 온 힘을 쏟았다.

2. 옌푸칭顔福慶(1882~1970)

원적原籍은 푸젠福建성이다. 그의 조부는 태평천국군이 푸젠성을 점령할 때 상하이로 피신해 나왔으며, 한 중국인 목사의 도움을 받아 상하이에 정착하였고, 기독교를 받아들였다. 그의 아버지 대에 이르러서는 형제들이 모두 미국에 유학하여 신학을 공부했고, 귀국한 뒤에는 선교사가 되었다. 옌푸칭의 형은 이름이 후이칭惠慶으로 1877년에 태어나 미국 버지니아대학에 유학했다. 귀국 후 정계에 진출하여 청말, 베이양정부, 국민당 3대를 거쳤다. 베이양정부에서는 국무총리 겸 외무장관을 역임했다. 옌푸칭은 1903년에 상하이의 성 요한聖約翰의학교를 졸업하고, 1905년 미국으로 건너가 예일대학에서 자비로 유학했다. 공부하는 것이 너무 어려워 중도에 학업을 그만두려 했으나 예일 중국위원회가 후원하여 1909년에 졸업할 수 있었으며 열대병熱帶病 연구로 학위를 받았다. 같은 해 귀국하여 창사長沙로 가서 미국인 흄(Hume)과 함께 상아의학원湘雅醫學院을 설립했다. 상아의학원의 교무장教務長과 교장을 역임했고, 중앙대학 의학원中央大學 醫學院 원장 등의 직책도 역임했다. 중화인민공화국 수립 후에는 상하이제일의학원上海第一醫學院 부원장, 전국정협위원全國政協委員, 1·2·3차 전국인민대회全國人大 대표를 역임했고, '구삼학사九三學社'에 가입했다. 문화대혁명 기간 중 억울한 일을 당해 병으로 세상을 떠났다. 옌푸칭은 의학교육에 힘을 쏟았으나, 저술에는 능하지 못했다. 동서의학 문제에 대해서도 결코 과격한 발언은 하지 않았다. 하지만 1929년에 출석한 중앙위생위원회中央衛生委員會에서는 위원슈 등이 제출한 제안에 동의했다.

애국지식인 그룹의 대표로서 옌푸칭은 마오쩌둥과 저우언라이周恩來를 여러 번 접견했으며, 아울러 위생부에서 수여하는 교수教授 상장을 받기도 했다.

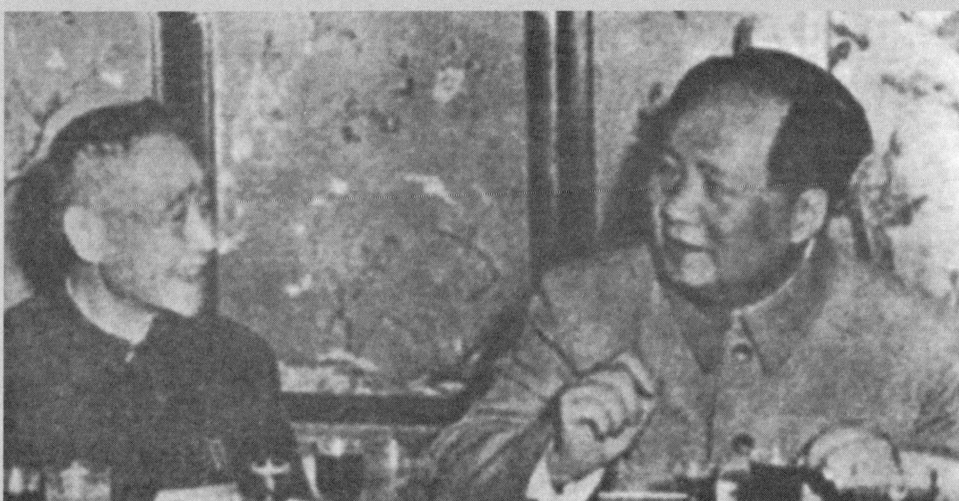

옌푸칭顔福慶과 마오쩌둥毛澤東

3. 위펑빈兪鳳賓(1884~1930)

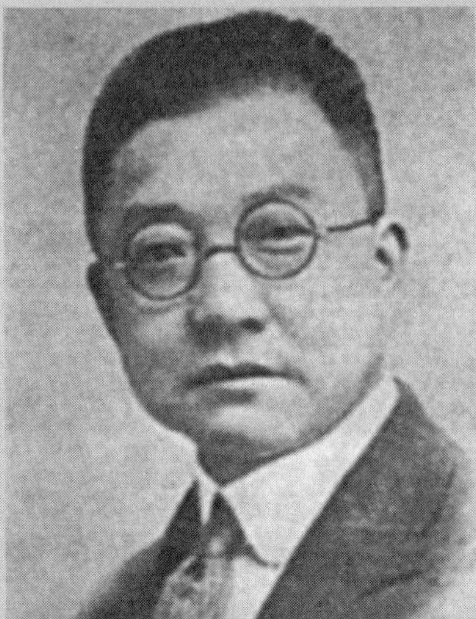

위펑빈兪鳳賓

자字는 칭언慶恩이며, 장쑤江蘇성 타이창太倉 사람이다. 1907년 상하이의 성 요한聖約翰의학원을 졸업했다. 졸업 후 즉시 우전부郵傳部 고등실업학당高等實業學堂에서 근무했고, 아울러 각기병脚氣病 연구소를 만들었다. 이후 자비로 미국에 유학하여 박사학위를 취득했다. 1915년 귀국하여 상하이에서 개업했고, 겸하여 난양대학교南洋大學校 교의校醫를 15년간 역임했다. 1923년에는 성 요한대학 의과 교수에 취임했으며, 1930년에 신장병으로 세상을 떠났다. 생전에 의학 저서 10여 종을 간행했다.

위펑빈은 중화의학회의 초창기에 활동했던 주요 인물 중 한 사람이다. 그는 『중화의학잡지』의 창간 때부터 1922년을 전후한 시기까지 줄곧 잡지의 편집을 주관했다. 위펑빈은 젊은 시절 중국의학회에 가입하기도 해서 중국 한의계와 관계가 밀접했다. 이 때문에 그는 한의 문제에 많은 관심을 갖고 있었으며, 한의에 대해 연구도 했다. 1916년 1월에는 『중화의학잡지』에 「고의학의 보존에 대한 논의保存古醫學之商榷」란 글을 써서 한의폐지를 반대했다. 그는 중국이 일본 메이지 방식의 정책을 취해서는 안 된다고 생각하였다. 이 글에서 그는 "구의舊醫를 폐하려고 하는 자들은 태반이 공부를 깊이 하지 않은 서의사들이다. 이들은 서양의학의 피상적인 지식만 배워 학식과 경험이 모두 부족한데도 어느 날 갑자기 나와 한의가 진부하므로 폐해서 없애야 한다고 주장한다. 장차 한의학의 가치 있는 부분까지도 함께 말살하게 될 것이다"라고 하였다. 이런 관점은 회통파匯通派와 매우 가깝다. 또 그는 "구의舊醫의 단점을 제거하고, 서의의 장점을 취해 절충하는 것이 옳다. 이렇게 하면 우리나라 의학이 장차 세계로 웅비하게 될 것이다"라고 했다. 당시 위펑빈은 이 주제와 관련해서 개최됐던 토론회에서 과격한 발언을 하지 않았다. 일본 유학생 출신들에 비해서는 상대적으로 현명한 판단이었다. 또 당시 위펑빈은 소위 현대화된 서양식 의원들로는 중국의 위생문제를 해결할 수 없을 것이라고 생각했다. 영국·미국·일본 등에 중국에 대한 제국주의적 침략 의도가 있음을 추호도 의심하지 않았다. 그는 초기의 유명 의학자 중에서 반제애국反帝愛國 사상이 가장 강했던 사람이었다. 위펑빈은 일찍이 결핵을 앓았으나 몸을 돌보지 않고 학문연구에 전력을 기울이다가 한창 나이에 병으로 세상을 떠나고 말았다.

4. 뉴후이성牛惠生(1892~1937)

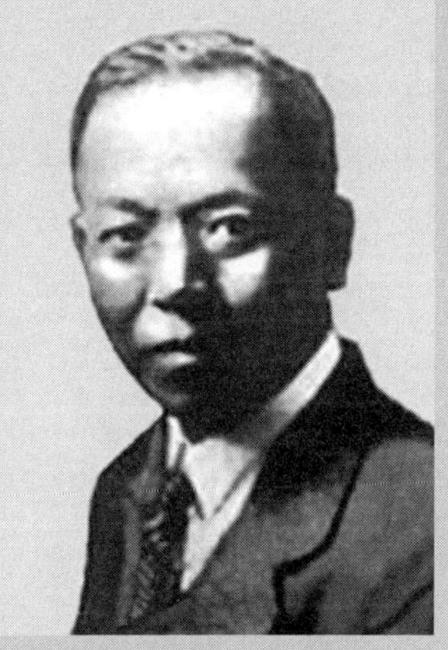

뉴후이성牛惠生

1892년 상하이에서 출생했다. 1907년 성 요한중학을 졸업했고, 1910년 성 요한대학에서 문학사를 취득했으며, 1914년 미국 하버드대학교에서 의학박사 학위를 받았다. 1915년부터 1916년까지 상하이 하버드의학원上海哈佛醫學院에서 가르쳤다. 이후 미국으로 건너가 정형외과를 전공하고 1918년 귀국하여 베이징 시에허병원協和醫院의 정형외과 주임으로 일했다. 1928년 상하이에서 정형외과 의원을 개원했다. 1927년, 국민당정부 군사위원회 군의감위軍醫監委 위원장을 역임했다. 장제스蔣介石와 매우 절친한 관계였는데, 1937년 상하이에서 병으로 사망했다.

5. 류루이헝劉瑞恒(1893~?)

자字는 웨루月如이고 톈진天津 사람이다. 초년기의 학력은 알려져 있지 않다. 1914년부터 1915년까지 상하이 자웨한嘉約翰의학교에서 외과강사를 지냈으며, 1919년 말에는 시에허의학교協和醫學校의 외과보조로 근무했다. 대략 이 시기에 미국으로 유학하여 하버드대학교에서 의학박사 학위를 취득했다. 1925년, 시에허의학교 교장 겸 병원장에 취임했다. 1928년 11월 난징정부의 위생부 부부장副部長에 임명되었으며, 1930년에는 위생부에 위생서衛生署를 설치하고 서장에 취임하여 중·일전쟁 직전까지 계속 이 자리에 있었다. 류루이헝은 저술이 많지 않은 반면 정치에 열심이었고, 특히 미국정부와 매우 깊은 관계를 유지했다. 1929년, 그는 위생부 부부장에 취임하자마자 한의폐지안 처리를 주재하여 의학계를 소란스럽게 만들었다. 난징중앙병원 원장을 겸임했는데 1936년에는 사람 목숨을 경시한다는 이유로 서면 경고를 받았고, 또 같은 해에 공금을 착복한 죄로 고발당하기도 했다. 후에 각계의 엄호를 받았으나 얼마 지나지 않아 퇴임했다. 중·일전쟁 기간에는 홍콩에 거주하다가 전쟁이 끝난 후 돌아와 미국의 중국 내 활동을 돕는 일을 했다. 중화인민공화국 수립 바로 직전 미국으로 이주했는데, 말년은 알려지지 않는다.

6. 탕얼허湯爾和(1878~1943)

저장浙江성 항저우杭州 사람으로 관료 집안에서 태어났다. 1902년부터 1909년 사이 세 차례 일본에 건너가 가네자와의전金澤醫專을 졸업했다. 귀국 후에는 저장浙江 및 베이징北京 의약전과학교醫藥專科學校 설립에 참여했다. 민국 원년에는 교육회의에 참여했고, 1922년 이후에는 베이양정부의 교육·내무·재정총장 등 직책을 맡았다. 1937년에는 친일괴뢰정부였던 중화민국 임시정부의 의정위원장 겸 교육총장에 임명되었으며, 1939년에는 베이징대 총감總監에 임명되기도 했다. 탕얼허는 중화민국의약학회의 창립 멤버로서 5년 동안 회장직을 연임했으며, 동시에 여러 차례 베이양정부 교육부를 대표하여 의학회의에 참석했다. 1916년경에는 일본 메이지 시대의 위생 정책을 중국에서도 실천할 것을 제청하는 문건을 교육부에 제출했다. 그는 베이양정부 교육부에 많은 영향을 미쳤다.

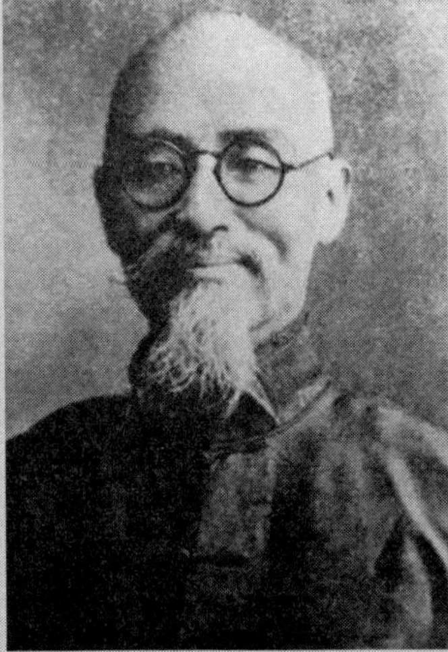
탕얼허湯爾和

탕얼허는 평생을 일본과 밀접한 관계 속에서 보내면서 일본을 10차례 정도 방문했고, 만년에는 마침내 지조를 잃고 이민족의 녹祿을 먹음으로써 의림醫林의 조소를 받았다.

7. 옌더룬閻德潤(1898~1984)

자字는 둥리東里이고 랴오닝遼寧성 하이청海城 사람이다. 1923년 난만의학당南滿醫學堂을 졸업하고, 학교에 남아 조교, 강사가 되었다. 1927년에는 일본으로 건너가 도후쿠제국대학東北帝國大學에 유학했고, 1929년 여름 의학박사 학위를 받았다. 그해 귀국하여 난만의대南滿醫大 부교수와 퉁산의학전문학교同善醫學專門學校 교수를 지냈다. 이후 하얼빈 의학전문학교 교수, 교무장敎務長, 교장을 역임했다. 1938년부터 1940년까지는 하얼빈 의과대학에서 교장 겸 교수를 역임했다. 또한 일제 만주정부의 민생부民生部 후생사장厚生司長, 창춘長春시 위생국장衛生局長 겸 동방의학원東方醫學院 원장 등의 직책을 맡기도 했다. 중화인민공화국 수립 후에는 하얼빈시 인민정부 기정技正, 중국의과대학 교수, 선양沈陽시 1·2·3차 인민대회 대표, 랴오닝遼寧성 1·2·3·4차 정협위원政協委員을 지냈다. 1954년 중국민주동맹中國民主同盟에 가입했다.

옌더룬은 집안의 훈도薰陶를 받아 한의학에 대한 연구가 상당히 깊었으며, 많은 논문과 함께 『상한론주석傷寒論注釋』같은 전문서적을 저술하기도 했다. 한의학에 대해 기본적으로 긍정적인 태도를 견지하였다. 이런 점에서 그는 근대 서의계에서 한의를 긍정적인 태도로 진지하게 연구하고 또 탁월한 성과도 냈던 유일한 사람이라고 할 수 있다. 그는 "『상한론傷寒論』은 의학 분야의 사서四書라고 할 만한 책이다. 대증치료對症治療로서 가치가 있기 때문이다. 하지만 오늘 이후로 국의國醫는 대증치료 외에 근본적인 치료법을 추구할 것을 기대한다"고 했다. 옌더룬의 『상한론』 연구에 대한 평가는 5장 8절을 보라.

제5절 베이양 시대의 의약관리

신해혁명 이후, 국가가 통일된 의약관리를 실행해야 한다고 최초로 제안한 것은 중국 한의계였다. 1915년을 전후하여 구안固安현의 한의 장즈허張治河와 전前 청정부 태의원太醫院

의생이었던 자오춘런趙存仁이 잇달아 교육부에 즉각 의생고시醫生考試를 만들어 시행할 것을 요청했다. 베이양정부는 이들의 건의를 받아들이지 않았다. 그리고 중화민국의약학회中華民國醫藥學會에 의견을 구했다. 이 학회의 설립자 탕얼허는 대략 1916년쯤에 교육부에 답신을 보내 조선朝鮮에서 시행했던 방법을 참고하여 이 일을 처리할 것을 건의했다. 그는 "동서양의 법규들을 널리 참고하여 규정을 만들고 과목을 정하며, 이를 전국에 공포하여 대중에게 알려야 한다. 의학교 출신이 아닌 자들도 필수적으로 이 시험을 보게 해야 한다"13)고 제안했다. 탕얼허가 제안했던 방법은 메이지 초기 일본의 한의정책과 비교해서도 더 엄격하였다. 일본은 식민지였던 조선에서조차 이런 정책을 완전하게 실행하지 못했다.

이런 구상 아래 베이양정부는 제1차 전국 위생조사를 진행하였다. 주요 내용은 의생들의 조사였다. 하지만 1916년 조사서식을 보냈음에도 대다수의 성省들은 아무런 조치가 없었다. 이 조사는 실패로 돌아갔고 정부의 의약관리醫藥管理도 자연히 유야무야되었다. 이로 인해 베이양정부 통치 시기 전반부 10년은 중앙정부 차원의 의사醫師 관리 법령이 전혀 없는 상태로 지나갔다. 약품관리 또한 겨우 등록, 등기, 독극물 제한 정도에 국한되었으며, 이것도 주로 세금을 징수하기 위해서였다.

이 시기에 의약관리를 통일하는 것이 불가능했던 이유는 너무나도 분명하다. 첫째, 군벌이 할거하면서 각자 자기들 방식으로 정책을 폈기 때문에 어떤 정령政令도 통일이 불가능했다. 이는 신해혁명이 실패함으로써 나타난 필연적인 결과였다. 둘째, 베이양정부 통치 시기가 끝날 때까지도 중국에는 완성된 형태의 위생행정 시스템이 없었다. 의학 학술, 의학교육, 의사醫師 관리는 교육부가 담당했고, 공공위생은 내정부內政部 경찰총서警察總署가 담당했으며, 공공방역과 세관검역은 외교부가, 한의는 내정부가 맡아 제각기 자기 방식대로 일을 했다. 행정이 모순투성이였다. 셋째, 이 시기에는 서의를 관리하는 것에 기본적으로 아무 문제가 없었다. 1915년 중국에서 양대 서의 단체가 만들어졌을 당시 서의는 전국적으로 500~600명 정도에 지나지 않았다. 그 가운데 정규교육을 받은 자는 추정컨대 300명이 넘지 않았을 것이다. 이 사람들은 대부분 군軍, 교회 병원, 의학교가 제공하는 공직에 근무했으며, 민간에서 개업했던 사람은 극소수였다. 1920년, 중화의학회가 전국 각 의학교 졸업

13) 湯爾和.「呈教育部請整頓醫師預備開業實驗由」『中華民國醫藥學會會報』. 1917年. 第1期.

생을 조사해서 「의사성명록醫士姓名錄」을 만들었는데 모두 합해 약 1,700명 정도를 등록했다.[14] 이 시기 서의 관리는 별로 문제가 되지 않았다.

1921년 베이양정부는 재차 전국의 의사들을 조사했다. 자세한 정황을 알 수는 없지만, 이 조사의 결과 또한 1916년보다 크게 나아지지 않았을 것이라고 추정된다. 1922년 5월, 베이양정부가 의사관리醫師(士)管理 법령을 공포했다. 하지만 공교롭게도 때마침 직봉直奉전쟁[15]이 발생하여 끝내 법령이 시행되지 못했다.

이 의사관리 법령은 의외로 중국만의 독자적인 방안을 담고 있었다. 이 법의 제정을 주도한 사람이 누군지는 분명하지 않다. 하지만 이 법령은 탕얼허 등의 의견에 기울지 않았다는 점에서 긍정적이라고 할 수 있다. 이 법령은 서의와 한의 양 체계로 되어 있었으며 서의는 의사醫師라 칭하고, 한의는 의사醫士라 칭했다. 서의에 대한 「관리의사잠행규칙管理醫師暫行規則」은 자격제한이 대단히 엄격했다. 국내에서 의학을 공부하는 경우에는 교육부가 인준한 의학교를 졸업하지 않으면 의사가 될 수 없었고, 외국에서 유학하고 돌아온 자들은 국외에서 의사개업 시험을 치르고 합격한 자들이라야 가능했다. 등록비용은 22위안元에 달했다. 이 규칙은 발표되자마자 서의계의 강력한 반발에 부딪혔다. 그해 7월 과학명사심사회科學名詞審査會가 열렸을 때 우지스吳濟時, 위펑빈俞鳳賓, 위윈슈余雲岫 등 13인이 내정부內政部와 교육부敎育部 두 곳에 단호한 반대의사를 담은 전보를 보냈다.[16] 그들의 반대 이유는, 첫째 내전이 한창이므로 잠깐 연기하는 것이 마땅하며, 둘째 경찰 측의 의사 관리가 부당하다는 것이었다. 하지만 위윈슈 등이 실제로 노렸던 것은 함께 발표된 「의사(중의)관리잠행규칙醫士(中醫)管理暫行規則」의 반대에 있었다. 이때 중국 한의계도 적극적으로 이 법령에서 규정하는 관리방법에 반대했다. 힘이 없는 베이양정부는 각 분야의 반대에 부딪히자 즉시 이 규칙을 철회하고 말았다.

1925년 베이양정부는 다시 한의에게만 적용되는 「의사관리규칙醫士管理規則」을 공포했다. 이 규칙은 예상과 다르게 비교적 관대한 내용이 담겨 있었다. 이 법령 제3조는 다음과 같

---

14) 俞鳳賓.「以庚款一小部分遣派醫學生之商榷」『中華醫學雜誌』. 1924年. 第4期.

15) 베이양시대 베이양군벌 직계(직예파)와 봉계(봉천파) 사이의 전쟁. 1922년과 1924년 두 차례에 걸쳐 충돌이 있었다. 역자 주.

16)『中華醫學雜誌』. 1922年. 第8卷 3期, 158쪽.

이 규정하고 있다.

"무릇 나이가 30세 이상으로 아래의 자격을 갖춘 자는 조사를 거쳐 의생醫生 면허증 발급을 허가한다.

① 각 성省의 인준을 거친 공・사립 중국의약학교 또는 전습소傳習所의 졸업 증서를 보유하고 있거나, 또는 본 부(내정부內政部)가 인정하는 의약학회의 회원으로서 집필한 저서, 논문이 있으면서 학회의 허가와 아울러 해당 학회의 증명서가 있는 자.

② 각 해당 지방 경찰청 고시에 합격한 자로서 증명문건을 보유하고 있는 자.

③ 공・사립 각 기관의 의원醫員 및 관・공립학교 의과의 교원教員 또는 관・공립 의원의 의사로 3년 이상 근무한 확실한 기록과 증명 문건을 보유하고 있으며, 이와 함께 의사醫士 3인 이상이 보증하는 증명서를 갖춘 자.

④ 의술지식이 있으면서 본 규칙이 시행되기 이전에 의료행위를 3년 이상 했다는 확실한 증명과 더불어 의사醫士 5인 이상이 보증하는 증명서를 갖춘 자."[17]

이 규칙은 당시 중국 의학계의 현실을 대폭 수용한 것이었다. 이 규칙에 따를 경우 한의를 직업으로 삼는 사람들 대부분이 직업을 잃지 않을 수 있었다. 이 규칙의 특이한 점은 교육부가 인정하는 한의약학교를 거치지 않은 사람들도 합법적인 지위를 인정받게 한 것이었다. 이것은 비교적 현실적인 태도였다. 그러나 규칙이 발표되었을 때는 이미 베이양정부가 위기에 직면한 상태였다. 남쪽 지방에 혁명정권이 세워졌으며 북벌전쟁이 코앞에 닥쳐와 이 규칙을 실시할 아무 힘이 없었다.

이외에 1924년 베이양정부는 한 차례 한약 등록을 추진했던 적이 있고, 또 상하이에 '중약 등록 관리국中藥注册管理局'을 설립하기도 했다. 그러나 실질적으로는 독극물을 제한하려는 것일 뿐 현대적인 약물관리와는 아무 상관이 없었다. 그 주된 목적은 여전히 세금을 징수하는 데 있었다. 그런데다 등록비용이 대단히 비싸 약계藥界의 심한 반대를 받았다. 상하이 신주의약총회神州醫藥總會는 이를 강력하게 저지하기로 결의했으며, 상인들은 동맹 파업을 공언했다. 전국총상회연합회全國總商會聯合會 또한 취소를 강력히 청원했다. 당국은 실행이 불가능하다고 보고 결국 철회하고 말았다.[18]

---

17) 『三三醫報』. 1925年. 3卷 9期.

지금까지의 내용들을 종합해보면 베이양정부 통치 시기에는 시종 전국적으로 통일된 형태의 의약관리가 이루어지지 못했음을 알 수 있다. 베이양정부 초기에는 한의폐지 사상이 어느 정도 영향을 미쳤지만 후반기에 이르러서는 비교적 현실적인 태도를 취했다. 정부 문서들 중에서도 한의 폐지 의도는 찾아볼 수 없다.

제6절 쑨중산孫中山과 동서의학 논쟁

근대 중국의 위대한 사상가이자 혁명가로서 의학과 가장 밀접한 관계에 있었던 인물로는 쑨중산孫中山(1866~1925) 만한 사람이 없을 것이다. 그러나 이 위대한 인물은 저서나 언론을 통해 동서의학 문제를 언급한 적이 전혀 없다. 그렇기 때문에 동서의학 논쟁 과정에서 한의와 서의 양 진영 모두 그가 직접 한 발언을 무기로 삼아 상대방을 공격할 수 없었다. 폐지파들은 쑨중산이 과학구국科學救國에 관해 했던 말들을 강조했고, 중국 한의계는 그가 민족문화를 보존해야 한다고 한 말을 강조할 따름이었다. 그의 발언들이 일찍부터 마치 진리를 검증하는 표준처럼 여겨져 왔기에 만일 그가 명백하게 어느 한쪽으로 기울어진 발언을 했더라면 동서의학 논쟁의 역사를 바꿀 수도 있었을 것이다. 그런데 하필이면 마침 동서의학 논쟁이 격렬해지던 바로 그때에 이 위대한 인물이 병으로 서거함으로써 그의 병을 치료한 경과 자체가 근대 동서의학 논쟁사의 큰 사건이 되고 말았다.

1924년 11월 쑨중산은 돤치루이段祺瑞의 초청을 받아 광저우廣州에서 상하이를 거쳐 또 일본을 돌아 베이징으로 가던 중에, 톈진에서 병이 났다. 1924년 12월 31일에 치료를 위해 톈진에서 베이징으로 옮겼다. 1925년 1월 20일 이전까지는 그다지 특별한 증상이 없었다. 하지만 1월 23일 황달과 간종대가 나타났고, 26일 시에허병원協和醫院에 입원하여 당일에 수술을 받았다. 수술을 집도했던 사오러얼邵樂爾은 외과 주임이었으며, 류루이헝劉瑞恒이 병원장으로 있었다. 수술 후 간암이라는 진단이 내려졌고, 치료가 불가능한 것으로 판단됐다. 당시 종양 치료에는 라듐 방사선 치료가 유행하였다. 그러나 간암에는 효과가 없는 것으로

18) 「違禁藥品管理局之開辦」『中華醫學雜誌』. 1923年. 第1期.

알려져 있었지만 현장에서는 여전히 치료수단으로 활용하고 있었다. 수술 후 다음 단계의 치료를 결정하는 과정에서 문제가 발생했다. 시에허병원에는 한약中藥을 복용하려면 반드시 퇴원해야 한다는 방침이 있었다. 이 방침 적용에는 차별이 없어 유명인사일지라도 일체 예외를 두지 않았다. 자칭 쑨중산의 친한 친구였던 류루이헝이 병원장이었지만 융통성이 발휘될 수 없었다. 이런 까닭에 일차적으로 쑨중산 스스로가 먼저 방사선 치료를 받기로 결정했다. 방사선 치료 후 병세가 더욱 악화되었다. 결국 2월 18일 퇴원했고 톄스쯔鐵獅子라는 작은 거리에 머물면서 한의치료를 받는 것으로 방법을 바꾸었다. 한의 루중안陸仲安, 탕야오친唐堯欽, 저우수펀周樹芬 세 사람의 진료를 일주일 동안 받았다. 루중안이 쓴 첫 번째 처방은 석곡石斛 3전錢・인삼人蔘 3전・수육萸肉 3전・촌동寸冬 4전・생지生地 4전・사원자沙苑子 3전・사삼沙參 3전・감초甘草 2전이었으며, 2제를 복용하고 병세가 호전되었다. 하지만 또 다른 설에 의하면 쑨중산은 결코 한의가 처방한 약을 복용하지 않았다고도 한다. 전문傳聞에 따르면 하루에 황기黃芪를 10냥兩까지, 당삼黨參을 8냥兩까지 복용했다고 하지만 확인이 불가능하다. 그렇지만 한약을 복용한 후에 병세가 호전되었던 것만은 사실로 보인다. 이 점에 대해서는 당시 외국 국적의 서의들도 인정했다.

시에허병원에서 더는 치료할 방법이 없다고 선언한 이후 쑨중산 주위에는 두 가지의 의견이 있었다. 장징장張靜江을 위시한 사람들은 한의치료를 받을 것을 적극적으로 주장했고, 쑨커孫科와 왕징웨이汪精衛(1883~1944)는 유보적 입장이었다. 결론은 방사선 치료가 가망이 없는 것으로 판명나면 그 후에 한의치료를 시도해보자는 것이었다. 겨우 일주일 동안 한의 치료를 받았고, 2월 26일에는 한약 복용을 중단했다. 이후부터 서거할 때까지 서의의 이뇨利尿, 지사止瀉 등 대증對症 치료만을 계속했다.

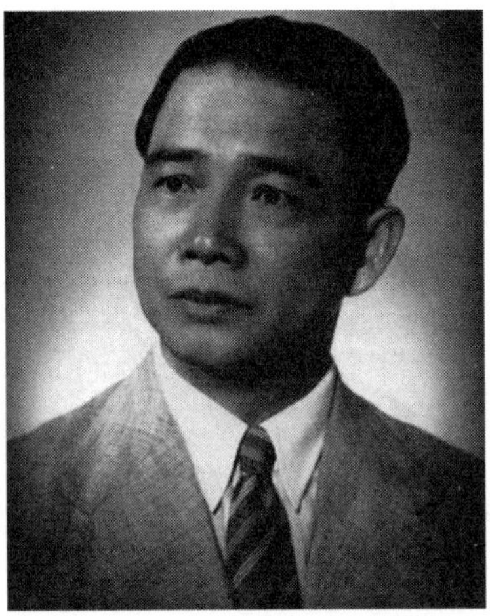

왕징웨이汪精衛

쑨중산이 한약을 복용할 것인지 여부가 아직 결정되지 않았을 때 한바탕 논쟁이 벌어졌다. 그중 가장 유명했던 것이 탕얼허湯爾和와 왕징웨이의 논쟁이었다. 탕얼허가 왕징웨이에게 질문한 편지의 내용은 그가 한의에 대해 어떤 태도를 가졌는지 잘 보여 준다.

"내가 감히 한마디 한다. 한의가 중시하는 의학이론이란 완전히 이치에 맞지 않는다. 열 걸음을 양보한다 해도 현재 한의에 종사하는 선생들은 실질적인 '논병論病'이 가능하지 않다. 그러니 '치병治病'은 두말할 것도 없다. 왜 그런가? 만약 우리가 그들에게 암의 형상, 종류, 전이轉移 등에 대해 말한다면 그들은 마치 그것을 외국어처럼 여길 것이다. 우리들이 한의로서 반드시 알아야 할 지식들, 예를 들어 심간비폐신心肝脾肺腎의 위치나 상화相火가 무엇인지에 대해 한의학에 몇 종류의 해석방법이 있는지, 왕쉰천王勛臣(왕칭런王清任—역자 주)이 보고도 알지 못했던 파막破膜이 무엇인지, 심지어 그들에게 촌관척寸關尺의 부위에 대해 물어도 아마 분명하게 알지 못할 것이다. 이런 '수전망조數典忘祖(사물의 근원을 잊고 소홀히 하는 것—역자 주)'하는 친구들에게 어떻게 생명을 맡겨 좌지우지하게 하겠는가!"[19]

왕징웨이가 답했다. "무릇 과학 사상을 가진 사람들은 대단히 겸손해서 지금의 과학이 이 세계에 대해 알고 있는 것이 아직은 매우 적고, 알지 못하는 것이 여전히 많다는 사실을 인정한다. 예를 들어 암과 같은 병에 대해서도 지금의 과학은 아직까지 특효약을 찾아내지 못하고 있다. 미래에 이것을 찾아낼 수 있을지에 대해서는 과학자가 찾아낼 것인지 아니면 비과학자가 우연히 찾아낼 것인지가 과학자들의 관심을 끌 것이다. 현재로서는 어느 누구도 단정 지어 말할 수 없다. 만약 어떤 사람이 비과학자는 특효약을 찾아낼 수 없다고 확신에 차 말한다면 이것은 과학자가 아직 찾아내지 못한 것은 다른 모든 인류도 찾아낼 수 없다는 것이 된다. 그렇다면 나는 탕얼허 선생의 말을 선생께 되돌려 주겠다. 이는 '이름만 과학자이지 실제로는 고집불통인 사람頑固派'이다."[20]

탕얼허, 왕징웨이 두 사람의 논쟁은 『신보晨報』에 실렸다. 위의 인용문을 통해 알 수 있듯이 왕징웨이의 태도는 5년 후에 그가 보인 태도와 크게 다르다. 그가 훗날 한의폐지를 강력하게 주장한 것은 완전히 정치적 파벌 투쟁의 필요에서였다.

이외에 서의계에도 뜻밖에 객관적인 태도로 한의를 바라 본 사람들이 있었다. 유럽에서 유학하고 돌아온 저우전위周振禹는 한의가 서의보다 반드시 못한 것만은 아니며, 동서의학 모두 그러하다는 것은 알지만 그렇게 되는 까닭所以然은 모르는 것이 아직 많다고 생각했

---

19) 湯爾和.「關于孫中山病狀的疑問」『民國醫學雜誌』. 1925年. 第2期.

20) 汪精衛.「答湯爾和先生」『民國醫學雜誌』. 1925年. 第2期.

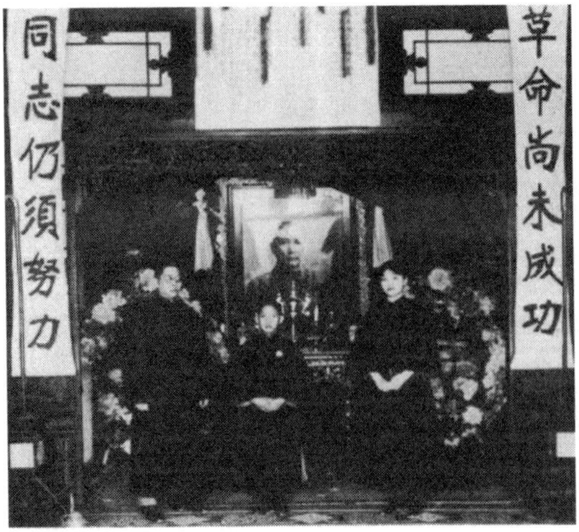

쑨중산孫中山의 장례

다. 이런 견해 때문에 그는 중화민국의약학회中華民國醫藥學會의 2인자였던 허우쭝롄侯宗濂에게 비판을 받았다. 이를 보면 당시 중화민국의약학회는 반한의 색채가 대단히 강했으며 탕얼허 같은 인사들은 한의학의 임상에는 무지하였기에 한의학에 대해 편견을 가진 외국인과 다를 바 없었다는 것을 알 수 있다.

쑨중산은 1925년 3월 12일 서거했으며, 그의 유해는 당일로 시에허병원에서 류루이헝의 주관 아래 처리되었다.

첨부: 루중안陸仲安의 간략한 전기

루중안陸仲安(1882~1949)은 베이징 사람으로 내과에 정통했으며, 기백이 있는 인물이었다. 베이징과 상하이에서 연이어 개업했으며 치료 효과가 뛰어나 그 이름이 상류사회에 알려졌고 후스즈胡適之, 장징장張靜江 등의 만성병을 치료하기도 했다. 1920년대 초에는 의명醫名이 특히 더 높았다. 1925년 쑨중산의 병이 위급할 때 루중안을 청해 치료를 받았다. 루중안은 저서가 없으며, 동서의학 논쟁이 격화되던 기간에 특별히 한 일도 없다. 상하이 신주의약총회의 상무위원, 상하이중서요양원上海中西療養院 이사董事를 역임했다.

참고문헌

1. 『民國醫學雜誌』. 1925年. 第1期~第4期.

제7절 상하이의사공회上海醫師公會와 전국의사연합회全國醫師聯合會

상하이의사공회는 1925년 11월 1일 창립되었다. 이 단체는 형식상 직능단체였으며 학술단체가 아니었다. 근대 중국 동서의학 논쟁과정에서 이 단체의 핵심 멤버들이 줄곧 한의폐지파의 중추적 인물로 활동했다. 그리고 이 단체는 매번 한의폐지를 위한 여론과 정치적 행동의 계책을 만들어내는 근원지 역할을 했다. 이 단체의 출현은 그 자체로 동서의학 논쟁이 격화되고 있다는 표시였다. 1922년 윈톄차오가 『군경견지록群經見智錄』을 저술했고, 1923년에는 『상한론연구傷寒論硏究』를 저술하여 학술적으로 『영소상태靈素商兌』의 도전에 응전했다. 1925년에는 중국 한의계가 재차 여론을 동원하여 한의학을 대학 학제에 편입시키려고 시도했으며(자세한 내용은 4장을 볼 것), 거의 성사 직전에 이르렀다. 그때 위원슈를 대표로 하는 한의폐지파는 한의계의 역량이 심상치 않음을 인식하고 서의계에 단결하여 한의들의 움직임에 대처할 것을 호소했다. 일단의 한의폐지론자들이 때마침 당시 여론의 중심지였던 상하이에 집결했다. 이것이 바로 상하이의사공회가 설립된 배경이다. 당시 서의계에는 전국적인 성격을 띤 박의회博醫會, 중화의학회中華醫學會, 중화민국의약학회中華民國醫藥學會의 3대 학술단체가 있었다. 이 세 학술단체는 모두 정기 간행물인 학술잡지를 발행하고 있었다. 하지만 학술적인 글들이 대부분이었고, 내용은 서양의학에 국한되었으며, 동서의학 논쟁에 대해서는 신중한 태도를 견지하고 있었다. 이런 사정 때문에 한의폐지파의 역량을 결집하고 여론을 이끌어내기 위해서는 상하이의사공회 같은 조직이 반드시 필요했다. 이 단체 구성원들은 『신의와 사회新醫與社會』, 『사회의보社會醫報』와 같은 간행물을 잇달아 발간했다. 그리고 일반적인 서양의학 상식과 회무 활동을 소개하는 것 외에 한의를 공격하는 글들을 많이 실었다.

상하이의사공회의 발기인은 위원슈余雲岫, 왕치장汪企張, 차이위먼蔡禹門, 팡징저우龐京周, 쉬나이리徐乃禮 등이었다. 초대 회장은 위원슈가 맡았으며, 부회장은 위펑빈兪鳳賓, 팡징저우가, 서기는 뉴후이성牛惠生, 왕치장, 회계는 샤선추夏愼初 등 5인이 맡았다. 평의원은 왕위강汪於崗, 쑹우성宋梧生 등 12인이었다. 창립 당시 회원은 100명 가까이 되었다. 1928년에는 조직을 개편하여 집행위원으로 쉬나이리(주석主席), 후딩안胡定安 등 5인, 감찰위원회 위원으로 위원슈(주석), 왕치장, 위펑빈, 차이위먼, 팡징저우, 편집위원으로 쑹궈빈, 청한장程瀚章, 차이위먼, 편집에는 주치뤄朱企洛, 왕위강, 장전쉰姜振勛, 샤선추, 장사오쑹蔣紹宋 등(감찰위원들 역시 대부분 편집을 담당)이 맡았다. 따라서 이 단체는 줄곧 한의폐지파가 장악했고, 반한의 색깔이 매우 농후한 조직이었다. 1929년 제1회 난징 중앙위생위원회에 출석했던 쑹우성, 위원슈, 천팡즈陳方之 세 사람이 이 단체의 회원이었다. 이들 외에 추민이褚民誼, 후딩안도 이 단체의 주장을 적극 지지하는 인물들이었다. 이에 더해 류루이헝劉瑞恒이 이 회의를 주재했으니 한의폐지안이 통과된 것이 조금도 이상하지 않았다.

전국의사연합회全國醫師聯合會는 1929년 11월 9일 창립되었으며 창립 전 수개월 동안 준비작업이 진행되었다. 이 단체는 한의와 서의의 투쟁이 격렬해지기 시작한 바로 그 시기에 출현했다. 예비회의의 주석主席은 추민이가 맡았으며, 주석단에는 위원슈, 위펑빈, 성페이충盛佩蔥, 쉬나이리 등 8인이 있었다. 선거결과 위원슈가 최고 득표로 집행위원회 주석(이때 위원슈는 난징대표였다)에 임명되었다. 임원들 중 급진적인 한의폐지파가 아닌 사람이 한 명도 없었으며, 또 상하이의사공회 회원들이 절대적인 우세를 점하였다. 따라서 이 전국적인 서의 직능단체는 서의계가 연합하여 한의에 대항하는 그런 조직이었다. 『의사회간醫事匯刊』이 이 단체의 선전 도구였다.

첨부 1: 한의폐지파 주요인물

1. 위옌余岩(1879~1954)

자字는 원슈雲岫, 호號는 바이즈百之로 저장浙江성 전하이鎭海 사람이다. 청년 시절에 쉰시학당潯溪學堂에 들어갔으며, 1905년 국비로 유학차 일본에 건너가 1908년 오사카大阪의과대학 예과에 입학했으나 1911년 중도에 귀국했다. 1913년 다시 일본으로 건너가 오사카의과대학에 복학해 계속 공부했고, 1916년에 졸업한 후 귀국했다. 공립 상하이병원 의무장醫務長과 상무인서관商務印書館의 편집을 잇달아 역임했으며, 후에는 의원을 개업하여 진료했다. 1929년에는 난징 제1차 중앙위생위원회에 출석하여 한의폐지안을 제출했다. 1934년부터 1939년까지 『중화의학잡지中華醫學雜誌』의 주편을 맡았다. 1950년 전국 제1차 위생회의에 출석했으며, 1954년 불완전 장폐쇄(intestinal obstruction)로 사망했다. 위윈슈는 의학혁명이라는 구호를 내세우고 줄곧 한의폐지를 주장했다. 1917년 『영소상태靈素商兌』를 발간했는데 이 책은 한의학을 비판한 최초의 서적이었다. 이후에도 끊임없이 글을 써서 발표했고, 이 글들은 『의학혁명론醫學革命論』 1·2·3집에 나뉘어 실렸다. 해방 후에는 『고대질병명후소의古代疾病名候疏義』를 간행했다.

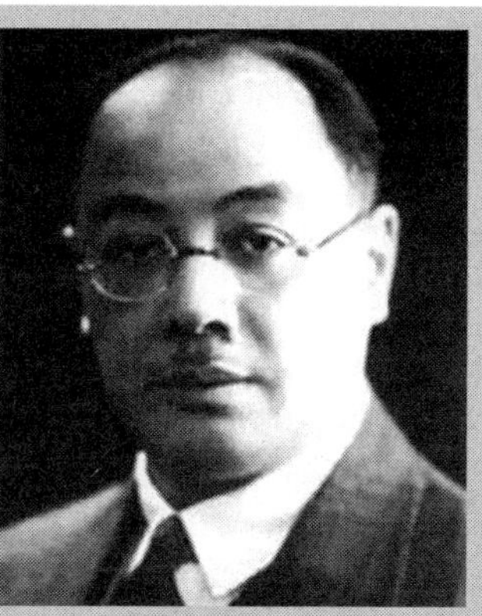
위윈슈余雲岫

2. 추민이褚民誼(1884~1946)

자字는 중항重行, 원명原名은 밍이明遺로 저장浙江성 우싱吳興 사람이다. 일찍이 프랑스에 유학하여 처음에는 문학과 철학을 전공했으나, 후에 스트라스부르의과대학에 들어가 의학을 공부해서 박사학위를 받았다. 1920년 초 차이제민蔡孑民, 리스청李石曾 등과 함께 프랑스 리옹에 중법대학中法大學을 설립하고 근공검학勤工儉學 학생을 모집하여 프랑스로 유학하게 하기도 했다. 귀국 후에는 광둥대학 의학원 원장을 역임했다. 1926년에는 동정군東征軍 총사령부 군의처장, 1927년에는 상하이중법공업전문학교上海中法工業專門學校 교장을 역임했고, 1928년에는 국민당 후보중앙집행위원으로 당선되었다. 1931년에 왕징웨이汪精衛가 행정원장에 임명된 후 추민이는 행정원 비서장에 임명되어 왕징웨이와의 관계가 매우 깊어졌다. 1938년 이후에는 왕징웨이를 따라 일본 제국주의자들에게 투항했으며, 왕징웨이를 수반으로 하는 친일정부 외교부장에 임명

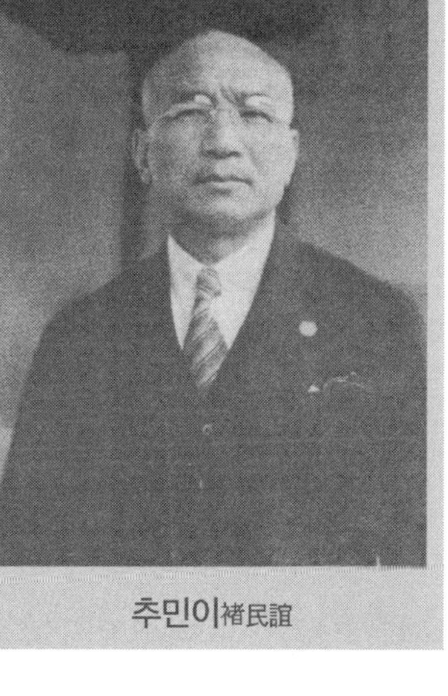
추민이褚民誼

되었다. 추민이는 1928년 유럽으로 건너가 위생업무에 대해 조사했고, 난징정부에서 위생방침을 결정하는 주요 인물 중 한 사람으로서 한의폐지를 주장했다. 논점은 왕징웨이와 가까웠다.

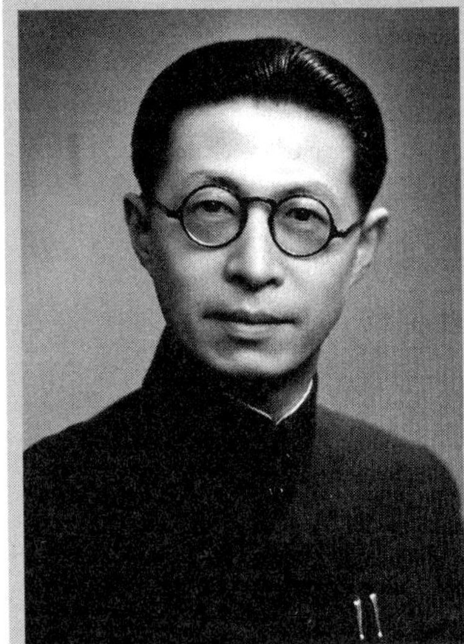

후딩안胡定安

3. 후딩안胡定安(1898~1965)

이름은 원賁이며, 저장浙江성 우싱吳興 사람이다. 부친이 한의였다. 후딩안은 1919년 저장의약전문학교浙江醫藥專門學校를 졸업했으며, 일찍이 상무인서관商務印書館 편집을 맡았다. 1924년 국비로 독일에 유학을 가서 베를린대학 의과대학에 입학했으며 1927년 박사학위를 취득하고 1928년 귀국했다. 국민당 중앙당부中央黨部 및 군사위원회 의무주임을 역임했으며, 제1・2차 중앙위생위원회 위원, 난징시 위생국장, 장쑤성립 의정학원江蘇省立醫政學院 교육장 등의 직책을 역임했다. 1935년에는 『호정안의사언론집胡定安醫事言論集』이 발간되었다. 내용은 대부분 이전 몇 년간 한의를 공격했던 글들이었다. 그의 관점은 위원슈와 대단히 비슷했다. 1948년 후딩안은 유럽과 미국으로 파견되어 의학교육을 시찰했다. 1965년 미국에서 병으로 세상을 떠났다.

4. 왕치장汪企張(1885~1955)

장쑤江蘇성 상하이上海 사람이다. 13세에 항저우杭州 구시서원求是書院에 들어갔으며, 후에 광방언관廣方言館에서 공부했다. 1904년 일본으로 유학하여 사범師範・정법政法을 전공했고, 후에 의학으로 전공을 바꾸었다. 1915년에 일본 오사카의과대학大阪醫科大學을 졸업했다. 이후 저장의약전문학교浙江醫藥專門學校 교수, 장쑤성립 의학전문학교江蘇省立醫學專門學校 교장, 장쑤성립병원江蘇省立醫院 원장을 역임했고, 후에 상하이에서 의업에 종사하면서 쑹후개항장淞滬商埠 위생국 위생위원회 위원, 위생부 중앙위생위원회 위원, 상하이의사공회 부회장 등의 직책을 겸임했다. 생생조산학교生生助產學校, 상하이 폐병병원肺病醫院의 설립에 참여하기도 했다. 늘 각종 회의에서, 또 신문, 잡지에 시론과 정견을 발표했다.

위원슈는 왕치장이 저술한 『이십년래 중국 의사 추의二十年來中國醫事芻議』라는 책에 쓴 서문에서 "왕치장 선생은 나와 같은 학교에서 공부한 동문으로 나보다 1년 먼저 졸업했다. 졸업 후에는 함께 공립 상하이병원에서 일했고, 함께 사직한 후에는 상하이에서 같이 개업의 생활을 했다. 선생은 또 필묵으로 노는 것을 즐겼으며, 우리나라 의학 분야에서 큰 소리로 외치고 눈물로 그 도를 호소하기도 하면서 진실로 의기가 투합하고 지향하는 바가 같은 사람이다"라고 하였다. 이것으로 왕치장이 어떤 사람인지 잘 알 수 있을 것이다. 그의 논문집은 문장이 대단히 아름다우며, 민족의식이 짙었다.

첨부 2: 한의폐지파의 언론 전집

위원슈余雲岫: 『의학혁명론醫學革命論』 3집

후딩안胡定安: 『호정안의사언론집胡定安醫事言論集』 1책

왕치장汪企張: 『이십년래중국의사추의二十年來中國醫事芻議』 1책

판서우위안范守淵: 『범씨의론집范氏醫論集』 상・하책

팡징저우龐京周: 『상해근십년래의약조감上海近十年來醫藥鳥瞰』 1책

추민이褚民誼: 『도돌재의언騇駇齋醫言』 1책

참고문헌

1. 『醫事匯刊』. 1929年. 第16期. 11쪽.

2. 余雲岫. 「醫學革命的過去・現在和未來」 『中華醫學雜誌』. 1934年. 第1期.

제8절 제1차 중앙위생위원회中央衛生委員會와 한의폐지

1927년 장제스는 국민당 우파를 결집하여 신속하게 난징을 점거했다. 그는 중간에 한 차례 하야下野하는 속임수를 썼지만 얼마 지나지 않아 다시 전면에 등장했다. 그는 약 1년 가까운 시간을 들여 국민당 내부의 타협을 이루어 내고, 사람들을 끌어 모으며 각 지역의 군벌을 매수하여 겉으로 보이는 통일을 완성했다. 그리고 나라가 태평한 것처럼 포장하였다. 그러나 사실 이 시기는 장쑤江蘇성과 저장浙江성 일대를 제외한 나머지 지역은 자본주의 진영이 아니라 공산주의 진영이 점령하고 있었다. 1928년 난징정부가 교육회의를 소집했으나, 실제로는 교육에 어떤 관심도 없었다.

1929년 초에는 제1차 중앙위생위원회를 소집하여 국가가 '태평太平함'을 최종적으로 표방하려고 했다. 이것은 또 소위 '훈정訓政'시기의 시작이기도 했다. 그렇지만 이 위생위원회의는 의료계를 10년이나 대혼란에 빠뜨린 사건이 되고 말았다. 이 10년은 중국 한의계가 압박 가운데서도 새롭게 각성하는 10년이었다.

1929년 2월, 난징 위생부는 두 차례의 회의를 개최했다. 첫 번째 회의는 부부장副部長 후위웨이胡毓威 주관 아래 개최되었는데, 16일에 시작되어 20일에 끝났다. 일부 성省과 시市의 위생장관들을 소집하여 소위 말하는 현대화된 의료서비스를 소개하는 회의였다.[21] 두 번째 회의는 23일에서 26일까지 개최되었는데, 부부장副部長 류루이헝이 주관한 제1차 중앙위생위원회였다. 『중국의사中國醫史』에 따르면 이 회의에 출석한 인사들은 다음과 같다.[22]

추민이褚民誼 국민당 중앙집행위원

옌푸칭顏福慶 상하이 중앙대학 의학원 원장

우롄더伍連德 하얼빈 동북방역처 처장

후쉬안밍胡宣明 난징 철도부 의무처장

21) 王吉民, 伍連德.『中國醫史』第2版. 上海. 商務印書館. 1936. 162, 722쪽.

22) 王吉民, 伍連德.『中國醫史』第2版. 上海. 商務印書館. 1936. 162, 722쪽.

위윈슈余雲岫 중화민국의약학회 상하이분회 회장

양모楊黙 난징 군사의학원 원장

천팡즈陳方之 상하이 국립의학실험실 주임

후훙지胡鴻基 상하이시 위생국장

황쯔팡黃子方 베이핑시 위생국장

취안사오칭全紹清 톈진시 위생국장

후핑胡平 난징시 위생국장

허츠창何熾昌 광저우시 위생국장

뉴후이성牛惠生 상하이

위펑빈兪鳳賓 상하이

저우○○周○○ 상하이

쑹우성宋梧生 상하이

팡스산方石珊 베이핑

이상 모두 17명이었다. 다만 위윈슈의 말에 따르면 회의에 출석한 사람은 류루이헝 외에 "한 명의 외행차장外行次長과 한두 명의 참사參事가 더 있었다"[23]고 한다. 여기서 차장이란 당연히 후위웨이였을 것이고, 참사들의 이름은 알 수 없다. 그들은 모두 들러리에 불과했다. 위의 17명에 류루이헝을 더하면 정책을 결정했던 사람들이 된다. 이런 진형陣形에서 한의폐지는 매우 분명했다. 회의에 단 한 명의 한의도 포함시키지 않았으며, 서의 중에서도 원로들을 제외하고는 모두가 한의폐지를 주장하던 사람들이었다. 이들 중 적어도 위윈슈, 후딩안, 쑹우성, 천팡즈, 추민이, 뉴후이성, 팡스산 등은 한의를 폐지해야 한다는 확고한 생각을 가지고 있었으며, 이미 이런 생각을 공개적으로 표명했던 사람들이었다. 옌푸칭, 우롄더, 취안사오칭 등 원로들은 대세를 거스르지 않을 사람들이었고, 후쉬안밍, 황쯔팡 등은 당시의 유명한 공공위생 전문가였기에 하는 일의 성격상 쉽게 한의폐지로 기울 수 있는 사람들이었다. 그러므로 이 회의에서 한의폐지안이 통과되는 것은 자명한 사실이었다. 위

23) 余雲岫.「醫學革命的過去・現在和未來」『中華醫學雜誌』. 1934年. 第1期.

윈슈의 말에 따르면 "외행차장과 한두 명의 참사가 회의적인 태도를 보였다. 그 외의 사람들은 만장일치로 이 안을 통과시켰다"[24]고 했다. 한의폐지안은 결코 위윈슈 혼자서 제출한 안이 아니었다. 다음과 같은 여러 관련 제안들이 있었다.

① 중자中字 제14호 제안, 제목은 「구의 폐지로 의료, 위생의 장애를 제거하는 안廢止舊醫以掃除醫事衛生之障碍案」(위윈슈 제안).

② 생자生字 제22호 제안, 제목은 「의사등록 통일 방법統一醫士登錄辦法」.

③ 생자生字 제36호 제안, 제목은 「중의등기연한 제정制定中醫登記年限」.

④ 생자生字 제42호 제안, 제목은 「중의생 및 중약재 규제 방법 규정 청원擬請規定限制中醫生及中藥材之辦法案」.

이 네 개의 제안은 「구의 등기안의 원칙 규정規定舊醫登記案原則」으로 병합되었다.

여기에는 "갑甲: 구의舊醫의 등기登記는 민국民國 19년 말까지로 종료한다.

을乙: 구의舊醫학교를 금지한다.

병丙: 이외에 신문 잡지 등에 비과학적 의사의 선전물 및 구의를 실어 소개하는 것을 금지하는 업무는 위생부가 기회를 보아 전력을 다해 진행한다"[25]는 내용이 포함되어 있었다.

이것이 바로 일반적으로 말하는 한의폐지안이다.

위의 네 개의 안건이 하나로 병합되었다고 하지만, 실제로는 위윈슈의 제안으로 나머지 세 개 제안을 포괄한 것이다. 위윈슈의 제안 속에는 "구의를 없애지 않는다면, 민중들의 사상이 변하지 않을 것이고, 신의新醫 사업도 향상시킬 수 없을 것이며, 위생행정도 진전될 수 없을 것이다"라는 내용이 있다. 한의를 즉각 소멸시켜 뒤를 편하게 하겠다는 의도가 분명하게 담겨 있었다. 제안의 제2조에는 "반대 선전을 금지한다取締反對宣傳"고 되어 있다. "눈이 빨갛고 귀가 뜨거우면 화가 왕성하다고 하고, 가슴이 답답하면서 쉽게 화를 내는 것을 간기라고 칭하니眼紅耳熱, 動曰火旺, 煩躁易怒, 輒稱肝氣, 엄격히 말하자면 모두 반동反動적인

24) 余雲岫.「醫學革命的過去, 現在和未來」『中華醫學雜誌』. 1934年. 第1期.

25)『醫界春秋』. 1929年. 第34期.

것에 속한다. … 마땅히 법령으로 금지해야 한다"고 했다.

또 "① 구의를 신문에 실어 소개하는 것을 금지한다.

② 신문 잡지를 검열하여 비과학적 의사의 선전을 금지한다.

③ 구의학교를 금지한다"[26]고도 했다.

이것은 실질적으로 한의를 즉각 소멸시키려는 조치였다. 위원슈는 국민당이 공산당의 적색 선전에 대처하기 위해 사용했던 방법을 의학계로 가지고 들어왔다. 실제로 이것은 일본이 메이지 초년에 의료를 개혁하기 위해 사용했던 방법에 비해 더 간단하면서도 효과적인 방법이었다. 이 뿐만 아니라 위원슈는 「구의학교 폐지 명령을 요청하는 안請明令廢止舊醫學校案」을 별도로 교육부에 청원하기도 했다. 1950년대 초까지도 위원슈가 여전히 이런 수년 내 한의를 완전히 소멸시키는 방법을 고수했던 것은 조금도 이상한 일이 아니었다. 이 제안이 제출되자마자 중국 전역이 요동쳤다. 중국 한의계 내부에서는 이전에 결코 볼 수 없었던 대단결, 대각성이 일어났다. 그리고 점차 국민당정부의 본질을 인식하게 되었다. 일찍이 위원슈는 자신의 제안이 50년 안에 점진적으로 한의를 소멸시키고,[27] 동시에 서의를 육성하려는 것이라고 여러 차례 설명한 바 있다. 하지만 그의 제안은 만약 이것이 정말로 강력하게

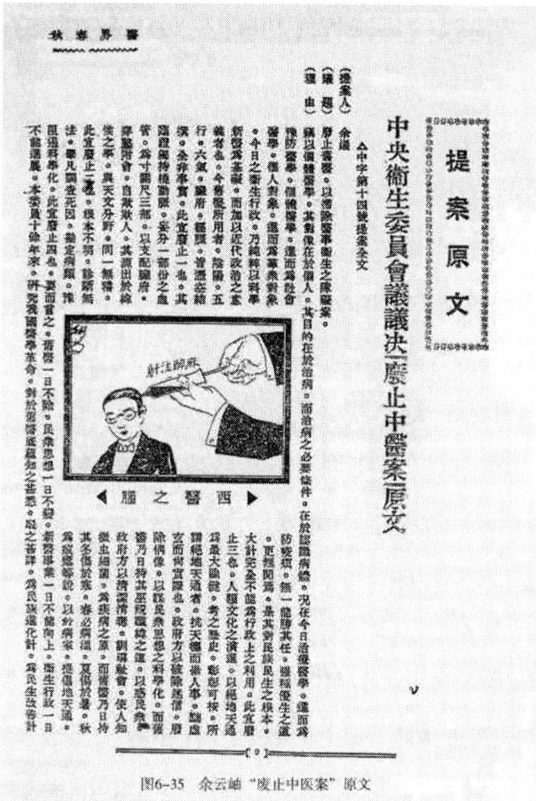
醫界春秋

提案原文

中央衛生委員會議議決廢止中醫案原文

图6-35 余云岫"废止中医案"原文

『의계춘추醫界春秋』에 게재된 한의폐지안 원문

26)『醫界春秋』. 1929年. 第34期.

27)『醫界春秋』 1929年 第34期.

집행된다면 한의를 즉각 소멸시킬 수 있는 것이었다. 게다가 난징정부도 이런 의도가 확실히 있었다. 단지 이전에 결코 볼 수 없던 중국 한의계의 투쟁과 사회여론의 반대 때문에 실행에 옮기지 못했을 뿐이었다. 중국 한의계가 이 제안에 보인 반응은 신속하고도 정확했다. 한의폐지안이 아직 정식으로 공포되지도 않은 상황에서 전국의 여론은 이미 들끓었다. 불과 며칠 만에 한의폐지를 반대하는 투쟁이 전국으로 확산했고, 회의가 소집되고 대책들이 제출되었다. 위원슈와 난징정부도 미처 예상치 못한 상황이었다.

제9절 전국의약단체대표회의全國醫藥團體代表大會

1929년 2월 24일, 난징정부 제1차 중앙위생위원회가 위원슈 등이 제출한 한의폐지안을 통과시켰다. 26일 상하이의 『신문보新聞報』는 다음과 같이 보도했다.

"추민이 위원은 24일 저녁 심사경과를 보고하고, 「구의 폐지로 의사위생의 장애를 제거하는 안廢止舊醫以掃除醫事衛生之障碍案」과 구의 등록 규정 등의 안건들을 장시간의 토론을 거쳐 결의했으며, 그 결과 제목을 「구의 등기안의 원칙 규정規定舊醫登記案原則」으로 변경하여 원안대로 통과시켰다고 발표했다."

이 뉴스가 발표되자마자 의계가 들끓었다. 상하이특별시 한의협회 상무위원이었던 샤잉탕夏應堂, 인서우톈殷受田, 주사오포朱少坡 등은 즉각 난징정부 위생부에 강력하게 반대하는 전문電文을 보냈고, 아울러 2월 27일에는 이 전문을 『신문보』에 실어 전국 한의 동지들에게 알리는 글로 삼았다. 3월 2일, 위원슈가 주편으로 있던 『사회의보社會醫報』가 중앙위생위원회 특집호를 찍어 정식으로 한의폐지안을 공포하자 일시에 분위기가 긴박하게 돌아갔다. 불과 며칠 사이에 전국한의약단체가 난징정부에 편지와 전보를 보내 질의한 것이 수를 헤아릴 수 없을 정도였다. 대도시의 약상藥商 단체들 또한 반대 의사를 타전했으며, 전국상회연합회도 전보를 보내 국의國醫 보존을 청원했다. 이에 따라 여론이 폭발적으로 일어났으며, 각계 인사들도 많은 수가 한의약계의 요구에 공감을 표시했다.

여론에 호소하는 작업과 함께 상하이한의협회는 전상하이의약단체연석회의全滬醫藥團體聯席會議를 소집하여 대책을 논의했다. 이 회의에서 장짠천張贊臣은 전국의약단체대표대회를 상하이에서 소집할 것을 앞장서 제안했으며, 날짜를 3월 17일로 정했다. 대회소집 공고는 3월 3일에서 6일까지 『상하이신보上海新報』와 『상하이신보上海申報』 양대 신문에 가장 먼저 실었다. 그리고 이와 동시에 속달 전문電文으로 중국 내 각 주요 한의약 단체와 학교에 통지했다. 회의는 정한 날짜에 거행되었으며 대성황을 이루었다. 회의에는 모두 262명이 참석했다. 이들은 15개 성, 131개(일설에는 132개) 단체에서 온 사람들이었다. 대회 구호 중에는 '위윈슈, 왕치장의 제안 타도는 제국주의 타도이다打倒余汪提案就是打倒帝國主義', '중국의약 제창은 곧 중국문화와 경제 보전이다提倡中國醫藥就是保全中國文化經濟', '중국의약만세中國醫藥萬歲!' 등이었다. 3월 17일 상하이 의약계는 반나절 동안 휴업했고, 모든 교통수단을 제공하여 전력으로 대회를 지원하며 난징정부에 항의했다.

이 회의를 조직한 주요 인물은 차이지핑蔡濟平, 장원팡蔣文芳, 장메이안張梅庵, 천춘런陳存仁, 장짠천張贊臣, 셰리헝謝利恒, 바오스성包識生, 천즈량岑志良, 양즈이楊志一 등이었다. 회의에 참석

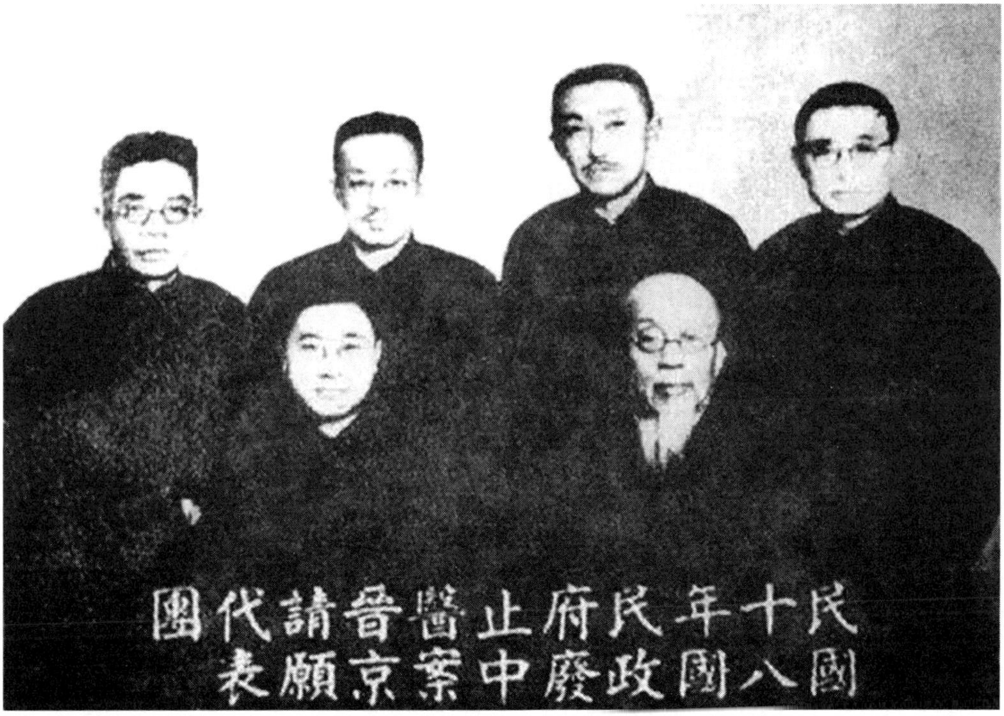

民國十八年國民政府廢止中醫案晋京請願代表團

한의폐지 항의 청원 대표단(1929년)

앞줄 왼쪽부터 천춘런陳存仁, 셰리헝謝利恒. 뒷줄 왼쪽부터 장메이안張梅庵, 장짠천張贊臣, 장원팡蔣文芳, 천즈량岑志良

한 대표들에게서 많은 제안이 나왔으며, 토론을 통해 이것을 크게 두 방향으로 정리했다. 하나는 내부를 정돈하고 여론을 쟁취하자는 것이며, 또 하나는 외부와의 연합을 통해 한의약의 합법적인 지위를 쟁취하자는 것이었다. 그 가운데 가장 중요한 제안은 한의학을 학제學制 체계에 편입되도록 청원하는 것, 전국의약단체총연합회를 만드는 것, '3월 17일'을 국의절國醫節로 하는 것, 즉시 대표를 수도에 파견하여 청원하는 것 등이었다. 국의절은 중화인민공화국 수립 초기까지 계속해서 지켜졌다. 전국의약단체총연합회는 특히 난징정부의 미움을 샀다. 이 단체는 인력·물력·재력이 모두 풍부하여 걸핏하면 전국으로 전보를 보내 강력한 조직력을 과시했다. 이 단체는 한의약계가 난징정부와 투쟁할 수 있는 강력한 조직이었다. 1931년 3월, 국민당 중앙집위 상무위원회(국민당의 최고정책결정기구)는 이 단체가 법률에 부합하지 않다는 이유로 강제 해산을 명령했다.

제1차 전국의약단체대표대회는 3일 동안 개최되었으며 매우 큰 효과를 거두었다. 19일 대회가 폐회된 직후 이 대회에서 선출된 초대 대표 5인은 즉시 청원을 위해 난징으로 갔다. 이 다섯 사람은 셰리헝謝利恒, 쑤이한잉隋翰英, 장원팡蔣文芳, 천춘런陳存仁, 장메이안張梅庵이었으며, 장짠천張贊臣이 수행 비서를 맡았다.

이 시기는 바로 국민당 제3차 전국대표대회가 열리는 기간이었다. 대표들은 우선 대회에 청원했는데, 청원서는 장원팡이 초안을 잡았다. 그다음으로 행정원·위생부·공상부工商部에 문서를 보내 청원했다. 당시 국민당정부의 주석을 맡은 장제스는 대표들을 접견조차 하지 않았으며, 어떤 입장도 밝히지 않았다. 국민당 요인 중에서 대표들을 접견한 이들은 탄옌카이譚延闓, 예추천葉楚傖, 리스청李石曾, 쉐두비薛篤弼였다. 이들 중에서도 오직 쉐두비 만이 위로의 말을 건넸을 뿐이다. 청원의 결과는 겨우 한의폐지안의 집행을 잠시 연기하는 정도였다. 이것 외에는 어떤 요구에 대해서도 답을 얻지 못했다. 난징정부의 진정한 의도는 여전히 전력을 다해 한의를 억압하는 데 있었지만, 잠시라도 이 사태를 가라앉히는 것이 필요했기 때문이었다. 그해 장짠천은 『중의(한의)폐지안 항쟁의 경과廢止中醫案抗爭之經過』를 편찬해서 당시의 상황을 상세하고 남김없이 기록했다.

청원 대표들이 돌아온 1개월 후, 난징정부 교육부는 한의학교를 일률적으로 전습소傳習所로 개칭한다는 내용을 공포했다. 얼마 지나지 않아 위생부도 한의가 서법서약西法西藥을 참조하여 사용하는 것을 금지하는 훈령을 내려 보냈으며, 한의폐지 주장 역시 실행에 옮겼다. 교육부 훈령에는 다음과 같은 내용이 들어있었다.

"각국의 통상적인 예를 보면 의사를 양성하는 기간이 길고, 반드시 대학 또는 전문과를 졸업하고 병원에서 상당 시간의 실습을 거쳐야만 비로소 개업의 자격이 주어진다. 현재 개설되어 있는 한의학교의 강의와 실험실습을 조사해보면 과학에 기초를 두고 있지 않다. 그러므로 학교교육제도 체계 내에서의 명칭을 모두 한의전습소로 개칭하여 명실상부하게 해야 한다. 이 항의 전습소는 학교교육제도 체계 안에 없으므로 교육행정기관에 등록하기 위해 상신할 필요가 없다."[28]

한의에 타격을 주기 위해 이와 같은 스스로 모순된 포고를 발표한 것이다. 그러므로 전국의약단체대표들은 1929년 12월 상하이에서 다시 회의를 개최했다.

이 회의의 명칭은 '전국의약단체임시대표대회'였으며, 12월 1일 상하이에서 개막되었다. 회의를 개최한다는 공고가 한 달 전부터 발표되었고, 회의에는 17개 성省과 난양南洋, 필리핀 등에서 모두 223개 단체, 457명의 대표가 참석했다. 회의의 규모와 기세는 3월에 개최되었던 회의보다 훨씬 컸다. 대회 개막선언에서는 난징정부의 시대착오적인 정책들이 열거되었다.

"최근 6개월 동안 정부는 한의약계와 관련된 정책 명령들을 계속해서 발표했다. 먼저 한의의 학교 설립을 불허하고, 학생 모집 광고도 게재하지 못하게 하는 교육부의 명령이 있었다. 이어 한의의 의원 개설조차 금하는 위생부의 명령이 있었다. 학교는 전습소로 명칭이 바뀌고, 의원은 의실醫室로 명칭이 바뀌었다. … 위생부 훈령은 한의가 서법서약西法西藥을 참조하여 사용하는 것을 금지하면서, 한의가 청진기 등을 사용하는 것이 생명에 특별한 위해가 되지는 않지만 실질적으로 국체國體를 손상시키는 일이라고 말한다."[29]

중국 한의계는 이런 황당무계한 논리에 대단히 분개했다. 이 회의는 5일간 열렸으며, 중요한 결의내용은 다음과 같았다.

① 위생행정에 한의를 참여시키도록 요구한다.

---

28) 「教育部關于中醫不得稱學校, 醫院之布告」『醫界春秋』. 1926年. 第35期.

29) 「全國醫藥團體臨時代表大會開幕宣言」『醫界春秋』. 1929年. 第42期.

② 한의, 한약을 모두 국의國醫, 국약國藥으로 개칭한다.

③ 한의약 용어사전과 교과서를 편찬한다.

④ 사회적 여론을 쟁취한다.

회의 후에 추천을 통해 청원대표 23명이 선출되었다. 회의에 참석한 인사들 중 각 성에서 대표 1명씩을 선출했고 여기에 별도로 청댜오즈程調之, 셰리헝謝利恒, 루위안레이陸淵雷, 장원팡蔣文芳 네 사람을 더 뽑았다.

이 회의를 소집했던 또 다른 이유는 난징정부 위생부가 전국의약단체총연합회에 심각한 불안감을 느낀 나머지 그해 10월 23일 이 단체의 명칭과 회칙을 고치도록 명령했기 때문이었다. 실제로 이것은 여론 형성을 막기 위해서였다.

결론적으로 중국 한의계는 이 회의를 계기로 더욱더 각성하고, 또 더 단결했다. 난징정부는 상황이 수습되기가 어렵다는 것을 알고 방법을 바꿨다. 장제스는 아주 그럴 듯하게 국민당정부 문관처 명의로 교육·위생부의 포고를 철회할 것이라는 답신을 보냈다. 이에 청원단은 만족하고 돌아왔다. 그러나 이것이 숨 돌릴 시간을 벌기 위한 계책에 불과했음을 그 누가 알았겠는가? 3개월이 채 지나기도 전에 교육부장을 겸하던 장제스는 교육부 명의로 자기 스스로 했던 약속을 뒤집어 버렸다. 장제스의 이중적이고 기회주의적인 수법으로 인해 이 대회는 결과적으로 아무것도 성사시키지 못한 회의가 되고 말았다.

1931년 1월 전국의약단체총연합회는 명의상 존재하지 않는 단체가 되었다. 하지만 중국 한의계는 중·일전쟁 전까지 여전히 대규모의 시위와 청원활동을 전개했다.

1934년 1월 22일 국민당 사중전회四中全會가 개막되었다. 전국 한의약계 대표 팡푸젠方富建, 딩중잉丁仲英, 청댜오즈程調之 등 54명이 청원을 위해 난징으로 갔다. 전국 한의약계가 모두 하루 동안 휴업으로 지지의사를 표시했다. 그 날 난징시 한의약계에서 청원에 참가했던 사람은 2,600여 명에 달했으며, 이들은 각각 국민당 사중전회 회장, 국민당정부, 행정원, 입법원 등으로 나누어 그 앞에서 시위를 벌였다. 이들은 다음과 같이 요구했다.

① 한의와 서의를 평등하게 대우할 것.

② 입법원에서 통과된 '중의조례中醫條例'를 신속하게 선포할 것.

③ 한의의 학교설립 인준불가 명령을 취소하고, 아울러 일체의 한의 진흥사업을 추진할 예산을 배정할 것.

이때 청원한 주요 내용들은 1년이 조금 지나 펑위샹馮玉祥 등에 의해 국민당 제5차 전국대표대회에서 제안되었다.

「중의조례中醫條例」가 공포된 후인 1936년 12월 3일, 중국 한의계는 또 다시 18개 성시에서 120명의 대표를 조직하여 위생서衛生署 내에 중의(한의)부서장中醫副署長 직제 설치를 청원했다. 그러나 결과는 실패로 돌아갔다.

참고문헌

1. 『醫界春秋』. 1926年. 第84, 86期.
2. 『浙江醫藥月刊』. 1931年. 第9期.
3. 『三三醫報』. 1929年. 第4, 27期.
4. 『醫界春秋』. 1934年. 第87期.

첨부: 1929년 청원 과정에 대한 보충

아래 덧붙인 내용은 1929년 중국 한의계의 청원 투쟁이 진행되는 과정을 또 다른 측면에서 분석한 것으로서 장샤오사張效霞가 저술한 『무지와 편견—중의 존폐 백년 전쟁無知與偏見—中醫存廢百年之爭』(산둥과학기술출판사, 2007년 9월, 제1판)에서 발췌한 것이다. 이 책에서 기술한 사실들은 주로 천춘런陳存仁의 『은원시대 생활사銀元時代生活史』라는 책에 근거하며, 대부분이 필자(자오훙쥔)가 대학원생이었던 시절에는 볼 수 없던 문헌자료였다. 천춘런은 그해 직접 청원에 참가했던 사람이므로 필자는 그가 기술한 내용이 대체로 믿을 만하다고 생각한다.

중화인민공화국이 수립된 이후에 저술된 의학사 서적들에서는 근대시기 중국 한의학계가 집회, 시위, 진정서를 통한 청원 같은 항쟁활동을 벌인 것을 매우 높게 평가한다.

이것은 사실 크게 잘못이라고 할 수 없다. 다만 다른 더 중요한 측면이 있다. 즉, 국민당 중앙정부 내부에 한의폐지를 주장하는 '주폐파主廢派'가 점진적으로 형성되어 존재했던 것과 함께 중국 한의계를 대변해 줄, 즉 주폐파에 대항하는 '주존파主存派' 요인要人 단체가 존재했었다는 사실이다. 만일 국민당 중앙 내부에서 주존파의 찬성과 지지가 없었더라면 한의는 근대시기 더 가혹한 타격을 입고 박해를 받았을 것이다. 그리고 일본의 한의와 마찬가지로 폐지 당했을 수도 있다. 중국 한의학계 자체의 역량만으로 정권을 등에 업고 있던 주폐파 세력에 장기적으로 맞서기는 어려웠다. 어떤 면에서는 정부 내부에서 한의 존폐에 대한 입장 차이로 분쟁이 생겨났고, 이로 인해 상호간에 권력에 대한 견제가 이루어졌기에 한의가 보존되었으며, 또 작은 입지라도 마련될 수 있었다. 그리고 이 때문에 정부의 고위층들이 정책을 취사선택하고 방향을 최종 결정할 여지가 생겼다.

1929년 중국 한의학계가 '한의폐지안' 반대를 위해 조직한 상경 청원대표단은 국민당 중앙 내부에 이미 존재했던 주존파 세력을 충분히 또 교묘하게 이용했으며, 그 결과 「중의를 속박하는 일체의 법령을 취소함撤消一切禁錮中醫法令」이라는 잠깐 동안의 승리를 얻을 수 있었다.

당시 국민당정부 내부에는 한의존폐 문제에 대해 의견이 일치되어 있지 않았고, 양 세력의 관계도 빙탄氷炭과 같았다. 왕징웨이汪精衛, 추민이褚民誼를 대표로 하는 일부 인사들은 한의폐지를 주장했으며, 탄옌카이譚延闓, 위유런於右任, 린썬林森, 천궈푸陳果夫, 천리푸陳立夫, 자오이탕焦易堂을 대표로 하는 원로파들은 한의를 보존하고 발양할 것을 적극 주장했다. 그리고 펑위샹馮玉祥의 심복이었던 위생부 부장 쉐두비薛篤弼는 한의 존폐 문제에 대해 분명한 견해가 없었으며 이것을 결정할 만한 실질적인 권한도 없었다. 그러므로 청원 대표들은 이에 맞게 전략을 세웠고, 증상에 맞추어 약을 썼다. 원로파의 지지를 얻는 데 온 힘을 쏟았고, 작업의 중점을 정부 오원五院[30]의 원장

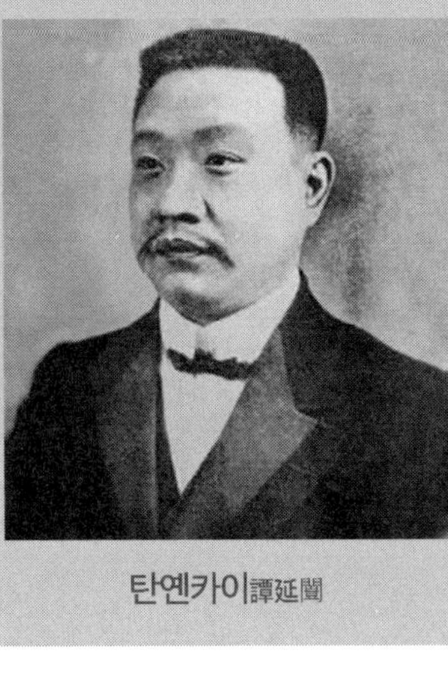

탄옌카이譚延闓

과 중앙당부中央黨部 쪽에 두었다. 위생부에 대해서는 관심을 접고 잠시 내버려 두었다. 역사적 사실이 증명하듯 이 전략은 예상대로 주효했다.

대표들은 제일 먼저 행정원 원장 탄옌카이를 면담했다. 탄옌카이는 친히 정문 입구까지 나와 대표들을 맞이했다. 앉기를 권하고, 차를 대접했으며, 의견을 경청한 후 명확하게 의사를 표현했다. "한의는 결코 폐지할 수 없다. 나는 행정원장을 단 하루 하는 한이 있더라도 폐지하지 않을 것이다. 오히려 제창할 것이다." 그리고 손목을 내밀고는 청원단 단장인 셰관謝觀에게 진맥하고 약을 처방해줄 것을 청하는 것으로 지지를 표시했다.

바로 이어 대표단은 감찰원 원장인 위유런을 예방했다. 위유런은 한의가 처한 상황과 투쟁정신에 극도의 공감을 표시했다. 그는 "나는 일생 동안 한의에게 진찰을 받고 한약을 복용해 왔다. 산시陝西성에는 서의병원西醫院이 전 성省을 통틀어 교회가 운영하는 한 곳 밖에 없으며, 서의사는 모두 합쳐 3명밖에 없다. 절대 다수의 백성들은 병이 나면 한의에게 치료를 받는다. 그런 까닭에 한의는 중국인의 건강을 지키는 데 큰 공헌을 하고 있다. 현재 서의사인 추민이 등 당국자들이 한의를 소멸시키려 하는데 이것은 서양 기독교인들이 전국의 승려와 도사들을 없애버리려는 것과 마찬가지이다. 이것이 가능하겠는가?" 하였다.

탄옌카이, 위유런과 면담한 후에 청원단은 잠시도 쉬지 않고 계속해서 장징장張靜江, 천궈푸 두 사람을 예방했다. 이 두 사람도 마찬가지로 한의에 대해 지지하는 태도를 보

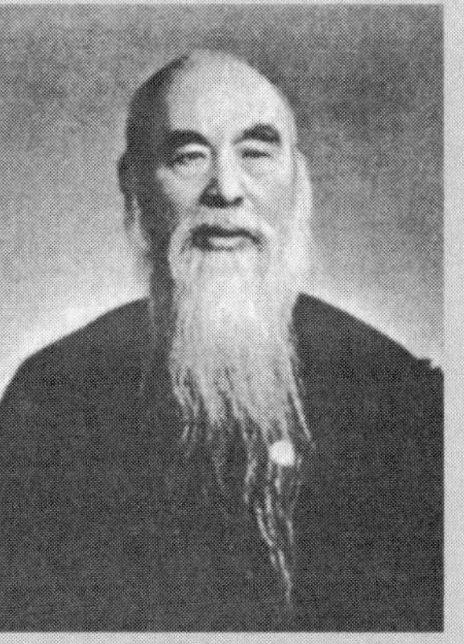

위유런於右任

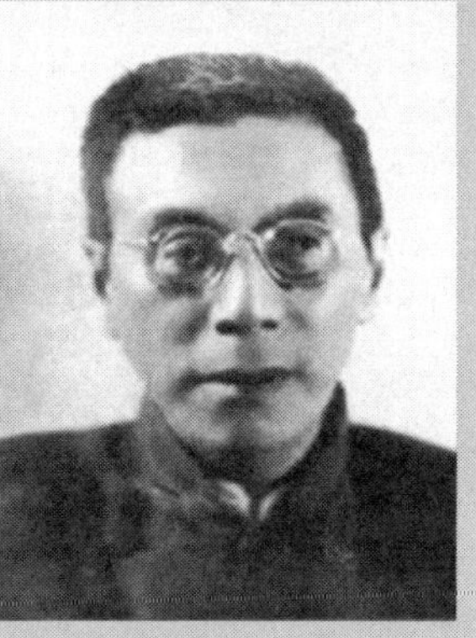

장징장張靜江

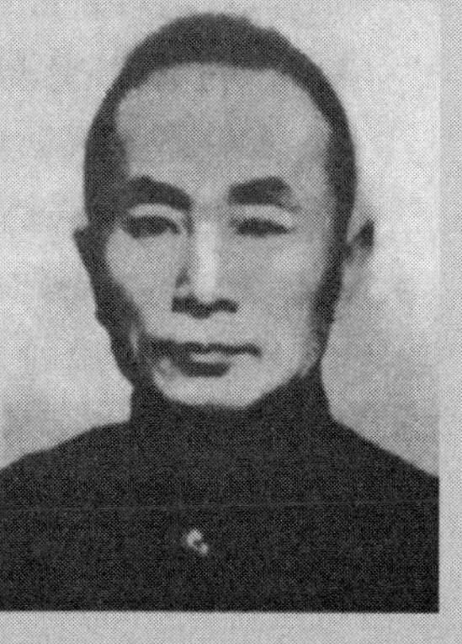

천궈푸陳果夫

30) 행정원・입법원・사법원・考試院・監察院을 말함. 역자 주.

였다. 장징장은 "한의에 대해 극도의 호감을 표시하면서 중앙위생위원회의 결의안은 중국의 정서에 완전히 위배되며, 자신이 적극 돕겠다"고 했다. 천궈푸는 "나는 평소 한의를 매우 신뢰해 왔다. 확실하게 보존할 것을 주장할 필요가 있다고 생각한다"고 의견을 표시했다.[31]

1932년 장제스 대신 국민당정부 주석을 맡았던 린썬은 청원 대표들에게 다음과 같이 말했다. "이번 사건은 정말 터무니없는 것으로서 위생부의 몇몇 서의와 추민이가 저지른 일이다. 전국 국민들이 모두 반대할 것으로 믿는다. 국민당정부가 난징으로 수도를 옮긴 후 전국적인 반대를 일으킨 첫 번째 큰 안건이 바로 당신들과 관련된 이 사건이다. 어제 쓰촨四川에서 보낸 전보가 중앙에 도착했는데, 쓰촨 경제가 한약 생산을 주종으로 삼고 있어 만약 한의약을 폐지하는 일이 일어난다면 곧바로 쓰촨 민심을 잃을 수 있다고 한다. 현재 중앙은 쓰촨을 귀순시켜 끌어들이려고 노력하고 있는 중이다. 그렇기 때문에 이 전보는 대단히 효과가 커서 당신들에게 절대적으로 유리한 상황이다."[32]

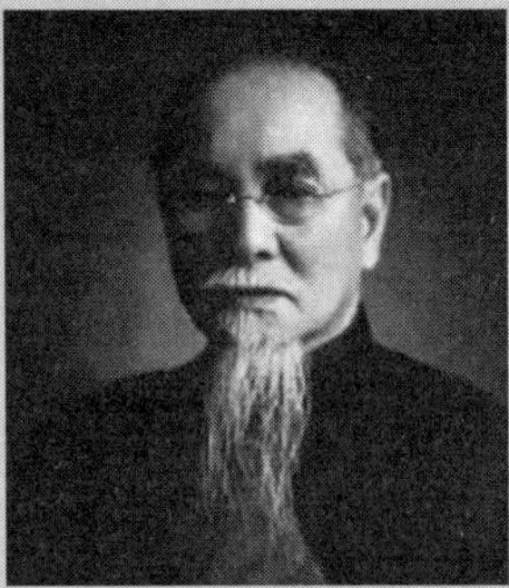
린썬林森

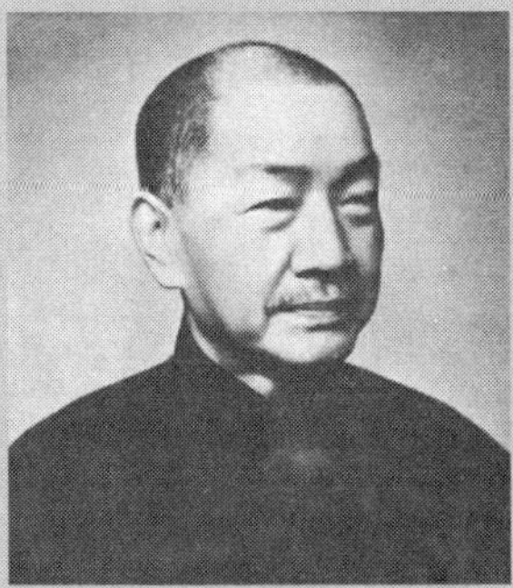
다이지타오戴季陶

고시원 원장 다이지타오戴季陶도 대표단에게 "당신들의 이번 사건은 위생회의를 통과하기는 했지만 감히 말하건대 절대로 실행되지 못할 것이다. 안심해도 좋다"는 입장을 표명했다. 법제위원회 주임위원인 자오이탕은 대표단의 청원서를 접수하면서 역시 "이번 일은 먼저 입법원에서 법률로 제정되고 세 번의 독회讀會를 거쳐야만 실행될 수 있다. 위생부 독단으로 실행할 수 없다"[33]는 의견을 표시했다. 중앙당부 비서장인 예추천葉楚傖 또한 대표를 접견하면서 "한의를 폐지하자는 안은 서의가 중정회中政會에 제출한 것이다. 이

31) 全國醫藥請願團報告結束.『申報』. 1929년 3월 26일자 게재.

32) 陳存仁.『銀元時代生活史』. 上海. 上海人民出版社. 2000. 131쪽.

33) 陳存仁.『銀元時代生活史』. 上海. 上海人民出版社. 2000. 131쪽.

것은 서의들의 짝사랑이다. 집행은 정부가 집행해야 이루어진다. 결코 어떤 한 개인이 감히 나서 이 일을 주관할 수는 없다"34)고 입장을 표시했다.

중앙정부의 요인들이 잇달아 입장을 표명하자 지방의 실력자들도 가만히 있을 수 없었다. 옌시산閻錫山은 국민당 삼중전회三中全會 기간에 친히 "중앙위생회의의 한의폐지안에 대해 극도의 반대를 표시한다"35)는 내용의 전보를 보냈다. 또 다른 거물인 펑위샹馮玉祥도 보다 분명하게 한의 지지 입장을 표시했다. 그리고 그의 심복인 당시의 위생부 부장 쉐두비에게 다음과 같은 전보를 보냈다. "내가 할 수 있는 모든 단어를 동원하여 쉐薛 씨가 어떻게 이런 일을 저지를 수 있는지 엄중하게 책망한다. 쉐부장薛部長은 매우 곤란한 처지가 될 것이다."36) 한편으로는 막후 조종자인 펑위샹과 일반 대중에 밉게 보여서는 안 되고, 다른 한편으로는 국민당정부 내에서의 곤혹스런 위치에 대해 스스로 잘 알고 한시 바삐 한의학계와의 갈등을 해결해야만 했던, 우유부단하고 결단성 없는 쉐두비를 대상으로, 청원대표들은 상대방을 자극하여 분발시키는 방법을 사용했다. 대표들은 위생부는 일부러 모른 척 외면하면서 각 원院, 각 부部를 차례로 방문하여 청원서를 전달했다. 이 방법은 의료행정의 가장 중요한 부서인 위생부에 가지 않고도 쉐두비에게 매우 실질적인 '난감함'을 안겨 주었다. 결국 쉐두비는 스스로의 감정을 제어하지 못하고 자신은 한의를 폐지할 의사가 전혀 없음을 거듭 공개적으로 표명하였다. 그

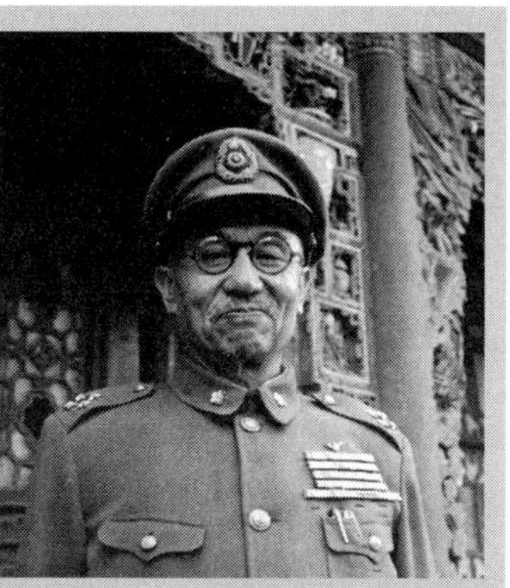
옌시산閻錫山

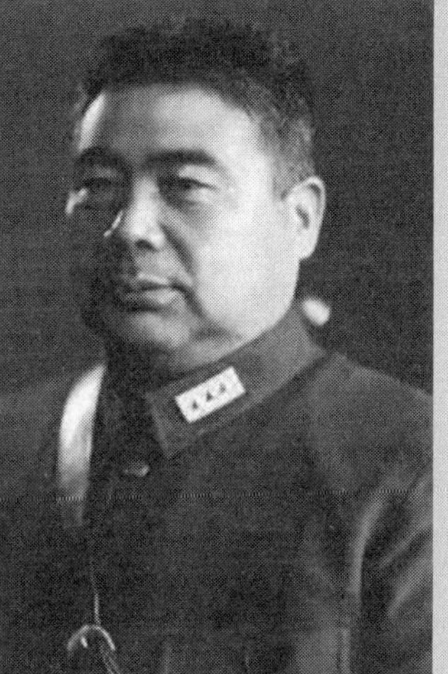
펑위샹馮玉祥

34) 陳存仁. 『銀元時代生活史』. 上海. 上海人民出版社. 2000. 133쪽.

35) 陳存仁. 『銀元時代生活史』. 上海. 上海人民出版社. 2000. 133쪽.

36) 陳存仁. 『銀元時代生活史』. 上海. 上海人民出版社. 2000. 131쪽.

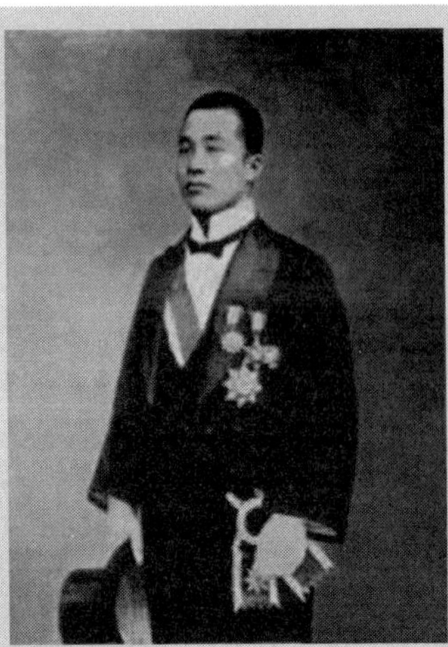

쉐두비薛篤弼

리고 청원대표들에게 다음과 같이 보증했다. "나는 단 하루를 위생부장을 하는 한이 있더라도 결코 이 제안이 실행되도록 허용하지 않겠다."[37]

당과 국가의 요인들, 지방의 유력자들이 입장을 표명하고 보증한 내용들은 기자들을 통해 신문지상에 보도되어 낱낱이 공개되었다. 이에 왕징웨이, 추민이를 비롯한 주폐파는 완전히 고립무원의 외로운 처지로 내몰렸다. 국민당 삼중전회에서 추민이는 다수의 중앙위원들로부터 질책을 받았다. 그는 입을 다문 채 더 이상 발언하지 않았다.[38]

물론 위에 기술한 원로들의 입장 표명은 기껏해야 파란을 증폭시키는 정도의 작용만 일으킬 뿐이었다. 국민당정부의 최고 통치자로서 장제스가 최종적으로 표명하는 입장만이 결정적이었다. 이 청원을 직접 경험했던 천춘런陳存仁은 다음과 같이 회고하였다.

"3월 23일 낮 1시, 뤼신처우呂芯籌의 전화가 있었다. 당일 오후 4시에 주석께서 당신들 5명의 대표를 만나기로 약속했다는 전언이었다. 면담 시간은 5분뿐이고, 또한 우리들의 면담을 편리하게 하기 위해 시간에 맞추어 차를 보내주겠다고 했다. 얼마 지나지 않아 그가 직접 교통여관으로 왔다. 그는 우리들에게 두 대의 차량을 준비했다고 알려주면서 우리에게 차에 오르기를 권했다. … 주석 관저에 도착하니, 주석은 우리들을 접견하고 일일이 악수를 했다. 그가 말했다. '당신들 일은 내가 모두 알고 있소. 나는 한의, 한약을 절대적으로 지지하니 당신들은 안심해도 좋소.' 주석은 닝보寧波 발음의 중국어를 구사했다. 그는 우리들이 모두 상하이 말을 쓰는 것을 보고 순수한 닝보말로 바꾸어 우리들과 대화했다. 그는 단지 두 구절만 말했다. '나는 어릴 때 병이 생기면 모두 한의를 청해서 치료했다. 현재도 이따금 한약을 복용한다.' 이야기를 마치자 벌써 시종이 주석의 외투를 가지고 나왔다. 우리들도 부득불 작별을 고할 수밖에 없었다. 출발할 즈음에

37) 陳存仁. 『銀元時代生活史』. 上海. 上海人民出版社. 2000. 135쪽.

38) 陳存仁. 『銀元時代生活史』. 上海. 上海人民出版社. 2000. 133쪽.

그는 뤄신처우에게 청원서에 대한 비유批諭를 당부하고 황급히 출발했다. 동시에 우리들에게 다음과 같이 분부했다. '면담했다는 소식은 비유가 발표되는 것을 기다려 이후에 밝히는 것이 옳을 것이오.'"[39]

청원단이 상하이로 돌아온 뒤 얼마 지나지 않아 장제스의 비유에 의거하여 만들어진 국민당정부 문관처文官處의 비시批示를 수령했다. 「중의를 속박하는 일체의 법령을 취소함撤消一切禁錮中醫法令」

사실에 입각해서 말한다면 한의학계의 기세가 대단했던 상경 집회나 청원서 전달과 별도로 국민당 중앙정부 내부에서 주존파의 장기적인 지지와 후원이 없었다면 한의가 근대시기에 만났던 타격과 박해는 더욱 가혹했을 것이고, 한의의 운명도 일본의 한의처럼 하루아침에 훼손되었을 것이다. 이것이 역사의 진상眞相이다.

제10절 중앙국의관中央國醫館과 중의연구원中醫研究院

중국 한의계의 한의폐지 반대 운동은 국내외로 파급되었으며, 투쟁의 창끝은 직접 난징 정부를 향하였다. 국민당 통치에 대한 사회 여론도 매우 불리하게 돌아갔다.

이 시기 장제스의 통치기반은 견고하지 못했다. 난징정부는 내부적으로 분열되어 파벌이 난립하였다. 광둥廣東・광시廣西・산시山西에 기반을 둔 각 군벌들은 시시때때로 도발하여 장제스를 혼란에 빠뜨렸다. 특별히 공산당은 난창南昌봉기와 추수秋收봉기를 이끌어 혁명 근거지를 세웠다. 1929년 1월에 노동자와 농민으로 구성된 홍군紅軍의 주력은 징강산井岡山으로부터 민강閩江 서쪽으로 옮겨 다니면서 싸워 중앙 소비에트 지구(해방구)를 건립하기 시작했다. 장제스는 급하게 홍군의 근거지를 포위하고 이들을 토벌하는 데 역량을 집중했다. 이외에도 공산당원들이 이끄는 문화투쟁이 상하이에서 시작되었다. 이런 시기였기에 한의약계의 반대 캠페인은 분명 난징정부에 또 하나의 큰 압력이 되었을 것이다. 국민당 정권은 한의약이 합법적인 지위를 갖는 것을 원하지 않았지만 또 다른 한편으로 중국 한의계의

39) 陳存仁. 『銀元時代生活史』. 上海. 上海人民出版社. 2000. 134쪽.

정서를 누그러뜨려야만 했다. 이것이 바로 국의관國醫館이 설립된 배경이다.

국의관에 대한 제안은 1930년 1월 전국의약단체총연합회에서 제출되었다. 제의한 사람은 추지성裘吉生, 장원팡蔣文芳, 탕스옌湯士彦 등이었다. 목적은 국술관國術館을 전례로 삼아 일종의 국가가 운영하는 한의 학술연구기관을 만들자는 것이었다. 이보다 앞서 개최되었던 두 차례의 한의약단체대표대회에서는 이 제안이 중요하게 다루어진 적이 없었다. 그런데 이 제안이 수개월 동안 방치되었다가 갑자기 몇몇 국민당 요인들의 눈에 띄었다. 1930년 5월 7일 열린 국민당 중앙집행위원회 정치회의 제226차 회의에서 탄옌카이譚延闓, 후한민胡漢民, 천치잉陳棨英, 주페이더朱培德, 사오위안충邵元冲, 천리푸陳立夫, 자오이탕焦易堂 등의 인사들이 이 안을 제출했다. 그해의 난징정부 문관처 제389호 공문에는 "훈시를 받들어 일이 순조롭게 실행되도록 하라"고 되어 있다. 이것은 장제스의 견해라는 의미이다.

중앙국의관中央國醫館 설립을 제의한 아이디어의 연원을 따져보면 이것은 일본정치의 영향이라고 볼 수 있다. 국의관에 대한 제안은 국술관國術館(즉, 무술을 연구하는 기관)을 원용하여 제출되었다. 그리고 국술관은 기본적으로 일본 유도계가 창설한 '홍도관弘道館'이라는 기관을 모방하여 설립되었다.

탄옌카이 등이 왜 이 안건을 제출하였는지에 대해서는 3가지 측면의 해석이 가능하다. 첫째는, 이들 대부분은 국민당 원로들이지만 장제스의 심복은 아니었다. 그러므로 이들은 한의를 핑계 삼아 은연중에 장제스의 독재를 견제하려 했다는 것이다. 둘째는, 중국 한의계와 여론이 격렬하게 반대하는 것을 보고 그 동안 이들이 어떤 무마 조치도 취하지 않은 것이 두려워 태도를 바꾸었다는 것이다. 셋째는, 이들 개개인이 한의를 지지하는 확고한 의사가 있었다는 것이다. 이 안건을 제의한 인사들 중 자오이탕은 정치적으로 가장 힘이 약한 인물이었다. 그는 아마도 위생부장 직무에서 해임되었던 쉐두비의 대역이었던 것으로 보인다. 그는 정치적으로는 펑위샹과 가까웠고 난징정부 내에서는 소수파에 속했다. 자오이탕은 자字가 시멍希孟으로 산시陝西성 우궁武功 사람이었으며, 1927년 이전에는 특별한 정치적 업적이 없었다. 난징정부 수립 초기에는 참의원에 불과했지만 1930년 난징정부가 새롭게 내각을 개편할 때는 입법원 위원 겸 최고법원 원장을 맡았다. 자오이탕은 1930년부터 중·일전쟁 말기까지 줄곧 국민당 상층부에서 중국 한의계를 대변하는 역할을 했다.

중앙국의관은 반관반민半官半民, 또 반半학술 반半행정의 특수한 조직이었으며 특별한 상황에서 만들어진 기형적인 기구였다. 난징정부는 국의관에 명목상 월 5,000위안元씩 재정 지원을 하기로 했지만 바로 두 번째 달부터 그 비용을 절반으로 삭감했다. 이는 청말 이래 중앙정부가 한의약에 지원했던 유일한 재정지원이었다. 이 금액은 겨우 사무직 몇 사람의 봉급을 줄 정도였다. 아마 중·일전쟁 기간 동안에는 더 삭감되거나 아예 없어졌을 것이다. 그러므로 국의관은 비용이 없어 간행물 발간도 지지부진했고 훈련반을 개설할 수도 없었다. 할 수 없이 각 분관分館에 의지했고, 각 지역 한의계의 원조를 받으면서 유지되었다.

중앙국의관은 1930년 11월부터 준비에 들어가, 1931년 1월 15일 설립을 선언했다. 설립 일자에 대해서는 3월 17일이라는 또 다른 설도 있다. 큰 틀에서 보자면 국의관은 한의 지원 강화를 위한 성격을 띠었다. 그렇지만 중앙국의관의 설립과 동시에 전국의약단체총연합회가 해산 당했다는 점으로 미루어 보면 난징정부의 진정한 의도가 어디에 있었는지 짐작할 수 있다.

중앙국의관 조직에 대한 장정章程 초안 역시 모순이 많았다. 제1조에는 "본 관館은 과학적 방법을 채용하여 중국 의약을 정리함으로써 질병 치료와 제약製藥방법 개선을 주된 취지로 한다"고 했고, 제7조에는 "병원과 의학교의 부설이 가능하다"라고 했다. 이것은 분명히 국의관이 학술기관임을 밝힌 것이다. 그러나 제9조에는 "본 관은 각 성시省市에 국의분관國醫分館을 개설할 수 있다"고 했다.[40] 또 국의관 이사회에는 "각 성시 국의분관의 설립을 의결한다", "중앙과 각 성시 분관을 감독한다", "전국의약회의를 소집하고, 국의國醫와 국약國藥의 정리 방법을 의결한다"[41] 등의 임무가 있어 마치 행정권이 있는 것처럼 되어 있다. 1기 이사는 40명 정도였으나 2기 이사는 110명 이상으로 늘어났다. 그 당시의 명의名醫나 한의약을 지지하는 유명인사치고 이사로 선임되지 않은 사람이 없었다. 이사장은 천리푸가 계속 맡았으며, 관장 역시 자오이탕이 계속 맡았다. 부관장은 천위陳郁, 스진모施今墨였다. 그러나 시종 관계된 일을 주관한 사람은 자오이탕이었다. 천리푸는 그저 이름만 걸어놓았을 뿐이다. 이 외에 국의관에서 직책을 맡았던 사람은 예구훙葉古紅, 루위안레이陸淵雷, 저우류팅周柳亭, 궈서우톈郭受天, 황주자이黃竹齋, 천우주陳無咎 등이었다.

---

40)「中央國醫館組織章程草案」『醫界春秋』. 1931年. 第56期.

41)「中央國醫管理事會組織章程草案」『醫界春秋』. 1931年. 第56期.

각 지역의 분관, 지관의 활동 상황에 대해서는 중앙민중운동지도위원회가 국의관의 성격을 해석한 것을 보면 알 수 있다. 이 위원회는 각 지역 국민당 당부黨部에 다음과 같이 보고하였다.

"첫째, 중앙국의관은 민중단체가 아니므로 그 분관과 지관支館 당부는 지도할 필요가 없다. 둘째, 중앙국의관은 국의와 국약을 연구하는 일종의 학술단체이므로 그 분관과 지관은 위생행정에 간섭할 수 없다. 셋째, 중앙국의관의 분관, 지관과 관련하여 각 해당 지역에서 분쟁이 발생할 경우 위 항의 원칙에 따라 해결한다."[42]

중앙국의관 설립 초기 중국 한의계는 국의관에 대해 희망을 많이 품었다. 그러나 국의관이 아무 성과를 내지 못하고 지지부진하자 국의관은 하루아침에 중국 한의계로부터 날카로운 비판을 받았다. 비판자들은 "소수의 실패한 정객들이 우리들의 환호성을 이용해서 그들만의 요새를 구축하고 그들에게 필요한 자리만 얻어내려 한다. 우리들을 꼭두각시로 삼아 실로 얼마나 많은 국고國庫 속 백성들의 고혈을 취했는가"[43]라고 했다. 물론 한의폐지파가 국의관을 공격하는 글이 훨씬 더 많았다.

1933년, 입법원은 수정 국의관 조례를 통과시킴과 동시에 '중의연구원中醫硏究院' 설치를 선언했다. 이 기관의 설립목적도 과학적 방법으로 한의학을 정리한다는 것이었다. 조례에 따르면 이 기관은 과학적 방법을 이용하여 한의를 연구하는 일종의 근대화된 동서의학 합작 조직에 가까웠다. 이 연구원은 내정부內政部 직속으로서, 아마도 중국 한의계는 이 연구원을 위생서衛生署에 필적하는 기관으로 만들려는 목적이 있었던 것으로 보인다. 그러나 이 시기는 이미 한의와 서의 사이의 투쟁이 국민당 지도부 내부 파벌 싸움의 소용돌이 속으로 말려들어가 있었다. 왕징웨이汪精衛의 통제 아래 있던 행정원行政院(내정부는 행정원에 소속되어 있었다)은 이런 기관이 설립되는 것에 동의할 수 없었다. 따라서 중의연구원은 인민공화국 수립 전까지 그저 한 장의 문서 속 기관일 뿐이었다.

1938년, 한의학 교육이 반半합법적 지위를 얻어낸 후 국의관의 역사적 사명도 기본적으로 종말을 고했다. 이후 전국 각지에서 전쟁이 벌어지면서 국의관이 어떤 성과를 내는 것

42)「中央民衆運動指導委員會解釋中央國醫館性質」『醫界春秋』, 1935年, 第97期.

43) 胡爲,「嗚呼國醫館」『醫界春秋』, 1932年, 第70期.

은 더더욱 불가능해졌다. 국의관은 1946년에야 겨우 충칭重慶고급중의특별연구반을 설립할 수 있었다. 팡야오중方藥中 등이 연구반 학생이었다.

중앙국의관이 한 중요한 일로는 다음과 같은 것들이 있다.

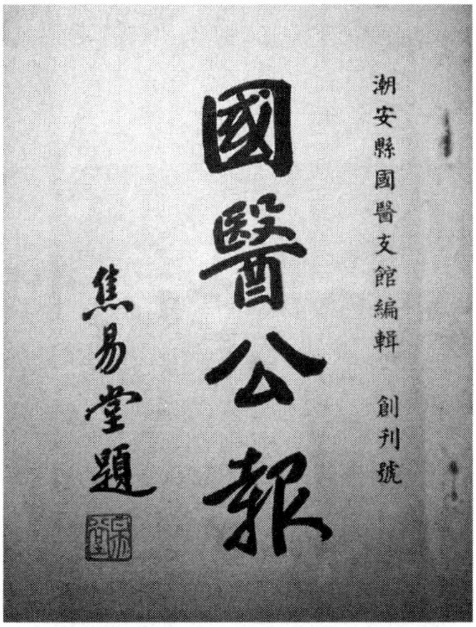

중앙국의관 발행 기관지『국의공보國醫公報』

① 각 성시 국의분관을 계획하고 설립하였다. 1936년까지 분관이 설립된 곳은 장쑤江蘇・저장浙江・후난湖南・후베이湖北・광둥廣東・광시廣西・허난河南・푸젠福建・쓰촨四川 등 아홉 개 성과 베이핑北平・상하이上海 두 시가 있었다. 해외에도 분관이 설립되었으니 북 보르네오, 필리핀, 미국 샌프란시스코, 네덜란드 식민지 바타비아(현재 인도네시아 자카르타—역자 주) 등이었다.

② 국의조례를 입안했다(3장 11절 중의조례를 볼 것).

③ 1932년 10월「국의약 학술표준 대강 초안國醫藥學術標準大綱草案」을 입안하고, 학술정리 위원회를 구성하여 학술정리 작업을 진행했다. 이 내용은 제5장에서 다시 다룬다.

④『국의공보國醫公報』를 편집 발행했다(1932년 10월 창간해서 1936년 2월에 정간).

⑤ 1935년 5월「국의전과학사 및 국의연구소 입안 잠행표준 대강國醫專科學社及國醫研究所立案暫行標準大綱」을 입안했다.

⑥ 각 한의학교의 입안立案, 등기登記, 졸업증서를 발급하였다.

⑦ 각 분관을 비롯한 내부 분쟁을 조정하였다.

⑧ 국의연구반國醫研究班과 국의특별연구반國醫特別研究班을 설립하였다.

참고문헌

1.『醫界春秋』. 1931年. 第55期.

2.『光華醫藥雜誌』. 第2卷 第6期. 第3卷 第1期.

첨부: 스진모施今墨의 간략한 전기

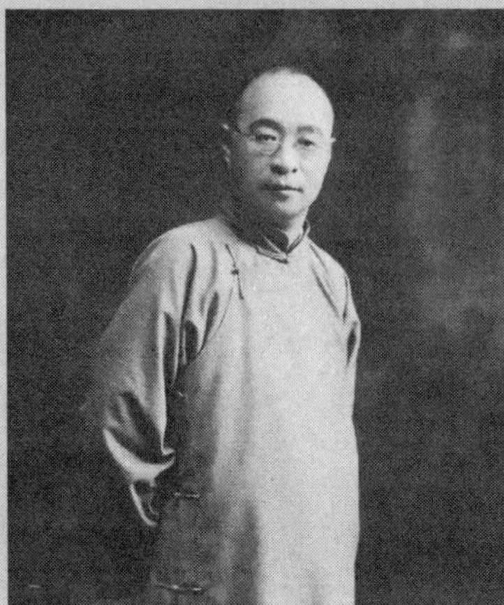

스진모施今墨

스진모施今墨(1881~1969)의 원명原名은 위첸毓黔으로 저장浙江성 샤오산蕭山 사람이다. 소년시절 외숙부였던 허난河南 안양安陽의 명의 리커팅李可亭에게서 의학을 배웠다. 청말 경사법정학당京師法政學堂에 입학하였으며, 일찍이 신해혁명辛亥革命에 참가했다. 신해혁명 이후에는 한의학에 전념하여, 베이징에서 개업했으며, 남북의 대도시를 오가면서 각 지방 명의들의 장점을 사사했다. 1920년대부터 점차 유명해지기 시작하여 30년대에는 명의로 이름을 크게 떨쳤으며 베이핑北平 4대 명의 중 한 명으로 꼽혔다.

1931년 난징정부가 중국 한의계와 여론의 압박을 받아 중앙국의관을 설립하고 학술연구를 진행하자 스진모는 부관장에 임명되었고 동시에 학술정리위원회를 주관하였다. 1933년에는 병명통일안統一病名案의 입안을 주관했다. 1932년에는 화베이국의학원華北國醫學院을 설립했고, 1949년 운영을 중지할 때까지 모두 500여 명의 졸업생을 배출했다. 해방 후 스진모는 2·3·4기 전국정치협상회의 위원全國政協委員, 중화의학회 부회장, 중의연구원 학술위원회 위원을 역임했고, 아울러 중앙 직속 핑안병원中直 平安醫院, 베이징시에허병원協和醫院 등에서 한의 고문을 맡았다.

스진모는 저술이 많지 않다. 학술적으로는 과학적 방법으로 한의를 연구해야 한다고 주장했다. 그러므로 그는 병을 진찰할 때 서양의학 병명 용어를 사용했고, 서양의학 기기 검사 결과를 참조했다. 학교에도 서양의학 과정을 함께 개설하여 동서의학을 같이 가르치도록 했다. 해방 후에는 한의 정책을 지지했고, 중서의 결합을 제창했다.

제11절 「중의조례中醫條例」[44)]

1931년 초, 중앙국의관이 설립되었지만 2년이 넘도록 유명무실한 상태가 계속되었다. 그러면서 중국 한의계 내부에 존재하던 갈등도 점점 복잡해지고 날카로워졌다. 중국 한의계 내부는 불만으로 가득 찼고 책임을 따져 묻는 말들이 분분했다. 이 같은 여론의 압박을 받자 자오이탕 등은 어떤 조치든 취하지 않으면 안 되었다. 그들은 우선 국민당 지도부에서부터 활동을 시작했다. 스잉石瑛, 예추천葉楚傖, 천궈푸陳果夫, 천리푸陳立夫, 사오리쯔邵力子 등 국민당 중앙위원 29명과 연합해서 「중앙국의관에 국의 관리 책임을 맡기고 이를 통해 국의를 정리하고 민생을 이롭게 하기 위한 국의조례 제정을 제의하는 안提議制定國醫條例擬責中央國醫館管理國醫以資整理而利民生案」을 기초起草했으며, 스잉石瑛을 대표로 1933년 6월 국민당 중앙정치회의 제360차 회의에 이 안을 제출했다. 서의조례가 1930년에 이미 공포되었기 때문에 중의조례 제정이 불가피했던 측면도 있어서 이 제안은 무리가 없었다. 이 안案에서 국의관이 한의를 관리하도록 초안을 잡은 것은 일종의 임기응변적 대책이었다.

국민당 중앙정치회의는 먼저 이 안건을 행정원 소속의 내정부와 교육부에서 심의하도록 내려 보냈다. 이 두 부서는 한의폐지를 지지하고 있었고, 당시 한의를 강력하게 반대했던 왕징웨이汪精衛가 행정원의 책임을 맡고 있었기 때문에 이 안건은 당연히 통과될 수 없었다. 6월 27일 행정원 제112차 회의에서는 모두 네 가지 이유를 들어 이 안을 부결시켰다. 가장 큰 이유가 국의관이 학술단체이기 때문에 한의를 관리하는 것이 적절치 못하다는 것이었다. 국민당 중앙정치회의는 다시 이 안을 입법원 법제위원회의 심의를 거치도록 넘겼다. 마침 이때 자오이탕이 법제위원회 위원장을 맡고 있어서 이 안은 7월[45)] 입법원 법제위원회 제43차 회의에서 통과되었다. 이렇게 되자 행정원과 입법원은 서로 양보하지 않았

44) 여기서는 「중의조례(中醫條例)」라는 명칭을 그대로 사용하였다. 법률의 공식적인 명칭이기 때문이다. 이 절의 마지막에 인용된 중의조례의 내용에서도 '중의'라는 용어를 그대로 살려 놓았다. 양해를 바란다. 역자 주.

45) 1933년 7월 14일 입법원 제26차 회의에서 이 법안이 심의를 위해 법제위원회로 넘겨졌고, 1933년 12월 15일 개최된 입법원 제43차 법제위원회 회의에서 「국의조례」 초안이 통과되었다. 그러므로 12월로 수정되어야 한다. 역자 주.

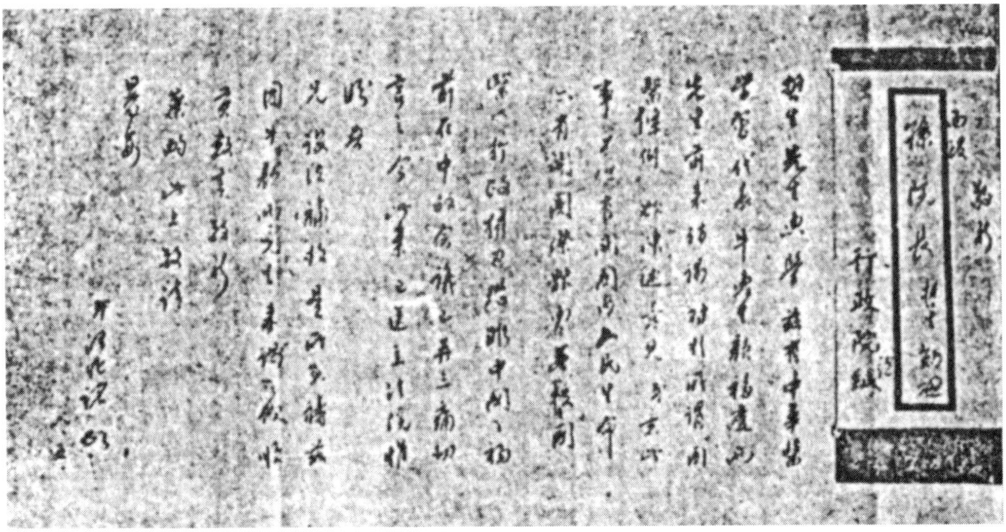

왕징웨이汪精衛가 쑨커孫科에게 보낸 편지

고 중의조례 또한 공포, 시행되지 못했다.

스잉 등이 제안한 원안에는 국의조례의 제정 원칙 10조가 포함되어 있었는데 그 주요 정신은 다음과 같았다.

① 국의는 국의관이 관리한다. 즉, 국의관에 행정권을 부여한다.

② 국의와 서의는 평등하다.

뒷부분에 첨부한 국의조례 초안에는 이런 정신 외에도 한의학 교육에 대한 합법적인 권한도 승인하고 있었다. 이런 내용들은 기본적으로 중국 한의계의 요구를 충족시키는 것이었다. 입법원을 통과할 때는 국의조례에서 중의조례로 명칭이 변경되었다.

난징정부는 이 일로 대단히 소란스러워졌다. 통상적인 예에 비추어보면 입법원을 통과하면, 그다음에는 행정원이 공포, 시행해야 한다. 그러나 왕징웨이는 행정원장직을 사임하겠다고 협박했고, 입법원장인 쑨커孫科도 약이 바짝 올라 자신도 사임하겠다고 위협했다. 결과적으로 같은 편끼리 서로 물고 뜯는 내분 상황이 되고 말았으니 국민들에게는 한편의 코미디로 비쳐졌다. 결과적으로 중의조례는 여전히 공포되지 못했다.

각 지역 한의단체와 유명 의가들이 계속해서 이에 대한 질의를 했다. 1934년 1월, 국민당 4기 사중전회四中全會가 난징에서 거행되었다. 중국 한의계도 전국대표들을 소집하여 중의조례의 공포를 요구하는 청원을 했다. 마지막까지 협상한 결과로서 자오이탕이 「중의조례의 채택, 시행을 위해 국민들께 드리는 글爲采行中醫條例告國人書」을 발표했다. 놀랍게도 국의관이 행정권을 집행하게 한다는 것이었다. 행정원은 침묵을 지켰다.

국민당 지도부 안에서 일어났던 한의문제를 둘러싼 싸움은 지도부 내부에 복잡하게 얽힌 갈등 관계를 반영하고 있었다. 이들은 오로지 서로를 배척하는 데만 골몰했으며, 세력을 키우고 상대방에게 타격을 줄 모든 기회를 잡으려고 노력했다. 이것이 한의의 관리 같이 그리 크지도 않은 내정문제가 계속적으로 풍파를 일으키면서 10년간이나 흘러온 이유였다. 동서의학의 학술적 견해 차이 같은 것들은 이들 지도부 인사들에게 중요한 문제가 아니었다. 예를 들어 류루이헝劉瑞恒은 취임 초기 큰 파란을 일으켰던 장본인이지만 스스로 잘못을 인정하지도 않았을 뿐만 아니라 오히려 간판만 바꾸어 정서장正署長에 부임했다. 반면 한의폐지에 반대했던 정서장正署長 쉐두비薛篤弼는 위생부에서 축출 당했다. 이 때문에 쉐두비와 함께 펑위샹 계열에 속했던 자오이탕이 전면에 나서 한의를 비호했던 것은 충분히 이해가 되는 일이었다. 펑위샹은 한때 장제스와 힘을 합쳐 일하기도 했지만 결국 둘은 갈라서고 말았다. 이들 외에 탄옌카이譚延闓, 후한민胡漢民 등 노 정객들은 군권을 가지고 있는 펑위샹 같은 인물들을 이용해서 장제스의 독주를 견제하려고 했다. 왕징웨이는 '7·15 정변'[46]을 전후한 시기에 장제스의 난징정권과 잠시 대립했다. 이 '쟁쟁'한 원로는 펑위샹, 탄옌카이, 후한민 등과 협력하지 않았고, 또 장제스와도 틈이 있었다. 이 시기 장제스의 직계 인물들은 계속해서 공산당 근거지를 소탕하는 데 역량을 집중하였다. 장제스는 한의와 서의 사이에 발생한 10년간에 걸친 전쟁 과정에서 단 한 번도 정식으로 나서서 진지하게 의견 표명을 한 적이 없다. 이런 사실은 그가 기본적으로 한의약 문제를 대수롭지 않게 여겼음을 보여준다.

다시 1년여의 시간을 보내고 난 1935년 11월, 국민당이 제5차 전국대표대회를 개최했다. 이 회의에서는 펑위샹을 대표인물로 하는 국내외 대표 82명이 함께 「정부가 중(한의)·서

---

46) 1927년 7월 15일 우한의 국민당 중앙상위회 회의에서 공산당을 단속하는 안을 통과시킨 것. 역자 주.

의를 평등하게 대우함으로써 학술을 넓히고 민생을 이롭게 하는 안의 제의提議政府對中西醫應平等待遇以宏學術而利民生案」를 제출했다. 이 제안은 이치가 타당하고 글이 엄중하여 아마 장제스도 또다시 이중적인 수법을 쓰기가 어렵다고 느꼈을 것이다. 난징정부는 더 이상 핑계를 댈 수 없어 중의조례는 마침내 1936년 1월 22일 공포되었다. 펑위샹 등의 제안은 세 가지 조치를 담고 있었다. 첫째 중의조례를 공포하며, 둘째 국가 의약위생기관에 한의 담당 부서를 증설하고, 셋째 한의의 학교설립을 허가한다.

이것에 대해서는 설명해야 할 점이 몇 가지 있다.

① 1936년 1월 22일 난징정부가 정식으로 공포한 조례는 「중의조례中醫條例」인데, 요즘 저술 가운데 아직도 '국의조례國醫條例'로 부르는 경우가 있다. 이것은 잘못이다. 국의조례는 스잉 등이 1933년 초안草案을 제출했을 때의 명칭이다. '국의國醫'라는 용어는 1920년대 초부터 일부 사람들이 사용했으나 중국 한의계에서 통용되기 시작한 것은 1929년 3월 제1차 전국의약단체대표대회에서부터였다. 그 회의에서 '중의', '중약'을 모두 '국의國醫' '국약國藥'으로 변경할 것을 결의했다.

② 중의조례 제1조는 한의의 관리권이 내정부(이전에는 국의관에 있었음)에 있음을 명확하게 규정하였다. 그리고 한걸음 더 나아가 위생서衛生署에 귀속됨을 명확히 했다. 위생서 내에 설치되는 '중의위원회'는 한의학을 위한 자문기구 성격을 띤 조직이었다. 이런 결과는 의정醫政 분야를 통일한다는 점에서 일종의 진보였다. 이것은 한의와 서의가 병존하는 상황 속에서 의약을 관리할 행정체제의 기반을 만든 것이고, 중앙국의관이 한의를 관리하던 기형적인 현상을 종식시킨 것이다.

③ 중의조례 제1조 제3항에서는 한의학교의 합법성을 승인했다.

그러나 한 페이지의 조례로 한의약 문제가 해결될 수는 없었다. 이후에도 국민당정부는 여전히 한의학에 대한 불승인주의不承認主義를 취했으며, 해방이 될 때까지 한의사업을 지원하는 어떤 행정 조치도 적극적으로 취한 적이 없다. 동서의학의 협력을 추진하지도 않았다. 이런 까닭에 한의에 대한 정부 측 통계자료는 남아 있는 것이 하나도 없다. 대만 당국은 오늘날까지도 여전히 이런 정책을 고수하고 있다. 한의학 교육 문제에 관해서는 제4장을 보기 바란다.

첨부: 「중의조례」

제1조

고시원考試院에서 중의고시를 거행하기 이전, 나이가 25세 이상이면서 아래의 자격 중 하나를 갖추고 내정부 심사에 합격한 자에게는 증서를 수여한 후 중의업무를 수행하게 한다.

(1) 중앙 혹은 성, 시 정부의 중의고시 또는 심사에 합격해서 증서를 취득한 자.

(2) 중앙 혹은 성, 시 정부의 의업 면허증을 발급받은 적이 있는 자.

(3) 중의학교를 졸업하고 증서를 취득한 자.

(4) 중의업무를 5년 이상 수행한 자.

전 항의 심사자격에 대해서는 내정부에서 정한다.

제2조

현재 업무 수행 중에 있는 중의들은 내정부의 심사를 거치기 전까지 임시로 계속 업무를 수행할 수 있다.

제3조

심사에 합격한 중의가 특정 지역에서 업무를 수행하고자 할 경우에는 해당 지역의 관할 관서에 증명서를 제시하여 검증을 받고 등기를 청구해야 한다.

제4조

중의는 직접 진찰하지 않고서는 치료를 시행하거나 처방을 써주거나 진단서를 교부할 수 없다. 직접 사체를 검안하지 않고서는 사망진단서를 교부하거나 사산死產증명서를 교부할 수 없다. 전 항項의 사망진단서 및 사산증명서의 양식은 내정부에서 정한다.

제5조

중의가 만약 전염병 환자를 진단하거나 또는 전염병 환자의 사체를 검안했을 때는 소독방법을 지시해야 하고, 아울러 해당 지역의 관할관서나 자치기관에 사실에 근거해서 보고해야 한다.

제6조

중의는 재판, 공안 및 질병 예방과 관련된 일에 대해 해당 관할 지역의 법원, 공안 관청 사무소 및 기타 행정관서 또는 자치기관으로부터 위탁을 받을 경우 이것에 협조할 의무를 진다.

제7조

서의조례의 제4조, 제6조, 제7조, 제10조, 제11조, 제13조, 제15조 및 제17조의 규정을 중의에도 준용準用한다.

제8조

업무집행 정지 처분을 받은 중의가 이를 어기고 임의로 업무를 집행한 자는 해당 관할 지역 관서에서 100위안元 이하의 벌금을 부과할 수 있다.

제9조

중의가 본 조례의 규정을 위반했을 때 이미 정해진 제재 외의 경우에는 해당 관할 지역 관서에서 30위안元 이하의 벌금을 부과할 수 있다. 업무상 형법을 위반했을 때에는 법원에 이관하여 처리해야 한다.

제10조

본 조례는 공포일로부터 시행한다.

참고문헌

1. 『廣東中醫藥學校校刊』. 1936年刊.
2. 『光華醫學雜誌』. 1934年. 第1期.
3. 『國醫公報』. 第四卷.
4. 『醫界春秋』. 1933年. 第81期.

제12절 위생서 중의위원회

난징정부 위생서 중의위원회는 1937년 3월 10일 설치되었다. 이것은 중화인민공화국 수립 이전에 중앙 위생 행정에 참여했던 유일한 한의 자문기구였으며 중국 한의계가 장기간에 걸친 투쟁 끝에 얻은 결과물이었다.

1933년 6월, 자오이탕 등은 국의조례를 제출하면서,[47] 내정부 조직법 수정안도 함께 제출했다. 대략 위생서 내부에 한의 분야를 관리할 전담 기구를 설치할 것을 건의하는 내용이었다. 이것은 위생서 관리들이 전부 서의 진영에 속한 사람들이어서 이들이 한의를 관리하는 것이 적절하지 않다고 판단했기 때문이었다. 이 안은 입법원에 넘겨졌으나 입법원에서는 거들떠보지도 않았다. 자오이탕은 법제위원회 위원장을 사임하겠다고 큰소리쳤지만 나중에는 서로 타협했다. 이때는 국의조례가 통과, 공포, 시행될지 여부를 아직 알 수 없던 때였다. 따라서 위생서 조직 개편은 현실적으로 불가능한 일이었다.

1936년 1월, 중의조례가 공포되면서 한의는 형식상이나마 합법적인 지위를 획득하였다. 하지만 위생서에는 단 한사람의 한의도 없었다. 그러니 어떻게 한의에 대한 관리가 이루어질 수 있겠는가? 이것이 바로 중의위원회가 설치된 이유였다. 1936년 12월 4일, 입법원 제82차 회의에서 위생서 조직법 수정안修正衛生署組織法案이 다시 검토되었다. 회의 하루 전날

47) 원저에는 "1933년 12월 자오이탕 등이 국의조례를 기초할 당시"라고 되어 있다. 하지만 스잉 등이 국민당 중앙정치회의에 국의조례를 처음으로 제출한 것이 1933년 6월이고, 7월에 입법원 법제위원회로 넘겨졌으며, 12월에 법제위원회를 통과했다. 1933년 6월 국의조례를 처음 제출했을 때를 가리키는 것으로 보여 수정했다. 역자 주.

중국 한의계는 18개 성, 시 대표 120여 명을 조직해서 이 회의에 청원했다. 주된 요구는 위생서 내에 중의부서장副署長직을 신설해 달라는 것이었다. 회의에 참석했던 펑양광彭養光, 류퉁劉通, 뤼즈이呂志伊 등은 한의계의 요구에 동의했다. 논쟁을 거친 결과 위생서 내에 중의위원회를 설치하는 것으로 타협을 보았다. 단, 위생서장은 주임위원을 맡지 않기로 했다. 외견상 중의위원회는 상대적으로 독립성을 갖추었다. 위생부 혹은 위생서에 한의를 지원하는 부장관副長官직을 두는 것은 1930년대 중국 한의계가 줄곧 해오던 요구였다. 이것은 이해할 만 했다.

중의위원회는 설치 후 한의의 자격을 심사하는 책임을 맡았다. 따라서 중의위원회 1차 회의에서는 중의조례를 개정해야 했다.

중의위원회 초대 위원은 천위陳郁, 펑양광彭養光, 류퉁劉通, 장젠자이張簡齋, 쑤이한잉隋翰英, 딩지완丁濟万, 장중위張鐘毓, 황첸黃謙, 마오쯔밍茅子明, 스진모施今墨 등이었다. 그렇지만 스진모는 창립회의에 출석하지 않았는데, 그 이유는 알려지지 않는다(스진모는 위원이 아니었다는 설도 있다). 창립 회의는 류루이헝에 의해 주재되었다. 마치 한의와 서의 사이의 담판 같았으며 발언 속에는 서로 타협하는 말이 많았다. 이 회의 석상에서 한의와 관련된 중요한 문제들이 거의 모두 제기되었다. 예를 들어 한의약 관리와 관련해서 아직 남아 있는 문제들, 한의학교 문제, 한의학 교재 문제 등이 안건으로 상정되어 대부분이 통과되었다. 오직 한의학 교육을 합법화하는 안건만 결정되지 못했다. 1937년 4월 국민당 5차 삼중전회三中全會 회의에서 다시 리쭝황李宗黃 등 28인이 「5전대회의 중서의 평등 결의 원안의 실행을 요청하는 안請實行五全大會中西醫平等決議原案案」을 제출했다. 내용은 다음 4개 조항이었다.

① 한의학교를 국가 교육 체계에 포함시킨다.
② 정부 위생기관은 한의와 서의를 함께 채용한다.
③ 정부가 출자하는 한의병원을 설립한다.
④ 기관, 학교에서는 한의를 채용한다.

이 안은 비록 통과되긴 했지만 3개월 후 중·일전쟁이 일어나는 바람에 제1조가 1938년에 부분적으로 시행된 것을 제외하고 나머지 조항들은 국민당 통치가 끝날 때까지도 실천되지 못했다.

중의위원회는 해방전쟁 기간 동안에도 형식상 존재하였다. 하지만 한번도 정식으로 한의를 심사하는 행정권을 집행하지 못했다. 중・일전쟁 기간에 중의위원회는 오로지 '임시(피난) 수도'의 한의만을 '심사'할 수 있었다. 중・일전쟁 후반기와 국공담판 기간에는 위생서에 소속된 임시수도 한의원(중의원) 하나만을 주관했고, '중의특별연구반' 하나를 개설해서 운영했을 뿐이었다. 그러나 이마저 모두 단기간에 폐쇄되고 말았다. 국민당정부가 난징으로 돌아온 후 1946년에 중의고시中醫考試가 실시되었지만, 이 또한 난징, 상하이, 베이핑 등 소수의 도시에 국한되었다.

참고문헌

1. 『國醫砥柱』月刊. 1947年. 第3期.

제13절 중・일전쟁 승리 후의 반한의 정책

'외세를 막으려면 먼저 내부를 안정시켜야 한다攘外必先安內'는 장제스의 정책은 일본 제국주의자들의 중국에 대한 야심을 조장했다. 1937년 중・일전쟁이 전면적으로 폭발했다. 전쟁 전 중국 한의계 활동의 중심지였던 상하이, 저장, 핑진平津, 광둥, 후난, 후베이성 등의 지역이 모두 짧은 시간 내에 함락되었다. 8년간(1937~1945)의 중・일전쟁 기간 동안 많은 수의 한의와 함락 지역의 시민들이 함께 이민족의 압제를 받았다. 중・일전쟁 직전 중국 한의계는 국민당정부와 10년 동안의 끈질긴 투쟁을 벌여 마지막에 가까스로 아주 작은 서류상의 권력을 얻는 데 성공했다. 하지만 이마저도 전쟁으로 인해 모두 물거품이 되고 말았다. 민간의 한의 사업은 심하게 파괴되어 거의 다 없어졌다. 완전한 통계는 아니지만 전쟁 전에 발간되던 한의 간행물이 약 150종 정도 되었는데 전쟁이 일어나고 수 개월 사이에 이 간행물의 수가 격감한 것으로 알려져 있다. 전쟁 초기에는 소수의 잡지사가 그나마 조계지租界地 안에서 명맥을 유지했다. 하지만 최후에는 『국의지주國醫砥柱』 한 곳만이 피점령지구 안에서 처참한 상태로 경영되었다. 매회 발행되는 잡지의 지면은 겨우 10여 쪽에 불과했고 그나마 제날짜에 맞추어 발행하지도 못했다. 상하이에서 가장 영향력 있던 세 곳의 한의학교 또한 조계지로 피난을 갔으며 그 규모도 축소되었다. 얼마 뒤에 태평양전쟁이 발발하자 한의학교는 의탁할 곳을 잃고 잇달아 문을 닫았다. 한의학교가 가장 많았던 광둥에서도 오직 광한光漢중의학교만이 홍콩으로 피난하여 1942년 홍콩이 함락될 때까지 유지되었다. 이 기간 동안 유지되었던 학교는 광시廣西와 베이핑北平 등지에 있던 몇몇 학교뿐이었다. 전쟁 전에는 민간이 설립한 한의학교가 50개소 이상 되었으나, 전쟁이 일어나면서는 90% 이상이 문을 닫았다. 국민당의 통제 아래 있던 최후방 쓰촨四川에서도 제대로 모양을 갖추고 운영되는 한의학교가 없었다. 장제스의 정책은 국가와 민족 전체를 나락으로 떨어뜨렸을 뿐만 아니라 모든 한의사업도 거의 망쳐 놓았다. 불굴의 의지를 가졌던 사람들은 능욕을 참지 못했다. 근대 명의이자 상하이중의학교 교수를 역임한 차오잉푸曹穎甫는 일본 제국주의자들의 모욕에 항거하다가 참혹하게 살해당했다.

중·일전쟁 기간에 중앙국의관과 위생서 중의위원회는 완전히 유명무실한 상태로 있었다. 이 시기 중국 한의계는 극단적 어려움 속에서도 스스로의 노력으로 한의 사업을 위한 합법적인 권력 한 가지를 쟁취했다. 1943년 9월 23일에 공포된 「의사법醫師法」에서는 한의中醫를 의사醫師로 호칭하는 것을 승인했고, 한의학교를 졸업하면 바로 의사고시에 응시할 자격을 주도록 했다. 이것은 중국 한의계가 투쟁을 통해 얻은 성과 중 하나였다. 1944년 충칭重慶에는 소위 배도중의원陪都中醫院이 설립되었으며,48) 이를 전후해서 한의훈련반, 한의연구반 등이 설치되었다. 이 또한 많은 부분 중국 한의계가 자체적으로 자금을 조달하고, 자체적으로 조직하여 운영했다. 1944부터 1946년까지 한때 나타났던 신중화의학운동新中華醫學運動은 중국 한의계와 사회적 여론의 지지는 얻어 냈지만 국민당정부가 온갖 방법으로 가로막았다. 결국 이 운동도 내전의 포화소리 속에서 중도에 실패하고 말았다.

중·일전쟁에서의 승리를 전후하여 공산당 인사들과 각 민주 정파의 적극적인 노력으로

48) 1944년 위생서 직속으로 임시수도였던 충칭에서 최초의 국립한방병원인 배도중의원이 설립되었다. 위생서 중의위원회 주임인 천위(陳郁)가 병원장을 맡았다. 원저에는 1945년으로 되어 있으나, 1944년으로 바로잡았다. 배도(陪都)는 임시수도라는 의미이다.(鄭洪. 中西醫知識衝突下的近代中醫醫院. 中國社會歷史評論. 2010. Vol. 11. 202-217쪽 참고) 역자 주.

중국 내에 한동안 민주적인 분위기가 살아났다. 신중화의학운동 역시 이 시기에 출현하였다. 이 운동의 주된 목적은 여전히 국민당정부가 중·일전쟁 전에 통과시켰던 한의 법령이 실행되기를 바라는 것이었다. 그러나 내전의 음모와 함께 반反한의 정책도 더욱 심해졌다. 1946년 1월부터 일련의 반한의 사건들이 나타나기 시작했다. 중국 한의계는 다시 일어나 이것에 저항했다.

1. 중요한 반한의反中醫 사건

① 1946년 1월: 항저우杭州 위생국에서는 모욕적인 한의 등록을 실시했다. 한의 허가증에 공공연하게 "한의는 서약西藥 및 주사 기구를 사용해서는 안 되며, 이를 위반할 때는 허가를 취소하고, 자격을 박탈한다"라고 표기했다. 이는 한의를 차별한 것이다. 항저우의 명의 탕스옌湯士彥이 결연히 반대했고 전국 한의계로부터 지지를 받았다.[49]

② 1946년 2월: 난징정부 교육부는 상하이시 교육국에 명령을 내려 상하이중의학원과 신중국의학원新中國醫學院을 단속하도록 했다. 이 두 학교가 상하이 각 한의단체와 연합하여 난징정부를 상대로 1년이 넘도록 투쟁했으나 결국 실패했다. 마침내 두 학교는 1947년 4월에 강제로 문을 닫았다. 근대시기 한의학 교육 역사에서 가장 영향력이 있던 이 두 학교는 해방될 때까지도 문을 열지 못했다. 같은 해 상하이중국의학원上海中國醫學院도 강제로 학교 운영이 정지되었다. 이 때문에 근대 중국 한의학의 중심이자 근대 한의학 교육의 발상지였던 상하이는 해방이 되었을 때 오히려 한의학 교육이 공백상태에 있었다.[50]

③ 1946년 6월 9일: 난징정부 위생서는 각 지역 위생국에 명령하여 다시 한의를 의사라고 부르지 못하도록 하여 공공연하게 1943년에 공포된 「의사법醫師法」을 부정했다.[51]

④ 1946년 11월: 상하이에서는 특별 중의고시를 실시했는데, 상하이에 있는 각 한의학교

---

49) 「杭市府侮辱中醫之一例」『國醫砥柱』. 1946年. 第7期.

50) 「上海中醫專校停辦」『中西醫藥』. 1946年. 第30期.

51) 楊醫亞. 「關于中醫稱師的幾句話」『國醫砥柱』. 1945年. 第10期.

졸업생들의 시험 참가를 불허함으로써 재차 한의학 교육에 타격을 주었다.

⑤ 1946년 11월 1일: 난징정부 위생행정회의는 한의의 신약 사용을 엄격하게 금지할 것을 의결했다. 이는 1929년 한의폐지 당시의 틀에 박힌 말을 또다시 반복한 것이었다.[52]

중・일전쟁이 끝난 후에도 한의폐지파는 여전히 활동하고 있었다. 1948년 3월, 「전국의사공회 연합회 제2차 대표대회 선언全國醫師公會聯合會第二屆代表大會宣言」 제1조에는 한의를 의사醫師로 호칭하는 것에 반대하면서 「의사법醫師法」의 개정을 요구했다. 유명한 반反한의 대표인물인 후딩안胡定安은 회의에서 장문의 반한의에 관한 글을 발표했다.[53] 해방전쟁의 전세가 급격하게 변하여 장제스정부가 빠르게 무너졌고, 한의와 서의의 새로운 대충돌은 발생하지 않았다.

2. 중국 한의계의 조직과 투쟁

1) 전국중의사공회연합회全國中醫師公會聯合會

이 회는 1945년 11월 25일 충칭에서 창립되었으며, 정만징鄭曼青이 이사장을, 상무이사는 탄친覃勤, 위덩푸余登甫, 왕순겅王舜耕, 차오셰양曹燮陽, 천위陳郁, 천춘런陳存仁, 딩중잉丁仲英 등이 맡았다.[54] 이 회는 조직이 느슨해서 중국 한의계를 잘 조직화하지 못했다. 이 단체의 주요 활동은 두 차례의 청원에서 전국 한의계 청원단을 구성하는 것에 협조한 것 정도다.

2) 전국중의약계청원단全國中醫藥界請願團

청원단은 주로 상하이중의학원上海中醫學院, 신중국의학원新中國醫學院이 중심이 되어 꾸려졌다. 1946년 국민당정부 교육부가 이 두 학교를 강제로 문을 닫게 만들자 이 두 학교가 저항했다. 같은 해 8월 10일까지 여러 차례 교섭을 진행했으나 무효로 돌아갔으며, 결국은

52)「限制中醫使用新藥案」『國醫砥柱』. 1947年. 第6, 7期.

53)「湖南省中醫師公會代電」『國醫砥柱』. 1947年. 第9期.

54)「全國中醫師公會聯合會在渝正式成立」『國醫砥柱』. 1946年. 第5期.

공개투쟁으로 발전하였다. 8월 22일, 딩지완丁濟萬, 장츠궁章次公, 주샤오난朱小南 등이 호교선언護校宣言을 『신문보新聞報』에 실어 난징정부의 무리한 폐교에 강력히 반대했고, 전국 한의계에도 지지를 호소했다. 동시에 딩지완, 주허가오朱鶴皐, 장원팡蔣文芳 등은 처음으로 상경하여 교육부에 청원했으나 아무 결과도 얻지 못했다. 9월, 난징정부 교육부는 또 명령을 내려 위에서 말한 두 학교와 중국의학원中國醫學院을 동시에 폐교 조치했다. 이 소식은 전국을 뒤흔들었다. 이 세 학교 책임자들의 호소로 전국 한의약계 청원단이 11월에 구성되었고 즉각 난징정부 행정원에 청원했다. 그리고 1935년 11월에 공포된 중서의평등안中西醫平等案 실행을 요구했다. 국민당정부는 조금도 들으려고 하지 않았다. 전국에서 인가받은 한의학교가 단 한 곳도 없는 상황에서 인가 기준을 제정하려고 하지도 않고 오히려 미인가 학교라는 이유로 한의학교들을 강제로 문을 닫도록 했다. 사실상 단기간 내에 한의학교를 완전히 없애려고 했다. 이때는 이미 국민당 반한의 세력들이 한의를 없애기 위해 수단과 방법을 가리지 않고 있었다.

날로 심각해지는 반한의 정책은 중국 한의계를 또다시 단결하도록 만들었다. 1947년 3월, 중국 한의계는 다시 청원단을 조직했다. 이번 운동은 후난湖南에서 먼저 일어났는데, 그해 3월 17일 창사長沙에서 국의절國醫節을 기념하여 500명의 청원시위단을 조직했다. 이에 따라 청원을 조직했던 우유셴吳幼仙이 난징과 상하이로 가서 전국중의사공회연합회全國中醫師公會聯合會, 전국중의약계청원단全國中醫藥界請愿團과 연계했다. 5월 하순에 먼저 전국 한의계에 전보 5,000건을 발송하여 동원령을 내렸다. 5월 30일, 다시 청원단을 조직하여 난징정부에 청원했다. 이 청원에는 정만징鄭曼青, 탄친覃勤, 셰후이둥謝匯東, 우유셴吳幼仙, 장더페이張德培, 쥐제탕鞠介棠, 자오펑차오趙峰樵, 주이단朱亦丹, 차이룽핑蔡容平, 왕진천王錦宸 등 10인이 참가했다. 이들은 행낭을 메고 난징정부로 돌진해 들어가 3일간 단식했고, 장제스가 직접 나와 청원단의 요구에 답할 것을 요구했다. 장제스는 내전 과정에서 타격을 입어 대단히 난처한 상황에 처해 있었으므로 대표들을 만나주지 않았다. 대표들은 결국 경찰에 의해 강제로 연행되었으며 청원은 실패로 끝났다. 이 청원의 주요 요구 사항은 모두 여섯 가지였다.

① 헌법에 한의와 서의의 평등中西醫平等을 규정할 것.

② 각 성省의 위생조직을 개편하여 한의와 서의가 위생권衛生權을 공동 관리하도록 실행

할 것.

③ 각 성, 시에 한의약학교를 설립할 것.

④ 각 성, 시에 한의연구원中醫研究院과 한약공장中藥廠을 설치할 것.

⑤ 한의의 과학적 연구를 장려할 것.

⑥ 중앙에서 자금을 출자하여 성급省級 한의병원中醫院을 보조할 것 등이었다.

이 청원의 영향은 대단히 커서 난징신문南京報紙에 여러 차례 보도되었고, 국민당 중앙방송에서는 이를 왜곡하는 선전을 진행하기도 했다.

3. 국대國大 대표와 한의 발양안發揚中醫案

국민당이 통치한 22년 동안 소위 '국대國大(국민대회)'라는 것이 두 번 개최되었다. 제1차 국대는 1936년에 개최되었다. 국대가 개최되고 얼마 지나지 않아 노구교蘆溝橋 사건이 일어나 이민족에 의해 거의 망하기 직전까지 갔다. 제2차는 1946년이었다. 장제스는 내전을 합법화하기 위해 독단적으로 국대를 개최했으며, 공산당과 진보인사들은 참여하지 못하게 했다. 그러므로 국대가 열릴 때마다 내전은 더욱 확대되었다. 이 두 번의 국대에 한의대표가 모두 참석했다. 첫 회의의 대표는 스진모施今墨, 딩중잉丁仲英 등 4인이었고, 1946년에 당선된 대표는 라이사오훈賴少魂, 천춘런陳存仁, 린슈주林秀祝, 류쩡춘柳贈春, 딩지완丁濟万, 류방다劉帮達, 딩유주丁友竹, 우융란吳永蘭, 싱시핑邢熙平, 펑쯔쥔馮子鈞 등 10명이었다. 1948년 5월, 위의 대표 10명은 국민당 정부만의 중화민국 국대에 아래와 같은 안을 제출했다.

① 안건 개요: 「우리나라 고유 의약을 발양하여 민족 건강을 확보하고 국가 이익의 누설을 막아 국가의 근본을 튼튼히 하는 안發揚我國固有醫藥以確保民族健康幷塞漏卮而固國本案」

② 이유: 생략

③ 방법: • 위생부 산하의 중의위원회中醫委員會를 해산하고, 행정원 산하에 중의약위원회中醫藥委員會를 설립하여 전국의 한의약 업무를 관리하게 한다.

• 교육부로 하여금 각 성시省市에 한의약연구원 및 전문 의학교를 설립하게 하

고, 아울러 사립 한의학교의 설립과 자유로운 발전을 장려한다.

- 각 성·시·현省市縣에 일률적으로 국가가 중앙과 지방 성격의 한의병원, 한약공장中藥廠 등을 설립하고, 한약 제약 종사자도 약제사藥劑師임을 명확하게 규정한다.[55]

이 세 가지 조항에 포함된 방법들은 실질적으로 1947년 5월 중국 한의계가 단식청원을 통해 요구했던 6개항을 더 발전시켜 정리한 것이다. 이 안案은 반년 동안 시간을 끌다가 결국 행정원에 의해 뒤집혔다. 국민당정부의 반한의정책反中醫政策은 장제스정부가 패망할 때까지 계속되었다.

참고문헌

1. 「爲爭中西醫待遇平等南京中醫師將絶食請願」『國醫砥柱』. 1947年. 第10期.
2. 「全國各地醫藥通訊」『國醫砥柱』. 1948年. 第1, 2期.
3. 兆箕. 「教育局與中國醫學院鬪法趣聞」『中西醫藥』. 1946年. 第28期.
4. 「中醫請願之初步成果」『國醫砥柱』. 1947年. 第12期.

제14절 논쟁 중 주고받은 공격의 글들

이런 격렬한 논쟁의 와중에도 학술적 가치를 지닌 글들이 더러 발표되었다. 물론 대부분은 평범한 글들이다. 또 어떤 글은 공격적인 단어들로 채워져 있지만 몇몇 부분을 발췌해서 보면 매우 인상 깊은 글들도 있었다.

먼저 중국 한의계가 서의를 공격한 「서의계의 노예파西醫界之奴隸派」라는 글을 살펴본다. 이 글은 루위안레이가 썼는데, 중요한 부분을 발췌하면 아래와 같다.[56]

55) 「發揚中醫藥提案經第五次審查提出二十四次大會通過」.『國醫砥柱』. 1948年. 第8, 9期.

56) 陸淵雷. 「西醫界之奴隸派」『醫界春秋』. 1928年. 第5, 6期.

“지금 소수의 서의西醫들이 제멋대로 날뛰면서 기고만장한 것이 마치 한의를 단번에 삼킬 것 같은 기세이다. 그들의 학설은 일본에서 배워온 것이고, 일본의 학설은 서양에서 배워온 것이다. 굳이 촌수를 따지자면 서양이 할아버지이고, 일본은 아버지라 할 수 있으니 소수의 서의들은 손자에 불과할 따름이다. 사람의 인격이 본래 재물을 중히 여기고 의리는 가볍게 여기는 경우가 대단히 많아서 다른 집안의 유산을 탐내 그 집 사람을 아버지라 부르면서 그 집안의 의붓아들, 의붓손자가 되는 것이 원래부터 드문 일은 아니었다. 그런데 이미 다른 집안의 유산을 차지했으면서도 친부모의 유산마저 죽기 살기로 파괴하려 한다면 이성을 잃은 미치광이 같다는 평가를 면치 못할 것이다. 오늘날 소수의 서의들이 필사적으로 한의를 소멸시키려는 것이 꼭 이와 같다. 그들 자신이 중국인이고, 사용하고 있는 무기도 중국 문자이며, 소멸시키려는 것 또한 중국의 의학이다. 한편으로 일본의 입장에서는 이같이 효성이 지극한 의붓자식을 얻었으니 그들의 안목이 훌륭하다. 참으로 이 의붓자식들이 호천망극昊天罔極의 마음으로 그들의 의붓할아버지, 의붓아버지에게 효성을 다하므로 소생이 그들을 대신하여 미리 시호諡號를 정했으니 노예파奴隸派 서의라고 부르겠다.”

“노예파奴隸派 서의들이 스스로 훌륭하다고 생각하는 것은 오직 공담空談인 병리뿐이다. 언제 이것을 직접 치료에 응용한 적이 있던가! 그렇지만 그들의 의붓할아버지, 의붓아버지에게는 갖가지 과학적 근거들이 있다. 알코올램프, 현미경 그리고 허다한 실험동물(동물실험)의 도움이 있으므로 완전히 추측에서 나온 것이 아니다. 『내경內經』의 학설과는 다른 것처럼 보인다. 그들이 하는 말에 영향력이 있는 이유이다. 이렇듯 병리는 정교하고 철저한 반면 치료에 대해 물으면 여전히 아무 방법이 없다. 더욱이 그들이 깊이 빠져 헤어 나오지 못하는 세균학설은 급성전염병을 만나기만 하면 무슨 혈액검사니, 객담, 대소변痰唾二便검사니, 배양검사니, 착색검사니, 혈청반응검사니 하여 모든 힘을 그 병균을 정확히 알아내는 것에 다 소진해 버린다. 만약 전구기前驅期에 해당되어 그 병균이 무엇인지 확실하게 알 수 없을 때 서의는 ‘청결하게 하라’는 한 마디 말로 모든 것을 미루고 만다. ‘진단이 아직 확실하지 못하니 근본 치료를 시행할 방법이 없다’고 말한다. 이 시기 병자들은 어쩔 수 없이 고통을 참고 신음소리를 침대에 묻으며 조용히 진단을 기다려야 한다. 이 또한 환자 자신이 잘못한 것이어서 서의를 탓할 수도 없다. 어떤 의사든지 당신이 예방과 소독에 무지하기 때문에 스스로 병균에 감염되었다고 말한다. 어쩔 수 없이 참을성 있게 견딜 수밖에 없다. 진단이 명확해져 근본치료를 할 수 있을 때까지 이렇게 속절없이 기다려야 한다. … 서의의 근본 치료에 환자의 운이 필요함을 누가 알았으랴! 운이 좋은 환자라면 당연히 매독梅毒을 앓아야 한다. 왜냐하면 서의에게는 '606'이 있기 때문이다. 디프테리아나 파상풍을 앓아도 괜찮다. 서의에게는 베링(Von Behring)이 개발한 백신이 있어 근본 치료가 가능하다. 만약 운이 없는 환자가 있어 다른 전염병에 걸리기라도 하면 …, 서의는 청결하게 하라는 말 한마디로 모든 것을 미루면서 '아직 특효약이 발견되지 않아 대증요법 밖에 없다'고 말할 것이다. 이에 열이 나면 얼음주머니와 선풍기를 사용하고, 냉기가 일어나면 스팀이나 열수熱水 주머니를 사용하며, 배가 고프면 우유나 계란을 먹인다. 여러분들은 이런 대증요법을 얕잡아 보거나 가치가 없다고 말해서는 안 된다. 모름지기 서양의학이 수리數理·화학·생물학에 바탕을 두며, 발생·조직해부·생리·병리를 기본지식으로 삼고 있음을 알아야 한다. 학문이 이처럼 고명하기 때문에 이로부터 나온 대증요법을 비록 당신이 계속 쓸모없는 것으로 여겨도 이것들은 가치가 있다. 만약 이와 같은 대증요법이 한의의 손에서 나왔다면 당연히 그것은 완전히 잘못된 것이 되고 말 것이다. 이것은 마치 때리고 욕하는 것과 같다. 만일 집의 마누라가 당신을 욕하고 때린다면 당신은 곧장 눈에 불꽃을 튀기면서 펄펄 뛸 것이다. 반면에 기생집의 창부娼婦가 앵두 같은 입술을 열어 당신을 욕하고 고운 손으로 당신을 때렸다고 하자. 당신은 곧바로 골수로부터 상쾌한 기분이 솟아나와 만면에 웃음을 머금으면서 때리는 수법에 따라 죽기 살기로 화대를 갖다 바칠 것이다. 만약에 기루妓樓에 놀러온 손님이 어째서 이렇게 단조롭고 지루하냐고 묻는다면? 그것은 창부娼婦가 오구烏龜(옛날 기생집의 주인—역자 주)나 기생집 여주인으로부터 기술을 전수받았거나, 아니면 평상시에 손님을 미혼약迷魂藥으로 만족시켰기 때문일 것이다. 과학을 맹목적으로 신봉하는 사람들은 병에 걸리면 서의에게 가르침을 청하고, 대증요법의 묘법을 음미하며, 또한 죽음에 이르러서도 후회하지 않는다. 만약 그들에게 어찌 이렇게 단조롭고 지루하냐고 묻는다면 이 또한 서의들이 서양과 일본의 의붓할아버지와 의붓아버지로부터 전수받았기 때문이며, 세균 감염과 소독, 예방이라는 화두話頭로 맹목적인 과학 신봉자들을 미혼약에 빠뜨렸기 때문이다."

"냉정하게 말한다면 서의 또한 서의만의 장점이 있으니 어찌 전부 부정할 수 있겠는가? 딩푸바오丁福保 같은 선배는 일본에 유학했던 분이다. 그의 학문은 매우 깊고 넓어서 노예파 서의 중 어느 누구도 그와 비교될 자가 없다. 그는 한의학에도 상당한 이해가 있으며, 한약 처방을 상용하여 병을 치료한다. 그다음으로 뉴후이린牛惠霖 같은 분도 있다. 그는 외과수술에 있어 당대에 견줄 만한 이가 없는 사람이다. 하지만 꼭 수술하지 않아도 될 병을 만나면 그는 늘 한의 치료를 권한다. 또 댜오신더刁信德도 있다. 그는 독일 유학파 의사로서 내과 분야에서 세상 사람들의 신뢰를 얻고 있다. 그는 스스로 한의에 대해 잘 알지 못했으므로 단 한번도 한의를 비판하는 발언을 하지 않았다. 또 롼치위阮其煜는 광제의학교廣濟醫學校의 선배 졸업생이다. 그 역시 한의에 대해 깊이 연구했으며, 그가 발행하는 『광제의간廣濟醫刊』은 한의와 서의를 함께 싣고 있다. 게다가 후배에게도 겸손하게 가르침을 청하며, 나같은 사람을 한의 연구 분야의 고문으로 삼았다. 이로써 알 수 있는 것은 진정으로 학식을 갖춘 서의들은 결코 한의학을 경시하지 않는다는 것이다. 서의계에서도 다른 속셈을 가진 몇몇 노예파만이 그리할 뿐이다. 그렇기 때문에 소생은 의학 그 자체를 본래 무슨 중中이니 서西니 하면서 나눌 필요가 없으며, 의료계 인물은 모두 한 차례 걸러낼 필요가 있다고 주장한다. 중국 한의계에서 오행, 육기를 사수하고 쓸데없는 것을 가르치며 청년들에게 나쁜 영향을 끼치는 인물들과 서의계의 노예파들은 응당 모두 걸러내야 할 사람들이다."

이 글은 공격과 비방을 목적으로 쓴 것이어서 신랄하고 가혹한 단어가 총동원되고 있다. 하지만 이 글에서 언급한 당시 서양의학의 약점 또한 근거도 없이 날조한 것이 아니었다. 이 글은 중국 한의계에서 나온 최고의 글로 평가받았다. 우리는 이 글을 통해 이 시기에 동서의학 논쟁이 물과 불처럼 서로 용납할 수 없는 상태에 도달했으며, 학술을 통해 그 의기義氣가 움직이는 것을 충분히 볼 수 있다. 그러므로 이 글이 발표된 지 3개월이 채 지나지 않아 위원슈는 난징정부 위생부가 개최한 중앙위생위원회에서 한의폐지안을 분연히 제출했고, 동서의학 논쟁도 갑자기 격화되어 일순간에 정치 투쟁으로 변했다.

서의계에서 한의를 공격하고 매도하는 글은 역시 위원슈가 가장 많이 발표했다. 몇 개를 발췌하면 다음과 같다.

"허풍이 아니다. 내가 만일 한의 간판을 걸고 나섰다면 아마 상하이에서 몇 손가락 안에 드는 유명한 한의가 되었을 것이다. 상하이 제일의 한의가 되었을 것이라고는 말할 수 없지만 말이다. 지금은 서의가 되었으나 아직도 일등에는 이르지 못하고 있다. 내가 만약 밥

그릇을 계산해서 교활하고 기회주의적인 사람이 되어 양다리를 걸치고 애매한 태도로 속이면서 음험한 일을 꾸몄다면 나의 가문은 필시 지금보다 훨씬 더 융성해졌을 것이다. 구의舊醫의 밥그릇을 빼앗은 것은 아마 구의舊醫와 더 친해질 것이 두려워서일 것이다."

"신新·구舊 두 의학을 논함에 어떤 유파가 나를 제한할 수 있겠는가! 그들이 운기運氣를 논하길 좋아하면 나는 그들과 함께 운기運氣를 논했고, 그들이 역리易理에 대해 논하길 좋아하면 나는 그들과 함께 역리易理를 논했다. 제집 드나들 듯 드나들었고, 구의舊醫의 주방, 다락방亭子間, 옥상, 지하실까지 모두 가 보았다. 솔직히 말해 나를 가로막는 것은 없었다. 그러니 어떤 경계가 있어 나누며, 어떤 유파가 있어 싸운다는 것인가! 그러므로 이 책은 구의舊醫 내부로 들어가 구의의 무기로 구의를 공격하고 구의 내부에 숨어 있는 치명적인 화근을 드러낸 것으로서 구의를 향해 단순히 큰소리로 고함만 지른 것이 아니다."[57]

"나의 몇몇 친구들은 종종 나에게 불평을 털어 놓는다. 그들은 이렇게 말한다. '근년에 겉모양이 반은 새것이고 반은 옛것이며半新半舊, 사슴도 아니고 말도 아닌非鹿非馬 잡종 의학이 횡행하니 큰일 난 것 아닌가? 이런 교활한 방법은 모두 자네가 가르쳐 준 것이다. 만약 자네가 그들을 공격하지 않았다면, 그들은 영원히 변하지 않았을 것이다. 차라리 구舊는 구舊이고, 신新은 신新이면 오히려 그 한계가 분명해서 쉽게 해결할 수 있다. 지금 불삼불사不三不四의 이도저도 아닌 의생들을 만들어내니 이들이 모조리 청자青紫를 구별하지 못하고 흑백黑白도 뒤바꾸어 놓아 결국은 사회에 독毒이 되고 말았다. 이는 자네가 나쁜 것을 가르쳤기 때문이다. 자네는 목숨을 바쳐 구의를 공격하지만 결과는 그들에게 살 길을 가르쳐 준 꼴이 되고 말았다. 구의가 자네를 욕하는 것은 사실상 은혜를 원수로 갚는 것이다. 응당 장생록위長生祿位를 세우고 자네를 공양하는 것이 옳다'고 하였다."[58]

"… 과학과 비과학의 경계는 분명하게 나누어져야 한다. 현재 국의國醫들도 속으로는 의학이 과학의 명패를 달지 않으면 아무 쓸모가 없음을 알고 있다. 그래서 오행의 상생상극相生相剋 또한 과학이라고 말한다. 금극목金克木은 폐병肺病이 간肝에 전염되었다는 의미며, 토생금土生金은 비위脾胃가 강해야 폐肺 또한 좋은 영향을 받을 수 있다는 것이다. 하하! 그

57) 余雲岫.『醫學革命論初集·自序』. 上海余氏研究室. 1950.

58) 余雲岫.『醫學革命論集·自序』. 第2版.

래 간肝병은 폐肺로 전해질 수 없단 말인가! 왜 목극금木克金은 말하지 않는가! 비위脾胃가 나빠지면 폐肺가 영향을 받지 않는가? 어찌하여 토극금土克金은 말하지 않는가? 요컨대 국의國醫들은 눈을 감고서는 보이지 않는다고 말하며 막무가내로 억지를 부린다. 옳고 그름을 교란시켜 흑백을 뒤바꿔 놓고, 암흑처럼 혼란스럽게 만들어 놓아야만 이들이 겨우 발을 붙이고 함부로 떠들어 댈 수 있다. 만약 물이 맑고 모래가 깨끗하다면 이 사회의 온갖 잡배牛鬼蛇神들은 몸 둘 곳이 없을 것이다. 대체로 올바르고 성실하지 않은 사람들은 전적으로 '호란胡亂'(얼렁뚱땅 제멋대로—역자 주)이라는 두 글자에 의지해서 살아간다. …"59)

이들 외에도 왕치장汪企張이 『신의와 사회新醫與社會』 제138호에 「구의와 내기하고 싶다想和舊醫賭一賭」라는 제목의 글을 발표했다. 제목만 봐도 그 의기意氣를 짐작할 수 있다. 이 글에서는 다음과 같이 말한다. "구의계舊醫界는 온열온독溫熱溫毒을 우리 몸에 놓아두고, 간풍肝風이 일어나도록 자극하여, 이것들이 안팎으로 함께 공격하여內外交攻, 두통頭痛, 항통項痛, 구련拘攣, 신혼神昏 등의 증상이 생기면 이것으로 본증本症(유행성동증流行性疼症)의 병인이 온열온독溫熱溫毒임을 증명한다. 반면 우리 신의계新醫界에서는 우리들이 배양한 유행성 뇌척수막염균을 용법에 따라 우리들의 체내에 침범시켜 그것이 동일한 증상을 나타내는지 여부를 본다. 이것이야말로 확실한 증거라고 할 수 있다."

앞에서 소개한 위원슈, 왕치장 두 사람의 글 역시 학술과 관련된 것이며 한의의 폐단을 잘 지적하고 있다. 그러나 어쨌든 이 글들이 학술에 대해 논한 글이라고 할 수는 없다. 1931년 위원슈가 루스어陸士諤와 더불어 수개월 동안 필전을 벌이면서 쌍방 모두 할 수 있는 공격은 다 했던 일에 대해서는 앞에서 이미 언급했으므로 반복하지 않겠다.

중·일전쟁 직전까지도 여전히 이런 종류의 공격 글들을 볼 수 있다. 이 시기 한의폐지파는 회통사상에 대한 공격을 강화했다. 『중서의약中西醫藥』에 실린 탄츠중譚次仲을 공격하는 글을 인용한다. 글의 제목은 「이 땅의 잡종의에게 주는 글給倒在地上的雜種醫」이다.

"동서회통中西匯通으로는 아직 적수를 만나보지 못했다고 스스로 말하면서 국내 제일인자로 군림하고 있는 탄츠중譚次仲에게, 내가 본래부터 그를 공격해서 곤경에 빠뜨려야겠다는 생각을 한 것은 아니었다. 내가 그와 같은 길을 가는 사람도 아니고 그 또한 내게 해를

59) 汪企張.『二十年來中國醫事芻議·余雲岫序』.

입힌 적이 없어 지금까지 그를 주시하지 않았다. 아무튼 그들이 스스로 똥구덩이를 파서 나로 하여금 이 더러운 일에 연루되게 만들었다. 그렇지만 허다한 고름덩어리 같은 한의들은 감히 그에게 반격하지 못했고, 설령 반격했다 하더라도 오래 지나지 않아 싸움을 멈추고 패하여 진중으로 돌아왔다. 이에 탄츠중은 기고만장해졌고, 그 기개氣槪가 산하를 삼킬 만큼 커졌다. 문장에 능하고 호전적인 루위안레이陸淵雷도 그에게는 어쩔 수 없이 머리를 숙이고 감히 저항도 하지 못한 채 반 글자의 비판만 했을 뿐이다. 하지만 탄츠중은 공교롭게도 세상 물정을 모르고 우리 쪽을 향해 도발을 해왔다. 그래서 우리들은 할 수없이 사양하지 않고, 또 그의 생명을 고려하지 않고 반격했으니 바로 나의 「잡종의를 해부함雜種醫的剖視」이라는 글이다. 당시 나는 이 글을 발표하면서 탄츠중이 어떤 방식으로든 응답할 것이라고 예상했었다. 그가 논쟁을 피할 사람이 아니기 때문이다. 2개월 뒤에 그의 글이 나왔으니, 나의 예상은 빗나가지 않았다. 하지만 나는 그것을 가져다 읽고는 반쯤 실망하고 말았다. 나는 내 목숨을 걸고 말한다. 탄츠중의 「상하이 『중서의약』의 「잡종의를 해부함」이라는 글에 대한 반론質問上海中西醫藥雜種醫之剖視」이라는 글은 그가 쓴 글이 아니거나 혹은 그를 조롱하려는 사람들이 일부러 그를 놀리려고 투고한 것일 거라고 말이다. 왜냐하면 만약 탄츠중 자신이 썼다면 결단코 28개의 치아를 부러뜨려도(린위탕林語堂의 말) 여전히 읽어서 통하지 않는 이 개똥같은 글이 나올 수 없기 때문이다. 제목만 가지고 논하더라도 이미 읽기에 매끄럽지 않다. …"60)

60) 范行准. 「給倒在地上的雜種醫—譚次仲先生」『中西醫藥』. 1937年. 第2期.

제4장 논쟁 중의 한의학 교육

제1절 근대 중국 한의학 교육의 대체적인 상황

한의학 교육이 있으면 한의학은 흥하고, 한의학 교육이 없으면 한의학은 망할 것이다. 근대 후기로 갈수록 한의학 교육의 중요성은 점점 더 두드러졌다. 근대시기 중국 한의계는 교육할 권한을 얻기 위해 투쟁했다. 청말부터 해방될 때까지 반세기를 투쟁하면서 대단히 힘들고 어려운 길을 걸었다. 중국의 한의계 선배들은 이 문제에 대해 정확하게 인식했고 동시에 이를 실천에 옮겼다. 한편으로는 중국 한의계가 단결하여 정부의 한의 억압과 경시 정책, 그리고 중국 사회 안에서 한의를 폐지하려는 사상적 흐름과 맞서 싸우면서, 또 다른 한편으로는 근대 의학과 교육학 지식을 흡수하여 완전히 새로운 역사적 상황에 적응하려고 노력했다. 이것이 근대 한의학 교육 역사의 큰 줄기이다.

중국에서 한의학 교육을 개혁하는 문제는 갑오년(1894)의 청일전쟁 전에도 한 차례 제기된 적이 있다. 그러나 청 조정은 이 문제를 돌아 볼 여유가 없었고, 민간에서도 사상적으로 충분히 준비되어있지 못했다. 이 시기에 적은 수의 동서회통中西匯通 의가醫家들이 있었지만 이들은 아직 한의학 교육 개혁의 중요성을 인식하지 못한 상태였다. 신축년(1901) 이후, 청 조정이 시대의 압박에 못 이겨 다시 '신정新政'을 추진하면서 과거를 폐지하고 학교 교육을 진흥하는 것이 시대의 큰 흐름이 되었다. 이에 따라 중국 한의계도 신속하게 일련의 과도기적 형태의 한의학 교육 사업을 시험적으로 운영했다. 베이양정부는 비록 명문화된 법령을 통해 한의학교 설립을 금지하지 않았지만 한의학을 교육 법령 밖으로 밀어내어 방임 중에 소멸되도록 했다. 이런 조치들은 중국 한의계를 각성시켰다. 이후 탁월한 성과를 거둔 한의학교들이 출현하기 시작했다. 국민당정부는 한술 더 떠 이치에 맞지 않는 정책을 폈다. 이들은 한의학교를 금지했고 이를 통해 한의를 소멸시키려는 목적을 달성하려고 했다.

중국 한의계는 분연히 일어나 저항했다. 한의의 생존과 발전을 위해 10년을 완강하게 투쟁했다. 중국이 일본의 침략을 받아 국토의 상당 부분이 일본 수중에 들어가자 국민당정부는 충칭重慶으로 피난했다. 그때서야 정부는 마지못해 한의들의 사립학교 설립을 승인했다. 결론적으로 말하자면 청말, 베이양, 국민당 통치의 3대를 거치는 동안 정부는 한의학교육에 대해 어떤 지원도 하지 않았다. 하지만 이런 상황에서도 근대시기의 한의학 교육사업은 끊임없이 발전을 거듭했으며, 탁월한 성과도 거두었다. 근대시기 한의학 교육이 어떤 길을 걸어왔는지 그 과정을 되돌아보는 것은 대단히 의미 있는 일이다.

제2절 청말의 한의학 교육

한의학 교육 개혁을 최초로 주장한 사람은 저명한 개량파 인물인 정관잉鄭觀應이었다. 그는 1892년 이전에 다음과 같이 제안했다. "모든 『주서周書』를 살피고 서법西法을 참고하는 것이 마땅하며 태의원太醫院에서부터 시작하여 일률적으로 상세하게 심사한다. … 각 성省, 부府, 주州, 현縣, 진鎭, 시市마다 자금을 모아 병원을 건립하고, 명의名醫를 선별하여 원장院長을 맡긴다. 과정을 이수하고자 하는 학생은 반드시 시험을 거쳐 문리文理가 통하는 자들만 병원에 들어와 공부할 것을 허락한다. 정성을 다해 가르치며 … 중국과 외국을 구분하지 말고 몇 년 동안 공부하게 한다. 시험을 보아 통과하면 이를 참작하여 적당한 직함을 주고 면허증을 발급하며 사회에 나가 의술을 펼 수 있게 한다."[1)]

개량파 지도자 중 한 사람인 량치차오도 『의학선회서醫學善會叙』에서 "중서中西의 이법理法

---

1) 鄭觀應 『盛世危言』 卷十四 "醫道".

을 채용하고, 총명한 아이들을 선발하여 학당을 열어야 한다"[2]고 강조했다. 그러나 개량파는 백일유신 기간 동안 의학개량 계획을 완전히 실행에 옮기지 못했다. 그들은 겨우 대학당大學堂 내에 의학당醫學堂 한 곳을 설립할 것을 주청했을 뿐이며, 결과는 유명무실한 공문서 한 장뿐이었다.

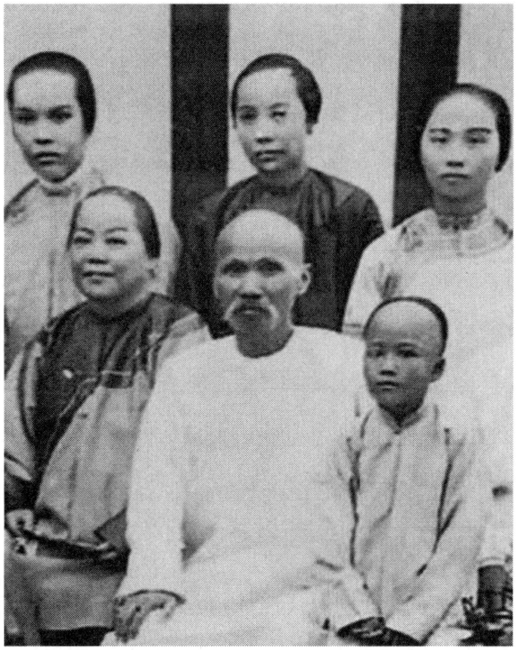

정관잉鄭觀應(앞 줄 가운데)과 그의 가족

개량주의자들이 강조했던 것은 서양학문의 도입이었다. 그들은 의학에 대해 잘 알지 못했다. 의학교육에 대해서는 더더욱 잘 알지 못했다. 어떤 방법으로 중서中西의 이법理法을 채용할 것이며 또 가르칠 것인지, 그리고 당시 중국 의학계에 이와 같은 역량이 있는지 전혀 고려하지 않았다. 이들의 의학교육 개량에 대한 생각은 아직 구체성이 결여되고 막연한 것이었다.

신축辛丑년(1901) 이후의 '신정'은 양무파의 주도 아래 진행되었다. 양무파는 의학교육에 대해 분명하게 견해를 밝힌 적이 없었다. 1903년 「대학당 장정 상주奏定大學堂章程」에서 의과 과정을 명확하게 규정했다. 한의학이 가장 첫머리首位에 배치되어 있었다. 하지만 29개 학과목 중 하나일 뿐이었다.[3] 아마도 '중학위체中學爲體' 방침 구현을 위함이었으리라! 사실 이것은 서양의학학교西醫院校에 한의상식中醫常識이란 한 과목을 덧붙인 것과 다름없었다. 당시 정부의 관심은 서양학문을 도입하는 것에 집중되어 있었다. 의학에 대해 논했던 자들도 오직 어떻게 서양의학을 도입할 것인가에 대해서만 말했고, 중서中西를 겸비하는 것만이 의학을 개량하는 것이라고 생각했다. 한의에 대해서는 비판적인 말들이 많았다. 진심으로 한

2) 梁啓超. 「醫學善會敍」『飮冰室文集』卷四. 中華書局. 1926.

3) 舒新城. 『近代中國教育史資料』. 人民教育出版社. 1961. 598~599쪽.

의학 교육을 진흥해서 한의를 발전시키려고 생각했던 사람들은 민간에 있던 원대한 식견을 가진 한의들뿐이었다.

1904년 허롄천何廉臣은 최초의 한의학 잡지인 『의학보醫學報』에 게재한 글에서 다음과 같이 말했다. "오늘날 한의들이 구미歐美의 과학 연구 방법을 모방해야 된다는 것에 눈뜨기 시작했다. 먼저 교과서를 편찬하고, 한의의 부족한 점을 서법西法으로 보충해야 한다. … 만약 단호하게 쇄신한다면 … 중국의 풍토와 관습에 잘 맞지 않을까봐 염려가 된다."[4] 허롄천은 학교 교육에서 교과서의 중요성을 강조했고, 과학적 방법으로 한의학을 정리해야 함을 제안했다. 그러면서 단호하게 쇄신해야 한다는 방안에 대해서는 우려를 표시했다. 그는 서양의학의 도입을 의학 개량과 같은 것으로 보는 견해에 회의적이었고, 어떤 방법으로 한의를 연구할 것인가라는 문제를 제기했다. 중국 한의계의 인식이 깊은 단계로 발전하고 있었음을 보여 준다.

당시에는 교재를 편찬하는 것이 가장 큰 난제였다. 1906년 저우쉐차오周雪樵가 특별히 이 문제를 제기했다. "오늘날 의학개량을 말하는 자 치고 학당이 중요하다는 것을 모르는 자는 없다. 그러나 의학당에는 기본적으로 갖추어야 될 필수 요소들이 있다. 즉, 교원教員, 교육목표宗旨, 교재가 그것이다. 교원의 선발은 그다지 어려운 일이 아니다. … 교육목표에 대해서는 한의와 서의가 서로 구통溝通해야 하지만 한의 또한 폐기되어서 안 되고, 동서를 합하자는 논의 또한 가능하지 않다. 그런 즉 교재 편찬이 아마 쉽지 않을 것이다."[5] 저우쉐차오는 당시 중국 한의계에서 서의와 한의 모두에 가장 능통한 사람이었다. 그렇지만 그도 교재 편찬이 이처럼 어려운 일이라고 생각했으니 다른 사람들은 더 말할 필요도 없다. 이 시기 중국 한의계로서는 아직 한의와 서의를 겸통兼通하는 교재를 만들 만한 형편이 아니었다. 중국 한의계 전체를 놓고 본다면 서양의학 지식은 아직 이들에게 완전히 생소한 것이었다. 또 중국 한의계는 근대 교육을 실시해 본 경험도 없었다. 비록 이런 상황이었지만 청말에는 민간에서 운영하는 한의학 교육기관들이 출현했다. 조사된 바에 따르면 다음과 같은 교육기관들이 있었다.

---

4)「越醫何廉臣明經論中國急宜開民智」『醫學報』. 1904年. 第16期.

5) 周雪樵.「論宜編輯醫書」『醫學報』. 1906年. 第54期.

① 사오싱의학강습사紹興醫學講習社: 1904년 두웨이쑨杜煒孫이 사오싱紹興에 설립.

② 여자중서의학원女子中西醫學院: 1905년 리핑수李平書, 장주쥔張竹君이 상하이에 설립.

③ 난양중서의학당南洋中西醫學堂: 1905년 우쑹吳淞에 설립.

④ 산시의학관山西醫學館: 1907년 저우쉐차오周雪樵를 교무장教務長으로 초빙.

⑤ 중국의학회부설강습소中國醫學會附設講習所: 1910년 차이샤오샹蔡小香과 딩푸바오丁福保가 상하이에 설립.

⑥ 중서의원부설연구소中西醫院附設硏究所: 1908년에 돤팡端方이 설립.

⑦ 중등의학당中等醫學堂: 1908년 윈위딩惲毓鼎이 베이징에 설립.

⑧ 전장자신의학당鎭江自新醫學堂: 1910년 위안구이성袁桂生이 전장鎭江에 설립.

⑨ 함수신의학강습소函授新醫學講習所: 1910년 딩푸바오丁福保가 상하이에 설립.

이 기구들 중 딩푸바오丁福保가 설립한 함수신의학강습소函授新醫學講習所의 기치旗幟가 가장 선명했는데, 중국 한의계에 서양의학 지식을 소개하는 것이었다. 사오싱의학강습사紹興醫學講習社와 중국의학회연구소中國醫學會硏究所는 사실상 한의들이 서양의학에 대해 토론하는 학술 단체였으며, 그 나머지도 대략적인 학교 형태를 갖추고 있는 정도였다. 예를 들어 전장자신의학당鎭江自新醫學堂의 설립취지主旨는 "새로운 이론을 발명하고 중서를 회통匯通하여 완전한 의학 인재를 양성한다"[6]는 것이었다. 이 학교의 학제는 4년제였고, 13세에서 20세까지의 청소년을 학생으로 모집했다. 개설된 강좌들은 당시로서는 중서中西를 모두 겸비했다고 할 만 했다. 그러므로 청말의 가장 표준적인 한의학교로 볼 수 있을 것이다.

이 기구들의 자세한 운영 상황은 지면 관계로 모두 밝히기 어렵다. 이 기구들은 중화민국 원년(1912) 이후의 문헌에서는 다시 나타나지 않는다. 지금까지의 연구 결과로는 민국 원년 이전에 창립된 한의학교 중 신해辛亥(1911) 이후까지 지속된 학교는 아직 발견되지 않고 있다.

이상에서 간단하게 서술한 내용을 통해 알 수 있듯이, 청말의 한의학 교육은 아직 시험 단계였고, 사상적으로도 아직 성숙되지 못한 상태였다. 당시에 출현했던 교육기관은 의학

6)「鎭江自新醫學堂簡章」『醫學扶輪報』. 1910年. 第3期.

단체와 유사한 형태로서 주된 일이 중국 한의계에 서양의학 지식을 보급하는 것이었으며 약간의 학교 운영을 위한 경험을 모색하는 정도였다. 이것은 민국 원년 이후 학교를 설립하는데 필요한 준비 역할을 했다.

제3절 베이양 시대의 한의학 교육

민국 원년(1912) 7월, 임시교육회의가 개최되었다. 뒤 이어 각종 학교령學校令이 1년 사이에 잇따라 반포되었다. 하지만 유독 한의학 교육과 관련된 내용은 포함되어 있지 않았다. 이것이 바로 중국 근대 역사에서 일어난 '교육체계에서 한의학을 배제한 사건'이다. 이 사건은 최초로 중국 한의계를 공황상태에 빠지게 했고 신속하게 반응하도록 만들었다.

베이양정부의 의학교육정책에 대해 가장 먼저 공개적으로 비판한 사람은 아마도 양저우중서의학연구회揚州中西醫學研究會를 설립한 위안구이성袁桂生일 것이다. 그는 다음과 같이 말했다. "금년 교육부에서 반포한 의학전문학교 장정醫學專門學校章程은 사전에 여론을 미리 수렴하지도, 또 관련된 정책적 견해를 공표하지도 않았다. 성급하게 자기들 마음대로 정하고 반포하였다. 나는 한두 사람의 일본 유학생이 이 일을 주도했음을 분명히 알고 있다. 무릇 유학생 정도의 지식으로 중국의 의과 교육을 주관한다는 것이 과연 중국과 같은 나라 정세에 합당한 일인가? … 각설하고 교육총장은 당연히 이 일에 대해 전적으로 책임져야 한다. 국내 의학계에 밝은 인사들을 모셔다가 이 문제를 논의하게 하고, 먼저 교재 편찬부터 시작해야 한다. 장래에 새로 편찬한 교재를 전국 의학교의 강의 및 참고서로 쓴다면 타인의 장점을 취해 국수國粹가 계속 발전할 수 있으며, 일본의 전철을 밟지 않을 것이다."[7)]

청말 민국 초 두 차례에 걸쳐 제정된 학제는 일본의 교육체계를 모델로 삼았음이 분명하다. 교육체계에서 한의가 빠진 것이 한의폐지와 같은 것으로 보아야 할지에 대해서는 앞으로 더 검토해야 한다. 위안구이성의 비판은 새로운 의학교육 법령이 한의를 전혀 고려하지 않고 있는 것에 대한 문제 제기였다. 하지만 그가 제안한 방법은 여전히 청말의 중국

---

7) 袁桂生.「振興中國藥業之計劃」『時報』. 1913年 12月 24日.

한의계가 가지고 있던 생각에서 벗어나지 못하는 것이었다. 전국의 모든 의학교육을 시작 단계부터 동서의학을 겸비하는 제도적 틀 속에 넣는 것은 불가능한 일이다. 되도록 빨리 교육 사업을 일으키고 서양의학을 도입하는 것이 필요했다. 위안구이성은 일본에서 한의漢醫가 소멸될 위기에 처해 있음을 알고 있었다. 그가 "타인의 장점을 취해 국수가 계속 발전할 수 있다"고 제시한 것은 바로 한의학 교육에 대해 말한 것이다.

마침내 중국 한의계가 한의학 교육과 관련된 문제를 정식으로 제기했다. 1913년 말, 상하이 신주의약총회神州醫藥總會 등 단체는 전국 19개 성시省市의 호응하는 단체들을 묶어 '의약구망청원단醫藥救亡請願團'을 조직했고, 상경하여 베이양정부에 청원했다. 요구사항은 한의를 교육체계 안에 포함시킬 것과 한의의 학교 설립을 허가해 달라는 것이었다. 이것은 중국 역사상 전국 한의계가 동원되어 당국을 대상으로 투쟁한 최초의 사건이었다. 중국 한의계가 교육을 실시할 권한을 쟁취하고자 한 것은 한의의 흥망지대계興亡之大計와 관계된 것으로서 높은 평가를 받아야 한다.

이 일은 왕다셰汪大燮가 교육총장에 재임하던 기간(1913. 9~1914. 2)에 발생했다. 왕다셰는 자字가 보탕伯塘이며, 저장浙江성 첸탕錢塘 사람으로, 청의 유노遺老였다. 1903년(광서 29년) 일본 유학생 감독을 맡은 바 있고, 민국 원년 이전에는 외교 사절로 영국과 일본에 나간 적이 있어, 세상 돌아가는 사정을 아는 관료라고 할 수 있었다. 과거 근대 시기에 한의가 받은 압제는 그로부터 시작된 것이 많았다. 사실 베이양정부는 기본적으로 한의에 대해 방임, 관망하는 정책을 시행했고, 같은 해에 시행된 일본의 한의 정책과는 같지 않았다. 근대 의학사를 논하는 사람들은 보통 이때의 청원을 생략하거나 부정확하게 언급한다. 『신주의약학보神州醫藥學報』 제2년 제1책 중에서 관련 내용을 뽑아 소개하면 다음과 같다.

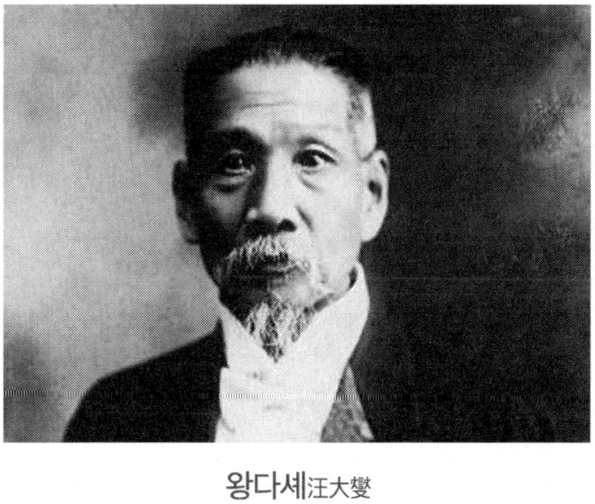

왕다셰汪大燮

"기사紀事: 대표 환송대회. 11월 초하루 저녁 8시. 대표 환송대회를 특별히 개최하니 의醫·약藥 양 진영에서 많은 인사들이 모였다. 먼저 회장 위보타오余

伯陶 군을 대신하여 장마이취안張邁荃이 환송사를 낭독했다. 본회의 청원 대표인 예진수葉晋叔와 광둥대표 류샤오윈劉筱雲, 베이징대표 천춘위안陳春園 두 분이 초닷새로 기일을 정해 출발하기로 했음을 말했다. 이번 상경 청원은 실로 우리 의약계의 수천 년 역사에 없었던 최초의 시도이다. 사전에 우편으로 각 성省의 의견을 수렴하였으며, 이에 동의한 성이 19개였다. 아울러 대표를 선발하고 회동하여 청원하기로 했으니 인심이 아직 죽지 않았음을 보여주는 것으로 전국이 이에 호응했다. 이번 파송은 의약의 앞길에 적지 않은 영향을 미칠 것이다. 여러분들이 굳은 결심과 굳센 의지로 불요불굴不撓不屈하기를 바라고, 보존의 목적이 속히 달성되기를 희망한다. 다음으로 예진수는 '여러분이 나 같은 사람을 청원 대표로 추천하였으나 그 책임이 막중하고 재주는 모자라 여러분의 기대를 감당할 수 있을까 두려울 뿐이다. 오늘 또한 이렇게 환송회를 열어주시니 더욱 감당하기 어렵다. 수도에 올라가면 곧 각 성의 대표들과 회동하여 함께 머리를 맞대고 힘을 모아 일치단결하여 일을 진행할 것이다. 한의·한약이 보존되도록 힘써 노력할 것이고 정부를 방문하여 주장할 것이다' 등등의 발언을 했다. …"

이 글을 통해 청원이 어떻게 조직되었는지를 대략 알 수 있다. 청원이 있기 전에 왕다셰의 한의학을 폐지해야 한다는 발언이 먼저 있었다. 하지만 이번 청원의 목적이 단순히 한의를 보존하는 것에만 있었던 것은 아니었다. 주요 목적은 한의학을 학교교육 체계學系 속에 가입시키는 데 있었다. 아래 글을 보라. 이 청원의 상신문은 총통에게 전달되었으며, 국무원의 지시는 아래와 같았다.

"중국의학은 상고上古시대에 시작되어 대대로 전해 내려온 것으로 그 계통이 분명하고 학술적으로 탄탄해서 이미 하나의 전문 분야가 되었으며, 민생에도 많은 유익을 주고 있다. 지난 번 교육부에서 정한 의학 교육과정에서 서의西醫만 채택하게 된 것은 내부적으로 의견이 엇갈려 합의에 이르지 못했기 때문이었다. 의심이 남아 있는 일에는 성과도 없는 법이어서 급한 것을 먼저 처리했을 뿐이다. 두 가지를 함께 채택하기는 어려웠다. 한의를 폐기하려는 의사가 있었던 것은 아니다."[8]

이 지시문에서는 정책에 대해 해명하려 애쓰고 있고, 부분적으로 한의를 인정하는 말도

---

8) 隴西布衣.「上海七個中醫校的教程及興亡」『醫界春秋』. 1928年 第20, 21期.

들어 있다. 국민들의 생활에 한의가 필요하다는 것을 인정했을 뿐 아니라, 한의학의 과학성도 긍정하였다. 교육부에서 내려온 회신도 이와 같았다. 한편으로는 한의학교 교육과정을 별도의 법령으로 만들 수 없다는 입장을 고수하면서, 다른 한편으로는 '과학을 근본으로 삼아야 한다', '중서구통中西溝通' 같은 것을 권장하였다.[9] 요약하면 민국 초년에는 입법, 행정, 재정 등의 방면에서 한의학에 대한 확실한 지지가 없었다. 하지만 적극적인 단속이나 금지도 없었다. 상하이에 최초로 설립된 한의학교가 베이양정부의 인가를 얻었다는 것이 그 증거가 될 것이다.

1916년 상하이 신주의약학회神州醫藥學會는 바오스성包識生을 추천하면서 그로 하여금 상경하여 한의학교 설립 등기를 추진하게 하였다. 교육부는 이에 대해 다음과 같은 지시를 내렸다. "요강 속에 열거한 교육과정을 교육부가 제정한 의학전문학교 규정에 비추어 살펴본 바 아직까지는 부적절한 부분이 없다. … 잠시 우리 부의 조사를 위해 남겨둠이 옳다."[10] 이리하여 1918년에 신주의약전문학교神州醫藥專門學校가 설립되었다. 이 학교는 교과과정표로만 본다면 당시의 서의전문학교에 더 가까웠다. 그러므로 비판하는 사람들은 "이와 같은 교육과정은 외형적으로는 교과목이 모두 갖추어진 것 같지만 내면적인 노력은 아직 부족하다. 한의학의 서양화라는 수구주의자들의 불평이 있다"[11]라고 하기도 했다. 오래 지나지 않아 이 학교는 경영에 필요한 자금이 부족하여 문을 닫았다.

신주의약전문학교는 비록 스스로 한의학교라고 칭하지는 못했지만 실질적으로는 한의학 교육기관이었다. 등록에 필요한 요건을 갖추기 위해 외형상 과도하게 서양의학화될 수밖에 없었으나, 이 학교가 역사에 남긴 긍정적인 작용은 부정할 수 없다.

딩간런丁甘仁이 창립한 상하이중의전문학교上海中醫專門學校는 초기 한의학교들 중 가장 성공적인 학교였다. 이 학교가 베이양정부의 승인을 받은 것은 1915년이다. 이 학교는 직접 한의학교 간판을 내걸었다. 교육부도 교육법령에 부합하지 않는다는 이유로 인가를 망설이지 않았고, 찬동을 표시했다. 이것은 베이양정부 교육부가 교육기관을 설립해서 운영하겠

---

9) 隴西布衣.「上海七個中醫校的教程及興亡」『醫界春秋』. 1928年. 第20, 21期.

10) 隴西布衣.「上海七個中醫校的教程及興亡」『醫界春秋』. 1928年. 第20, 21期.

11) 隴西布衣.「上海七個中醫校的教程及興亡」『醫界春秋』. 1928年. 第20, 21期.

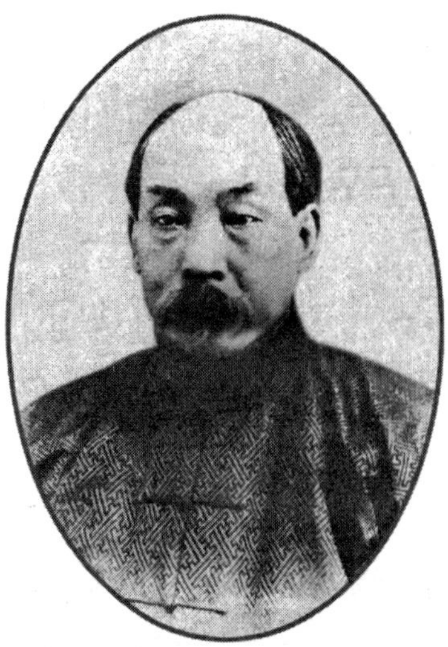

딩간런丁甘仁

다는 중국 한의계의 요구에 어느 정도 타협했음을 말해 준다. 교육부는 다음과 같이 회신했다. "지금 딩쩌저우丁澤周 등이 숙원 사업 해결을 위해 학교를 설립해서 학사學士를 양성하고, 병원醫院을 부설附設하며, 또 서의西醫를 초빙하여 중서를 융회관통하기 원하니 매우 칭찬할 만한 일이다."[12] 내무부의 회신에서도, "교육부에서 이미 흔쾌히 허가했으니, 우리 부部도 찬동하며, 당연히 그 설립안을 비준할 것이다. 귀교가 교육과정 초안을 제정한 뒤 우리 부로 송부하면 대조 검토할 것이다"[13]라고 했다. 상하이 도道와 현縣에서도 반대 의견이 없었다.

민국 초년은 딩간런의 명성이 자자했을 때였으므로 이 학교가 아직 설립되지도 않았고, 교육과정 초안이 준비되지 않았음에도 교육부의 허가와 내무부의 비준을 얻을 수 있었다. 또 이후 한의학교를 설립하려는 사람들이 이 허가를 선례로 삼을 수 있었다. 이 학교는 딩간런의 명망 때문에 세월이 지나도 쇠퇴하지 않았다. 1926년 딩간런이 세상을 떠난 후에는 그의 손자 딩지완丁濟萬 등이 이어받아 학교를 계속 운영했다. 1931년에는 상하이중의학원上海中醫學院으로 개명했으며, 이 학교는 중·일전쟁 이후에도 계속 유지되었다. 딩간런이 운영했던 초기에는 옛날 한의학 경전에 편중된 교육을 실시했다. 사람들은, "한의의 기초를 쌓는 교육은 수준이 낮지 않다. 다만 과학이 발달했으므로 당연히 다른 학문의 도움도 받아야 한다. 온고溫故는 하되 지신知新하지 않는 것, 이것이 진보를 가로 막는 한 원인이다"[14]라고 했다. 사실 이 학교는 학교를 실제로 운영하는 과정에서 끊임없이 발전하고 개선되었다. 그리고 이 학교는 근대적 형태의 한의학 교육기관을 운영하려는 사람들에게 많은 경험과 인재를 공급했다. 이 학교의 초대 교장은 셰리헝謝利恒이었으며, 초창기에 이 학교에 재직했던 교수

12) 隴西布衣.「上海七個中醫校的教程及興亡」『醫界春秋』. 1928年. 第20, 21期.

13) 隴西布衣.「上海七個中醫校的教程及興亡」『醫界春秋』. 1928年. 第20, 21期.

14) 隴西布衣.「上海七個中醫校的教程及興亡」『醫界春秋』. 1928年. 第20, 21期.

로는 차오잉푸曹穎甫, 딩푸바오丁福保, 루위안레이陸淵雷, 주웨이쥐祝味菊 등이 있었다. 딩지완丁濟萬, 천춘런陳存仁, 친보모秦伯未, 왕선쉬안王愼軒, 쉬반룽許半龍, 선스완沈石頑, 장짠천張贊臣, 장츠궁章次公, 청먼쉐程門雪, 황원둥黃文東, 옌창산嚴蒼山, 왕이런王一仁 등이 이 학교의 초기 졸업생이다. 이들은 모두 근대시기 중국 한의계에서 유명했던 의가들이었다. 이들은 많은 지역에 한의학교를 설립했으며, 이외의 방면에서도 각자 뚜렷한 공적을 남겼다. 따라서 상하이중의전문학교의 영향은 대단히 깊고 크다. 이런 이유로 한의학 교육을 논하는 자들은 대부분 딩간런이 창립한 이 학교를 최초의 한의학교로 인정한다.

상하이의 두 한의학교와 거의 동시에 창립된 학교로는 저장중의전문학교浙江中醫專門學校와 란시중의전문학교蘭溪中醫專門學校가 있다. 이 두 학교는 모두 중·일 전쟁 발발 후까지 유지되었는데 실로 대단한 일이었다. 두 학교는 베이양 시대에 교육부나 내무부의 승인을 얻은 적이 전혀 없었다. 이 학교들이 장기간 유지될 수 있었던 것은 교직원들의 노력과 함께 해당 지역의 한약계가 장기간에 걸쳐 경제적인 지원을 한 것이 중요한 요인이었다. 근대 한의학교는 국가로부터 재정지원을 받지 못했다. 또 학비 수입에만 의지해서는 학교를 유지하기 어려웠다. 그러므로 든든한 자금원을 확보하고 있는지가 종종 그 학교의 성공과 실패를 결정했다. 저장성의 이 두 한의학교는 약계藥界의 지원을 받은 전형적인 교육기관이었다. 란시蘭溪라고 하는 일개 현縣에서 한의학 교육을 수십 년 동안 지속시켜 온 것은 근대시기에 유례를 찾기 어렵다. 장산레이張山雷는 란시중의학교에서 15년간 교무를 담당했고, 일생을 근대 한의학 교육에 헌신했다. 가히 중국 한의학계의 공신이라 할 만하다.

초기 한의학교로서 확실한 성과를 거둔 학교로는 또 1919년 산시중의개진연구회山西中醫改進硏究會가 설립한 의학전문학교醫學專門學校가 있다. 이 학회와 학교는 모두 군벌인 옌시산閻錫山의 지원을 받았는데, 학교 설비, 교사진 모두 잘 갖추어져 있었다. 학교 설립 목표와 학생모집 방법은 모두 현실에 기반을 두고 만들어졌는데, 당시 대부분의 다른 학교는 그렇지 못하였다. 이 학교는 기본 시설 건설에 15만 위안을 투자했으며, 매년 20만 위안의 기금에서 나온 이자를 지원금으로 지출했다. 이와 같은 자본주의화 된 경영방식은 이 학교가 재정적인 부족에 부닥치지 않도록 보증했다. 학생들은 오로지 식비만을 부담했으니, 당시 공사립학교들 가운데서도 드문 일이었다. 설립 초기에는 먼저 훈련반을 개설하여, 신속하게 400여 명을 배출했고, 그다음에 정식으로 학생들을 모집했다. 이 학교는 근대시기 지방의 군벌세력이 먼저 제안하고 재정 지원을 한 최초의 한의학 교육기관이었다. 옌시산이 학교를 후원했던 것은 자신이 할거하는 지역의 지배를 더 공고히 하기 위한 것이었고, 그의 기본적인 정치 방침과도 일치하였다. 이 학교의 설립목적은 산시중의개진연구회의 취지와 같았다. "한의에 중점을 두면서 서의를 겸하여 가르친다. 이를 통해 한의 이론을 발명하고 중국의학을 개진改進하며, 하나의 체계를 갖춘 과학이 되게 한다"[15]였다. 학교 운영자들은 동서의학 합작合作을 시험적으로 진행했다. 처음 개교했을 때는 한의학과 서양의학을 동시에 가르쳤고, 후에는 분반(실제로는 분계分系)하여 한의과정과 서의과정을 별도로 두었다. 하지만 한의와 서의 상호간의 협력은 계속 진행되었다. 학교와 부속 병원의 관리제도는 모두 근대화 되어 있었다. 최종적으로는 학교 안에서 서의들의 세력이 점점 커져 1933년에 서의전문학교—천지의전川至醫專—로 전환되었다. 초기에 이 학교의 운영을 주도했던 인물로는 양루허우楊如侯(한의)와 양융차오楊永超(서의)가 있었다. 1929년에는 스이런時逸人이 학교 운영에 참여했으며, 중·일전쟁이 발발할 때까지 계속되었다. 한의와 서의가 협력했으면서도 한의에 치중했던 학교가 점차 서의에 의해 기반을 점령당해 갔던 사건은 분명 스이런에게 큰 자극을 주었다. 이 때문에 스이런은 이후 한의를 개진해야 한다는 생각을 매우 격하게 드러내게 된다.

1924년 문을 연 광둥중의약전문학교廣東中醫藥專門學校도 상당히 성공적인 학교였다. 이 학교는 1916년에 설립준비에 착수했으며, 1918년에 허난중의학교河南中醫學校와 푸젠중의학교福建中醫學校를 전례로 삼아 내무부의 승인을 받았다. 설립자 루쯔촨盧梓川 등은 학교가 오래 유지되려면 학교 운영경비를 확실하게 조달하는 것이 필수임을 잘 알고 있었다. 따라서 8년이라는 기간에 걸쳐 광둥성과 홍콩의 한의약계로부터 자금을 모금하여 1924년 가을에 마침내 개교했다. 1933년 학교를 확장하면서 부속병원을 건립했는데 그 규모가 상당했다. 이 학교는 시설이 잘 갖추어져 있었고, 설립 목표가 분명했으며, 교사의 자질도 훌륭했다. 편성했던 강의들(교육과정)도 중국 한의계에 큰 영향을 미쳤다. 근대 한의학교 중에서도 뛰어난 학교라고 할 수 있다.

---

15) 「發刊詞」『山西醫學雜誌』. 1921年 10月. 第3期.

제4절 논쟁이 고조되었던 시기의 한의학 교육

1925년, 중국 한의계는 다시 한 번 사회적 여론을 동원하여 한의학을 학교교육 체계에 가입시키려고 시도했다. 여기에는 다음과 같은 상황이 원인으로 작용했다. 첫째, 신해 이후 서의는 날이 갈수록 빠르게 발전하는 데 반해 한의는 상대적으로 점점 쇠퇴해 가고 있었다. 둘째, 중국 한의계는 교육을 실시하는 과정에서 경험을 축적했다. 하지만 행정적인 지원과 조직 없이는 더 이상의 발전이 어렵다는 사실을 깊이 통감하였다. 셋째, 동서의학 논쟁이 격화되고 한의를 폐지하자는 목소리가 날로 높아졌다.

그해 7월부터 8월까지 중화교육개진사中華教育改進社가 산시山西성에서 개최되었다. 이 회의에서 중국 한의계가 제청한 학교교육체계에 한의를 가입시켜달라는 제안은 모두 4건이었다.[16)]

① 장쑤성전성중의연합회江蘇省全省中醫聯合會 회장 리중위李鍾鈺, 부회장 딩쩌저우丁澤周, 샤사오팅夏紹庭이 제안한 「중의학교의 학교체계 가입 건의學校系統應加中醫學校之建議」.

② 저장중의전문학교浙江中醫專門學校에서 제의한 안.

③ 후베이湖北성 란쉐펑冉雪峰이 제의한 안.

④ 산시중의개진연구회山西中醫改進研究會 양루허우楊如侯, 자오이쿵趙意空이 제의한 안.

리중위 등이 제의한 안에는 8개 조항의 이유가 첨부되어 있었다. 이 중 제3조에는 "지금 한의병원과 한의학교를 설립한 자들이 없는 것이 아니다. 예를 들어 산시개진회山西改進會와 병원, 상하이의 한의학교와 광익병원廣益醫院 등은 이미 뛰어난 성과를 거두었다. 기타 저장浙江・광둥廣東에도 설립자들이 많이 있다. 그러나 교육부에 한의학 과목中醫科目에 대한 규정이 없어 각 학교가 자기 나름의 교육과정을 운영하므로 통일성을 찾기가 대단히 어렵다. 시간이 흐름에 따라 학교가 더 많이 설립되어 그 수가 늘어나면 운영방법이 문란해지지 않

16) 『中華醫學雜誌』. 1926年. 第1期.
『山西醫學雜誌』. 1925年. 第3, 4期.

을까 우려된다. 당연히 추세를 반영하여 이익이 되는 방향으로 이끌어야 할 것이다."[17] 제5조에서는, "서양의학은 해부가 상세하고 기계가 정밀하다. 한의도 당연히 이런 부분을 받아들여야 한다. 하지만 교육부에 한의 교과에 대한 규정이 없어 서양의학을 배우는 자들은 업신여기고, 한의를 배우는 자들은 새로운 것을 받아들이지 않으려 한다. 동서의학 양 진영 사이의 경계가 홍구鴻溝와 같이 벌어져 끝내 서로 조화될 수 없을 것이다."[18] 이 이유들은 합당했고, 중국 한의계의 태도도 매우 현실적이었다. 대회가 진행되면서 이 안건은 같은 내용의 다른 세 안건과 통합되어 하나의 안건으로 정리되었다. 그리고 이 안건에 상세한 교과과정표를 첨부해서 베이양정부 교육부에 청원했다.

같은 해 9월부터 10월까지, 전국교육연합회全國教育聯合會 제11차 회의가 창사長沙에서 개최되었다. 저장浙江·후난湖南·후베이湖北 등 3개 성의 교육회에서도 유사한 제안을 제출했다. 교육계에서 영향력이 가장 큰 단체들이 한의학 교육을 지지하고 나섰다는 것은 한의학 교육이 이미 큰 성과를 거두고 있음을 말해준다. 후난성 교육회의 제안 속에는 당시 중국 위생분야의 발전 추세를 분석한 부분이 있다. "우리나라 국민이 필요로 하는 서의는 대략 40만 명 정도이며, 최소한으로 잡아도 20만 명이 아니면 안 된다. 현재 나라의 형세가 이처럼 어렵고 급박하다. 무슨 능력이 있어 단기간에 서의학교를 많이 설립해서 40만 또는 20만 명의 의원醫員을 양성해낼 수 있겠는가? 20년이 걸려도 다 이루지 못할 것이다."[19] 실제로는 이것도 지나치게 낙관적인 분석이었다. 역사는 이후 25년 동안 전국에서 양성해낸 서의사 수가 3만을 넘지 못했음을 보여주고 있다. 3개 성省의 제안은 모두 회의를 통과했고, 「중의과정을 의학규정에 편입시켜 줄 것을 교육부에 청원하는 안請教育部明定中醫課程幷列入醫學規程案」이라는 하나의 안건으로 통합되었다. 이 안에서는 다음과 같은 내용을 크게 호소하였다. "교육부의 학교교육과정에 서의는 있으나 한의는 없다. 따라서 이 항項의 학교를 운영하는 자들은 준수할 법규가 없고, 이 항의 학교를 다니는 자들은 학위를 기대할 수 없다. 이것은 법률로써 학술을 제한하는 것일 뿐 아니라, 문화를 자멸시키는 정책이다. 그

17) 「中醫請求加入學校系統之文件」『中華醫學雜誌』. 1925年. 第1期.

18) 「中醫請求加入學校系統之文件」『中華醫學雜誌』. 1925年. 第1期.

19) 「中醫請求加入學校系統之文件」『中華醫學雜誌』. 1925年. 第1期.

러므로 한의를 진흥시키고자 한다면 학교를 운영해야만 하고, 표준 교육과정을 제정해 의학교 규정에 가입시켜야만 한다."[20] 또 이 안은 교육과정을 제정하는 구체적인 방법을 제시했고, 또 서의학교 내에 한의전공을 설치할 것을 건의했다.

1925년 11월 20일 교육부는 부처 업무회의를 개최했다. 그러나 앞서 언급한 두 회의에서 의결된 안에 대해 진지하게 토론도 하지 않은 채 "교육원리에 부합하지 않으니, 그대로 처리하기 어렵다"[21]라는 몇 마디로 종결지어 버렸다. 중국 한의계와 교육계의 공동노력은 또 다시 실패로 돌아갔다. 이 소식이 전해지자 중국 한의계는 들끓었다. 전보를 통해 교육총장 장스자오章士釗에게 질의했으나, 그는 아랑곳하지 않았다.

이 투쟁이 비록 실패로 돌아가긴 했지만, 그 속에서 한의학 교육이 이미 성숙해 있음을 볼 수 있다. 중국 한의계 전체도 시간이 흐를수록 일치단결했고, 한마디 함성에도 일사불란하게 일어날 태세를 갖추게 되었다.

한의학 교육은 당시 이미 물이 흐르는 곳에 도랑이 만들어지는 국면이 형성되어 있었다. 이런 추세에 맞추어 교육 당국을 유리한 방향으로 이끄는 것이 필요했다. 중국 한의계와 교육계는 적극적으로 이 문제를 제기했다. 당국도 원래 현실을 무시해서는 안 되는 상황이었다. 게다가 시기마저 무르익어 결코 해결할 수 없을 정도의 곤란한 문제도 아니었다. 베이양정부 교육부가 계속해서 불승인주의不承認主義 입장을 취했던 것은 정책담당자들의 잘못된 인식도 있었겠지만 한의폐지파들의 적극적인 활동이 더 크게 작용했다.

한의학의 학교교육체계 가입을 가장 강력하게 반대한 세력은 그해에 구성된 상하이의사공회上海醫師公會였다. 이 단체의 회장인 위윈슈는 먼저 「구의 학교 체계안 반박舊醫學校系統案駁議」이라는 글을 써서 중국 한의계의 제안을 비판하고 이를 통해 여론을 조성했다. 또 이것이 중국 한의계의 첫 번째 대규모 정치행동이므로 진지하게 대처하는 것이 필요하다고 판단했다. 이에 따라 그해 과학용어심사회科學名詞審查會가 개최되는 시점을 이용, 학계를 동원하여 각 성省 교육회에 전보를 보내 '시대에 역행하는 일'을 반대하도록 했다. 아울러 위윈슈는 중화의학회中華醫學會, 중화민국의약학회中華民國醫藥學會, 상하이의사공회上海醫師公會 등

20) 「請教育部明定中醫課程竝列入醫學規程案」『中華醫學雜誌』. 1925年. 第6期.

21) 「關于請求中醫加入學校系統消息四則; 教育部部務會議」『中華醫學雜誌』. 1926年. 第1期.

3개 단체의 명의로 「전국 각성 교육회에 드리는 글致全國各省教育會書」을 발표하여 전체 학술계, 특별히 서의계 전체를 조직적으로 동원했다. 위원슈는 「상하이의사공회가 중화의학회에 보내는 글上海醫師公會致中華醫學會書」[22]에서 한의의 생존을 건 투쟁을 '우물 안 개구리 같은 견해를 바탕으로, 문파의 사적인 욕심을 품고 서의에 대항'하는 것으로 간주했다. 그리고 서의계가 "하나의 연합회를 조직하여 한의에 대처하는 것이 마땅하다"고 호소했다.

베이양정부 교육부는 한의폐지파의 의견에 부화뇌동하여 한의폐지파의 기세를 조장했고 갈등을 더 심각하게 만들었다. 이때부터 한의와 서의 사이의 싸움이 돌연 격렬해졌다.

얼마 안 되어 중국 정국이 돌변했다. 북벌전쟁에서 결정적인 승리를 거둔 후에 국민당은 혁명에 등을 돌리고 돌연 공산당원들을 살해하기 시작했으며 신속하게 장제스 왕조王朝를 건설했다. 처음에 중국 한의계는 혁명을 소리 높여 외쳤던 난징정부에 희망을 가졌다. 특별히 한의학 교육문제를 해결해 줄 것이라는 희망을 가졌다. 1927년 4월, 중국 한의계의 여론을 대표하는 간행물이었던 『의계춘추醫界春秋』에는 「국의 교육을 육성하기 위해爲扶植國醫教育事」라는 난징정부에 보내는 글이 게재되었다. 이 글에는 "국의계國醫界가 베이양정부 교육부의 억압 아래서 소리를 삼키고 울분을 참아 온 지 오래 되었다! 가장 큰 사건이 국의를 학교교육체계에서 제외한 것이다"[23]라고 하였다. 한때 중국 한의계에는 기뻐하는 모습이 가득했다. 위생 정책에 관한 글들이 끊임없이 이어졌으며 한의학 발전의 시기가 이미 도래한 것처럼 생각했다.

난징정부의 지지를 얻기 위해 한의학 교육계도 힘을 다해 스스로의 개혁을 모색했다. 1925년의 투쟁 실패를 거울삼아 이 시기에는 교재 편집에 중점을 두었다. 1926년 말부터 1927년 초까지, 리핑수李平書와 샤잉탕夏應堂을 책임자로 하여 중의과본편집관中醫課本編輯館을 조직하고, 방대한 계획을 수립했으며, 전국의 교재를 개선, 통일하려는 시도를 했다. 이 편집관이 짧은 시간 안에 전국 각 학교의 경험들을 모으는 것은 불가능한 일이었다. 상하이 한 지역에서도 통일하지 못했으니, 사실상 목적을 달성하지 못했다. 그러나 이것을 기점으로 교재 통일 문제는 한의학 교육계 전체가 관심을 가지고 해결해야 할 중요한 이슈가 되었다.

---

22) 「上海醫師公會致中華醫學會書」『中華醫學雜誌』. 1926年. 第1期.

23) 「本社呈國民政府文」『醫界春秋』. 1927年. 第11期.

1928년, 한의학 교육계는 제1차 경험 교류를 통해 교재의 통일을 시도했다. 장원팡蔣文芳은 이 일에 대해 다음과 같이 기술하였다.

"민국 17년, 전국 한의학교 교무 책임자들이 모여 '전국 중의학교 교재편집위원회全國中醫學校敎材編輯委員會'를 구성했다. 참석한 학교는 11개교로 소생이 이 일을 주관했다. 『상한금석傷寒今釋』의 저자인 루위안레이陸淵雷 선생과 『포씨의종包氏醫宗』의 저자인 바오스성包識生 선생이 각기 다른 입장을 고수함으로써 논쟁은 3일이 꼬박 지났는데도 결론을 내리지 못했다. 광둥의 천런메이陳任枚 선생, 후베이湖北의 왕허안王和安 선생은 이 때문에 행장을 정리하기도 했다. 그래서 소생이 이 작업을 위한 원칙을 세웠는데 모인 사람들이 모두 찬성했다. 본원本院의 교재는 '고유한 의학의 정화精華를 정리하고, 분명한 체계를 세우며, 현대에 부합하는 이론을 운용하고, 완전한 학설을 만든다'는 지침에 근거하기로 했다."[24] 이 네 구절은 근대 한의학 교육과 한의학의 발전 지침이라고도 할 수 있다. 장원팡이 말했듯이 교재 편집 지침에 대한 중국 한의계의 의견은 여러 갈래로 나뉘어 있었다. 루위안레이는 서양의학 이론을 채용하자는 급진파였고, 바오스성은 한의 체계를 완전하게 유지하려는 정통파였다. 이 회의에서는 대논쟁을 통해 각 파가 모두 받아들일 수 있는 원칙을 도출해 내었다. 그러나 교과과정의 통일, 교재의 통일, 학제의 통일과 같은 문제는 여전히 더 나은 해결방법이 나오기를 기다려야 했다.

교재 편찬 문제는 학술적인 성격이 매우 강한 문제다. 여기서는 구체적인 학술적 내용에 대해서는 논의하지 않을 것이다. 요약하자면 근대시기 한의학 교재는 계속해서 발전, 개량되었고, 근대 한의학 교육의 주요 목표와 합치되도록 최선을 다해 노력했다. 그리고 그 주된 흐름은 동서의학의 회통匯通이었다. 그러므로 상하이중의전문학교上海中醫專門學校 설립 초기에 여전히 『의종금감醫宗金鑑』 등을 교재로 사용하는 것을 보고 허롄천何廉臣 같은 사람들은 이것을 시대적 조류에 뒤떨어졌다고 비판했던 것이다. 이후 이런 점을 지적하는 사람들은 더욱 많아졌다. 대체로 중국 한의계는 근대적인 한의학 교육에 대한 경험이 쌓일수록 서양의학의 장점들을 점점 더 많이 보았다. 역사적으로 근대시기에 교육을 담당했던 저명 의가들 중에는 단 한명도 서양의학을 완전히 배제하고 소위 말하는 순수한 한의학을 교육

---

24) 蔣文芳.「本院教育方針及今后之改進」『國醫文獻』. 1936年 年刊.

하자고 주장한 사람이 없었다. 근대의 명의인 셰리헝謝利恒, 윈톄차오惲鐵樵, 바오스성包識生, 장산레이張山雷, 장원팡蔣文芳, 루위안레이陸淵雷, 스이런時逸人 등은 모두 손수 일부 혹은 대부분의 교재들을 만들었다. 그들의 생각은 발전을 지향했고, 비록 각자의 인식에는 차이가 있었지만 동서의학을 회통한다는 한 가지 점에 대해서는 대체로 의견이 일치했다. 행정적인 뒷받침과 조직이 없었기에 근대시기에는 전국적으로 통일된 교과서가 출현하지 못했다. 각 학교에서 사용하는 교재도 시기에 따라 다르게 만들어졌다. 지금 당시 교재들 전체를 수집한다는 것은 매우 어려운 일이다. 중국 한의학 교육사 연구에 뜻을 둔 사람이 있다면 아마도 더 진전된 연구가 가능할 것이다.

1928년 5월 15일, 난징정부는 제1차 전국교육회의를 소집했다. 중국 한의계가 국민당정부의 지원을 받으려는 시도는 또 다시 실패하고 만다. 한의학 교육을 지지하는 제안들은 아예 대회에서 토론에 부쳐지지도 못했다. 도리어 왕치장汪企張은 이 회의에서 한의폐지안을 제출했으며, 이것은 반년 후 위생회의에서 한의를 폐지하는 전주곡이 된다.

1929년 초, 난징정부 제1차 위생회의는 일거에 한의폐지안을 통과시켰다. 중점적으로 폐지하고자 한 것은 한의학 교육이었다. 이 안을 제출하면서 한의폐지파들은 한의학 교육의 무대를 완전히 허물어버리려고 했다. 왕치장은 「구의를 배우는 청년자제들을 환기시키기 위해 오늘 밤 울리는 첫 번째 경종喚起習舊醫的青年子弟聽此午夜警鐘第一聲」이라는 글에서 "잘못된 길로 들어 선 청년들에게 일찌감치 길을 돌이켜 후회하지 않기를 권고한다"[25]고 했다. 득의양양한 기세가 마치 일거에 한의를 소멸시킬 것만 같았다. 정반대의 결과를 얻을 줄 누가 알았겠는가? 중국 한의계는 전에 없이 단결했고, 전국적으로 인원을 동원하여 대규모로 폐지반대 운동을 전개했다. 반응이 신속하고 규모가 커서 학술계에서는 보기 어려운 일이었다.

1929년 3월 17일, 중국 한의계는 '전국의약단체대표대회'를 소집했다. 대회선언과 결의안, 청원서 모두에서 한의학 교육권 쟁취를 중요한 내용으로 다루었다. 그러나 제1차 청원이후 교육부와 위생부의 입장은 오히려 더 강경해져서 훈령을 통해 모든 한의들에게 학교, 의원

25) 汪企張. 「喚起習舊醫的青年子弟聽此午夜警鐘第一聲」 『二十年來中國醫事衛生芻議』 第1版. 上海. 診療醫報社. 1935. 200쪽.

등의 명칭을 사용하지 못하게 했고, 전습소傳習所, 의실醫室 등으로 명칭을 바꾸도록 했다. 또 한의가 서의 기계와 양약을 참조하여 사용하는 것을 금지시켰다. 중국 한의계는 의분義憤으로 끓어올라 1929년 12월 훨씬 더 큰 규모의 전국회의를 개최했으며 재차 대표를 파견하여 난징정부에 청원했다. 이 청원은 장제스를 깜짝 놀라게 했다. 그는 아주 그럴 듯하게 국민당정부 문관처로 하여금 대표들에게 교육, 위생 양 부처의 포고를 즉각 철회한다는 답변을 보내도록 했다. 그러나 대표들이 해산하자마자 즉시 태도를 바꾸고 교육부와 위생부의 입장을 다시 지지했다. 장제스 자신이 친히 교육부장을 겸하였으므로 이것은 아주 비열한 이중 플레이였다. 이로써 전국을 뒤흔들었던 의약단체임시대표대회는 아무것도 성사시키지 못하고 말았다.

전국적인 항의활동은 각 한의학교 사이의 연계를 강화시켰다. 보다 진전된 교육의 통일을 모색하기 위해, 1929년 7월 상하이중국의학원上海中國醫學院에서 두 번째 한의학교 교재편집위원회가 소집되었다. 회의에 참여한 학교는 광둥중의약전문학교廣東中醫藥專門學校, 광둥광한중의약전문학교廣東光漢中醫藥專門學校, 상하이중국의학원上海中國醫學院, 상하이국의학원上海國醫學院, 상하이중의전문학교上海中醫專門學校, 쑤저우중의학교蘇州中醫學校, 저장중의전문학교浙江中醫專門學校, 란시중의전문학교蘭溪中醫專門學校, 허난중의전문학교河南中醫專門學校 등 모두 9개 학교였다. 광둥중의약전문학교 교장 천런메이陳任枚가 회의를 주관했고, 상하이중국의학원 친보모秦伯未가 문서를 담당했다. 이 회의에서 의결한 교과과정은 생리・병리・내과・약물・외과・방제・진단・해부・국문(국어)・부인과婦科・의경醫經・소아과幼科・상과傷科・후과喉科・안과・침구・의학통론・당의黨義・위생・외국문外國文(외국어)・세균학・의학사・군사훈련・추나・법의학・화류병학花柳病學(성병학)・산과產科・이화학理化・의화학醫化學 등 모두 29개 과목을 포함하였으며, 이와 함께 각 과목의 수업일수와 교육방법 등을 결정했다. 회의에서는 각 학교가 쓰고 있는 교재를 서로 교류했다. 그리고 전국의약단체총회가 책임지고 새로운 교재들을 수집하여 각 학교에서 참고로 삼을 수 있도록 배포하기로 했다. 이후 다시 집중적인 개정 작업을 거쳐 교과서를 확정한 뒤 한 번 더 한의학 교육을 학교교육체계에 편입되도록 하는 청원을 준비하기로 했다. 1928년과 1929년 두 차례에 걸쳐 개최된 교재편집회의는 근대 한의학 교육이 이미 상당한 수준으로 성숙해 있음을 보여주는 지표였다. 완전히 민간의 노력으로 전국의 한의학교가 연합했고 한의학 교육의 통일이라는 측면에서 큰 발걸음을 내디뎠다. 이 회의는 근대 중국 한의학 교육 역사에서 중요한 사건이었다.

1925년부터 1930년까지 각 지역에서 한의학교들이 설립되었다. 그 중 가장 눈에 띄는 학교는 상하이중국의학원上海中國醫學院이다. 이 학교는 상하이시 국의공회에 의해 설립되었으며, 초대 교장에는 장타이옌章太炎이 취임했고, 친보모秦伯未, 장원팡蔣文芳, 바오스성包識生, 주허가오朱鶴皋 등 명의들이 모두 이 학교의 교무를 맡았다. 두 번에 걸친 교재회의 역시 모두 이 학교가 발의하여 조직했으니, 그 지도자들의 선견지명을 충분히 엿볼 수 있다. '1·28 상하이 사변'(1932년에 발생한 제1차 상하이 전쟁—역자 주) 이후, 이 학교는 일시적으로 업무를 중단하였으나, 이후 곧바로 정상화되었으며, 중·일전쟁이 발발할 때까지 계속 유지되었다.

제5절 중앙국의관 시대의 한의학 교육

1931년에 설립된 중앙국의관은 난징정부가 중국 한의계의 거센 반대 물결을 가라앉히기 위해 임기응변적 대책으로 만든 기관이다. 자오이탕焦易堂(자字는 시멍希孟, 산시陝西 우궁武功 사람, 난징정부 입법원 위원, 국의관 관장) 등이 때마침 나타나 스스로 한의학에 대한 후원을 자청했고, 한동안 중국 한의계로부터 지지를 받았다. 하지만 중앙국의관이 설립된 지 3년이 지나도록 뚜렷한 성과를 거두지 못하자 중국 한의계의 격렬한 비판을 받았다. 1934년 이후 국의관이 약간의 행정권을 행사하기 시작하고, 한의를 관리하는 반관반민의 준 행정기구가 되면서 상황은 조금 개선되었다. 한의학 교육 문제에 대해서는 중앙국의관이 먼저 교육부·위생부와 타협하는 입장을 취했기 때문에 중국 한의계로부터 배척을 받았다. 어쨌든 국의관이 설립된 후에는 한의학 교육의 합법화를 쟁취하기 위한 투쟁도 방법이 바뀌었고, 전체 한의학 합법화 쟁취의 한 부분이 되었다.

1929년 5월 27일, 난징정부가 「서의조례西醫條例」를 반포했는데 이것이 국의관에게 아주 좋은 구실을 제공했다. 즉, 「중의조례中醫條例」를 제정함으로써 동서의학이 평등함을 보여주는 것이었다. 「중의조례」에는 당연히 한의의 자격과 관련된 조항이 들어가야 했고 한의학교를 졸업한 의생醫生이 합법적이 된다면 이들이 공부한 학교들 또한 자연적으로 합법적이 될 것이었다. 이후의 상황은 대체로 이에 맞추어 구상이 이루어지고 전개되어 나갔다. 다만 너무 많은 시간이 소비되었고, 또 너무 많은 우여곡절을 겪어야 했다. 이 일이 진행되는 동안 중국 한의계는 잡지와 신문을 동원해서 여론을 조성하는 데 힘을 쏟았다. 그리고 국민당의 중요한 당黨, 정政, 교육, 위생회의가 있을 때마다 거의 빠지지 않고 다양한 경로를 통해 한의와 한의학 교육 문제를 해결해 달라고 청원했다. 중국 한의계의 끊임없는 노력과 한의에 대한 중국사회의 지지는 마침내 국민당정부를 압박해서 그들이 한의학 교육에 대해 비록 부분적이기는 하지만 합법적인 지위를 서면상으로 승인하도록 만들었다. 물론 이것은 실시를 보증할 수 없었다. 실제로 이후에도 국민당정부, 특히 교육부는 여전히 한의학 교육을 승인하지 않았다.

국의관 설립 이후 한의학 교육과 관련된 큰 사건은 다음과 같다.

1933년 자오이탕이 주관하여 「국의조례원칙초안國醫條例原則草案」 10조와 「국의조례초안國醫條例草案」 6장 26조를 제정했다. 이 안은 만들어진 후 국민당 중앙위원 스잉石瑛 등 29명의 명의로 국민당 중앙정치회의 제360차 회의에 제출되었다. 중앙정치회의는 이 안을 행정원과 입법원에 보내어 심사하도록 조치했다. 당시 입법원에는 자오이탕이 있어 상당한 영향력을 행사할 때였으므로 매우 신속하게 통과되었다. 하지만 왕징웨이가 맡은 행정원은 여전히 원래의 입장을 견지했으며 「국의조례國醫條例」를 별도로 제정할 필요가 없다고 판단했다. 이에 이 조례는 공포될 수 없었다.

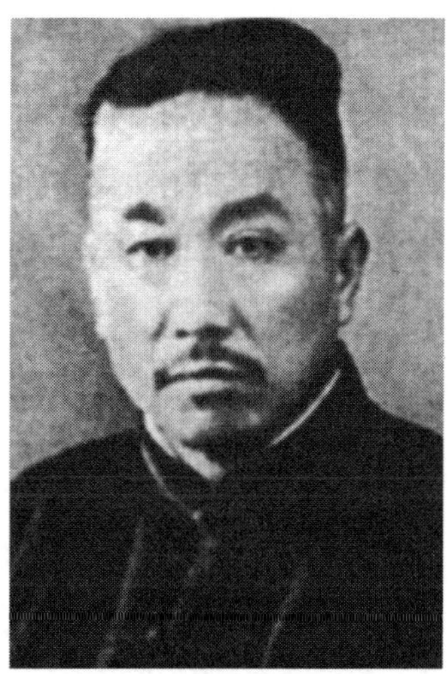

자오이탕焦易堂

중앙국의관은 1931년 설립 즉시 학술정리위원회를 설치했고, 1934년에는 또 교재편심위원회를 설치했다. 하지만 결국 겹겹이 쌓인 난관과 인사人事의 실패로 학술적으로 큰 성과를 내지 못했다. 특히 교재의 편집, 출판은 이루어지지 못했다.

1935년 5월 중앙국의관은 「국의전과학사 및 국의연구소 설립 잠정 표준 대강國醫專科學社及國醫硏究所立案暫行標準大綱」을 통과시켰다. 이 대강에서 제안한 교과과정에는 다음과 같은 과목들이 포함되어 있다.

"(甲) 기초학과

해부생리학 · 위생학 · 병리학 · 진단학 · 약물학 · 처방법 · 의학사

(乙) 응용학과

내과학 · 외과학 · 부婦과학(산産과학) · 아兒과학(부附 두진과학痘疹科學) · 안과학 · 후喉과학 · 치과학 · 침구과학 · 안마과학 · 정골과학(금족金鏃과학) · 화류花柳과학 · 법의학"[26]

이 교과과정은 겉으로 보기에 서양의학교의 교과과정과 유사했는데, 이것을 두고 중국 한의계가 발을 깎아 신발에 맞춘 격이라고 비판한 것은 일리가 없지 않았다. 하지만 이때 이후로 한의학 교육은 마침내 학교 운영에 필요한 강령을 갖게 되었고, 또 교육체계를 향해 한 걸음 더 가까이 가게 되었다. 대강 제1조는 "국의전과학사國醫專科學社는 국의의 지식과 기술을 가르치는 것을 주요 목표로 삼으며, 국의연구소國醫研究所는 국의의 높고 심오한 이론 연구를 목표로 삼는다"고 규정하였다. 제4조는 "전과학사專科學社에서 모집하는 학생의 자격은 교육부에 등록된 공 · 사립 고등중학교高中 또는 이와 동등한 학교 졸업자로 한다"[27]고 규정했다. 대강은 한의학교를 서의의 중전中專, 대전大專, 연구생원研究生院과 비슷하게 3등급으로 분류했다. 그리고 모집 학생들의 기준을 중학졸업자로 규정함으로써 실질적으로 한의학 교육을 근대교육 체계 속에 편입시켰다. 대강을 공포한 후에는 또 다시 국의관에서 공문을 보내 모집학생들의 자격을 강조했다.

1935년 11월, 국민당은 제5차 전국대표대회를 소집했다. 난징 한의계와 전국에서 모여든 수십 개의 한의 단체 대표 2,600여 명은 대회를 향해 청원하면서 동서의학 평등中西醫平等을 요구했다. 회의에서 펑위샹馮玉祥 등 82명은 「정부가 중서의를 평등하게 대우함으로써 학술을 확대하고 민생을 이롭게 하는 안政府對中西醫應平等待遇以宏學術而利民生案」을 제출했다. 그 3조 내용 중 하나가 즉시 한의의 학교설립 허용이었다. 이 안은 대회에서 통과되었고, 2개월

26) 「國醫專科學社及國醫研究所立案暫行標准大綱」『醫界春秋』. 1935年 5月. 第101期.

27) 「國醫專科學社及國醫研究所立案暫行標准大綱」『醫界春秋』. 1935年 5月. 第101期.

후에 「중의조례」가 공포되었다. 그러나 한의학교 문제는 1937년까지도 여전히 아무 진전이 없었다.

1937년, 국민당 5차 삼중전회三中全會에서 자오이탕을 비롯한 53명의 중앙위원들이 「교육부 책임 하에 명령을 제정하여 중의 교학규정을 교육학제계통에 편입시키고 학교 설립을 장려하며 법령에 부합하게 하는 안責成教育部明令制定中醫教學規程編入教育學制系統而便興辦學校而符法令案」을 제출했다.

제안이 통과되긴 했지만 이미 중・일전쟁이 전면적으로 발발하여 국민당정부가 서쪽으로 쫓겨나 있는 상태였다. 곳곳에서 전쟁이 발생하는 와중에도 중국 한의계는 한의학 교육을 잊지 않았다. 1938년 충칭에 머물던 국민당정부 교육부가 「중의학교통칙中醫學校通則」을 반포했다. 스이런時逸人이 이 통칙의 유래를 매우 상세하게 기술해 놓았다.

"'8・13' 이후, 중・일전쟁이 중국 전체로 확대되기 시작했고 정부는 서쪽으로 천도했다. 때마침 내가 진晉(산시山西성)에서 한漢(한수漢水)으로 가게 되어 자오이탕 선생을 만났다. 들은 이야기에 따르면 … 한의학교 등록이 실현될 가능성이 높다고 한다. 한커우漢口의 란쉐펑冉雪峰, 셰후이둥謝匯東 등 동지들이 나에게 함께 쓰촨四川으로 가서 한의학교 등록을 위해 수속을 진행하자고 재촉했다. 란쉐펑은 한의학교를 교육 체계에 가입시키는 문제에 대단히 관심이 많았다. … 위渝(충칭重慶)에 도착한 후, 27년(민국 27년, 즉, 1938년—역자 주) 4월 25일, 중국제약창中國製藥廠을 빌려 제1차 회의를 개최하였다. 참석자들은 본인을 포함해서 자오이탕, 장중웨張仲岳, 천원후陳文虎, 펑즈둥馮志東, 라오핀칭饒聘卿, 란쉐펑, 후수청胡書成 등 모두 8명이었다. 곧바로 란쉐펑, 후수청, 장중웨와 본인, 4명이 초안을 기초할 책임자로 추천되었다. 여러 차례의 수정과 토론을 거치고 여러 날을 소비한 끝에 마침내 초안을 완성했다. 중앙국의관과 위생서를 거쳐 교육부에 우편으로 발송했다. 제1차 경과는 대략 이와 같다. 뒤이어 교육부에서 오랫동안 회답을 보내오지 않아 여러 번 독촉했고, 아울러 위생서에서 펑즈둥, 장중웨 그리고 본인 세 사람을 추천하여 교육부로 가서 계속 한의학 교육규정이 제정되도록 교섭하게 했다. 하지만 반년이 지나도 여전히 아무 진전이 없었다. 바로 이어 교육부가 의학교육위원회를 조직했는데 한의 참가자는 고작 2, 3인뿐이었다. 이에 천원후 선생은 동지들을 청해 중국의약교육사中國醫藥教育社를 설립했다. … 이전에 만들었던 중의교학규정中醫教學規程 초고는 중의학교잠행통칙中醫學校暫行通則으로 이름을 바꾸었다.

규정의 공포는 법령에 근거해야 하는데 도움을 받을 법령이 없는 상태여서 통칙(교육부에서 공포한 통칙과는 다름)으로 이름을 바꿀 수밖에 없었다. 지금과 같은 비상시기에 처해서는 비록 교육부가 중의학교통칙中醫學校通則을 공포한다고 해도 이후 국립중의전문학교國立中醫專門學校를 설립하는 데까지는 시간이 또 얼마나 더 걸릴지 그 기한을 확정할 수 없다. 무릇 우리 한의계 동지들은 이 통칙 공포가 쉽지 않을 것임을 염두에 두어야 한다. 교육부가 중의전문학교를 신속하게 설립하도록 독촉하는 것과는 별도로 사립학교를 법에 의거해서 등록하는 절차도 진행해야 한다. 이같은 중의전문학교 등록의 기회를 저버려서는 안 된다."[28]

이때에 이르러서야 한의는 생존과 발전을 위해 투쟁한 지 수십 년 만에 비로소 반半 합법적인 권력을 얻게 되었다. 이때 공포된 통칙 역시 확연하게 서의화된 것이었다. 내용이 길어 여기에는 싣지 않는다.

중·일전쟁이 일어나 국토의 상당 부분이 함락되었다. 각급 국립학교들은 명령을 따라 서쪽으로 이동하였고, 뿔뿔이 흩어진 경우도 있었다. 한의학교는 모두 사립학교였고, 대부분이 함락지역 안에 있었으므로 도주하는 국민당정부에게 등록을 위해 공문을 올리는 것은 이미 아무 의미가 없었다. 중·일전쟁 8년 동안 문을 닫은 한의학교가 많았고 힘을 다해 경영하여 명맥을 이어간 학교도 있었다. 예를 들어 베이핑北平의 두 국의학원은 시종일관 운영을 중단한 적이 없었다. 비록 친일정부에 등록할 수밖에 없었지만 의약은 음식과도 같아서 민생을 위해서는 조금이라도 부족해서는 안 되기 때문이었다. 국민당정부는 이미 어떤 지원도 할 수 없는 상태였고 사립학교들은 침략자들의 위세 아래서 다른 출로가 없었다. 근대시기 한의는 세상의 온갖 풍파를 겪으면서도 끝까지 없어지지 않았고 대중들과 함께 호흡하면서 운명을 같이했다.

근대 이래로 중국 한의계는 얼마나 많은 한의학교를 설립했을까? 이 학교들은 얼마나 많은 인재들을 배출했을가? 베이양정부와 국민당정부는 정부 측 통계자료를 전혀 남기지 않았다. 해방 이전에 출간된 각종 연감과 통계자료에서도 한의학 교육에 관한 내용은 찾아볼 수 없다. 그렇지만 수십 년간 분투하면서도 끝까지 한의사업을 이어간 사람들이 있었던

28) 時逸人.「中醫校立案問題」『復興中醫』創刊號. 1940年 1月.

것은 확실한 사실이다. 학교교육이 근대시기 한의를 길러낸 유일한 경로는 아니었다. 훨씬 더 많은 한의들이 아마 스스로 학습하거나 도제식 교육에 의해 배출되었을 것이다. 그러나 학교 교육이 한의학 교육의 방향을 대표했던 것만큼은 확실하다. 자료의 한계로 인해 지극히 불완전한 근대 한의학교 일람표(부록 1을 볼 것)를 첨부할 수밖에 없다. 근대 한의학 교육사에 관심을 가진 사람들은 이 표로부터 대략적인 인상을 얻을 수 있을 것이다. 빈 곳과 잘못된 부분은 이후의 보정補正을 기대한다. 박식한 현자가 가르침을 준다면 필자에게는 행운일 것이다.

제6절 근대 한의학 교육의 특징

위에서 간략하게 기술한 근대 한의학 교육사를 통해 근대와 고대 한의학 교육의 차이점을 알 수 있다. 청말 태의원太醫院의 교습청敎習廳이 근대 한의학 교육 속으로 편입되어 계속 이어졌는지 여부는 분명하게 파악할 수 없다. 태의원식 교육은 고대부터 계속 이어져 내려온 것으로서 최소한 수隋의 태의서太醫署까지 거슬러 올라갈 수 있으며 천여 년 동안 전혀 본질상의 변화가 없었다. 그 특징은 다음과 같았다.

첫째, 학교식 교육은 황실의 태의원에 한정되었으며, 완전히 귀족화된 것이었다. 민간의 의사들은 스승에서 제자로 전수되는 도제식 방식으로 양성되었다. 당대唐代 이후에는 지방에도 의학 시설이 있었던 적이 있지만 완전하지도, 안정적이지도 않았다.

둘째, 가르치는 내용은 순전히 한의학이었다.

근대 한의학 교육은 근대사가 출발하자마자 시작된 것이 아니다. 그것은 다음 몇 가지 특징이 있다.

(1) 중국 근대교육 역사와 서로 호응

1860년대 이후로 양무파와 개량파는 각기 서로 다른 입장에서 세계 열강의 막강한 힘이 그들이 가진 선진적인 과학기술에서 나온다는 것을 인식했다. 과학기술의 도입과 교육 개량은 중국이 반드시 거쳐야 할 길이었다. 그래서 이 시기에 서양식 학교들이 나타나기 시작했다.

그 이전까지는 근대교육이라고 할 만한 것이 없었고, 근대 한의학 교육이라고 할 만한 것은 더더욱 없었다. 그렇다면 1871년 동문관同文館 안에 개설되었던 의과를 근대 한의학 교육의 시작으로 볼 수 있을까? 이 문제는 더 토론해봐야 한다. 필자는 동문관 의과의 설립목적이 서양의학을 도입하는 데에 있었으므로 이것을 중국인이 스스로 운영한 근대 서양의학 교육의 시작으로 보는 것이 더 합당하다고 생각한다. 동문관은 1900년에 경사대학당京師大學堂에 편입되었고, 그 의과가 1907년에 폐지되면서 학생들을 전부 일본으로 유학을 보냈다. 이것으로 그 성격을 알 수 있다.

(2) 서양의학의 자극을 받아 점차 발전

한의학 교육은 서양의학의 장점을 채용했다. 가장 먼저 추진한 것은 학교라는 형태의 조직을 갖추는 것이었다. 그리고 더 중요한 사실은 근대 한의학교들이 거의 예외 없이 필요한 서양의학 교육과정을 설치했고, 또 예외 없이 동서의학 학술 논쟁에 연루되었다는 점이다. 근대 과학교육의 특징은 교육의 사회화이다. 학교의 조직을 잘 구성하고, 전공을 세분하며, 교육 내용은 통일성·체계성과 함께 단계별로 순서에 따라 진행하는 것이 요구된다. 한의학 교육에도 점차 이런 특징들이 이식되었다. 그러므로 교육내용 면에서 동서의학을 겸비하는 문제는 고려하지 않는다고 해도 교육을 통일하는 문제가 여전히 남는다. 학제를 통일하고, 교재를 통일하며, 교육방법을 통일하는 과정에는 전체 한의학 체계를 체계적으로 정리하는 작업이 반드시 필요하다. 이렇게 해야 교육에서 요구하는 것들에 부응할 수 있다. 학생들이 이 시기에 배워야 할 것은 어떤 한 의가醫家의 말도 아니고, 몇 권의 경전이나 주석도 아니었다. 그렇기 때문에 교육과정을 운영하는 것은 한의학을 전체적으로 연구하는 과정이기도 했다. 근대시기 한의학을 연구하여 얻은 성과가 비록 우리가 이상적으로 생각하는 만큼은 아니었지만 이 성과들은 모두 즉각 교육에 투입되었다. 한의학교는 근대시기 중국 한의계의 학술적 교류가 이루어졌던 가장 중요한 공간이었다. 중국 한의계에서 발행했던 신문과 잡지는 한의학교와 서로 상보상성相輔相成하는 작용을 했다. 이렇게 신속하게 또 대규모로 학술적 교류가 이루어진 것은 서양의학에서 계발을 받았기에 가능했다.

(3) 시작이 비교적 늦음

근대 중국에서는 1860년부터 완만한 속도로 서양 과학이 수입되었다. 그러나 갑오년(1894) 이후부터, 특히 경자년(1900) 이후에는 서양과학을 폭발적으로 수입하는 국면이 나타났다. 의학 분야도 마찬가지였다. 다만 한의학의 학술 체계가 방대했던 탓에 중국에서는 수입된 서양의학이 한의학의 자리를 대신 차지하지는 못했다. 한의는 발전해야 했고, 교육을 제대로 해야 했으며, 세계적 조류를 무시할 수도 없었다. 그렇기 때문에 반드시 한의와 서의가 서로를 이해하는 단계가 필요했다(당시에는 주로 한의가 서의를 이해하려고 했다). 이런 다음에야 비로소 서양의학의 학술적 장점을 취할 수도, 또 서의의 학교 운영 방법을 모방하여 한의학 교육을 시작하는 것도 가능했다. 필자가 확인한 자료에서는 경자년 이후 출현했던 한의학 교육 조직들이 아직 과도기적 상태에 있었을 뿐만 아니라 금방 사라졌다. 신해년(1911) 이후의 한의학 교육은 기본적으로 실패를 딛고 진용을 재정비하여 길을 새롭게 개척하는 상황이었다. 근래 어떤 학자가 1885년 푸젠성에서 한의학교가 출현했던 사실을 발견했다.[29] 아마도 이런 학교들은 근대보다는 고대 교육에 더 가까웠을 것이다.

결론적으로 근대적인 한의학 교육은 신해년(1911)을 전후한 시기에 정치적·학술적 자극을 받아 개혁과 발전을 추구하고, 시대적 변화에 부응하려는 과정에서 비로소 나타났다. 근대시기가 끝날 때까지 계속해서 위정자들에게 멸시 당하고 어려움도 많았지만 반전을 거듭하면서도 쇠하지 않았다. 이것은 중국에서 한의학이 여전히 매우 강한 생명력이 있었음을 말해 준다.

29) 林乾良.「我國近代早期的中醫學校」『中華醫史雜志』. 1980年. 第2期.

첨부 1: 표 7. 근대 중의학교 일람표[30]

교명	창립 시기	폐교 시기	지역	창립자	학제	재학생 수	졸업생 수	비고
사오싱의학강습사	1904		사오싱	두웨이쑨				
난양의학당	1905		우쑹					난양중국의원 부설
산시의학관	1907			저우쉐차오				1907년에 저우쉐차오를 교무장으로 초빙
여자중서의학원	1905		상하이	리핑수, 장주쥔	6			
동서의학원 부설연구소	1908			돤팡				
중등의학당	1908		베이징	원위딩				조정에서 주청하고 학부 지도가 명을 받아 시행
중국의학회 부설의학강습소	1910		상하이	차이샤오샹, 딩푸바오				
전장자신鎭江自新의학당	1910		전장	위안구이성	4			
함수신의학강습사	1910		상하이	딩푸바오	1			중국 한의계에 서양의학을 소개함
사립황장黃墻중의약학교	1914		장쑤 자딩嘉定	주랑셴朱闐仙				
허난중의학교	1917							이 두 학교에 관해서는 자료가 부족하여 설립 연도에 의문이 있음
푸젠중의학교	1917							
상하이중의전문학교	1917		상하이 라오시먼老西門	딩간런, 셰리헝	5		1930년까지 모두 15회 360여 명	광익廣益, 화륭華隆 두 부속병원이 있었다. 1931년 상하이중의학원으로 개명

30) 이 표에 수록된 자료의 출처는 『광화의약잡지』, 『의계춘추』, 『중서의약』, 『소주국의잡지』, 『국의공보』 등 잡지 및 관련 있는 각 학교 간행물이다. 단편적인 자료들을 모아 만든 것이어서 빠지거나 생략된 부분이 매우 많다. 앞으로 보충되어야 할 것이다. 통신학교 성격에 속하는 것은 단지 두 곳만 포함시켰다. 근거로 삼기에 부족한 자료는 포함시키지 않았다.

교명	창립 시기	폐교 시기	지역	창립자	학제	재학생 수	졸업생 수	비고
저장중의전문학교	1917		항저우 차이무샹 柴木巷	저장약업공사 판샤오윈 范效雯	5		1937년까지 모두 500여 명	다른 설에 의하면 1916년 혹은 1920년에 창설되었다고도 하나 정확하지 않음
란시중의전문학교	1917		저장 란시	주거사오칭 諸葛少卿, 장산레이				처음 명칭은 공립 중의전문학교. 또 다른 설에 의하면 1919년에 창립되었다고도 함. 경제적으로 약계의 지원을 받음
신주의약전문학교	1918		상하이 북저장로 北浙江路	위더쉰 余德勛	5			경비 부족으로 인해 오래지 않아 운영 중단
산시의학전문학교	1919	1933	타이위안 太原	한의개진연구회 양루허우, 양융차오	4		모두 약 600명	1933년에 천지의학전문학교로 바꿈
명도明道의교	1922		창사	정서우롄 鄭守濂				
광둥중의약전문학교	1924		광저우 다더로 大德路	루쯔췬, 천런메이	5	1937년 약 500명	1937년까지 9회 약 300명	1933년에 개원한 부속 의원은 상당한 규모를 갖추었음
중의학교	1924년 이전		청더우成都 서위룽가 西玉龍街					
공화의도共和醫道대학	1924년 이전		산둥 리청 厲城					
광둥광한중의약전문학교	1924		광저우	라이지시 賴際熙, 판마오린 潘茂林	5	1937년 450명	1937년까지 모두 8회	이 학교의 창립자들 중에는 청의 유노遺老들이 많았음. 그렇지만 제도가 상세하였고 교과과정 역시 뛰어남
시안사립의학교	1923. 8		둥베이 東北					1931년 『둥베이東北연감』 729쪽에 나와 있음
사오싱 룬덕綸德중의전문학교	1924		사오싱	왕윈루 王蘊如	5	첫 회에 50명 모집		
톄차오함수중의전문학교	1925		상하이	윈톄차오				

교명	창립 시기	폐교 시기	지역	창립자	학제	재학생 수	졸업생 수	비고
상하이 여자중의 전과학교	1926	1929	상하이	딩간런, 샤잉탕				1929년 상하이중의전문학교에 병합됨
푸저우福州 중의대학	1926		상하이	주사오포, 셰리헝				얼마 지나지 않아 경화의과대학으로 개편
경화景和 의과대학	1927		상하이	서소포, 주웨이쥐				정식으로 개학하지 못한 상태에서 전쟁으로 인해 중단
한의漢醫 학원	1927		상하이	단계학사 천우주 陳无咎				왕징웨이, 우유런, 사오리쯔 등이 이 학교를 지원했으나 얼마 되지 않아 운영을 중단
푸저우福州 중의학사	1927년 이전		푸저우	1932년 정마이안鄭邁庵이 중의학사를 다시 운영				후에 삼산三山국의전문학교로 개칭
톈진국의함수학교	1927	1937	톈진	장시춘 張錫純				
상하이 중국의학원	1927		상하이 훙커우 虹口 바쯔로 靶子路	상하이국의공회 친보모. 바오스성	4	약 200명	1936년 제18회를 모집했으며 매회 약30명 졸업	건립 초기 장타이옌이 원장이었음. '1·28' 이후 몇 개월간 운영 중단. 1935년 주허가오로 바뀌어 주관됨
광둥메이현梅縣 중의학교	1928. 2	1932년 운영 중단 1934년 운영 재개	광둥 산타우메이현汕頭梅縣 성내	황궁싱黃公幸 등이 처음 설립. 장지원張基文 등이 재설립				
푸젠용강龍崗 국의학교	1928		룽옌현 龍岩縣 시먼西門 내	장쉬안 張萱				부설 익민益民의원이었음. 공산당 통치지구와 국민당 통치지구가 만나는 곳에 위치하여 수차례 운영 중단을 겪었음
쓰촨룽창隆昌 국의전수관	1928년 이전		쓰촨 룽창	저우위시 周禹錫				

교명	창립 시기	폐교 시기	지역	창립자	학제	재학생 수	졸업생 수	비고
중국의약전과학교	1928		베이핑	천즈가오 陳芷皐		첫 회 1개 반		
베이징의약학교	1929		베이핑	샤오룽유 肖龍友, 쿵보화 孔伯華				
베이핑국의학원	1930	1949	베이핑	샤오룽유, 쿵보화	4		모두 10여 회에 걸쳐 700여 명 배출	베이핑, 화베이 두 국의학원은 모두 베이징의약학교를 전신으로 삼음. 1930년 스진모가 별도로 주비한 화베이국의학원은 1932년 개학
화베이華北 국의학원	1932	1949	베이핑	스진모 등	4	1936년 200명	모두 16회 졸업에 600여 명	
상하이중의학원	1931		상하이	딩지완	5			이전에는 상하이중의전문학교
상하이국의학교	1930	1931	상하이	루위안레이, 장츠궁				처음에 윈톄차오가 교장을 맡았으나 반년 뒤 사임
쓰촨고등국의학교	1930		청더우 닝샤가 寧夏街	화룽쥐 華龍擧				
메이현梅縣 중의양성소	1930		광둥 메이현	장지원 張基文 등				
메이현梅縣 신중의학사	1930		광둥 메이현	샤오쯔차이 肖梓材				
사립푸저우중의전문학교	1931		푸저우	차이런치 蔡人奇	5	약 80명	1936년 첫 회 36명	일설에는 1933년에 창립
원저우溫州 중경국의전수사	1932		원저우					1934년 1월 본사 1주년 기념 특별간행물이 출판되었으나 자세한 정황은 보지 못함
한커우漢口 국의약학사	1933년 이전		한커우	셰후이둥				1933년 후베이국의분관이 접수하여 후베이국의학원으로 바꿈
푸젠셴유仙游 국의학교	1932		셴유仙游 성내	원징슈 溫敬修	4		1936년 첫회졸업생 18명	
중화국의전문학교	1933		홍콩	홍콩 국의회				

교명	창립 시기	폐교 시기	지역	창립자	학제	재학생 수	졸업생 수	비고
후베이국의전과학교	1933. 9		후베이 우창武昌 북성각北城角	리쑤밍李素明 등			1936년 첫 회 16명	
장시江西국의전수원	1933. 9		난창南昌 뤄자탕羅家塘	난창신주국의학회	3	예・본과 2개 반에 100명 정도	1937년 첫 회 졸업	1936년에 장시한의전수학교로 개명하여 5번째 반까지 학생을 모집. 실습의원, 도서관, 학교 간행물 등이 있었으며 의계와 약계 모두로부터 지원을 받음
쑤저우여과의사女科醫社	1926	1933	쑤저우 장춘항長春巷	왕선쉬안			모두 약 700명	실습과 함수 2부로 나누어져 있었고, 부녀의 학잡지를 발간. 1933년 쑤저우국의학사로 개명. 1934년에는 다시 쑤저우국의학교로 개명
쑤저우국의학교	1933		쑤저우 장춘항	왕선쉬안, 탕지원唐吉文	4	1934년 2개 반이 있었음		부설 중의진료소, 편역관이 있었으며, 1936년에는 중의연구원을 설립
푸젠국의전과학교	1933		푸저우	푸젠국의분관 천톈민陳天民 등				
사먼廈門국의전과학교	1934. 3		사먼 샤허로下禾路	우루이푸吳瑞甫			1939년 첫 회 29명	푸젠의전으로도 불림. 1939년에 강의 4종을 출판함.
장쑤성립의정醫政학원	1934			천궈푸				4개 계열 중 하나로 중의계中醫系가 있었음
난징약학보습학교	1934		난징	리빙루李冰如	2			연수 비용 성격의 자금을 각 약국에 균등하게 할당하여 분담시켰음
후베이우창국의강습소	1934		우창武昌 싼다오가三道街	황지청黃稷丞, 완중헝万仲衡				먼저 속성반 1개 반을 운영
난징국의전습소	1934. 5		난징 장성츠長生祠	천쉰자이陳遜齋		첫 회 100명		보습과가 설치되어 있었음

교명	창립 시기	폐교 시기	지역	창립자	학제	재학생 수	졸업생 수	비고
정센鄭縣 국의학교	1933						1936년 1회 졸업	
광둥군 관학교 중의훈련반	1934			군교 주임				성 정부 직속으로 광둥성 국의학원 내에서 교육되었음
광둥성립 국의학원	1935. 8		광저우 이더로 一德路	광둥성 정부, 원장은 황차오난 黃焯南				1937년 기구가 개편되었으며, 이후는 분명치 않음
광시난닝구 南寧區 의학연구소	1934. 3		난닝 융닝현 邕寧縣	류후이닝 劉惠寧			6반 225명	1940년 이 3개 학교는 합병되어 성립 의약연구소가 되었으며, 1945년에는 광시 난닝고급중의직업학교로 바뀜
광시우저우구梧州區 의학연구소	1934. 10		광시 우저우 구이핑전 桂平鎮	랴오서우롼 廖壽鑾			4반 173명	
광시 구이린구桂林區 의학연구소	1940			웨이라이양 偉來痒			1반 22명	
광시난닝고급중의직업학교	1940		난닝	루쥔헝 陸均衡			1940년 65명	중약제제실과 부속의원이 있었으며, 해방초기까지 지속됨
간쑤성 국의훈련반	1934. 9			커위찬 柯與參				
후난국의전과학교	1934		창사 長沙 왕루위안 望麓園	류웨룬 劉岳侖, 우한셴	3	매년 2개 반 모두 120명	1937년 1회 졸업	
쓰밍思明 국의연구소	1934		푸젠 쓰밍	린더싱 林德星				매주 일요일에 수업. 연수 성격을 띰
후이저우徽州 국의학교	1935		안후이 시현 歙縣	황위팅 黃育庭, 장유메이 江友梅				
장원張垣국의강습학교	1935			자이지성 翟濟生, 장야오둥 張耀東				부설 중의원이 있었고, 자이지성, 장야오둥 설립자 두 사람 모두 화베이국의학원 졸업생임

교명	창립 시기	폐교 시기	지역	창립자	학제	재학생 수	졸업생 수	비고
광둥사립 화하華夏 중의학교	1935			장전江貞				
푸젠젠어우建甌 국의전습소	1935. 8		젠어우현 고루鼓樓	황환쭝黃煥宗				
보강保康 국의학원	1935년 이전		후난 창더常德	장유장張右長				
충칭국의전습소	1935		쓰촨 충칭					
산둥국의전과학교	1935. 10		지난濟南 성내 순먀오가舜廟街	하오이산郝藝衫				의·약계가 합작 운영
지난濟南 국의학교	1935		지난	허잉何英, 후페이란胡沛然				허잉, 후페이란 두 설립자 모두 화베이국의학원 졸업생임. 지난국의원이 부설되어 있었음
중국침구학연구사 부속 강습소	1935		장쑤 우시武錫	청단안承澹安			1936년 첫회 졸업 16명	1926년에 설립 수속에 착수하였는데 중간에 중단되었다가 1933년에 안이 중앙국의관에서 제정됨
신중국 의학원	1935		상하이 아이원이로愛文義路	주난산朱南山	4			부설의원 설립과 더불어 서의를 초빙해서 활용
화이인淮陰 국의학사	1935		장쑤 화이인성내	왕무양王慕陽 등	2	1935년 남녀 학생 각 20여 명 모집		1936년 학생들이 많아서 학교 건물이 사용하기에 부족하다는 보도가 있었음
베이핑중약강습소	1935		베이핑	레이전위안雷震遠				베이핑 중약계가 경영. 각 약국의 학생들을 근무 외 시간에 교육. 모두 200여 명을 배출함
격치格致 약물학교	1935		베이핑	류한천劉翰臣				구체적 내용은 분명치 않음. 류한천은 약상이었음
베이핑중의사자師資 강습소	1935		베이핑	저우자런周价人				

교명	창립 시기	폐교 시기	지역	창립자	학제	재학생 수	졸업생 수	비고
이수이沂水 향촌鄉村 의약전습소	1935		산둥 이수이	자오수펑 趙恕風	3	첫 회 12명		1934년 등록
이수이沂水 중의학교	1936		산둥 이수이					이수이향촌의약전습소를 이어 받아 개명한 것임
쓰촨국의 학원	1936							『의약개진』 월간을 편찬. 나머지는 분명치 않음
화중華中 신국의학원	1936		한커우 漢口					
광저우보원保元 국의학교	1936		광저우	우사오페이 伍少斐, 량한팡 梁翰芳	4			
광둥순더順德 국의학교	1937		광둥 순더					
상하이중의 전과학교	1938		상하이	천우주, 위우옌, 스이런, 장짠천			1941년 첫회 졸업 23명	『상하이전과학교 제1회 졸업기념 전간』에 상세하게 나와 있음

첨부 2: 일부 학교의 교육과정

① 중국의학회 부설의학강습소中國醫學會 附設醫學講習所31)

해부·생리·의화학·병리학·약물학(본초 포함)·내과학·외과학·부婦과학·아兒과학·처방학(한의처방 포함)·진단학·의학사.

② 상하이 중의전문학교上海中醫專門學校32)

1학년: 생리·본초·의어醫語·국문·서법書法·철법綴法.

2학년: 생리·본초·상한·방론方論·국문·서법書法·철법綴法.

3학년: 금궤명리론金匱明理論·잡병심법雜病心法·온열방론溫熱方論·국문·서법書法·철법綴法.

4학년: 실습·온열·사진심법四診心法·부과婦科·유과幼科·외과·의안醫案·국문.

5학년: 전적으로 임상진료.

③ 신주의약전문학교神洲醫藥專門學校33)

예과: 국문·의어醫語·독일어·해부학·생리학·병리학·내과학·약물·화학·수신修身·체조體操.

의과: 독일어·화학·물리학·해부학·생리학·의화학·위생학·미생물학·병리학·약물학·내과학·아兒과학·외과학·피부병학·화류병학花柳病學·이비인후과학·안과학·산과학·정신병학·침구과학·수신·국문·체조.

약학과: 화학·약용식물학·생리학·분석학·위생화학·세균학·재판화학裁判化學·약국학藥局學·약품감정·조제학·약화학·기계화학·약품공업학·광물학·국문·수신·독일어·체조.

31)「中國醫學會附設醫學講習所簡章」『醫學會報』. 1910年. 合訂本.

32)「上海七個中醫學校的敎程及興亡」『醫界春秋』. 1928年 2, 3月號.

33)「上海七個中醫學校的敎程及興亡」『醫界春秋』. 1928年 2, 3月號.

④ 상하이한의학교上海漢醫學校[34]

예과: 국문・중국의학사・논의학통論醫學通・생리해부학초보・박물학・심리학・약물제요藥物提要.

전문과: 내경・난경・상한론・약물응용학・의학전제醫學前提・의궤醫軌・생리해부학각론・의량醫量(이상은 1학년 과목).

맥학・내과학・외과학・부인과학・아과학・상한잡병과학・임진실습臨診實習(이상은 2학년 과목)

본과: 본초분류・선의학안先醫學案・맥인증치脈因證治・임증처방臨證處方・본과강요本科綱要(이상은 1학년)

본과계통연구本科系統硏究・저술논문著述論文・임증처방臨證處方・병필기病筆記(이상은 2학년)

⑤ 상하이여자중의전문학교上海女子中醫專門學校[35]

수신修身・국문・생리・병리・약물・진단・부과婦科・산과產科・유과幼科・내과・외과・후과喉科.

⑥ 신주중의대학神洲中醫大學[36]

예과 2년: 중국의학사・해부학・조직학・생리학・위생학・병리학・약물학・내과학총론・외과학총론・진단학・법의학・수신・국문・체조.

본과 2년: 내과학각론・외과학각론・부과학・유과학幼科學・안과학・후과학喉科學・화류과학・각과실습・약물실습・처방・수술・전과專科(내內・외外・부婦・유幼・후喉・침鍼・안眼・상傷・약물藥物 9개 과로 나눔).

---

34)「上海七個中醫學校的敎程及興亡」『醫界春秋』. 1928年 2, 3月號.

35)「上海七個中醫學校的敎程及興亡」『醫界春秋』. 1928年 2, 3月號.

36)「上海七個中醫學校的敎程及興亡」『醫界春秋』. 1928年 2, 3月號.

⑦ 쑤저우국의학사蘇州國醫學社[37]

당의黨義・국문・영문・생리학・위생학・의경학醫經學・병리학・진단학・약물학・방제학・치료학・의안학醫案學・내과학・여과학女科學・아과학兒科學・외과학・안과학・후과喉科・상과학傷科學・침구학(앞의 16개 과목은 필수 과목이며, 뒤의 4개 과목은 선택 이수과목으로 이 4과목을 이수하려면 필수적으로 1년을 더 다녀야 함).

⑧ 산시의학전습소山西醫學傳習所[38]

의경醫經・상한・온병・금궤・침구・잡증雜症・아과・외과・해부생리・약물학・병리학・내과대의內科大意・외과대의外科大意・산과대의產科大意・영문・체조.

⑨ 상하이중국의학원上海中國醫學院[39]

당의黨義・생리학・해부학・조직학・진단학・치료학・이화학・내경・난경・약물학・병리학・상한・금궤・온열・세균학・부과학・아과학・산과・외과・실습.

⑩ 광둥중의약전문학교廣東中醫藥專門學校[40]

당의黨義・의학통론・의학사・전체생리全體生理(한의학설)・생리학(서양의학설)・해부학・위생학・약물학・방제학・상한학・온병학・잡병학・진단학・병리학・아과학・두진과학痘疹科學・부과학・후과학・안과학・외과학・상과학・화류병학・침구학・화학・서약개요西藥概要・서법진단西法診斷・국문・일문.

⑪ 광둥광한의학사廣東光漢醫學社[41]

제1학년: 당의黨義・국문・의학사・의학통론・약물학・해부학・이화理化・외국문外國文・군

37) 『蘇州國醫學社第一學期記念刊』. 1934年 1月. 65쪽.

38) 『山西醫學雜誌』. 1921年 10月. 第3期.

39) 張子恒 「上海兩中醫校之比較觀」 『醫界春秋』. 1928年. 第27期.

40) 『廣東中醫藥專門學校校刊』. 1936年.

41) 『光華醫藥雜誌』. 1937年. 第4卷 第2期.

사학.

제2학년: 당의・국문・약물학・내과학(상한・잡병・온병瘟病)・병리학・진단학.

제3학년: 당의・국문・약물학・내과학・외과학・병리학・진단학・의경・방제학・군사학.

제4학년: 당의・내과・외과・방제・부과・유과・위생학・침구학・법의학・의경醫經・임증실습臨症實習.

제5학년: 당의・의경・산과・안과・침구학・상과학傷科學・화류병학・추나과학・임증실습.

⑫ 후난국의전문학교湖南國醫專門學校42)

공민公民・국문・체육・외국문外國文(일어・독어)・물리・화학・생물・생리・해부・위생・의학통론・의학사・병리・진단・약물・처방학・내난학內難學・내과(상한・금궤・온병・잡병)・외과학・부아과학婦兒科學・화류병학・법의과학・서의개요西醫概要・선과選科・실습.

⑬ 광저우보원국의학교廣州保元國醫學校43)

예과: 당의・국문・의학사・의학통론・잡병・약물학・위생학・생리해부・구호救護・온병.

본과 제1년: 당의・국문・상한・온병・금궤・진단・내경・병론病論・부과・아과・방제・약물・병리・생리・난경.

제2년: 국문・상한・온병・금궤・진단・내경・부과・생리・안과・후과・아과・난경・마취과・병론.

제3년: 외과・상과・화류과・법의학・침구・임상실습・위생행정・병론(모두 30과목)

⑭ 화베이국의학원華北國醫學院44)

기본계(제1, 2년): 해부학・생리학・세균학・약물학・병리학・의경・당의・국문・외문・물리・화학.

---

42) 『湖南醫專期刊』. 1935年 6月. 創刊號

43) 『光華醫藥雜誌』. 1937年. 第4卷 第3期.

44) 『光華醫藥雜誌』. 1933年. 第1卷 第1期.

임상계(제3, 4년): 내과학 · 외과학 · 부과학 · 아과학 · 안과학 · 이비인후과학 · 피부화류과학 · 위생학 · 침구.

⑮ 베이핑국의학원北平國醫學院[45)]

한의: 의학대의醫學大意 · 내경(영소靈素) · 상한론 · 금궤요략 · 한약학 · 한의외과 · 한의부과 · 중아과中兒科 · 의학사 · 의약醫藥 · 온역瘟疫 · 침구.

서의: 해부학 · 생리학 · 진단학 · 세균학 · 서약학 · 병리학 · 내과학 · 외과학 · 안과학 · 아과학 · 부인과학 · 이비인후과학 · 피화과학皮花科學.

첨부 3: 근대 중국 한의학 교육가들의 간략한 전기

1. 셰관謝觀(1880~1950)

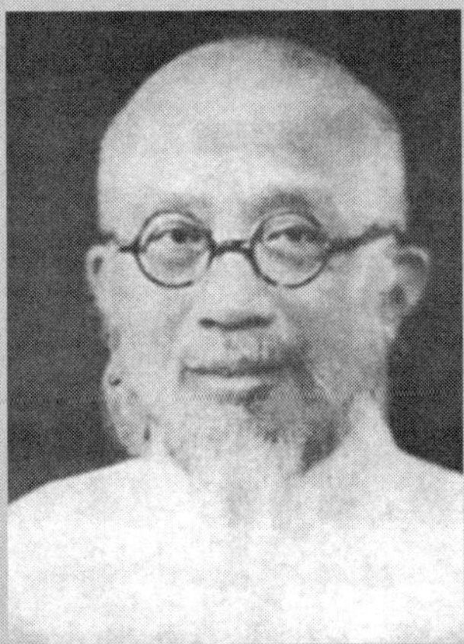

셰리헝謝利恒

자字는 리헝利恒이며, 장쑤江蘇성 우진武進 사람이다. 어려서 집안 대대로 내려오던 지리학輿地之學을 이어 받았으며, 경사고문經史古文과 더불어 의경醫經, 경방經方을 공부했다. 21세에 쑤저우蘇州 동오대학東吳大學에서 공부했다. 1905년 이후 양광독학兩廣督學(광둥廣東 · 광시廣西 양광지역의 학사를 시찰하고 감독하는 교육행정기관. 공무원의 일종—역자 주)에 임명되었으며, 광저우廣州에 있는 몇몇 학교에서 지리를 3년여 동안 가르치기도 했다. 신해혁명 즈음에는 두 차례 상무인서관商務印書館의 일을 맡아 보면서 30여 권의 지리 서적을 편찬했다. 1908년에는 상하이징충학교上海澄衷學校를 맡아 운영했고, 이로 인해 이 학교가 발전했다. 신해 후에

45) 「中醫學院制之實際與檢討」. 『國醫砥柱』. 1946年. 第2期.

는 이 현縣의 교육을 2년 동안 관장하여 업적을 남겼다. 1917년 딩간런丁甘仁은 셰리헝을 상하이중의전문학교上海中醫專門學校의 교장으로 초빙했다. 그는 최초로 교육과정을 만들고, 강의 교재를 편찬하여 중국 내 한의학교의 모델로 만들었다. 1925년에는 신주중의대학神洲中醫大學의 교장으로 초빙되었다. 1929년 중국 한의계가 두 차례에 걸쳐 한의 폐지에 항거했을 때, 셰리헝은 두 차례 모두 청원대표를 맡았다. 1935년 이후 일선에서 물러났다. 주요 저작으로는 지리 교재, 『중국의학대사전中國醫學大辭典』 편찬 외에도 『중국의학원류론中國醫學源流論』, 『중국의화中國醫話』, 『중국약화中國藥話』, 『징재의안澄齋醫案』 등이 있으며, 후에 이 책들은 『사리항선생전서謝利恒先生全書』로 편집되어 간행되었다.

셰리헝은 두 번에 걸쳐 상무인서관의 편집을 맡았는데, 교육 경험이 풍부하고 구학舊學과 의학에 정통하여 여러 명의 학자가 한 몸에 있는 것 같았다. 더욱 특별한 것은 셰리헝이 좀처럼 만나기 어려운 중국 한의계 제일의 근대 교육가였다는 점이다. 딩간런丁甘仁이 한의학교를 처음으로 설립하면서 초기에 셰리헝을 초빙하여 교무를 주관하게 한 것은 제대로 된 인물을 만난 것이라고 할 수 있다. 『중국의학대사전』은 근대시기에 이루어졌던 문헌연구의 최대 성과였다. 그리고 『중국의학원류론』은 셰리헝의 의학사상을 대표하는 저작이다. 이 책은 문장이 간단하지만 뜻이 깊어 근현대 의학사 저서들 중에서도 대단히 뛰어난 책이다. 이 책에서는 의학의 변천 과정을 중국 학술 변화 발전 과정과의 관계 속에서 다루었는데 그 식견이 매우 뛰어나다. 각 유파와 의가들의 공과에 대한 평가가 종합적이면서도 정확하고, 관습적인 견해에 얽매이지 않았으며, 서양학설에 부화뇌동하지도 않았다. 그의 관점은 많은 부분 후대에서 본받을 만하다. 사람들은 그를 진정한 중국의학사의 대가라고 생각한다.

2. 장산레이張山雷(1872~1934)

이름은 서우이壽頤이며, 장쑤江蘇성 자딩嘉定 사람이다. 집안이 청빈淸貧했고, 효성이 지극하여 모친의 병 때문에 의학에 뜻을 두었다. 책읽기를 좋아해 처음에는 독학으로 공부했으며 성인이 되어서야 상하이로 가 명의 황리취안黃醴泉에게서 내과를 3년간 배웠다. 이어 황창黃墻으로 가서 종양과瘍科 명의인 주랑셴朱閬仙에게서 외과를 배웠고 황창의고黃墻醫校 설립을 도왔다. 이 시기에 『양과강요瘍科綱要』 강의 교재 두 권을 편찬했다.

1919년 란시蘭溪 지현知縣(현의 지사—역자 주) 성밍타오盛鳴燾가 란시중의전문학교蘭溪中醫專門學校 설립을 준비하였는데, 이듬해에 장산레이를 교무주임으로 초빙했다. 이후 15년 동안 장산레이는 전심을 다해 임상진료와 교육에 힘썼고 1934년 과로로 세상을 떠났다. 란시중의학교 교무를 맡아 보는 동안 그는 손수 모든 교재들을 편찬하고 개정했다. 낮에는 진료와 수업을 담당해야 했으므로 모든 저술은 매번 밤이 깊은 다음에야 이루어졌다. 란시와 같은 일개 현縣지역에서 한의학 교육이 오랫동안 쇠퇴하지 않았던 것은 모두 장산레이가 근면 분투한 결과라 할 수 있다.

장산레이가 저술한 책은 대단히 많다. 간행된 책으로는 '본인당의약총간 십오종本仁堂醫藥叢刊十五種'이 있다. 이 중 중요한 것은 『중정중풍교전重訂中風校詮』 2권, 『맥학정의脈學正義』 6권, 『심씨여과 집요 전정沈氏女科輯要箋正』 2권, 『전씨소아약증직결 전정錢氏小兒藥證直訣箋正』 2권, 『전체신론 소증全體新論疏證』 3권 등이 있다. 그 밖에도 간행되지 않는 강의 교재 10여 종이 있다. 또한 손수 제정한 란시중의학교의 교학대강教學大綱에는 "생리학·위생학·병리학·맥리학脈理學·약물학·약제학·진단학이 일곱 개의 대강大綱이다. 그 중 생리학은 새로운 학설을 위주로 하되 옛날 학설 중 회통이 가능한 것들을 참고로 한다. 위생학은 근세近世의 신 학설을 채용한다"고 되어 있다. 그리고 나머지 다섯 개 강綱도 대부분 충중참서衷中參西(한의를 위주로 하고 서의를 참고함—역자 주)의 형식을 취하였다. 이러한 점 때문에 란시중의학교는 교육적으로 뛰어난 성과를 거둘 수 있었다. 이 학교는 학술적으로 충중참서 입장을 견지했다. 예를 들어 『내경內經』을 읽을 때는 "삭부존액, 매독유주削膚存液, 賣櫝留珠"[46]하는 것이 옳다고 하였다. 또 『상한론傷寒論』에 대해서는 "방론 중에서 이해 가능하고 활용 가능한 것은 열에 칠팔 정도에 불과하다. 통하지 않는 곳이 있는 것이 당연하므로 억지로 부연敷衍할 필요가 없다"고 했다.

장산레이는 한의학 진흥을 자신의 임무로 삼아 평생 동안 진료와 학문, 저술에 매진하여 추위와 더위를 가리지 않았다. 그는 임종이 임박했을 때 자신이 죽은 후 만장輓章에

46) 피부 거죽은 제거하고 진액은 보존하며, 상자는 팔고 진주는 남긴다. 『내경』이라는 책에 얽매이지 않고 그 정수만을 잘 취하면 된다는 의미임. 역자 주.

쓸 구절을 스스로 지었다.

"반평생을 정성들여 맺은 바가 있어 귀신과 통할 수 있었다. 과연 깨닫고 들은 바가 남달랐고, 힘써 전현들을 도와 부족하거나 빠진 부분들을 보충하였다. 외로운 등불을 밝힌 지 20여 년 만에 의기가 드높아 마음에 있는 것을 모두 토해내었으니 이로부터 허령虛靈함이 없어지지 않을 것이다. 오직 뒤따르는 후학들은 내가 남긴 책을 읽고 또 읽기를 바라노라."

장산레이는 옌산鹽山 장서우푸張壽甫, 츠시慈溪 장궈화張國華와 함께 널리 이름을 떨쳐, 세인들은 이들을 "명의삼달名醫三達"이라 불렀다.

3. 양루허우楊如侯(1861~1928)

이름은 바이청百城이고, 장쑤江蘇성 타이싱泰興 사람이다. 어려서 부모를 잃었으나 공부하길 좋아해 약관의 나이에 입반入泮(현縣이나 부府에 설치된 학사學舍인 반궁泮宮에 들어가 '생원生員'이 되는 것—역자 주)했고, 이후 남청서원南菁書院을 수료하고 돌아와서 글방을 열고 학생들을 가르쳤다. 거듭된 전란으로 인해 추시秋試에서 급제하지 못하자, 과거를 포기하고 많은 책들을 깊게 섭렵했다. 병사兵事로부터, 형률刑律, 방여方輿, 천도泉刀, 의방醫方, 훈고訓詁, 음운音韻, 농정農政, 성리性理, 도인연년導引延年에 이르기까지 두루 섭렵하지 않은 것이 없었고, 특히 소학小學에 정통했다. 당시 해금海禁(명청 대에 실시되었던 항해에 관한 금령. 중국 상선의 해외 출항과 외국 상선의 중국 연해 진입을 금하는 법령—역자 주)이 점차 풀리기 시작할 때라 과학이 아니면 국가 발전을 도울 수 없음을 깨닫고 물리·화학 등 새로운 학문에 심취했다. 선통宣統 원년 산시법정학교山西法政學校의 초빙에 응해 산시성으로 부임했다. 신해 이후에는 경무위생과警務衛生科 의원醫員으로 근무했고, 이후에는 의학에 전력을 기울여 학문적으로 크게 발전했다. 1919년 산시중의개진연구회山西中醫改進硏究會의 이사 겸 편집주임으로 초빙되었으며, 1921년 이 연구회에서 의학교를 설립했을 때 양루허우는 중의부中醫部 교육을 맡아 주관했다. 양루허우는 한의의 장점은 기화氣化에 있고 서의의 정교함은 체상體象에 있으므로, 의학을 연구하려는 사람은 『내경內經』에서 시작하여 서양학설을 합참合參하고, 이를 각 분과로 나누어 하나의 체계를 갖춘 과학으로 만들어내야 한다고 생각했다. 그는 또 중국 한의계가 학교교육을 중시할 것을 강력하게 주장했다. 세상을 떠나기 직전까지도 한의를 학교교육체계에 가입시키는 안이 여전히 교육부의 승인을 얻지 못함을 유감스럽게 생각했다. 주요 저서로는 『영소생리신론靈素生理新論』, 『기화신론氣化新論』, 『간병병리학肝病病理學』, 『뇌병신론腦病新論』 등 10여 종이 있다.

4. 장원팡蔣文芳(? ~1958?)

원적은 장쑤江蘇성 우진武進이다. 어린 시절 아버지를 따라 고향을 떠나 상하이 장완전江灣鎭에 정착했다. 집안 대대로 유학을 이어 받았고 의학에 능통했다. 장원팡에 이르러서는 그 깊이가 더해져 내과와 부인과에 정통했고 의명醫名이 높았다. 장원팡은 한의에 열성적이었으며, 특히 한의학 교육 사업에 힘을 기울였다. 중·일전쟁 이전에는 오랫동안 중국의학원의 교무를 역임했고, 상하이 의학계에서 신망이 높아 신주의약총회神州醫藥總會 위원 및 전국의약단체총연합회의 비서장을 역임했다. 1929년 난징정부가 한의를 폐지하려 할 때 '3·17 대회'를 조직한 사람 중 한 사람이었으며 아울러 청원 대표에도 선출되었다. 교육과 임상진료 업무 외에 『장수의간長壽醫刊』을 주편主編했다.

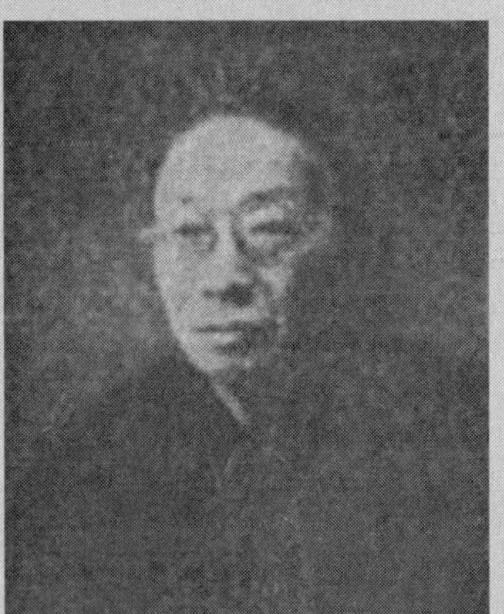
스이런時逸人

5. 스이런時逸人(1896~1966)

장쑤江蘇성 우시無錫 사람이다. 민국 초기 전장鎭江으로 이주했다. 그는 독학으로 의명醫名을 쌓았는데 소년기에 이미 의림醫林에 명성이 자자했다. 1928년 상하이에서 강좌국의강습소江左國醫講習所를 설립하고 동시에 각 한의학교에 강사로 출강하여 크게 유명해졌다. 다음 해에는 산시중의개진연구회山西中醫改進研究會의 초청으로 산시성으로 가서 이 연구회의 상무이사로 취임했으며, 『산서의학잡지山西醫學雜誌』 주편主編과 함께 의학전문학교(후에 천지의전川至醫專으로 개칭) 교수를 겸임했다. 1938년 중·일전쟁이 일어나자 피난하여 남쪽으로 내려갔고, 우한武漢과 충칭重慶 등지에서 잇따라 개업했다. 이 기간 동안 「중의학교입안통칙中醫學校立案通則」 제정에도 참여했다. 이후 다시 상하이로 가 『부흥중의잡지復興中醫雜誌』의 주편主編을 맡았으며, 부흥중의전과학교復興中醫專科學校를 설립했다. 1941년 일본군이 조계租界지를 점령하자 다시 산시山西로 돌아가 타이위안太原에서 생계를 위해 개업했다. 1948년 스진모施今墨의 초청에 응해 난징수도중의원南京首都中醫院을 해방이 될 때까지 맡았다.

해방 이후 스이런은 난징중의진수학교南京中醫進修學校와 장쑤중의학교江蘇中醫學校에서 교편을 잡았다. 1955년에는 위생부 초빙을 받아 중의연구원中醫研究院 시위안병원西苑醫院의 내과주임을 역임했다. 1961년에는 닝샤寧夏에 파견되어 자치구의원自治區醫院 중의과中醫科 주임 겸 닝샤寧夏 의약위생학회 부회장을 맡았으며, 1966년 6월 난징에서 병으로 세상을 떠났다.

스이런은 고금의 융회관통(융관고금融貫古今), 동서회통中西匯通, 신의학 창조를 주장했다. 저술 또한 대단히 많았다. 비록 독창적인 견해는 적었으나 많은 의가醫家들의 장점을 폭넓게 채용하는 것에 능했고, 근대 한의학 교육에도 많은 힘을 쏟았다.

6. 왕선쉬안王愼軒(1899~ ?)

저장浙江성 사오싱紹興 사람이다. 어려서 부모를 잃었으며, 집안이 중도에 몰락했다. 1920년 고학으로 상하이중의전문학교上海中醫專門學校에서 공부했다. 장츠궁章次公, 위훙쑨余鴻孫 등이 그의 동급생으로 이 학교 제5회 졸업생이다. 1927년 쑤저우蘇州에서 개업하면서 이곳에 정착했다. 같은 해에 쑤저우여과학사蘇州女科學社를 설립했으며, 이후 쑤저우국의학교蘇州國醫學校로 이름을 바꾸고 신습實習과 함수函授 양부兩部를 설치하여 700여 명의 졸업생을 배출했다. 1933년에는 학사學社로 개칭했

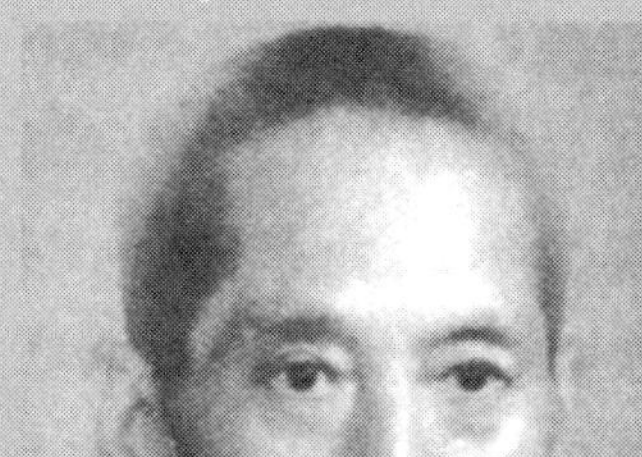

왕선쉬안王愼軒

고, 그 다음해에 다시 원래 이름으로 되돌아갔다. 1937년 여름 쑤저우蘇州가 함락되면서 운영이 중단되었다.

학교를 운영하는 것 외에 왕선쉬안은 쑤저우국의서사蘇州國醫書社를 설립했다. 1930년 이전에 손수 편집하고, 개정한 『내경생리학內經生理學』, 『내경위생학內經衛生學』, 『중서병리학대강中西病理學大綱』, 『내과진단학內科診斷學』, 『여자생리학女子生理學』, 『여자위생학女子衛生學』, 『여과병리학女科病理學』, 『여과진단학女科診斷學』, 『여과치료학女科治療學』, 『산과병리학產科病理學』, 『산과진단학產科診斷學』, 『산과치료학產科治療學』 등 모두 23종의 서적을 출판했다. 그 가운데서도 부인과와 산產과 교재가 뛰어났다. 1931년 선집選輯 『중의신론회편中醫新論匯編』이 크게 인기를 얻기도 했다.

왕선쉬안은 "국의國醫를 융성 발전시키고, 과학을 참고해서 연구하며, 국의의 전문 인재 양성을 목적으로 한다"는 설립 취지에 따라 학교를 운영했다. 학술적으로는 회통匯通을 강하게 주장했다. 저술에서는 주로 역대 명가들의 장점들을 채용했는데, 독창적인 논설은 많지 않았다. 학술 발전을 위해 중의연구원을 설립한 적이 있으나, 얼마 되지 않아 중·일전쟁이 발발하여 별 성과를 거두지는 못했다.

해방 이후, 난징중의학교南京中醫學校에서 교육을 담당했으며, 1959년에는 베이징중의학원北京中醫學院에 부임하여 교편을 잡았다. 1964년에 은퇴하여 쑤저우蘇州로 돌아왔으며 만년에는 불교를 깊이 믿었다.

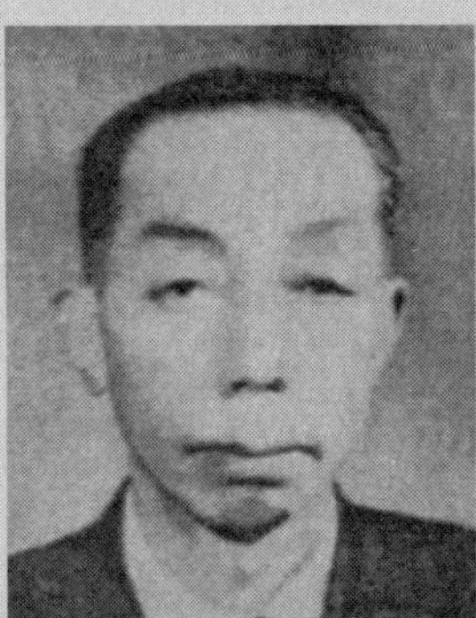

위우옌余無言

7. 위우옌余無言(1900~1963)

이름은 쩌밍擇明이고, 장쑤江蘇성 푸닝阜寧 사람이다. 어린 시절 아버지 위펑셴余奉仙에게 의학을 배웠고, 약관弱冠의 나이에 향리鄉里에서 의업에 종사했다. 중경仲景의 학설을 중시하여 상한傷寒, 잡병雜病 및 한의외과中醫外科에 정통했다.

1928년 상하이에서 개업했으며, 저명한 서의西醫 위펑빈兪鳳賓에게서 배우기도 했다. "한의과학화中醫科學化, 서의중국화西醫中國化"를 주장했으며, 근대 중국 한의계 인사들 중에서 서양의학을 비교적 깊이 있게 연구한 사람이었다. 1930년 장짠천張贊臣과 함께 연합진료소를 열었으며, 『세계의보世界醫報』를 공동으로 주편했다. 1937년 상하이중의전과학교上海中醫專科學校를 설립하여 천우주陳無咎, 딩푸바오丁福保를 교장으로 초빙하고 본인은 스스로 교무장을 맡아 후학을 양성하는 데에 힘을 아끼지 않았다. 1956년 중의연구원中醫研究院과 베이징중의학원北京中醫學院에 초빙되어 중의연구원 편심실編審室을 맡았으며, 재임 기간 동안 한의학 교재 9종을 주편主編했다. 기타 저서로는 『상한론신의傷寒論新義』, 『금궤요략신의金匱要略新義』 등 6종이 있다.

8. 바오스성包識生(1874~1936)

이름은 이쉬一虛이고, 푸젠福建성 상항上杭 사람이다. 부친이 의학을 알았고 바오스성에 이르러 더욱 정통하게 되었다. 20세에 세상에 나와 상한장구傷寒章句를 저술했고, 광둥廣東을 떠돌아다녔으며, 가는 곳마다 의명醫名이 높았다. 한의가 쇠퇴해가는 것을 보고 개탄하여 한의약 진흥에 뜻을 품었다. 민국 원년에 상하이에서 신주의약총회神州醫藥總會를 조직하였으며, 민국 3년에는 의약구망운동醫藥救亡運動을 발기하여 한의약을 보존할 것을 요구하기도 했다. 1916년에는 신주의약전문학교神州醫藥專門學校를 설립하고 등록을 위해 상경했으며, 한의학교의 학교교육체계 가입을 위해 여러 차례에 걸쳐 동분서주했다. 또한 다년간 『신주의약학보神州醫藥學報』 주편을 맡았으며, 아울러 상하이중의전문학교上海中醫專門學校에서 학생들을 가르쳤다.

바오스성의 학술은 중경仲景을 존숭하고 경방經方을 중시했으며 성법成法을 준수했다. 주로 한의를 정리, 개진하는 것에 주력하고 서양학설에 기초하여 한의를 연구하는 것에 반대했으므로, 루위안레이陸淵雷 등과는 융화되지 못했다. 『포씨의외의종包氏醫外醫宗』 8집이 있어, 상한, 잡병에서부터 치료, 약물에 이르기까지 스스로 일가를 이루었다.

9. 친보모秦伯未(1900~1970)

자字는 지즈濟之이고, 호號는 쳰자이謙齋로 상하이 사람이다. 집안 대대로 의업에 종사

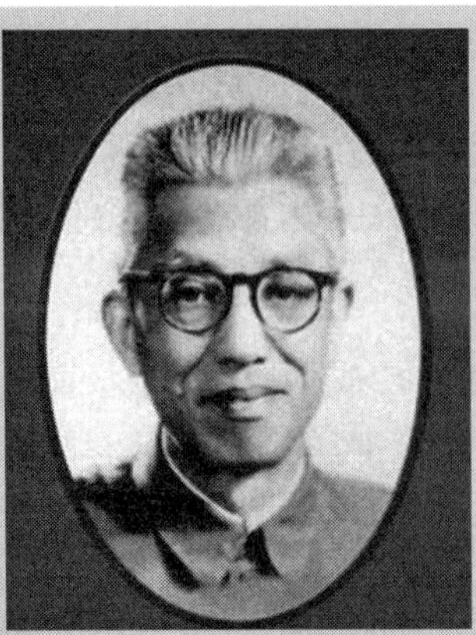

친보모秦伯未

했다. 친보모는 어릴 때부터 의서를 암송하면서 가학家學을 이었다. 1919년 상하이중의전문학교上海中醫專門學校에 입학하여 이 학교의 제4회 졸업생이 되었다. 이 기간 동안 명의 차오잉푸曹穎甫에게 가르침을 받았으며, 의리醫理와 시문詩文 모두를 전수받았다. 졸업 후에는 임상에 종사하면서도 여전히 여가를 이용하여 연구에도 정진했다. 바오스성包識生 등과 함께 중국의학원中國醫學院을 설립했으며, 중국의학원과 상하이중의학원上海中醫學院의 교수직을 겸임했다. 해방 후에는 의료사업에 투신하여 1955년에는 위생부 중의고문을 맡았고 동시에 베이징중의학원北京中醫學院에서 교편을 잡다가 1970년에 세상을 떠났다.

친보모는 청년시절부터 유명했으며, 평생토록 학문에 정진했다. 한의학 교육에 50년을 종사하여 경험이 풍부했으므로 근현대 한의학 교육에 공헌한 바가 매우 크다. 23세에 상하이중의전문학교上海中醫專門學校를 졸업하면서 곧바로 상하이 한의계에서 신임받는 인물이 되었고, 상하이국의공회上海國醫公會의 창설자 가운데 한 사람이기도 했다. 28세 때에는 『청대명의의안청화清代名醫醫案菁華』를 간행했고, 이후 한의학 강의 교재 8종을 편집하여 세상에 널리 알려졌다. 해방 후에는 『중의입문中醫入門』, 『중의임증비요中醫臨證備要』, 『겸재의학강고謙齋醫學講稿』 등 다수 서적을 간행했다. 평생 동안 쓴 글이 대략 천만 자에 이르며, '문혁文革' 이전 중국 한의계에서 존경받는 대가泰斗였다.

친보모는 한의학교 졸업 직후인 젊은 시절에는 시대적 조류에 영향을 받아 한의학의 혁명을 제창했으며, '한의학의 진리는 절대로 몇 권의 고서 속에 있지 않다'고 생각했다. 온 힘을 한의학 이론 정리 작업에 쏟았다. 1927년 동서의학 논쟁이 격화할 때 쓴 글에서는, "동서의학 양 진영은 각기 지성至誠에 기초하여 몇 가지 정의精義를 연구하고, 회통匯通할 수 있는 것들을 먼저 뽑아 조정한다. 이어서 회통할 수 없는 것들은 그 득실을 평가하여 판단한다. 어떻게든 회통이 가능할 것이다"라고 하였다. 30년대에는 음양, 오행, 운기運氣 등 학설을 폐지해서 안 된다고 힘써 주장했지만 이것에 대해 논쟁한 글들은 많지 않다. 만년에는 의도醫道가 더 깊어지고, 겸하여 서양의학에도 능통하였다.

상常을 알고 또 변화變에도 통달했으니 종합하는 것에 능숙했다. 창신創新에 용감했고, 비록 처방은 온건했으나 매번 기발한 방법으로 성공을 거두었다. 교학教學에만 뛰어난 것이 아니었다.

제5장 논쟁 기간의 유명 인물과 학술적인 문제들

제1절 장타이옌章太炎의 의학사상

근대의 유명한 사상가와 학자들 중에서는 장타이옌章太炎(1869~1936)이 동서의학 문제에 관해 가장 많은 글을 썼다. 그가 쓴 대다수의 의학 관련 글들은 그가 세상을 떠나기 10여 년 전, 즉 동서의학 논쟁이 가장 격렬했던 시기에 발표되었다. 이 글들은 그가 사망하고 얼마 되지 않아 『장태염의론章太炎醫論』으로 편집되어 단행본으로 출간되었다. 이 책은 장타이옌이 말년에 가졌던 동서의학 문제에 대한 견해를 잘 보여준다.

장타이옌은 1896년부터 '5・4 운동' 전까지는 정치 사상가였다. 그의 주요 공헌은 부르주아계급 개량파와 논전하는 과정에서 캉유웨이康有爲와 량치차오梁啓超의 군주입헌사상을 매섭고도 체계적으로 비판한 데 있었다. 그는 중국이 혁명을 통해 힘으로 청 왕조를 몰아내고 부르주아계급의 민주공화국을 건립해야 한다고 주장했다. 신해혁명 이후로 그의 사상은 점차 시대에 뒤처진 것이 되어 갔다.

장타이옌은 주로 전통적인 중국문화에서 출발하여 혁명사상을 전개했다. 그는 전반서화全盤西化에 반대했고, 중국이 서방을 숭배하고 자기 스스로를 경시하는 것에 반대했다. 심지어 의회민주주의도 반대했으며, 자본주의와 과학기술을 비난했다. 그는 한족漢族의 전통문화 보위保衛, 발양發揚과 서양 부르주아계급의 신사상新思想을 받아들이는 것이 결코 서로 모순되지 않는다고 보았다. 만주정권에 반대하고 '국수國粹'를 제창했던 일부 사람들은 그를

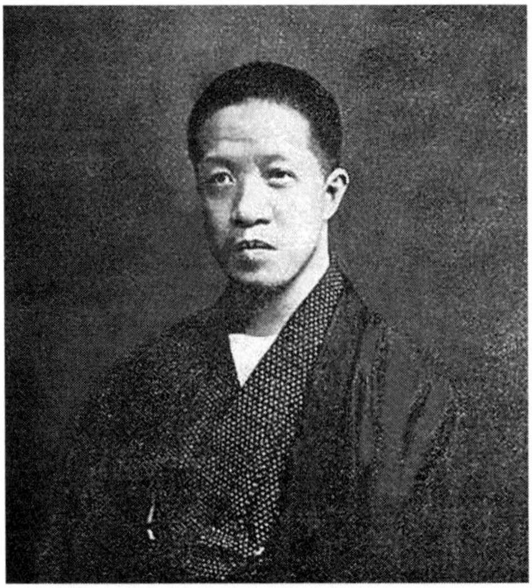

장타이옌章太炎

지도자로 받들었다. '5·4 운동' 시기, 장타이옌은 백화문白話文 제창에 반대하는 등 이미 시대적 흐름에서 뒤처져 있었다. 하지만 신문화운동의 대표적 인물들은 결코 그를 주요 공격 대상으로 삼지 않았다. 이것은 아마도 이전 장타이옌이 사상계에서 뛰어난 성과를 거두었고, 높은 덕망을 지녔기 때문이었을 것이다. 또 신문화운동의 지도자격인 인물들, 예를 들어 루쉰魯迅 형제는 모두 장타이옌과 스승과 제자의 명분이 있었고, 장타이옌도 신문화운동을 단호하게 반대하지는 않았다.[1)]

장타이옌 사상의 일반적인 경향을 간단하게 분석해 보는 것은 그의 의학사상을 이해하는 데도 도움이 된다.

동서의학 논쟁이 가장 격렬했던 시기, 한의와 서의 양 진영의 유명 인사들은 모두 장타이옌을 스승으로서 존경했다. 예를 들어 위윈슈余雲岫는 여러 차례 장타이옌을 '나의 스승吾師'이라 불러 마치 입문 제자처럼 행세했다. 중국 한의계에서 장타이옌을 스승으로 삼았던 인사들로는 루위안레이陸淵雷, 장츠궁章次公 등이 있다. 그렇지만 전체적으로 보면 장타이옌은 한의 진영에 속한 인물이라고 할 수 있다. 상하이에서 발행되던 중요 한의학 잡지들은 모두 그의 명성에 도움을 받았다. 상하이중국의학원上海中國醫學院은 개교하면서 장타이옌을 교장으로 초빙했다. 이런 일들은 모두 장타이옌과 중국 한의계의 관계가 대단히 밀접했음을 말해주는 증거들이다. 장타이옌은 단 한 번도 중국 한의계와 난징정부 사이의 정치적 투쟁에 개입하지 않았다. 장타이옌이 난징정부와 아무 연계가 없었기 때문이다. 하지만 장타이옌은 한의폐지에 반대했고, 동시에 한의의 수구守舊에도 반대했다.

1927년 장타이옌이 『중국의약문제中國醫藥問題』(왕이런王一仁 저, 1935년 판)에 써준 서문序文은 그가 가졌던 사상의 큰 틀을 잘 보여준다. 그는, "나는 지금의 한의는 자립에 힘을 쏟

1) 李澤厚. 『中國近代思想史論』. 人民出版社. 1979. 394, 395, 445쪽.

아야지 이론을 내세워 시시콜콜 따지면서 서의와 항변할 필요가 없다고 생각한다. 무엇이 자립인가? 무릇 병에는 서의가 치료할 수 없는 병도 있고, 치료할 수 있는 병도 있다", "이로운 점과 폐단을 살펴보자면 한의는 해부가 소략하고, 생리가 자세하지 못해 서의와 비교했을 때 부족함을 면할 수 없다. 다만 상한열병傷寒熱病에 속하는 것으로서 그 사기邪氣가 부이무근浮而無根한 것은, … 한의가 법法에 근거해서 치료할 경우 대체로 서의보다 우수하다. 또한 얼음주머니로 열을 내리는 것은 수손지계水噀之戒를 범할 수 있고, 뜨거운 열기로 압박하여 땀을 내는 것에는 화역지금火逆之禁이 있다. … 만약 본래 병이 흉복胸腹에 있는데 구별이 애매모호하여 우리가 그 병소病所를 정확하게 적시할 수 없다면 어떻게 환자를 치료할 수 있겠는가? 나는 방서方書로서는 오직 『상한론傷寒論』만을 신뢰한다. 잡병을 다룬 서적은 『금궤金匱』 이래로 모든 것을 다 낱낱이 담고 있다고 할 수 없다. 하지만 예컨대 월비탕越婢湯이 이수裏水를 치료하고, 정력대조탕葶藶大棗湯이 폐옹肺癰을 치료하며, 대황목단피탕大黃牧丹皮湯이 장옹腸癰을 치료하는 것은 사용하여 수차례 효과를 본 적이 있다. 이 병들은 서의西醫로는 종종 치료할 수 없는 것들이다", "『소문素問』과 『난경難經』이 오행을 이용하여 안으로는 오장을 통솔하고 밖으로는 백병百病을 관통하려 한 이래로 그 학설에 견강부회가 많았다. … 수隋, 당唐, 양송兩宋 시대에는 오직 소원방巢元方 만이 오행에 대해 말을 많이 했다. 그것을 배우거나 간혹 그것을 언급하는 자들은 한마디로 무언가를 감추기 위해 오행을 빌려왔을지는 몰라도 준칙으로까지 보지는 않았다. 금원金元시대 이후에는 … 육조六朝와 당唐, 송宋 시대의 절실했던 풍조는 버릴 수밖에 없었으나 오행같은 허황된 학설을 근본으로 삼는 것을 잊지는 못했다. 유짜이징尤在涇은 마음속으로는 그것이 잘못되었음을 알았지만 공격하기 어려웠으며 여전히 비호하지 않을 수 없었다. 쉬링타이徐靈胎도 음양오행이 사람을 기만하는 것이라고 크게 욕했지만 자기 또한 물들지 않을 수 없었다. 무릇 이 두 사람이 정확한 인식을 가지고 있었으면서도 다른 많은 사람들과 같이 되고 말았으니 어떻게 하겠는가? 진화하는 것이 어렵다고 말할 수밖에 없다"[2]고 하였다.

이것은 당시로서는 대체로 공정한 논평이었다. 즉, 그는 한의가 다수의 급성 열성병과 부분적인 잡병 치료에서 서의보다 우수하다고 생각했다. 뿐만 아니라 장타이옌은 실천 경

2) 中國科學院哲學研究所中國哲學史組『中國哲學史資料選集·近代部分』. 中華書局. 1959. 439쪽.

험도 있었다. 하지만 장타이옌은 음양오행 학설에 대해서는 기본적으로 부정적인 태도를 취했다. 또 금원金元 이후로 사설邪說이 성행했다고 생각했다. 이런 견해도 당시의 동서의학계가 모두 받아들일 수 있는 내용이었다.

장타이옌이 오행학설을 주제로 글을 쓴 적이 있는데 부정적인 태도를 분명하게 드러내었다. 다만 이 글은 문헌적인 고증의 관점에서 썼다. 그는 『소문素問』의 오장五臟에 대한 오행 배속과 금문今文 『상서尙書』 구양설歐陽說, 고문古文 『상서尙書』 그리고 정현鄭玄이 주注한 고문古文 『상서尙書』 「주관周官」 등 제가諸家들의 차이점을 서로 비교하고 다음과 같은 결론을 내렸다.

"오행의 분배는 진단과 치료기술에 근거한 것이 아니었다. 그러므로 그 유사성을 따라 견강부회가 얼마든지 가능했다. 즉, 두 학파(즉, 금·고문 『상서尙書』를 가리킴 - 본서 주)의 배속방법 외에 다른 방법으로 배속시킨다고 해서 꼭 통하지 않는다고 말할 수 없다. 지금 사람들은 한 가지 의미에만 얽매여 이로부터 장상臟象과 병후病候를 이끌어 내려고 전전긍긍한다. 그 말이 모두 이치에 맞는 것 같지만 실질적으로는 아무 타당성이 없다. 이 또한 그만 두어야 하지 않겠는가!"3)

논쟁시기에 쌍방 모두 대부분 오행을 폐지해도 좋다고 동의했다. 오직 루스어陸士諤, 멍써우矇叟, 우한셴吳漢仙 만이 글을 써서 비난했을 뿐이었다. 장타이옌은 다음과 같이 논박했다.

"지금 설령 오행을 말하지 않는다고 해서 한의의 실질에 어떤 손상이 생기는가!", "한의를 철학의哲學醫라고도 하고, 또 오행을 믿을 만하다고 말하기도 한다. 전자前者는 회피하려는 말에 가깝고, 후자後者는 정말 사람들로 하여금 실소케 하는 말일 뿐이다!", "오행 같은 이론을 어찌 철학이라고 할 수 있는가? 이는 한나라 때에 위서緯書에서 세상을 탐색하던 담론으로서 어리석다고愚 볼 수는 있어도 명철哲하다고 볼 수는 없다."4)

결론적으로 장타이옌의 오행에 대한 관점은 결코 그만의 독특한 견해가 아니었다. 그의 관점은 전체적으로 량치차오梁啓超와 동일하다. 이때는 윈톄차오惲鐵樵가 오행이론에 관한 중요한 논술을 발표한 지 여러 해가 지난 때였다. 장타이옌은 이런 사상에 대해 세세하게

---

3) 章太炎.『章太炎醫論』. 人民衛生出版社. 1957. 1쪽.

4) 章太炎.「對于矇叟君駁議商榷」『醫界春秋』匯選本 第一集.

연구하지 않았으며, 또 무엇을 철학이라고 하는지에 대해서도 명확한 개념이 없었다.

초년에 장타이옌은 『의술평의醫術平議』를 저술한 적이 있었다. 이것은 기본적으로 『소문素問』, 『영추靈樞』의 사상을 이어받은 것이었다. 하지만 그는 후에 자기 스스로 이 책에 대해 부정했다.5) 『장태염의론章太炎醫論』 중에 수록된 글들은 대부분 그의 후기 사상을 대표한다. 책은 전체 38편으로 되어 있다. 이 중 일부 편의 제목을(목차 번호는 원서原書에 의함) 보면 장타이옌이 어떤 사상을 가졌는지 대략 알 수 있다.

(1) 오장의 오행배속에 정해진 설이 없음을 논함論五臟附五行無定說

(2) 경맥에 대한 옛 학설의 과오를 논함論舊說經脈過誤

(3) 삼초가 곧 림프선임을 논함論三焦卽淋巴腺

(5) 음양병이 곧 온열병임을 논함論陽陰病卽瘟熱病

(19) 미생물 균이 상한열병의 원인이 아님을 논함論微生菌非傷寒熱病因

(26) 급성 속립성 결핵증을 논함論急性粟粒性結核症

(27) 고금을 비교함論古今權量

장타이옌의 논문들은 고금古今, 동서中西 의술을 언급하면서 또 어느 정도의 임상경험도 담고 있음을 볼 수 있다. 유명한 사상가이자 학자로서 유일하게 근대 동서의학 논쟁에 정식으로 참가했던 그에 대해 당시 사람들은 이렇게 평가했다. “장타이옌은 학술적으로 ‘소학小學’, ‘자서子書’, ‘의리醫理’에서 삼절三絶이라 칭할 만하다. 삼절三絶 가운데서도 의醫에 대한 이야기를 가장 좋아 했으며, 항상 평생의 심득心得이 이것에 있다고 말했다. 지인들의 말에 따르면 의학 이론에는 정통했으나 의술에는 서툴렀다고 한다.”6) 이로 미루어 보면 1920년에서 30년대까지 장타이옌이 동서의학 논쟁에서 제기되었던 학술적인 문제들을 진지하게 연구했던 것은 사실인 것 같다. 어떤 의미에서는 정치 사상계에서 물러난 이 학자가 동서의학 학술 논쟁에서 지도적인 역할을 발휘했다고 말할 수도 있다.

---

5) 「章太炎先生答張破浪先生論醫書」『紹興醫藥學報』. 1924年. 第2期.

6) 『現代中國名人外史・章太炎』. 實報叢刊. 1935.

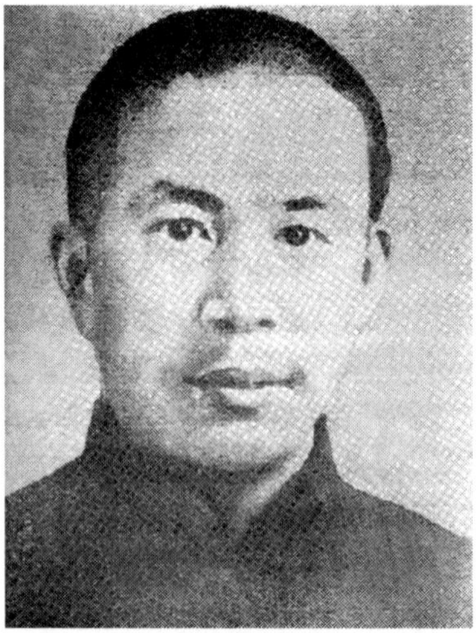

장츠궁章次公

의학계에서 장타이옌에게 입문한 제자로는 장츠궁章次公이 거의 유일하다. 장츠궁은 장타이옌의 가르침 중 유익했던 점을 다음과 같이 정리하였다. "나는 하이닝海寧 쑨스양孫世揚의 소개로 선생의 문하에 들어갔다. 의약이라는 학문을 가르쳐 주심에 매우 자상하였고, 얻은 것이 매우 많았다. 가르침을 받은 것이 세 가지가 있으니 처방들을 중히 여겨 익히고貴習群方, 증험에 근거해서 사용하라用資證驗는 것이 그 첫 번째요, 위로는 『영추』, 『내경』, 『난경』靈樞內難을 취하지 말고, 아래로는 원명元明의 제가諸家들을 취하지 말며, 창사長沙(『상한론』을 지은 장중경張仲景을 가리킴—역자 주)를 스승으로 삼으라는 것이 두 번째이며, 서양遠西의 학설을 겸하여 취하고 이를 타산지석으로 삼으라는 것이 세 번째이다. 이후로 여러 국의國醫학교에서 연구하면서 막혀 있던 뜻을 소통시키고, 제가들의 법을 어기지 않았다."[7] 이것을 통해서도 장타이옌의 사상을 알 수 있다.

제2절 근대 중국의학사에서의 딩푸바오丁福保

딩푸바오丁福保(1874~1952)의 자字는 중후仲祜이고, 만호晩號는 주은거사疇隱居士이다. 장쑤江蘇성 우시無錫 사람으로, 1874년 서향세가書香世家에서 태어났다. 소년 시절에는 집안의 전통을 이어받아 구학舊學을 배웠으며, 우즈후이吳稚暉를 사숙私淑했다. 청년 시절에는 장인 난징서원江陰南菁書院에서 공부했으며, 1896년 동자시童子試에 응시하여 수재秀才에 합격했다. 이에 글방을 열어 학생들을 가르치면서 문학・역사・수학을 혼자 공부했다. 28세에는 쑤저우蘇州 동오대학東吳大學에서 공부했고, 다른 한편으로 일본어를 독학했다. 1903년 경사대학당

7) 章次公.「章太炎先生之醫學」『蘇州國醫雜誌』. 1936年. 第11期.

京師大學堂의 교습教習에 임명되었고, 1905년 사임하였다. 이후에는 서적의 번역에 힘을 기울였으며, 잡지를 출판하고, 의회醫會를 조직하며, 병원과 요양원을 열었다. 이와 함께 소학小學(문자文字, 훈고訓詁, 성운聲韻을 연구하는 학문분야—역자 주), 불학佛學, 고천古泉(옛날 화폐—역자 주) 등의 연구에도 힘을 쏟았다. 저술이 대단히 많아 이 시기의 저명한 학자로 이름을 날렸다. 1952년 상하이에서 사망하였다.

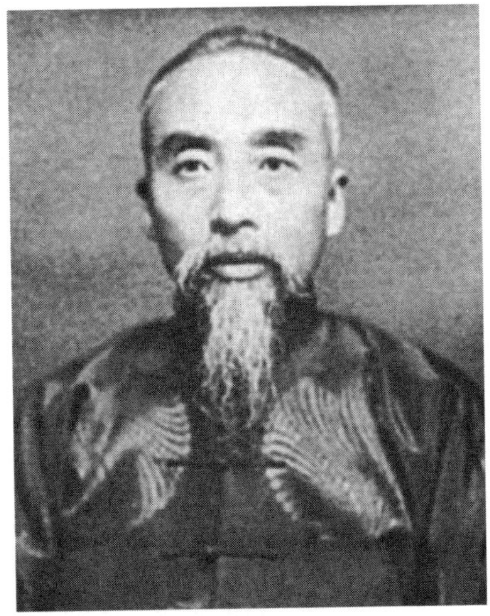

딩푸바오丁福保

딩푸바오 스스로가 말하기를, "내가 상하이에서 펴낸 책들은 대개 여섯 종류로 나눌 수 있다. 첫째는 의학총서요, 둘째는 문학총서, 셋째는 진덕進德총서, 넷째는 불학佛學총서, 다섯째는 소학小學총서, 여섯째는 고천古泉총서이다"[8]라고 했다. 이것은 책의 내용과 발간 순서에 따라 말한 것이다. 딩푸바오는 자기 자신이 이룬 학문적인 성과를 평가하면서 이렇게 말했다.

"내가 일생동안 편찬한 책들을 거슬러 올라가 살펴보면 『설문고림說文詁林』 정正본과 속續본 두 편, 『불학대사전佛學大辭典』, 『고천대사전古泉大辭典』이 제일 중요하고, 『이아고림爾雅詁林』, 『군아고림群雅詁林』, 『방언고림方言詁林』, 『석명고림釋名詁林』이 그다음으로 중요하다."[9]

이것을 볼 때 의학총서는 순위의 뒤쪽에 있음을 알 수 있다. 딩푸바오 스스로도 의가醫家로 칭송되는 것을 원치 않았다. 그러나 딩푸바오의 학문 연구나 이름이 알려지게 된 것, 부를 축적한 것 모두 자신이 편역한 의학서적에서부터 시작되었다. 그는 일생을 마칠 때까지도 의학계醫界를 벗어나지 못했다.

1900년 딩푸바오는 대중적인 서양의학 상식에 관한 책, 『위생학문답衛生學問答』을 출판했다. 1906년에는 정식으로 역서공회譯書公會를 조직하고 1907년 말까지 일본어 서양의학 서

8) 丁福保. 『疇隱居士七十自敍』. 上海. 中華書局. 1944年版(1948?). 145쪽.

9) 丁福保. 『疇隱居士七十自敍』. 上海. 中華書局. 1944年版(1948?). 145쪽.

적 10종을 편역했다. 이 책들은 기본적으로 그가 직접 편집, 번역한 것이다. 1909년에는 일본으로 건너가 의학에 관한 현지 조사를 했으며, 명성도 크게 높아졌다. 1914년에 이르면 일본어 의학서적을 번역한 책이 총 68종에 달했다. 이 책들은 『정씨의학총서丁氏醫學叢書』[10]로 묶여져 출판되었다. 이 책들을 통해 당시의 서양의학 전체가 중국에 소개되었다. 당시에 번역된 책들은 베를린과 로마의 만국박람회에 참가하여 최우등상을 받기도 했다. 이 저작들 또한 대부분 그가 손수 계획하고 제작한 것이다. 이 외에도 1910년부터 편집을 맡아보기 시작한 『중서의학보中西醫學報』가 있으며, 20년 동안이나 지속되었다. 딩푸바오가 근대의학 역사에 공헌한 것은 주로 이 시기였다. 그는 근대 의학지식을 신속하고도 대량으로 중국에 소개하여 당시 중국 의학계가 갈망했던 새로운 학문에 대한 수요에 부응했고, 중국 한의계가 서양의학을 이해하는 데도 중요한 촉진제 역할을 했다. 1915년 중화의학회를 설립할 때 그는 발기인으로 참여했다. 발기인들 가운데 딩푸바오 만이 유일하게 외국 유학을 통해 정식으로 근대의학 교육을 받지 않은 사람이었다. 『중국의사中國醫史』에는 단지 그의 사진 한 장만을 싣고 그가 구식舊式 학자이며 수많은 의학서적들을 중문으로 번역했다는 설명만을 덧붙여 놓았을 뿐 본문 중에는 그에 대한 그 어떤 평가도 찾아볼 수 없다.[11] 이것은 대단히 불공평하다. 딩푸바오가 이 시기에 번역한 책들은 1851년 홉슨의 책을 비롯하여 서양 선교사들이 번역한 서양의학 서적 전체를 합친 것보다도 많았다(그 이전에 중문으로 된 서양의학 서적은 약 60종이었다. 량치차오梁啓超의 『서학서목고西學書目考』를 참고할 것). 딩푸바오 이후에도 그에게 견줄 정도로 서양의학 분야를 소개하고 보급한 사람은 없었다. 1915년 이후로 그는 다른 분야의 학술 연구에 힘을 쏟았다. 하지만 그가 생을 마칠 때까지도 의학과 관련된 그의 저작 25종(주로 서양의학을 소개한 책들)이 여전히 출판되고 있었다.[12] 그러나 그중 대부분은 이미 그가 직접 번역한 것이 아니었다. 딩푸바오는 자신이 의서를 번역한 동기가 입신양명에 있었음을 인정했다. 그렇지만 그의 노력은 시의적절하였으며, 이런 동기 때문에 그가 중국사회의 진보에 기여한 객관적인 작용을 부정할 수는

10) 丁福保.『疇隱居士學術史』. 上海. 詁林精舍. 1944年版(1949?). 163쪽.

11) 王吉民, 伍連德.『中國醫史』. 第2版. 商務印書館. 1936年. 628-629쪽.

12)『上海名醫志・丁福保』1950年版.

없다.

딩푸바오가 서양의학 소개에 힘을 쏟았던 때는 중국사회가 진심으로 근대의학을 환영하던 시기였다. 그는 다음과 같이 썼다. "근세에 동서 각국 의학의 발달은 만마萬馬가 질주하는 것 같고, 백천百川이 모여드는 것 같다. 장엄하고 거대한 대서양의 조류를 따라 황하 기슭을 건너 동아시아 대륙으로 들어왔으니, 재능이 미천한 나 같은 사람도 웅장한 뜻을 품게 했다. 시력視力을 다하고, 장광설長廣舌을 움직여 크게 진설陳設해 놓고 들이마시니 어찌 유쾌한 일이 아니리오!"[13] 그의 초기 저작들에서는 "한의는 병을 논함에 공리公理가 없다", "고인古人이 논한 맥脈은 근거가 없다", "서의西醫는 한의보다 우수하다"[14] 등의 견해들을 분명하게 드러내었다. 그러나 적어도 1910년, 그가 의회醫會를 창립하고 잡지를 발간하던 때부터는 동서의학 사이의 갈등 문제를 어떻게 풀어야 할지에 대한 인식이 있었던 것 같다. 그렇기 때문에 그는 그가 만든 잡지에 『중서의학보中西醫學報』라고 이름을 붙였고, 동시에 중서의학연구회中西醫學研究會를 설립하였다. 그는 동서의학의 관계를 깊이 있게 연구한 공헌은 비록 크지 않았지만(특히 초창기에) 동서의학 사이의 갈등을 격화시켜 간격을 더 벌어지게 하지 않았다는 것만큼은 확실하다. 이것이 바로 딩푸바오가 반세기 가까이 의학계에 몸담고 있으면서도 한의와 서의 양 진영 모두로부터 동시에 존중을 받았고, 또 기본적으로 한의 진영에 포함될 수 있었던 이유이다.

그러나 실제로 딩푸바오는 한의과학화中醫科學化를 주장했던 급진파였다. 한의와 서의 쌍방의 격전이 있은 후 그가 가지고 있었던 이 같은 관점도 분명하게 드러났다. 그는 1939년 『국약신성國藥新聲』 창간호 발간사發刊詞에 다음과 같이 썼다. "동서의약中西醫藥의 구통溝通을 외친 지 40년이 넘었고, 동서 구통溝通은 한의과학화로부터 시작되어야 한다고 우리가 주장한 지도 40년이 되었다. 그런데 지금 그 거리가 사실상 더 멀어진 것 같은 것은 어찌된 일인가? 어찌 힘이 미치지 못하는가? 사회에 겹겹이 쌓인 장애물들을 제거하는 데 시간을 소비한 것이 큰 원인일 것이다. 40년이라는 시간이 흐르는 동안 이 문제에 대한 국민들의 태도는 여러 번 변했다. 초기에는 완강하게 거부했다가 이어서는 회의적이 되었고, 최근에

---

13) 丁福保. 『丁氏醫學叢書總序』(改正). 上海. 醫學書局, 1920.

14) 丁福保. 『衛生學問答』, 1902年版.(1900년 上海 文明書局에서 초판 발행)

이르러서야 점차 받아들이는 자들이 생기기 시작했다. 초기에 완강하게 거부했던 것은 과학의 실상을 잘 몰라 과학을 이단異端으로 생각하였기에 배척한 것이다. 그래서 과학의 원리를 상세하게 알려 중국사회 전체를 유도해야 했다. 회의적이 되었던 것은 과학이 우리 고유의 것이 아니고, 또 한의는 그 자체로 독립적인 정신을 갖춘 것인데, 이것을 강제로 동화同化시키면 국수國粹가 필히 망할 것이라고 생각했기 때문이었다. 이것은 문호門戶에 얽매인 편견이고 기우였다. 그래서 또 부득불 과학의 가치를 분석함으로써 사회의 오해를 풀어야만 했다. 한의과학화 후에 상대방의 장점을 취해 우리 자신의 단점을 보완하는 것이 국수國粹를 보존하는 유일한 방법이다", "그러나 소위 과학화라는 것은 말만 해서는 안 된다. 실제를 추구해야만 한다. 의학이론은 생리·병리학의 규범을 따라야 한다. 방제는 이화학理化學·생물학의 원칙들을 따라야만 한다. … 우리 새로운 중국 한의계는 이론 면에서 적어도 전염병학설, 내분비학설, 비타민학설 정도는 당연히 받아들여야 한다. 치료 면에서는 응당 각종 특효요법을 채택해야 한다. … 만약 이런 순서를 따라 전진할 수 있다면 또 다른 40년 후에는 동서의학이 진정으로 구통溝通되는 날이 올 것이고, 오늘날 우리들의 이 같은 노력도 헛된 것이 되지 않을 것이다!"

딩푸바오는 여기서 과학 발전에 장애가 되는 사회·정치적 문제에 대해서는 말하지 않았다. 이것은 정치를 피해갔던 평소의 처세 원칙 때문이었다. 비록 그의 생각이 다 옳다고 할 수 없지만 한의과학화中醫科學化의 구호만큼은 딩푸바오에서 가장 먼저 나왔다. 그는 동서의학의 구통을 실현하기 위해서는 반드시 근대 서양의학의 학설을 원용해서 한의를 해석해야 한다고 생각했다. 이것이 한때 나타났던 '신중의파新中醫派'의 진정한 사상이었다.

첨부: 천방셴陳邦賢의 간략한 전기

천방셴陳邦賢(1889~1976)의 자字는 예위冶愚이고, 장쑤江蘇성 전장鎭江 사람이다. 1910년 이후로 딩푸바오丁福保에게 사사師事했으며, 1919년 중국 최초의 체계적인 의학사 전문 서적을 편찬했다. 40년대에는 교육부 의학교육위원회 편집을 맡았으며, 해방 이후에는 중의연구원 의사실醫史室 부주임, 50년대에는 제4차 정협위원政協委員을 역임하였다. 천방셴의 동서의학에 대한 관점은 자주 변했다. 아마도 사회적 환경 변화와 관계가 있었던 것으로 보인다. 청말 그는 한의의 부패를 크게 외쳤고, 서양의학의 도입을 진심으로 환영했다. 신해 이후에는 의학사 연구에 힘을 쏟았고, 전체 한의학 체계에 대해 비판적인 태도를 견지했다. 동서의학 논쟁기간에는 위윈슈余雲岫의 관점으로 기울어졌다. 해방 이후에는 의학사 연구에만 매진했으며, 주로 자신의 원저작에 포함되어 있었던 동서의학과 국민당 정권에 대한 과거의 부당한 견해들을 수정했다. 또 이와 함께 일부 문헌에 대해 정리하는 작업을 했다.

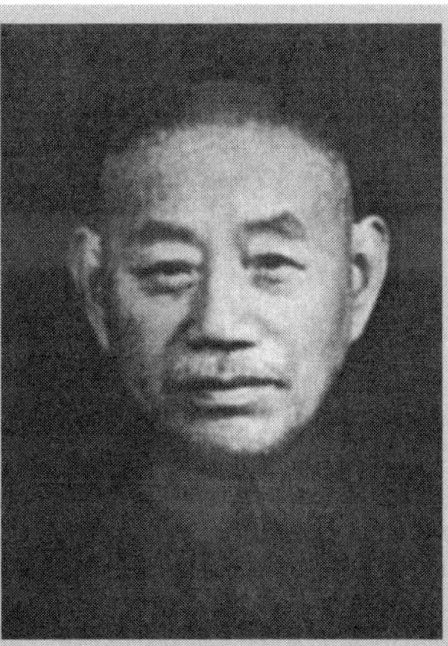

천방셴陳邦賢

제3절 걸출한 한의학 이론가 윈톄차오惲鐵樵

윈톄차오惲鐵樵(1878~1935)의 이름은 수위樹鈺이고, 장쑤江蘇성 우진武進 사람이다. 소년 시절에 사숙私塾에 들어갔고, 1903년에 난양공학南洋公學에 입학하여 1906년 졸업했다. 1911년 상무인서관商務印書館에 번역원으로 입사하여, 다음 해부터 『소설월보小說月報』를 주편, 신문화운동이 일어날 때까지 맡았다. 이 기간 동안 서양소설 여러 편을 번역하여 린수林紓와 함께 이름을 날렸고 독특한 작풍을 갖추었다. 주편으로 재임할 당시 윈톄차오는 조리章法(글의 구성이나 구도—역자 주)를 중시했고, 동성파桐城派의 문풍文風을 좋아했다. 1916년 자식을 잃으면서 한의학에 뜻을 품고 공부하기 시작했으며, 1920년 상무인서관을 떠나 개업했다. 특히 소아과에 뛰어나 오래지 않아 명성이 자자하였다. 1922년에는 『군경견지록群經見智錄』, 1923년에는 『상한론연구傷寒論研究』를 서술했다. 그는 중국 한의계에서 위윈슈余雲岫에게 도전한 최초의 인물이다. 윈톄차오는 임상에 종사하면서 상하이의 각 한의학교에 출

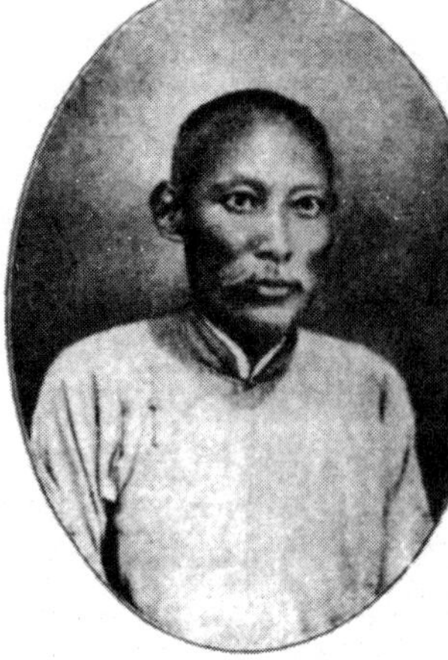

윈톄차오惲鐵樵

강했고, 한의이론과 동서회통中西匯通 연구에 몰두했다. 1925년부터 1927년까지 함수학교函授學校(통신학교—역자 주)를 2년여 운영했으며, 1935년 병으로 세상을 떠났다. 윈톄차오의 주요 저서는 모두 22종에 이르며, 『약암의학총서藥盦醫學叢書』로 편집되었다.

윈톄차오는 근대 중국 한의계에서 구학舊學에 정통하여 탁월한 식견을 갖추고 있으면서도 체계적으로 근대과학 훈련을 받은 첫 번째 인물이었다.

『군경견지록』은 대략 4만 단어 정도 되어 분량이 『영소상태靈素商兌』와 비슷하다. 이 책은 윈톄차오 학술사상의 기초를 닦은 저작이다. 그는 이 책에서 『역易』과 『내경內經』의 기본 이론에 대해 독창적인 견해를 제시했다. 이것은 근대시기 한의학 이론 연구 분야에서 거둔 중요한 성취이다.

1. 근대의 눈높이에서 『내경內經』 체계를 과학적으로 해석

윈톄차오는 『역』과 『내경』의 기초가 사시四時(춘・하・추・동 사계절—역자 주)에 있다고 주장했다. 이것은 새로운 지평을 연 견해이다. 그는 다음과 같이 말했다. "『역경易經』에서는 '법과 상에는 천지보다 더 큰 것이 없고, 변과 통에는 사시보다 더 큰 것이 없다法象莫大乎天地, 變通莫大乎四時'고 했다(『周易大傳・繫辭上』에 나옴—저자 주). 만사만물萬事萬物에 변역變易하지 않는 것이 없음을 알았기에 책 이름을 역易이라고 하였다. 만사만물의 변화는 사시한서四時寒暑(사계절의 기후변화—역자 주)에 기초하고, 사시한서의 변화는 일월日月의 운행에 기초한다. 만물이 변하지 않으려면 사시가 운행되지 못해야 가능하고, 사시가 운행되지 못하려면 일월이 운행되지 못해야 가능하다. 그러므로 사시가 기초가 되고, 『내경』과 『역경』은 모두 이 기초 위에 세워졌다."[15] 그는 이렇게 『역경』과 『내경』에 씌워져 있던

15) 惲鐵樵『群經見智錄・易經第五』.

신비주의의 겉옷을 단번에 벗겼으며, 이 두 책의 주요 이론들이 모두 자연계의 가장 뚜렷하고, 가장 쉽게 볼 수 있는 변화 규율을 연구한 데서 나왔음을 밝혔다.

사시의 변화에 수반하여 자연계에는 어떤 변화가 나타나는가? 『군경견지록』에서는 다음과 같이 말했다. "『내경』에서 늘 말하는 '소장노병이少壯老病已, 생장화수장生長化收藏' 이 열 글자가 곧 『역』 속에 담긴 깊은 뜻이다."16)

『역』과 『내경』은 모두 내용이 복잡하고 방대한 책이다. 윈톄차오는 실제 현상에서 착수하여 사시라는 강령을 붙들고 놓지 않았다. 확실히 높은 식견이었다. 역대로 『역』을 해석했던 학자들은 모두 무극無極, 태극太極, 음양陰陽, 상수象數를 부르짖었다. 초학자들로서는 오리무중에 빠지지 않을 수 없으며 현묘막측玄妙莫測하다는 느낌만 가지게 할 뿐이었다. 하지만 윈톄차오는 몸소 체험할 수 있고 말로 전달할 수 있는 그런 강령을 제시했다. 이런 해석은 이전 사람에게서는 찾아 볼 수 없는 것이었다. 윈톄차오가 말했다. "내가 말하고자 하는 것들은 모두 옛사람들이 말하지 않은 것들이다. 증거로 삼을 만한 책이 없었다."17) 바로 고인古人들이 아직까지 말하지 않은 것들을 대담하게 말한 것 때문에 그의 『내경』 사상 연구는 이전에 도달하지 못한 수준까지 갈 수 있었다. 이런 학문 방법은 당시에도 여전히 성행하던 청대 고증학적 유풍遺風과 확연히 달랐다. 위윈슈가 비록 근대과학으로 『내경』을 비판하긴 했지만 윈톄차오가 이처럼 옛사람들의 말을 한 글자도 인용하지 않고도 독창적인 새 학설을 제시한 것과는 같지 않았다.

이 점을 증명하기 위해 윈톄차오는 사시와 오행의 관계를 더 진전된 관점으로 해석했다. 사시의 변화를 강령으로 삼아 오행에 완전히 새로운 의미를 부여했다. 그는 기존의 오행생극五行生克에 대한 통속적인 해석을 비판했다. 고인들이 아무리 어리석었더라도 목생화木生火를 나무를 비벼 불을 취할 수 있다거나, 수생목水生木을 나무는 물이 있어야 잘 자란다는 식으로 생각하지는 않았을 것이라고 보았다. 『내경』에서 반복적으로 말하는 것은 오행이 다음과 같은 것에 기초한다는 것이다. 즉, "『내경』은 인류의 생로병사生老病死가 모두 사시한서四時寒暑의 지배를 받고 있음을 인정했다. 그러므로 사시를 책 전체의 뼈대로 삼았다.

16) 惲鐵樵.『群經見智錄・易經第五』.

17) 惲鐵樵.『傷寒論硏究・自序』.

사시에는 풍한서습風寒暑濕의 변화가 있으므로 육기학설六氣學說을 세워 천天에 속하게 했고, 사시에는 생장화수장生長化收藏의 변화가 있으므로 곧 오행학설을 세워 지地에 속하게 했다. 오행과 육기는 모두 사시를 설명하는 것들이다"[18]라고 하였다.

오행과 육기가 모두 사시를 설명하기 위한 것이라는 설정은 윈톄차오의 또 다른 독창적인 견해이다. 이런 생각에 기초하여 윈톄차오는 최초로 오행상생五行相生 순서가 사시 변화 순서와 같음을 강조하여 지적했다.

"목생화木生火는 봄이 다하면 여름이 온다는 것으로 여름이 봄으로부터 생生함을 말한다. 화생토火生土는 여름의 마지막 달季月이 장하長夏가 된다는 것으로, 장하長夏가 여름으로부터 생生함을 말한다. 토생금土生金은 장하長夏 다음에 가을이 있다는 것으로 가을이 장하長夏로부터 생生함을 말한다. 금생수金生水는 가을이 다하면 겨울이 되는 것이다. 수생목水生木은 겨울이 다한 즉 봄이 된다는 것이다."[19] 목木—화火—토土—금金—수水와 춘春—하夏—장하長夏—추秋—동冬 사이의 이와 같은 일치성은 오행학설이 결코 후세 사람들이 문자의 표면적 의미로부터 추측해냈던 함의含義와도 같지 않고, 또 고증학자들이 『내경』 이외의 선진先秦, 양한兩漢시대 문헌에서 찾아낸 함의含義와도 같지 않음을 설명해 준다. 오행학설이 의학에서 사용될 때는 한 차례의 개변改變 과정을 거친다. 윈톄차오는 이런 이치를 깊이 깨닫고는 대담하게 '사시오장四時五臟'설을 제시했다. 이것은 『군경견지록』에 자세히 기술되어 있다.

"『내경』에서는 간肝을 봄春에 배속시키고, 심心은 여름夏에 배속시키며, 비脾는 장하長夏에, 폐肺는 가을秋에, 신腎은 겨울冬에 배속시켰다. 이런 즉 간肝은 마땅히 심心에 기氣를 주어야 하고, 심心은 마땅히 비脾에 기氣를 주어야 하며, 비脾는 마땅히 폐肺에 기氣를 주어야 하고, 폐肺는 마땅히 신腎에 기氣를 주어야 하며, 신腎은 마땅히 간肝에 기氣를 주어야 한다. 옛사람들이 『내경內經』에서 말했던 오장五臟은 혈육의 오장血肉之五臟이 아니라 사시의 오장四時之五臟이다. 이 이치를 잘 알지 못하면 도처에 가시밭길이며, 『내경』의 단 한마디도 이해할 수 없을 것이다!"[20]

---

18) 惲鐵樵『群經見智錄・五行之硏究第八』.

19) 惲鐵樵『群經見智錄・五行之硏究第八』.

20) 惲鐵樵『群經見智錄・五行之硏究第八』.

"『내경』의 오장五臟은 혈육의 오장血肉之五臟이 아니라 사시의 오장四時之五臟이다"라는 이 한 마디는 한의 기초이론, 특히 장상臟象이론에 담긴 심오한 의미를 드러내 보인 것이다. 그리고 근대적 눈높이에서 동서의학의 방법론이 크게 다르다는 점을 밝힌 것이다.

윈톄차오의 관점은 1930년대에 양쩌민楊則民에 의해 더 발전되고 완전하게 가다듬어졌다. 그리고 해방 후에는 더욱 공인된 관점이 되었다. 하지만 중국 한의계는 이런 관점을 창안한 사람에 대한 평가가 부족하다. 이것은 현대의 새로운 발견과 같다. 1950년대에는 다음과 같은 관점이 유행했다. "한의학에서 일반적으로 말하는 장기臟器 명칭은 그 장기의 해부학적 실질만을 가리키는 것이 아니다. 주로 장상臟象을 가리킨다. 그렇기 때문에 우리는 현대적인 장기 개념을 무리하게 적용해서 그것을 판단(평가)해서는 안 된다."[21] 최근의 교과서에도, "한의학에서 말하는 장부는 단순히 해부학적 개념이 아니다. 더 중요한 것은 이것이 일종의 생리 혹은 병리학적인 개념이라는 점이다"[22]라고 기술하였다.

위의 두 설명은 윈톄차오의 관점을 현대적인 언어로 다시 풀어쓴 것이다. 하지만 어떤 의미에서는 윈톄차오의 논지보다 더 명쾌하지 못하다.

근년에 들어서 일부 사람들이 시스템론控制論을 도입하여 한의학을 연구하고 있다. 이들은 한의학의 장상학설臟象學說이 상자를 열지 않고 상자 내부를 연구하는 일종의 흑상(black box)적 방법을 사용한 것이며, 상변수象變數를 이용해서 장변수藏變數의 변화 규율을 추론하는 이론이라고 주장한다. 장상학설에서의 장부臟腑는 가설적인 모형일 뿐이며 서양의학의 해부생리를 이용해서는 한의의 장상학설을 검증할 수 없다. 이 연구는 한의학 이론의 과학성을 인정한 것이어서 중국 한의계의 주목을 받고 있다. 그러나 실제는 지금 수준이 아직 60년 전 윈톄차오의 연구 성과를 넘어서지 못하고 있다. 흑상이론은 한의학의 병인학病因學과 병리학病理學을 해석하는 데 사용된다.

그러나 많은 학자들이 한의학이 가장 먼저 자연계를, 인체를 포괄하는 하나의 대大 시스템으로 보았고, 이 대 시스템의 보편적인 규율로부터 인체 생명활동 규율을 추론해내었다는 것을 강조하지 않는다. 그렇기 때문에 단지 시스템론적 관점만을 이용해서 이런 대 시

21) 南京中醫學院 編. 『中醫學概論』. 人民衛生出版社. 1958. 5쪽.

22) 北京中醫學院 編. 『中醫學基礎』. 上海科學技術出版社. 1978. 9쪽.

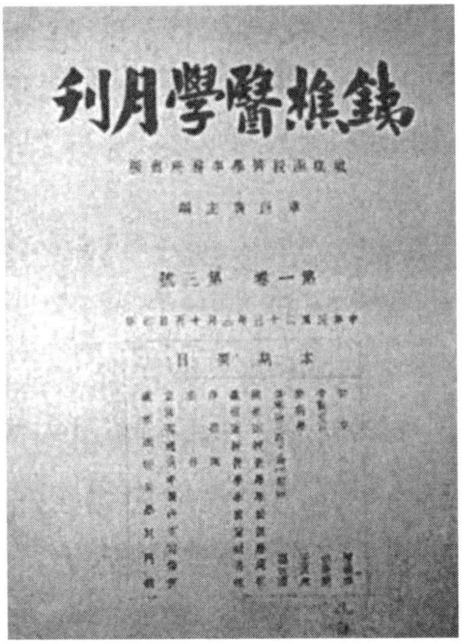

윈톄차오惲鐵樵가 주편主編한
『철초의학월간鐵樵醫學月刊』

스템에 속하는 몇몇 소 시스템을 설명하기에는 여전히 충분하지 않다.

하지만 『군경견지록』은 중국 고대의 자연관 전체에 대해 가장 먼저 과학에 부합하는 설명을 제시했다.

정리하면 최근 30년 동안 한의 기초이론을 연구하기 위해 새로운 방법과 술어들이 사용되었지만 한의학의 방법론 연구에서는 아직도 윈톄차오의 독창적인 견해를 넘어서지 못하고 있다. 우리들은 그의 공헌을 다시 새롭게 연구하고 평가해야 할 것이다.

『군경견지록』은 한의학 체계의 완정성完整性을 지켰다. 그리고 한의학 기초이론의 과학성을 밝혔다. 또 근대 자연과학이론을 이용해서 한의를 완전히 부정하려던 사람들이 기본적으로 한의학 이론체계의 특징을 이해하지 못한 것이고, 따라서 완전히 허공에 대고 활을 쏜 것이라는 점을 지적했다.

윈톄차오의 비판을 받았던 위윈슈는 한의학의 방법론을 완전하게 이해하지 못하고 있었다. 그는 다음과 같이 말했다. "윈톄차오의 『군경견지록』에서는 『내경』의 오장五臟을 사시기화四時氣化의 오장으로 보며, 혈육의 오장血肉之五臟이 아니라고 했다. 이것은 피해 노방가는 행동이다."[23] 지금 이 두 사람의 득실을 평가해 보았을 때 윈톄차오가 확실히 몇 수 위였음을 알 수 있다. 위윈슈는 줄곧 윈톄차오를 강적으로 간주하고, 동료로서의 우의友誼를 전혀 고려하지 않고 마음대로 반박했다. 하지만 윈톄차오는 넓은 도량을 보였다. 이로 인해 위윈슈는 매번 자신이 승리자라고 자처하였다.

23) 余雲岫.「駁俞鑑泉經脈血管不同說」『同德醫學』. 1927年. 第4期.

2. 철학적인 한계성

오장五臟, 오행, 운기運氣를 모두 사시四時 안에서 통일하고, 인체도 자연계 전체와 하나로 통일되게 했다. 이것은 『역易』과 『내경內經』, 『난경難經』을 깊이 연구한 성과였다. 그러나 이 세 고전의 철학적 기초를 더 깊이 분석할 때 윈톄차오는 어려움에 직면했다. 당시 중국인들은 변증법 철학에 대해 아직 무지한 상태였으며, 철학계에도 이제 막 서양철학이 소개되기 시작할 때였다. 어쩔 수 없이 『군경견지록』은 오래된 역리易理의 도움을 받아 해석해야만 했다. 이 책에는 64괘의 의의에 대해, 그리고 고대의 태극太極과 태극도설太極圖說에 대해 다루고 있다. 다만 그는 이 학설들을 대담하게 개조했다. 윈톄차오는 태극에는 당연히 시간 개념이 들어가야 한다고 생각했다. 그렇기 때문에 그는 사시의 출현을 태초太初의 제일보第一步로 간주했으며, 또 사시를 강령으로 하는 사상을 관철시켰다. 이런 해석은 그 당시 도달 가능한 최고의 수준이었다. 또 우리가 알 수 있는 것은 근대 과학지식이 윈톄차오에게 적지 않은 도움을 주었다는 점이다. 하지만 그 중에는 여전히 억지스러운 부분이 적지 않다는 점도 지적해야 할 것이다.

역리易理의 도움을 받기 위해 그는 다음 구절을 『내경』 전체의 총 제강提綱으로 제시했다. "규탁揆度(병의 깊고 얕음을 살피는 것—역자 주)과 기항奇恒(기이한 병의 진단법—역자 주)은 그 이치가 하나이다. 신神(인체 생명활동의 기틀—역자 주)은 굴러가되 되돌아오지 않는다. 되돌아온다는 것은 구르지 못한다는 것으로 이는 그 기틀(생생불식하는 생명의 기틀, 곧 신기神機—역자 주)을 잃은 것이다(揆度奇恒, 道在於一, 神轉不回, 回則不轉, 乃失其機).『黃帝內經 素問・玉版論要篇』"[24] 이 제강은 어느 정도까지는 『내경』의 변증법사상을 반영할 수 있다. 다만 『군경견지록』은 이 제강을 제시하면서, '신전불회神轉不回'를 『내경』 전체의 실마리를 푸는 단어로 삼았다. 이것은 한편으로는 음양에 대한 직접적인 논술로 시작함을 피하기 위해서였고, 다른 한편으로는 『내경』과 『역易』을 연계시켜야 하는 글의 진행상 필요에서 나왔다. 회回와 전轉을 해석할 때 윈톄차오는 다음과 같이 말했다. "전轉은 항恒이고, 회回는 기奇이다. 그러므로 기항회전奇恒回轉은 『내경』의 총강總綱이 될 수 있다. 기항奇恒의 도

24) 惲鐵樵『群經見智錄・內經之總提綱第四』.

道는 일一에 있으니, 즉 일一은 총강總綱의 총강總綱이 된다. 이 일一이라는 한 글자가 분명치 못하면 천 마디 말이나 만 마디 단어가 모두 타당성이 없어진다. 이 일一이라는 글자를 분명한 것으로 만들려면, 『역경易經』에서 구하지 않고서는 불가능하다."[25] 그러고서 이어지는 글에서는 『역경』의 기본원리의 도움을 받아 『내경』을 해석하였다.

시대적 한계에서 비롯된 것을 이 위대한 이론가에게 책임을 돌려 죄를 물어서는 안 된다. 오히려 그는 도처가 가시밭길이었던 환경 속에서 스스로 방법을 찾아내었고, 새로운 지식을 융회관통해서 옛 학설을 혁신하여 후세 사람들에게 중요한 계발啓發을 제공했다. 마땅히 높이 평가되어야 할 것이다. 10여 년 후 중국 한의계에 윈톄차오의 성과를 계승한 사람이 나타났으며, 그는 완전히 자기 스스로의 힘으로 변증법적 유물론을 이용하여 『내경』의 철학적 기초를 연구했다.

윈톄차오는 근대 한의학 역사에서 한의와 서의의 기초가 서로 다르며, 학문적 체계가 서로 다름을 가장 먼저 주장한 사람이다. 이는 청말 회통파 의가匯通醫家들이 한의의 장점은 기화氣化에 있고 서의의 장점은 형적形迹에 있다고 주장한 것과 비교할 때 크게 발전한 것이고, 동서의학의 체계를 본질적인 면에서 구별한 것이다. 또 근대 자연과학 체계 말고도 과학적 이치를 설명할 또 다른 체계가 있을 수 있음을 믿지 않는 사람들에게 이것은 유력한 비판이 되었다. 이런 사상은 윈톄차오가 전 생애에 걸쳐 진행했던 학문적 연구를 관통하는 것이었다. 그는 동서양 문화의 배경은 서로 같지 않으며, 동서의학의 기초 또한 서로 다르다는 것을 여러 차례 지적했다. "서양과학만이 유일한 학문적 방법이 아니다. 동양의학에도 당연히 그 자체로 근거를 삼을 방법론이 있다."[26] 그는 당시 많은 의가들의 『내경』 연구 방법이 크게 잘못되었음을 비판했다. 그는 다음과 같이 말했다. "서양의학의 임상병리학에 법이 있고 원칙이 있다고 말할 수 있다면, 『내경』이 사람들에게 가르쳐 주는 것은 응변이 무궁應變無窮하다는 점이다. 후세 사람들은 형능形能의 의미(왕빙은 『내경』에 나오는 병의 형능形能이라는 구절을 병의 형태로 간주해야 한다고 의심하였다)를 알지 못해 함부로 장부臟腑의 관능官能에서 『내경』의 본뜻을 구하려고 한다."[27] 한의학이라는 학문 속에 백상

25) 惲鐵樵 『群經見智錄·內經之總提綱第四』.

26) 惲鐵樵 「對統一病名建議書之商榷」 『醫界春秋』. 1933年. 第81期.

白箱 이론적 요소가 있음을 완전히 부인하는 것은 지나치다는 비판을 받을 수 있다. 하지만 그가 한의학 이론에서 지배적인 위치를 차지하는 시스템론系統論과 사이버네틱스控制論 사상을 붙잡았고 또 인정했다는 것은 의심할 수 없는 사실이다. 이런 사상은 바로 당시 과학계가 아직 인식하지 못했고, 또 적극적으로 부정했던 것이었다.

3. 확고한 회통파匯通派

분명히 해 두고 넘어가야 할 것은 윈톄차오도 결코 한의학 체계에 결함이 있다는 사실을 부인하지 않았다는 점이다. 그는 『군경견지록』의 자서自序에 다음과 같이 썼다. "최근에 유럽과 아시아가 구통溝通하면서, 서로 비교해 보니 나같은 황제黃帝, 신농神農 후예들의 부족함이 도처에서 드러나 기록할 만한 장점이 거의 없을 정도였다. … 모든 기술이 쇠퇴한 가운데서도 의술이 더욱 심하다. … 우연히 서의 위원슈余雲岫의 『영소상태靈素商兌』라는 책을 읽었는데 아닌 게 아니라 낙담한 나머지 생각을 돌아보지 않을 수 없었다."[28] 이 글의 이면에 담겨 있는 뜻은 한의학의 발전이 느리고, 의학계의 수준에도 차이가 있다는 점에 동감한다는 것이다. 그렇지만 그는 한의이론의 정수가 모여 있는 곳, 즉, 『내경』이 절대로 위원슈가 말한 것과 같은 그런 책(한 글자도 옳은 것이 없다)이 아님을 실천을 통해 경험했다. 그러므로 그가 나서 한의학 이론을 옹호한 것은 전에 직접 몸으로 체험한 것들이 있었기 때문이었다.

한의학 이론이 이미 독자적인 체계를 갖추고 있다는 것은 한의학이 독립적으로 발전해야만 하고 다른 학문체계는 배척해야 한다는 의미일까? 윈톄차오의 관점은 서양의학의 장점을 채용할 필요가 있다는 것이었다. 그는, "만일 한의학이 발전할 만한 가치가 있다면 반드시 서양의학의 장점을 흡수할 수 있어야 하고 그것과 더불어 화합化合해야 한다"[29]고 했다. 또 "오늘날의 상황에서 만일 의학의 개혁을 말한다면 서양의학과 서로 교류하지 않

27) 惲鐵樵.『生理新語』卷二.

28) 惲鐵樵.『群經見智錄·自序』.

29) 惲鐵樵.『傷寒論硏究』.

고서는 다른 방법이 없다"[30]라고도 했다. 윈톄차오 같이 근대 한의학의 역사에서 가장 높은 곳에 서 있던 사람들은 보는 것도 가장 멀리 본다는 것을 알 수 있다. 그는 한의학의 학술사상에 내포된 과학성을 최초로 밝힌 사람이지만 결코 한의학의 전통이론에 얽매이지 않았다. 동서의학 논쟁이 가장 격렬했던 시기에도 윈톄차오는 여전히 이런 입장을 고수하였다. 1929년 그가 상하이국의학원上海國醫學院에서 행했던 강연 제목은 다음과 같았다.[31]

① 한의는 국가 실정에 부합하는 의학이다.

② 서의는 그 자체로 장점이 있다.

③ 동서의학의 화합化合은 필연적인 추세이다.

그의 입장을 매우 분명하게 보여주는 제목들이다.

윈톄차오는 많은 저술을 남겼다. 또 소아과 임상으로 이름이 높았을 때 그가 이룬 성과는 다방면에 걸쳐 있었다. 이 성과에 대해서는 이미 많은 연구가 이루어져 있다. 하지만 한의학 기초이론 방면에서 그가 거둔 뛰어난 성과는 후대 사람들이 별로 인식하지 못하는 것 같다. 고증학적 풍토를 던져버린 것, 선인들의 고정관념을 따르지 않고 유행하는 견해에 부화뇌동하지 않은 것, 심혈을 기울여 높은 경지에 도달한 그의 학문 연구 방법 등에 대해서는 아직 인식이 부족하다.

참고문헌

1. 賈得道. 『中國醫學史略』. 山西人民出版社. 1979.
2. 孫世揚. 「惲先生傳」 『鐵樵醫學月刊』. 1935年. 第7期.
3. 章巨膺. 「惲鐵樵先生年譜」 『鐵樵醫學月刊』. 1935年. 第7期.
4. 章巨膺. 「惲鐵樵先生學術經驗介紹」 『中醫雜志』. 1961年. 第4期.
5. 章巨膺. 「惲氏醫學學派簡介」 『上海中醫藥雜志』. 1962年. 第1期.
6. 哈爾濱醫科大學. 『中國醫學史講義』. 1974年版.

30) 惲鐵樵 『傷寒論硏究』.

31) 「惲鐵樵先生在上海國醫學院講詞」 『廣東醫藥月報』. 1929年. 第8期.

7. 任應秋. 『中醫各家學說』. 上海科學技術出版社, 1980.

제4절 양쩌민楊則民과 「내경 철학의 검토內經之哲學的檢討」32)

양쩌민楊則民(1893~1948)의 또 다른 이름은 지쉬안寄玄이고, 자字는 첸창潛昌이며, 저장浙江성 주지諸暨 사람이다. 청년시기 저장浙江 제1사범학교에 입학했으나 진보학생운동에 참여했다는 이유로 제적되었다. 후에 그는 지하혁명활동에 종사했으며, 두 번이나 체포되어 옥살이를 했다. 석방된 뒤에는 동서양의 의적醫籍 연구에 힘썼고, 아울러 수리數理와 철학 등에도 정통했다. 1930년대에는 저장중의전문학교浙江中醫專門學校에서 교편을 잡았고, 1948년 살해당했다.

양쩌민은 학문 연구에 성실했고, 저술하기를 좋아하여 그가 편찬한 각과 강의와 의학저서가 20여 종에 이른다. 1930년대에는 유물변증법에 기초하여 『내경內經』 교재를 편찬했다. 중국 한의계에서 마르크스주의 철학을 받아들인 최초의 인물이었다. 「내경 철학의 검토」는 그의 대표작으로서, 이 글로 말미암아 양쩌민은 근대 중국 한의학 학술사에서 일정한 위치를 인정받았다.

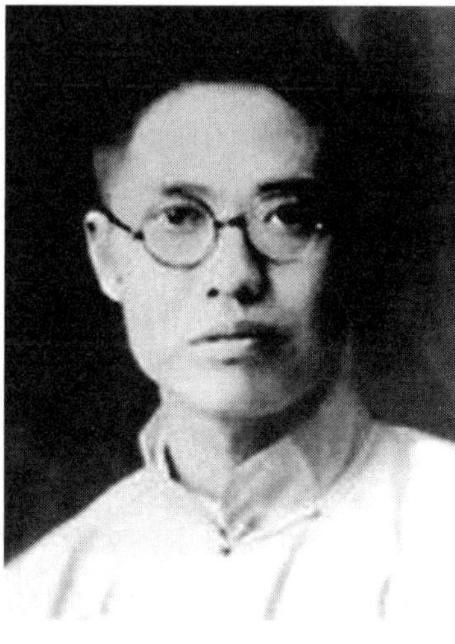

양쩌민楊則民

「내경 철학의 검토」라는 글은 1933년 『저장중의전문학교간浙江中醫專門學校刊』에 최초로 발표되었고, 1935년 『국의공보國醫公報』 제2권에 연재되었으며, 또한 1942년에 발간된 『국의지주國醫砥柱』 1기부터 12기까지에 연재되었다. 1948년 왕하오취안汪浩權이 편집한 『중국의약논문선中國醫藥論文選』에도 이 글이 실려 있다. 이것을 보면 이 글이 근대 의가들의 주목을 많이 받았음을 알

32) 이 절에서 인용한 글은 모두 1949년 1월 왕하오취안汪浩權이 편編한 『중국의약논문선中國醫藥論文選』에 의거하였다. 원문 중에 명확하게 잘못된 글자로 판단되는 것은 인용할 때 필자가 수정하였다.

수 있다. 그럼에도 불구하고 이 글의 진정한 가치에 대해서는 아직까지 아무도 논평하지 않고 있다. 최근에 발견된 문헌에 따르면 이 글은 중국 한의계에서 가장 먼저 자발적으로 변증 유물주의 사상을 이용하여 『내경』을 체계적으로 연구한 저술이다. 양쩌민은 동서의학 모두에 정통했으며, 국내외 철학에 대해서도 전반적으로 잘 이해하고 있었다. 『내경』의 철학사상 연구로서는 중국 해방 이후의 글들에서도 이것에 필적할 만한 글을 찾아보기가 어렵다. 마르크스주의 철학이 아직 중국 지식인 계층에 보급되지 않았을 때 중국 한의계에서는 이미 어떤 누군가가 유물변증법을 깊이 이해하고 있었고 아울러 이처럼 대단히 가치 있는 글을 썼다. 우리는 이것을 근대 중국의학사의 큰 사건으로 봐야 할 것이다. 따라서 이 글을 상세하게 소개하는 것이 필요하다고 생각한다.

1. 저작동기와 연구방법

「내경 철학의 검토」(이하 「검토」)는 모두 2장 11절(제1장이 6절, 제2장이 5절로 되어 있음)로 되어 있으며 약 2만여 자 분량이다. 저자는 한의학 체계 수호를 스스로의 사명으로 생각했다. 글의 첫머리에는 다음과 같이 적혀 있다. "위옌余岩의 『영소상태靈素商兌』가 세상에 나온 지 10여 년이 되었다. 우리 한의들이 나서 이 책을 비판했지만 윈톄차오가 『군경견지록群經見智錄』, 『상한론연구傷寒論研究』 등을 저술하여 자신의 소신을 따라 논박한 것을 제외하면 이에 필적할 만한 힘을 가진 글이 세상에 나온 것이 없다. 짧은 글들이 몇 편 발표되어 위윈슈의 주장에 맞서기는 했지만 모두 가려운 곳을 제대로 긁지 못했다. 대개 위윈슈의 글처럼 조직적이고 근거를 갖춘 엄밀한 논문은 단편적인 몇 마디 글로는 이기기가 어려운 법이다. 설령 승리한다 해도 지엽적인 부분일 뿐이니 그 논문의 전체를 움직이기에는 부족하다. 내가 주제넘게 틈새와 같은 좁은 식견으로 『내경』 전체에 대한 연구를 진행하여 『내경』의 진정한 가치를 펼쳐 보이려 했다." 이 글이 위윈슈의 『영소상태』를 겨냥하여 쓴 것임을 짐작할 수 있다. 하지만 위윈슈는 이 글에 대해 어떤 반응도 보이지 않았다. 강적을 만났음에도 그가 철학적인 문제에 대해 연구한 것이 거의 없어 무관심하게 볼 수밖에 없었거나, 아니면 급소를 명중당해 망연자실하여 아무 생각이 없었던 것이라고 생각할 수밖에 없다.

「검토」는 당시의 『내경』 연구를 다음 몇 가지 경향으로 분석했다.

"오늘날 『내경』을 연구하는 자들은 다음 세 가지 유파流派로 나눌 수 있다. 첫째는, 취소파取消派다. 근대 자연과학의 견해에 기초하여 『내경』을 분석 비판하는 것이다. 이 파에 속하는 사람들은 『내경』이 모호하고 황당무계한 책이며 근거가 전혀 없으므로 뽑아 없애 민중을 현혹시키지 못하게 해야 한다고 생각한다. 위옌余岩같은 인물들이 이에 속한다. 또 한의 과학화를 주장하는 자들도 대체로 『내경』을 폐기해야 한다고 주장하는 사람들이다. 둘째는, 보존파保存派다. 우리나라의 노의老醫들로 『내경』을 연구하여 그 공력이 매우 깊은 자들이다. 이들은 공부를 통해 얻은 지식으로 매번 고질병을 치료해왔다. 이 때문에 이들은 마치 이 책을 비기秘技를 담은 책처럼 여겨 그것의 일린일조一鱗一爪라도 얻으면 세상에서 이름을 떨칠 것으로 생각한다. 그러므로 어떤 사람이 『내경』을 비난했다는 소문을 들으면 분을 참지 못하고 주먹을 불끈 쥐는 그런 사람들이다. 하지만 그들은 근대 과학 지식이 없어 함께 그 내용을 상세히 밝히려고 해도 단지 '마음으로만 그 원인을 알 뿐 그렇게 된 이유를 말로 설명할 수 없다.' 셋째는, 절충파折衷派이다. 『내경』은 기화氣化를 숭상하고 과학은 해부解剖를 중시하니 그 도道가 함께 가도 서로 모순됨이 없다고 말하는 자들이다. 예를 들어 윈톄차오 선생 같은 탁월한 사람들은 '『내경』은 사람들에게 임기응변의 무궁함을 가르쳐준다. 후세 사람들은 함부로 장부臟腑의 관능官能에서 『내경』의 본뜻을 구하려고 한다'(『생리신어生理新語』에 나옴)고 하였다. 이것은 대략 『내경』의 장부 관능 부분은 부정하고 그 응변무궁應變無窮의 법法은 긍정한 것이다. 사리에 깊이 통달한 사람의 말은 당연히 평범하지 않은 법이다. 하지만 『내경』의 응변무궁한 이치를 천발闡發함에 윈톄차오가 해 놓은 일은 없다."

"본인의 『내경』 연구는 윈톄차오가 남겨 놓은 일들을 계승하면서도 별도의 길을 개척한 것이다. 무릇 윈톄차오의 견해가 옳다고 해도 『내경』을 연구하는 방법에는 여전히 토론해야 할 내용들이 있다."

이상의 논의는 윈톄차오에 대한 평가에 약간 부당한 부분을 제외하면 나무랄 데가 없다. 양쩌민은 어떤 방법으로 『내경』을 연구했는가? 그는 다음과 같이 말한다.

"나의 『내경』연구 방법은 이 시대 사람들과 다르다. 이 시대 사람들은 대체로 자연과학에서 길을 취해 『내경』을 연구한다(과학을 맹신하여 앵무새처럼 읊조리는 자들은 이 케이

스에 속하지 않는다). 자연과학과 『내경』을 비교한 것을 근거로 말하고 비판한 자로는 『영소상태』 작자가 이에 해당한다. 그리고 『내경』 중의 단지 한 문장, 하나의 뜻만을 취해 얕은 견해로 과학에 견강부회하여 과학적 검증을 얻으려는 자로는 과학화를 추구하는 한의들이 이에 해당한다. 이 두 부류 사람들은 『내경』을 연구하는 정상적인 방법을 전혀 모르는 사람들이다. 바꾸어 말하면 이 방법들은 모두 『내경』의 본질을 드러내기에 부족하다."

"우리들이 『내경』의 진정한 가치를 논하고자 한다면 당연히 철학적인 관점에서 평가해야 한다. 자연과학적인 견해로 비판하는 것은 적절치 않다. 『내경』의 최고 이론은 당시의 조잡했던 생리, 병리, 치료, 약물 지식이 아니다. 종합하여 얻은 결론은 『내경』 작자의 천재적인 창론創論이다. … 그러므로 『내경』을 비판하려면 최고의 이론에 시선을 돌려야지 그것을 응용하여 설명한 단편들에 시선을 두는 것은 옳지 않다."

"그렇다면 『내경』의 최고 이론이란 어떤 것인가? 곧 변증법적 관찰이다."

양쩌민은 변증법이 『내경』의 주도적인 사상이라고 분명하게 제시했으며, 『내경』의 연구도 철학 사상으로부터 시작해야 한다고 주장했다.

2. 『내경』에 대한 인식과 사상적 경향

「검토」라는 글에서 『내경』의 연대를 고증한 부분은 특별히 크게 뛰어난 점이 없다. 그러나 『내경』의 기본적인 내용을 분석한 부분은 오늘날까지도 여전히 참고할 만하다. 그는 다음과 같이 썼다.

"대체로 『내경』에서 기술한 내용은 그 실마리를 다섯 가지 정도로 나눌 수 있다. 첫째는 음양으로서 유가儒家의 주역周易에서 나왔다. 둘째는 자연自然으로서 도가道家의 설을 취하였다. 셋째는 오행으로서 추연鄒衍의 유파로부터 나왔다. 넷째는 운기運氣로서 하늘天과 사람人 사이의 교제에 대해 말하기 좋아했던 모든 참위설讖緯說에서 취하였다. 다섯째는 장부臟腑, 경락經絡, 병리病理, 침자鍼刺이다. 당시에 존재했던 모든 의학지식을 수집하고 이것을 앞에 열거한 4개 항목을 이용하여 조리 있게 정리했다. 이런 체계를 구성한 것은 곧 작자의 독창적인 이론 운용에서 비롯되었다. 이렇기 때문에 일가一家를 뽐낼 수 있었다."

양쩌민은 이 글에서 『내경』을 구성하는 내용의 다섯 가지 기원을 밝혔으며, 마지막 다섯 번째 항목의 내용이 앞의 네 개 항목의 통솔을 받는다고 설명하였다. 또 양쩌민은 『내경』에서 앞부분 네 개 항목의 내용을 운용할 때 한 번의 근본적인 수정, 변화 과정을 거쳤다고 지적했다. 『내경』에서 운용된 음양, 오행, 자연, 운기학설이 그 본래 내용과 서로 다른 부분이 있다는 것이다. 여기서는 오행의 관점에 대해 분석한 것을 발췌한다.

"오행설은 홍범洪範보다 앞서지 못하며 생극生克설은 『묵경墨經』에서 시작되었다. 다만 추연鄒衍에 이르러서 그 설이 성하였을 뿐이다. … 이때 이후로 오행설은 날로 확대되었다. 비록 자사子思, 맹자孟子라 할지라도 그 영향에서 벗어날 수 없었을 것이다. 『내경』의 작자도 시대사상에 영향을 받지 않을 수 없었으므로 그 역시 이것을 취해 그 설을 세웠다. 그러나 그 내용은 완전히 달랐다. 예를 들어 오로五勞, 오병五病, 오지五志, 오맥五脈, 오사五邪, 오정五精 등은 모두 오행에서 새롭게 파생되어 생겨난 단어들이다."

「검토」의 제2장에서는 이 네 종류 학설 각각에 대해 긴 분량을 할애하여 다루었는데, 아래에서 다시 소개하기로 한다. 다만 양쩌민이 제1장에서 한대의 오행참위설五行讖緯說을 부정했다는 점은 밝혀둘 필요가 있다.

"홍범이 오행과 오징五徵을 말했지만 아직 확실하게 정립된 설이 아니어서 큰 해가 되지는 않았다. 그러나 『여씨춘추呂氏春秋』, 『회남자淮南子』 … 같은 책들은 오행으로 정치와 종교를 말함으로써 황당무계하게 되는 단초를 열었다. 동중서董仲舒에 이르러서는 "하늘의 이치를 잘 말하는 자는 반드시 사람에게서 징험함이 있다善言天者, 必有驗於人(대책어對策語)"고 했다. 이에 천인합일天人合一의 설이 운기運氣와 서로 얽혀 가닥을 잡을 수 없게 되었다."

제1장 제5절에서 저자는 국내외 철학을 개괄적으로 기술하고 아울러 변증법적 관점까지 다루고 있다. 그가 당시 가장 진보적인 사회과학 사상을 받아들였음을 알 수 있다.

"무릇 어떤 학설이 성립되려면 반드시 일관된 사상적 방법이 있어야 한다. 그런 연후에야 비로소 완전한 학설을 구성할 수 있다. 이것이 통상적인 예이다. 따라서 '정명正名' 방법이 있은 연후에 공자孔子의 윤리학倫理學이 있었으며, '무명無名' 방법이 있은 연후에 노자老子의 무위주의無爲主義가 있었다. 삼표법三表法이 있은 다음에 묵자墨子의 철학이 있었으며, 돈오법頓悟法이 있은 다음에야 송명宋明의 이학理學이 있었다. 듀이의 실험주의는 실험 논리로부터 형성되었고, 베르그송의 생명철학은 직접방법直接方法으로부터 형성되었다. 기계론적 방법에서 자연과학이 형성되었고, 변증법적 유물론이 있은 다음에야 세계를 풍미했던 사회

과학이 있게 되었다."

"그렇다면 『내경』의 사상방법은 과연 어떤 것이었나! 내가 감히 단언하건대 변증법이었다."

"변증법은 호변률互辯律이라고도 부른다. 이것은 인류의 사상이 진보하여 상당한 수준에 도달하면 반드시 나타나는 것으로서 지극히 일반적인 현상이다. 자연을 관찰하되 선입견이 없다면 모두 다 깨달아 알 수 있다. 그러므로 엥겔스는 '자연은 변증법의 증명이다', '인류가 변증법이 어떤 것인지를 알게 될 때 그의 사상은 이미 변증법이 된다'고 말했다(이 문장들은 엥겔스의 『반뒤링론反杜林論, *Anti—Dühring*』에 나옴—저자 주). 예를 들어 중국 유가儒家의 『역易』, 도가道家의 『노자老子』와 『장자莊子』는 그 근본 사상이 모두 변증법이다(궈모뤄郭沫若의 『고대사회연구古代社會硏究』, 류칸위안劉侃元이 번역한 『중국철학사개론中國哲學史概論』, 리다李達가 번역한 『현대세계관現代世界觀』을 보라). 단지 이 방법이 독일인 헤겔에 이르러 비로소 집대성되었을 뿐이다."

양쩌민은 "변증법의 내용은 세 개 항으로 나누어 말할 수 있다"고 했다. 그가 서술한 내용들은 오늘날 우리들이 잘 알고 있는 것이므로 다시 반복할 필요가 없을 것이다. 위의 인용문들로 우리가 알 수 있는 것은 「검토」라는 글을 쓴 저자가 당시 가장 선진적인 철학사상을 받아들였다는 사실이다. 1930년대 초반에 이르러서야 중국철학계가 서양 각 유파의 철학 서적들을 소개하기 시작했다. 다른 한쪽에서는 역대 중국철학사상에 대한 연구를 진행하기도 했다. 다만 이 시기에는 중국 혁명이 저조한 상태에 있었으므로 국민당 통치 지역에서는 공개적으로 마르크스주의를 선전하는 것이 '적화신전赤化宣傳'으로 취급되고 있었다. 그렇기 때문에 이 글에서 마르크스주의 경전을 인용하지 않는 점을 이상하게 생각할 필요가 없다. 양쩌민은 특별히 궈모뤄와 리다 등의 저서를 참고했다고 적시하였다. 이것으로 그의 사상적 경향은 충분히 설명될 수 있다. 이 글 제1장에서는 『내경』의 변증법이 유물주의 변증법에 속한다는 것을 아직 분명하게 말하지 않았다.

「검토」에서는 무엇을 현학玄學이라고 하는지에 대해 해석할 때도 '화를 부르지招禍' 않을 정도의 서적만을 인용하였다.

"근래 『내경』을 비판하는 사람들은 『내경』의 언어를 현학으로 보고, 『내경』의 사고를 현학적인 것으로 본다. 이것은 큰 잘못이다. 미국 학자 색스薩克思(Abraham S. Sachs)의 말에 따르면, '형이상학'(즉, 현학)적 방법은 일체의 사건, 행위를 모두 주위 현상과 서로 연계되지 않은 분리된 단체單體로 본다. 그들(현학자들)은 주위 외부세계의 작용과 정세에 주의를 기울이지 않으며, 어떤 사건이든지 이것이 아니면 저것, 좋은 것 아니면 나쁜 것이라는 식으로 주장하고, 매 행위에 대해 옳은 것 아니면 틀린 것이라고 주장한다.(펑루이성彭芮生 역, 『과학적 사회원리科學的社會原理』) 그렇다면 물어 보자! 『내경』 사상도 색스가 서술한 바와 같을까?"

「검토」는 이어서 『내경』의 전일체整體 관념과 그것이 후세에 미친 영향을 서술하였다. 그런 다음에 "색스의 말을 그대로 받아들인다면 현학적 사고란 당연히 외국의학(서양의학)에 해당된다. 『내경』의 작자는 인체를 분해해서 보지 않았고, 질병을 단체單體로 보지도 않았다. 도리어 서로 연계되어 있는 하나의 전체라는 관념으로 환자의 몸을 보았다. 이것이 『내경』 식의 관찰이다"라고 하였다.

이처럼 그는 수많은 사람들이 『내경』에 씌웠던 현학이라는 모자를 단번에 벗겨 버렸다. 그리고 중국 한의계에 유력한 무기 하나를 제공했다. 그러나 1930년대 심지어 1940년대의 중국 한의계에서도 자진해서 이런 무기를 사용한 사람은 매우 드물었다. 특히 동서의학 논쟁이 치열하게 진행될 때도 유명 인사들의 사상적 수준이 모두 이런 경지까지 이르지는 못했다.

3. 『내경』 변증법에 대한 깊이 있는 연구

「검토」 제2장에서는 음양, 오행, 운기, 그리고 『내경』의 치료학 사상에 대해 깊이 있게 검토하였다. 그 중 음양의 보편성에 대해 논술한 내용을 살펴보면 우리들에게 익숙한 고전의 저자들이 논술했던 '모순矛盾의 보편성'에 대한 논거와 매우 비슷하다.

"오늘날 식견이 얕은 사람들은 음양이라는 두 글자를 미신迷信의 대명사로만 여길 뿐 우주의 대립자對立者라는 것을 모른다. 음양을 설명하면서 오래된 옛 설을 끌어들여 믿게 할 필요가 없다. 근대 학술로 논해도 얼마든지 증명할 수 있다. 예를 들면 다음과 같다.

① 화학: 원소의 화합과 분해, 음성반응과 양성반응.

② 물리학: 작용과 반작용, 양전하와 음전하, 자석의 양극兩極.

③ 수학: 정수(양수)와 음수, 미분과 적분.

④ 생물학: 자웅雌雄과 남녀, 생명과 사망.

⑤ 윤리학: 선과 악, 정正과 사邪.

⑥ 사회과학: 계급투쟁.

그러므로 자연, 사회를 막론하고 모두 그 속에는 두 종류의 서로 대립하는 요소가 존재하며 이들의 상생相生과 상소相消를 통해 점진적으로 발전해 나간다. 이것은 만고불변의 진리이다. 『내경』은 음양으로 대립적 요소를 표시했고, 오행으로써 발전 과정을 표시했으니, 이것은 진리이다. 하지만 시대적 한계로 과학이 발전되지 못했기 때문에 유치하게 설명할 수밖에 없었다."

이어서 저자는 『내경』에서 음양학설을 이용하여 논술한 자연계, 인체 생리, 병리, 진단의 조문들을 차례로 열거했다. 아울러 음양적 발전 규율이 변증법의 대립 통일적 규율과 대체로 일치함을 논증했다.

제2장의 오행 변증법에 관한 연구는 빼어난 부분이다. 이 절에서는 원톄차오惲鐵樵가 발견한 오행이 사시四時에 근본을 두고 있다는 중요한 성과를 계승하고, 또 이것을 보다 더 깊이 있게 논술하고 있다.

"오행은 오운五運이라고도 한다. 운運이라고 부르든 행行이라고 부르든 모두 변화하고 움직여서 고정되지 않는다는 의미가 있으니 이것이 그 첫째이다. 금·수·목·화·토金水木火土의 오행 순서는 곧 상생相生으로 생장, 발전의 의미가 있고, 역순은 상소相消와 상극相克으로 모순矛盾과 파괴의 의미가 있으니, 이것이 그 둘째이다. 오행 상호간에 생극生克이 일어나는 것은 피차간에 서로 관련이 있다는 의미이니 이것이 그 셋째이다. 오행이 다시 음양으로 나뉘는 것은 대립의 뜻이 있으니, 이것이 그 넷째이다. 오행 상생상극은 실질적으로 지양止揚(aufheben)의 의미를 갖추고 있으니 그 다섯째이다."

양쩌민은 이상의 다섯 항목을 모두 변증사상으로 인식했다. 다만 『내경』에서 오행설을 그대로 답습하여 음양사상을 논증했던 것은 시대적 한계 때문이었으며, 그렇기 때문에 『내경』에서는 오행의 함의含意를 거듭 인신引伸하여 새로운 정신을 부여했다고 보았다. 이 글에서는 「오상정대론五常政大論」을 예로 들어 아래와 같은 결론을 도출하였다.

"『내경』 작자는 이미 오행이 사물의 이치를 탐구하는 도구가 아니며 별도의 새로운 이름으로 사辭를 삼아야 함을 알고 있었다. 홍범洪範은 '화는 염상이요火曰炎上, 목은 곡직이며木曰曲直, 금은 종혁이다金曰從革'라고 하여 물덕物德으로 오행을 해석했다. 『백호통白虎通』은 유濡로 수水의 의미를 해석했고, 상觴으로 목木을 해석했으며, 화化로 화火를 해석했고, 금禁으로 금金을 해석했으며, 토吐로 토土를 해석했다. 이 또한 물덕으로 오행을 해석한 것이다. 『내경』은 그렇지 않았다. 생生·장長·화化·수收·장藏에서 그 뜻을 취하여 순전히 생장生長, 발전發展, 훼멸毁滅로 설명했다. 바꾸어 말하면 변증법 사상으로 오행을 해석한 것이다. 이것이 『내경』의 가장 큰 특징이다."

오행이 사시四時와 서로 부합하고, "생장화수장生長化收藏에서 의미를 취했다"는 것은 윈톄차오의 중요한 발견이었다. 양쩌민은 이 속에 내포되어 있는 변증 사상적인 본질을 지적했다. 이어서 양쩌민은 자연, 사회, 의학 속의 많은 사실들을 실례로 열거하면서 생장화수장이 사물발전의 보편적인 규율이라는 점을 설명했다. 그가 제시했던 사회과학 중에서의 예를 한 가지 들면, "경제학으로 말하자면 자본이 초기에 축적되는 것이 생生이요, 이것이 진행되어 공업, 대기업이 되는 것이 장長이요, 해외 자유경쟁을 통해 무역을 확장하는 것은 화化요, 트러스트와 신디케이트를 조직하여 농단, 독점하기 위해 경쟁을 제한하려는 것은 수收요, 무산계급이 일어나 혁명을 일으켜 전복顚覆시키는 것은 장藏이다"와 같은 식이다. 이와 같은 해석에 비록 억지스러운 곳이 있기는 하지만 양쩌민은 마르크스주의 정치경제학의 기본적인 사상을 분명하게 받아들이고 있다. 이 절의 마지막 부분에서 「검토」는 또 「천원기대론天元紀大論」에서 육기六氣, 육경六經을 기술한 것에 근거하여 육기, 육경의 의미 역시 생장화수장의 의미라고 설명하였다. 이것은 「검토」만의 독자적인 견해이다.

「검토」는 동서의학 치료 사상의 차이점과 공통점을 대비한 후에 처음으로 철학적인 관점에서 동서의학 체계가 서로 다름을 주장했다. 또 한의학의 발전을 위한 독창적인 견해를 제시했다.

"동서의학의 차이는 생리해부와 병리실험에 있는 것이 아니라 전체 사상체계에 있다. 대체로 한의는 병을 진찰診病함에 종합적인 통일관찰을 위주로 한다. 따라서 증후症候(전신全身의)를 중시하고 병소病所(병조病竈라고도 함)에 대해서는 가볍게 말한다. 언어 역시 소략하고 상세하지 않다. 외국의학外醫(서양의학)은 분석적이며 국부적인 관찰이 위수이다. 따라서 병소病所(국부局部)를 중시하고 증후症候에 대해서는 가볍게 말한다. 언어 또한 오로지 질병

진단을 위한 것일 뿐이다. 한의는 생물학적 방법으로서, 인체를 하나의 전일체整體로 보고 분할을 용납하지 않는다. 따라서 국부의 질병 역시 전신의 질병이 국부에 침투하여 나타난(반영된) 것으로 본다. 외국의학外醫은 이화학적 방법으로서, 인체를 단일單一의 결합으로 보고 있어 분할이 가능하다. 따라서 비록 전신의 질병이라 할지라도 그 단일의 병원病原과 병소病竈를 찾으려고 노력한다. 한의는 변동變動적·생기生機적 관찰이므로 치료가 무상無常하며 고정된 법이 없고, 오직 적합한 바를 따라 변하니, 원圓으로써 그 지혜를 삼는다. 외국의학外醫은 정지靜止적·기계적인 관찰이므로 치료에 정해진 기준이 있으며, 고정된 법이 있고 규율이 엄격하니, 방方으로써 그 행위의 규범을 삼는다. 한의는 자연을 중시해서 단지 무독無毒한 것으로만 치병治病하고 또한 열 가운데 아홉이 제거되면 멈춘다. 그러므로 기능을 중시하고 공독攻毒을 가벼이 여기니, 의醫를 자연에 종속된 것으로 생각한다. 외국의학外醫은 인공을 중시해서 비록 해열解熱할 때라도 독약毒藥까지 사용한다. 따라서 기계를 중히 여기고 독毒을 사용해서 살균함을 주로 하니, 의醫를 자연을 정복하는 주인으로 생각한다. 두 의학의 차이가 이와 같은데 한의를 과학화해야 한다고 말할 수 있겠는가? 이치에 맞지 않는다! 만약 『내경』의 최고 사상인 변증법辨證法을 대강大綱으로 삼고, 근대의 생리·병리 지식을 취해 대강 아래에 나누어 예속시켜서 논증의 용도로 사용한다면 이것은 정상적인 방법이다. 그렇지 않고 『내경』의 사상 법칙을 포기하고 근대 생리와 병리를 취하여 이것으로 중국 고유 의학을 해석한다면 이것이 투항이고, 자기 부정이지 과학화이겠는가? 멸망일 뿐이다! 대개 어떤 학술이 성립하려면 반드시 그 근거를 이루는 사상과 방법이 있어야 한다. 한의학의 사상과 방법은 『내경』의 변증법이지만 외국의학은 근대 기계론적 방법이니 이 둘은 절대로 같지 않다. 우리들이 만약 믿을 만한 사상과 방법을 스스로 세우지 못하고, 고인古人들로부터 유전流傳되어온 모든 서적들을 근대 과학으로 해석하도록 내버려 둔다면 이것은 단지 과학으로 세련洗煉된 한의학에 지나지 않을 것이다. 어째서 그런가? 근본이 이미 폐廢했으니, 가지와 잎이 비록 무성해도 죽은 것과 같기 때문이다. 어떤 학술이 그것의 기본 이론을 스스로 세우지 못한다면 사상누각일 뿐이다."

위의 인용문에서 논의한 내용은 매우 큰 가치가 있다. 하지만 지금의 상황과 인식수준에서 평가한다면 적절치 못한 부분도 있을 것이니 더 깊은 논의가 필요하다.

「검토」는 결론에서 최근 철학계가 중요하게 생각하는 문제를 다루었다. 즉, 모순의 통일

성과 투쟁성을 어떻게 인식할 것인가 하는 문제이다. 양쩌민의 견해는 다음과 같다.

“비록 그렇다고 해도 현대의 변증법적 유물론은 우리 조상들의 변증법과 완전하게 부합하지 않는다. 대립, 발전, 변화, 통일연계 그리고 유물적인 여러 의미들은 찾고자 한다면 『내경』에 모두 다 갖추어져 있고 또 서로 같은 것으로 볼 수도 있다. 그러나 『내경』에서는 조화와 조절을 말했지만, 현대의 변증법적 유물론은 비약과 혁명을 말한다. 그리고 조화를 반대하면서 이를 하찮고 황당한 것으로 여긴다. 내가 앞의 글에서 여러 차례 말했던 『내경』의 최고 사상이자 심오한 뜻이란 실제로는 조절, 조화론이다. 사람들이 천하다고 하는 것이 내게는 귀하고, 사람들이 하찮고 황당하다고 하는 것을 나는 높고 심오하다고 말한다. 무릇 그 이치가 빈 말이 아니라면 반드시 실천을 통해 징험되어야 한다. 이렇게 해야 믿을 수 있다. 우리 조상들이 특별히 강조했던 이치들은 이것으로 병을 치료한 것이 수천 수백 년이다. 잘 지키면 길吉하고, 어기면 흉凶한 것이니 확실한 진리이다.”

4. 결론

「검토」가 『내경』 연구에 기여한 공헌은 그 유례가 없다. 이 글에서 제시한 『내경』 철학사상의 기본 특징들은 1950년대 후반 이후 학자들이 연구한 『내경』 철학사상에 대한 관점들을 대부분 포괄하고 있다. 그렇기 때문에 이 글은 지금도 여전히 『내경』학자, 철학자 그리고 의철학에 흥미를 가진 사람들에게 소개할 가치가 있다. 이 글 또한 완전하다고 할 수는 없다. 양쩌민이 이해하고 있었던 유물변증법 역시 불완전한 것이어서 그가 『내경』 사상에 대해 제기했던 몇 가지 구체적인 방법들은 오늘날의 시각에서 볼 때 부적절한 것도 있다. 가령 『내경』의 음양론은 모순의 특수성을 강조하지 않았다. 주요 모순과 주요 모순 방면의 개념도 명확하지 않다. 「검토」에서는 이런 결점을 언급하지 않았다. 그러나 의학계 최초로 자발적으로 유물변증법을 사용하여 『내경』을 연구한 것은 높이 평가해야 한다. 특히 양쩌민은 논증 과정에서 『내경』 자료를, 전체 내용을 고려하고 또 정확하게 인용하여 기술했다. 이것은 『내경』에 대한 그의 공부가 상당히 깊었음을 말해 준다. 이에 반해 최근에 발표된 일부 글들을 읽어 보면 그렇지 못하다. 『내경』 전체 체계에 대한 저자들의 이해가 부족하고, 선인들의 성과를 제대로 파악하지 못하고 있음을 종종 발견한다. 또 어떤 저자들은 근·현대 철학과 의학에 대한 소양이 부족한 나머지 선입견에 사로잡혀 특정 철학적 개념을 중심으로 자기에게 필요한 조문 몇 개를 뽑아내어 억지로 자신의 논리를 세우는 경향도 발견된다. 「검토」는 아마도 『내경』을 온전히 이해하고자 하는 사람들에게 도움이 될 것이다. 만약 근대 중국 한의계에 대해, 윈톄차오의 『군경견지록』에서부터 양쩌민의 「내경 철학의 검토」까지 두 번에 걸친 『내경』 체계에 대한 인식의 비약을 진지하게 연구한다면 아마도 많은 도움을 받을 수 있을 것이다.

제5절 실험파 대사實驗派大師 장시춘張錫純

장시춘張錫純(1860~1933)의 자字는 서우푸壽甫이고, 허베이河北성 옌산鹽山사람이다. 어려서는 과거 공부를 했고, 독학으로 의학을 배워 젊은 시절부터 고향에서 이름을 날렸다. 신해(1911) 후에는 더저우德州의 주둔군 통령統領이었던 황모黃某의 초청을 받아 군의정軍醫正을 지냈다. 1918년에 선양沈陽 리다병원立達醫院 원장에 부임했고, 직봉전쟁直奉戰爭[33] 후에는 허베이성 창현滄縣에 거주하면서 의업에 종사했다. 1928년에 톈진天津으로 이주하여 거기서 정착했다. 1920년대 초에 장시춘은 쑤저우蘇州의 루진성陸晉笙, 양루허우楊如侯, 광둥廣東의 류웨이추劉蔚楚 등과 함께 의명을 떨쳐 의림사대가醫林四大家로 불리기도 했다. 또한 츠시慈溪 장성푸張生甫, 자딩嘉定 장산레이張山雷 등과 함께 세칭 명의삼달名醫三達이라 불리기도 했다. 장시춘은 임상을 중요하게 생각했고, 치료효과가 탁월하여 근대 중국 한의계에서 가장 뛰어난 임상가였다.

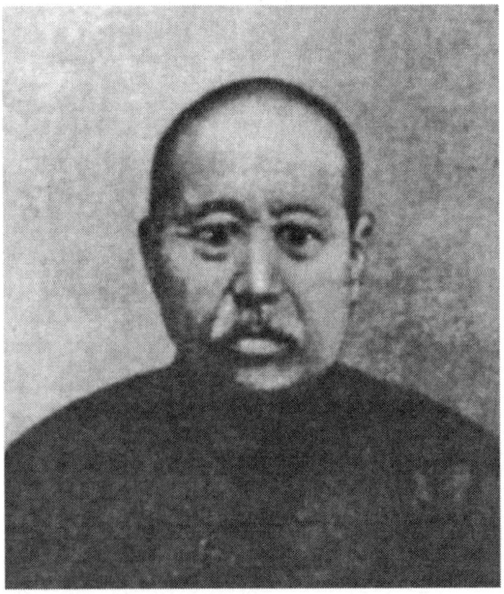

장시춘張錫純

33) 베이양군벌인 직계(直系)와 봉계(奉系) 사이의 싸움, 1922년과 1924년 두 번 큰 충돌이 있었다. 역자 주.

『의학충중참서록醫學衷中參西錄』은 장시춘이 일생 동안 임상에 종사하면서 연구하고 터득한 것을 기록한 책이다. 근대 의가들의 저서 중에서 가장 특색 있고, 또 근·현대 의학계에 가장 널리 알려진 책이기도 하다. 이 책은 60여 년 동안 검증을 거쳤으며 지금까지도 여전히 의학계에서 중요한 책으로 취급받고 있다. 이런 사실 자체가 장시춘에 대한 가장 공정한 평가가 될 것이다.

장시춘은 죽음에 처한 사람을 구해내고 부상자를 돌보는 것을 자신의 임무로 여겨 의덕醫德이 높았다. 또 충중참서衷中參西(한의학을 중심으로 서양의학을 참고함—역자 주)를 주된 사상으로 삼음으로써 시대적 흐름에도 순응했다. 그의 사상에는 세상의 유행과 구별되는 점이 있었고, 그 성과 또한 보통 사람들과 달랐다. 동서의학 논쟁이 격화되어 두 의학이 서로 양립할 수 없는 지경에 처했을 때 장시춘은 이를 의학계의 수치라고 생각했다. 그래서 평소의 지론대로 글을 써서 한의와 서의의 이론이 서로 같음을 논하고는 동서의학이 한마음으로 협력하여 어려움을 극복하자고 호소했다. 그러나 한의폐지파는 이를 받아들이지 않았다.

중국 해방을 전후한 시기에 장시춘의 학술을 평가하는 글들이 많이 나왔다. 이제 여러 학자들의 관점을 종합하여 그의 의학 사상을 중점적으로 살펴보려고 한다.

1. 충중참서衷中參西 사상에 관하여

장시춘은 자기가 동서의학에 대해 알게 된 과정을 다음과 같이 기술했다.

"나이 삼십이 넘어 비로소 서양 사람들의 책을 보았다. 그 독특한 강해講解가 좋아 한의학의 바깥으로 자주 나갔다. 그 후 10여 년이 지나 의학에 대한 연구가 깊어지면서 서양의학의 독특한 이론들이 원래 많은 부분 한의학 속에 들어 있던 것임을 알게 되었다. 다만 옛 서적에 기록되어 있는 말들이 의미가 분명치 않고 함축적이어서 후세 사람들의 천발이 필요할 뿐이다."[34]

1894년 이후 서양학문이 중국으로 한꺼번에 밀려들어왔고 서양학문을 숭상하는 것이 당

34) 張錫純.『醫學衷中參西錄·第二册』. 河北人民出版社. 1957. 1쪽.

시의 유행이 되었다. 장시춘은 나이가 이미 중년에 이르렀음에도 서양의학의 새로운 학설을 보고 열정적으로 받아들였다. 그 정신은 가히 칭찬할 만하다. 그러나 그가 했던 정말 어려운 일은 힘을 다해 동서의학 이론의 같은 점을 찾으려고 한 것이었다. 장시춘의 이런 인식과정은 10년 이상이 걸렸고, 그가 속한 시대를 대표하는 작업이었다. 이것을 보면 그의 학술사상이 신해(1911) 이전에 이미 성숙해 있었음을 알 수 있다. '충중참서' 사상이 혹 양무파・개량파의 정치사상과 관계가 있을 수도 있지만 이 사상은 주로 동서의학의 학술적 관계에 대한 당시 의학계의 인식을 원칙적인 면에서 총 정리해 놓은 것이라고 보아야 한다. 충중참서 구호 또한 초기 회통의가匯通醫家들의 사상을 집약한 것이었다. 앞에서도 썼듯이 탕룽촨唐容川, 뤄딩창羅定昌, 주페이원朱沛文 등이 제안했던 동서의학 회통匯通도 모두 한의학을 중심으로 한 것이었으며 이들의 의견에는 정도의 차이만 있을 뿐이다.

장시춘의 충중참서 또한 선배들이 닦아 놓은 기초 위에서 몇 가지 기본이론들을 연구한 것이었다. 특별히 그는 장상학설과 해부생리를 상호 증명하려고 했다. 그가 중점적으로 연구 검토했던 것은 간좌비우肝左脾右설, 뇌위원신腦爲元神・심위식신心爲識神설, 『난경難經』에서 말한 심장칠공삼모心臟七孔三毛와 근대 해부와의 관계 같은 것들이다. 또 삼초三焦가 곧 수뇨관이고, 심부전이 신불납기腎不納氣와 상통하며, 뇌충혈腦充血이 박궐薄厥과 비슷하다는 것, 『난경』에서 말한 폐肺가 오장육부의 시작과 끝五臟六腑之所終始이 된다는 설이 생리학에서 말하는 소순환小循環에 해당된다는 것 등을 제안하였다. 이와 같은 회통 학설은 오늘날의 시각에서 보자면 억지로 갖다 붙인 느낌이 없지 않지만 그가 이 연구를 계획하면서 가졌던 기본적인 아이디어만큼은 충분히 인정해야 할 것이다.

회통사상은 끊임없이 발전시키고 완성해 나가야 하는 것이다. 만약 동서의학이 융회관통融匯貫通하는 날이 결국에는 올 것이라고 생각한다면 이 같은 공통점을 찾으려는 회통 작업이 줄어들어서는 안 된다. 동서의학 체계가 서로 다르다고 인정하는 것이 결코 이 둘 사이에 공통점이 전혀 없다는 것을 의미하지는 않는다. 공통점을 구하는 것과 차이점을 구하는 것은 상보상성相輔相成적인 것이다. 부분에서 공통점을 찾는 연구가 상당 시간 진행되면 전체에서의 차이도 발견할 수 있게 된다. 만일 두 의학의 장점과 단점을 정확하게 인식한다면 인체 전체 차원에서 회통융합匯通融合할 조건을 마련할 수도 있을 것이다. 근대 의학사를 통해 우리들은 두 의학의 차이점을 찾으려는 사람들이 종종 상대방을 부정하는 것에서 출발하는 것을 보아 왔다. 그러나 어떤 체계 전체를 함부로 부정하는 것은 과학적인 태도가 아니다.

어떤 사람들은 장시춘을 '완전히 자발적 개량주의 경향에서 나온, 기껏해야 개량파 범주에 속할 수밖에 없는 학자'[35]라고 생각한다. 이런 견해는 의학이라는 학술과 정치사상의 유파를 혼동한 것으로서 합당하지 않다. 이 책에서 이미 밝혔듯이 개량주의 사상가들은 동서의학의 학술적인 관계를 논한 적이 없다. 만약 사회적인 사상이 회통파에 미친 영향으로 말한다면 양무파가 더 분명하게 영향을 미쳤다고 할 수 있다. 요컨대 동서의학에 대한 학술적 견해를 양무파·개량파 혹은 부르주아계급 혁명파와 억지로 결부시키는 것은 적절하지 않다. 장시춘이 위생정책에 대해서는 거의 말한 것이 없기 때문에 정치 유파에 근거해서 장시춘을 특정 파별로 분류해 넣는 것은 특히 더 적절치 않다.

또 어떤 사람들은 장시춘 학술사상의 두드러진 특징이 '한약과 양약을 함께 사용한 것'[36]에 있다고 주장한다. 특별히 석고石膏와 아스피린을 함께 쓴 것을 그 예로 든다. 이것은 극히 단편적인 견해이다. 『의학충중참서록』의 성취는 약물에 국한되지 않는다. 설령 약물을 가지고 말한다고 해도 장시춘은 실제로 충중참서라는 종지宗旨를 위배하지 않았다. 그의 공헌은 몇몇 양약洋藥을 사용한 것에 있는 것이 아니라 수많은 한약의 효능을 몸소 체험해서 유명한 방제들을 독창적으로 만들어 낸 것에 있다. 그가 가장 마음에 들어 했던 방제들은 모두 양약이 들어 있지 않은 것들이다. 그가 가장 깊이 연구했던 약물인 석고石膏·당삼黨參·황기黃芪·생산약生山藥·수육萸肉·삼칠三七·대자석代赭石 등은 모두 한약이다. 더군다나 『의학충중참서록』이라는 책 전체 내용을 한약과 양약의 병용으로 개괄하는 것은 더더욱 불가능하다.

2. 한의학 학술에 대한 최대의 공헌

1957년판 『의학충중참서록』에 허베이河北성 위협衛協 주임 루샤오盧曉가 서언序言을 썼다.

---

35) 何愛華.「試論張錫純先生在醫學上的成就」『浙江中醫雜志』. 1965年. 第12期.

36)『中國醫學史』(西醫學習中醫講義). 哈爾濱醫科大學. 1974. 108쪽.

그는 장시춘의 위대한 점을 4가지로 정리했다.

"첫째는 고상한 포부志向와 의덕醫德이다. 나머지 세 가지는 모두 학술사상과 관련된 것이다." "둘째, 그다음으로 시춘錫純 선생의 뛰어난 점은 그가 조국의학에 충실했고 또 시대적 흐름에 맞는 학문 연구 정신을 가졌다는 점이다." "셋째는, 각고찬연刻苦鑽硏, 실사구시實事求是가 시춘 선생의 학문연구와 임상의 특징이라는 점이다." "넷째, 완벽한 진료 기록을 만들고, 시의적절하게 경험을 결집시켜, 감성인식感性認識을 점차 이성인식理性認識으로 제고시켜 나간 것, 이것이 시춘 선생이 가장 크게 성공한 부분이다."

루샤오의 평가는 매우 잘 요약되어 있고 또 정확하다. 그는 어떤 특정 처방이나 약물, 학설, 질병을 거론하지 않았다. 뿐만 아니라 몇 마디 의례적이고 공식적인 말로 대충 말하지도 않았다. 그러면서 장시춘의 사상과 학문 연구 태도를 잘 포착하고 있다. 필자는 후세 사람들의 평가 중에서 루샤오의 평가가 전체를 가장 잘 포괄하면서도 깊이가 있다고 생각한다.

정리하자면 장시춘의 위대한 점은 바로 이것이다. 청말 중국 한의계가 갖고 있던, 옛 학설을 그대로 답습하고, 공허한 이론에 매달리며, 죽은 책만 읽고 실제적인 것을 추구하지 않는 그런 악습들을 타파했고, 근대 실험과학의 연구 방법을 자발적으로 받아들여 자신이 할 수 있는 범위 안에서 자신만의 체험을 통해 지식을 추구했다는 것이다. 빈틈없고 세밀하게 질병 상황을 관찰하고, 또 약효를 직접 체험했던 그의 연구 방법은 특히 그 시대의 새로운 학술적 기풍을 대표하고 있었다. 한의학의 기초이론을 밝히는 것에서 그는 윈톄차오惲鐵樵에 미치지 못했다. 이것은 그들 사이에 시간적 간격이 있어 서로 다른 교육을 받았기 때문이었다. 윈톄차오는 근대과학과 근대의학 지식에서 장시춘보다 조금 더 앞섰다. 그러나 임상의학 방면에서는 그 누구도 장시춘의 공헌을 넘어선 사람이 없다. 임상의학 방면에서 그가 거둔 성과는 그가 오랜 기간에 걸쳐 노력했던 광범위한 실천과 서로 분리될 수 없는 것이었다.

근대 의학사 전체를 놓고 볼 때 장시춘은 앞선 세대의 의학을 계승 발전시켜야 하는 위치에 서 있었다. 장시춘 이전에는 초기 회통파가 있고, 이후에는 1920년대에서 30년대에 이르는 시기의 연구 풍토가 있다. 그는 선인들의 회통사상은 계승했지만 숭고사상崇古思想은 버렸다. 그는, '무릇 옛것을 귀히 여기고 본받는다는 것은 옛 사람들이 따르던 준칙規矩準繩으로 나를 제한하는 것이 아니다. … 고인古人의 준칙을 귀하게 받들되 이것을 확충하고,

변화시키며, 인신引伸하여 발전시키는 것'이라고 생각했다. 또 "『내경』을 읽는 방법은 오직 믿을 만한 부분만을 상세하게 연구해서 무언가를 얻는 것이다. 이렇게 한 즉 무한한 법문法門을 열 수 있다. 믿을 수 없는 부분이나, 혹 후세사람들이 위탁僞托한 부분은 논의하지 않아도 된다. 이것이 맹자가 말했던 서난진신書難盡信[37]의 뜻이다"[38]라 하였다. 그러므로 장시춘이 이룩한 주요 성과들이 단지 책을 통해 얻은 것이 아님을 알 수 있다.

허명을 구하지 않고不求虛名, 힘써 실제를 구하는 것務求實際, 이것이 장시춘 학문연구사상의 가장 큰 특징이다. 그러므로 그가 논하고 받아들인 학문은 삼대세의三代世醫와 같은 허구적인 것이 아니었다. 책을 저술하여 이론을 세울 때에도 크고 완전한 것을 추구하지 않았다. 장시춘은 경전을 연구할 때 장절章節에 달려 있는 주석注釋을 쫓지 않았다. 이것은 천리마의 뒤꽁무니에 매달려 천리를 가려는 것과 같은 것이다. 오히려 그는 모든 책에서 취하고 있는 격식을 타파하고 자신이 실천을 통해 체험한 것을 바탕으로 별도의 새로운 체계를 만들었다. 여기 장시춘의 약물 연구에 대해 루샤오가 말한 것이 있다.

"소회향小茴香에 독성이 있는지 여부를 연구하기 위해 주방장에게 물어보는 것을 주저하지 않았다. 또 약물의 성능을 경험하기 위해 직접 시험해보는 것을 두려워하지 않았다. 예를 들어 독이 있는 파두巴豆·유황硫黃, 그리고 성질이 준열峻烈한 감수甘遂·세신細辛·마황麻黃·화초花椒까지도 항상 자기에게 먼저 시험한 후에 다른 사람들에게 투여했다. 시중에 유통되는 약물의 진위를 감별하는 것에 대해서도 폭넓게 자문을 구했고, 약물의 제조를 직접 감독했으며 끝까지 진품을 구하려고 애를 썼다. 이처럼 선생은 용약用藥에 정통했고 용량用量을 중시하여 항상 보통 사람들이 미치지 못하는 경지에 있었다."

"약물학의 연구에 있어서는 더더욱 독창적인 견해가 많았고, 특색이 있었다. 예를 들어 수육萸肉으로 탈증脫症을 치료하고救脫, 삼기蔘芪로 이뇨利尿를 시키며, 백반白礬으로 담열痰熱을 삭히고化, 삼칠三七로 창종瘡腫을 소실시켰다. 또 수질水蛭 생것을 분말로 복용시켜 고질

37) 『孟子·盡心章句下』 "孟子曰 盡信書 則不如無書"에서 유래한 것. 본문의 내용은 "『서경書經』의 내용을 다 믿는 것은 『서경』이 없는 것만 못하다"라는 것이나, 여기서는 책의 내용을 다 믿어서는 안 된다는 것으로 책에는 잘못된 부분이나 지나치게 자세하게 기술한 내용들이 있어 책의 말에 얽매이거나 구체적인 내용에 집착하지 말고 가려서 읽어야 한다는 의미이다. 역자 주.

38) 張錫純. 『醫學衷中參西錄·第一冊』. 河北人民出版社. 1957. 例言, 自序.

적인 어혈증瘀血症을 치료했고, 생유황환生硫黃丸을 내복시켜 허한하리虛寒下痢를 치료했으며, 오공蜈蚣과 전갈全蝎로 풍을 가라앉히고 독을 없앴다定風消毒. 옛사람들의 학설을 더 발전시켰을 뿐 아니라 한약의 효용을 확대했다. 또 석고石膏와 생산약生山藥의 운용에 뛰어나 의림醫林에서 그 명성이 자자했다."

이 같은 평가는 조금도 과장이 아니다. 우리가 『의학충중참서록』을 공부할 때 이런 부분을 만나면 절대로 가볍게 넘겨서는 안 된다. 장시춘이 약藥과 증症을 논한 것 중에서 독창적인 부분들은 모두 자기 스스로의 체험에서 나온 것이다. 이런 부분들을 진지하게 밝혀 많은 굽은 길을 곧게 펴는 역할을 했다.

루샤오는 특히 장시춘의 진료기록을 격찬했는데 실로 탁월한 견해이다. 그는 "선생의 저서 전체를 살펴보면, 의안驗案을 소개한 것이 거의 반이 넘는다. 변증논치辨證論治, 선약입방選藥立方(약을 골라 처방을 작성하는 것—역자 주) 등 자신이 실천한 모든 것에 증거를 갖추고 있어 그 말이 확실하다. 또 증상에 따른 처방의 변화는 그의 식견을 충분히 볼 수 있으니 이 또한 모든 굽은 것들을 상세하게 진술해 놓아 사람들에게 많은 생각을 하게 만든다. 제6기 지성당志誠堂 의안醫案은 선생이 다른 사람에게 가르침을 준 걸작이다. 병을 살필 때는 막혀 있는 담장도 꿰뚫어 보았고, 약을 쓸 때는 세세한 부분까지 정신을 쏟았다. 뿐만 아니라 진료부를 기록하는 것에도 법도가 있어 항목을 기재할 때 요점만을 적어 번잡하지 않으며, 간단하나 빠뜨린 것이 없이 본말을 잘 갖추고 있다. … 선생이 의학의 실험파 대사實驗派 大師라는 영예를 얻은 것은 이런 사실들 때문이다."

루샤오는 또 장시춘에 대해 당시의 풍조에 빗대어 다음과 같이 말했다. "최근 의업은 날이 갈수록 질이 떨어지고, 빈약한 내용에 안주하고 있다. 처방전에 약재만 겨우 몇 가지 적어 놓은 것을 흔하게 볼 수 있다. 간혹 기록한 내용이 있더라도 본말을 잘 기술해 놓지 않는다. 설령 처방을 적어 놓았다 해도 그 효능이 무엇인지가 생략되어 있다면 자신이 어떤 질병을 치료했을 때 이것이 요행인지 약효 때문인지 병이 치료된 이유를 알 수 없을 것이다. 뿐만 아니라 다른 사람이 이것을 보았을 때 애매모호하여 증거자료로 참고하기도 어렵다. 진료부가 잘 작성되어 있는 것들도 실제로 조사해 보면 역시 대부분 내용이 없고 피상적이며 마음대로 쓴 것들이기 일쑤다. 때로는 화려한 수사로 과장되어 있거나, 또는 장부에 적은 것 같이 조잡하고, 또 아무런 창의성 없이 틀에 박은 듯이 모방하거나, 또는 그 치료 효과에 대해 함부로 말하기도 한다. 선생과 같은 진지한 책임감, 안案이 있은 다음에 방方이 있는 것, 엄격하게 법도를 갖춘 것들을 찾아보기란 쉽지 않다."

이런 평가는 장시춘 학술사상의 정수를 정확하게 보여주고, 또 『의학충중참서록』을 읽은 천만 독자들이 공통으로 경험한 것을 표현하고 있다. 지금 시점에서 보더라도 한의학을 연구하는 사람들이 장시춘의 저서를 정독한다면 실제 임상에 활용할 수 있을 정도로 잘 되어 있다. 서의사로서 한의학을 공부하는 사람들도 이 책을 읽는다면 믿을 수 있고, 배울 만하다고 느낄 것이다. 이것은 장시춘의 변증辨證, 논약論藥, 입론立論의 절대 다수가 임상을 통해 검증된 것이기 때문이다. 기재된 내용이 상세하고, 적절하며, 본말이 정연한 진료부는 실로 쉽게 만나기 어렵다. 한의학에 기초하여 입론한 것들은 말에 근거가 있고, 동서양을 회통한 것들 또한 칭찬할 만한 것이 많다. 가끔 타당하지 않은 부분이 있다고 해도 후세 사람들은 어디가 잘못되었는지 알 수 있을 것이다.

장시춘은 삼십이 넘어 서양의학을 접했는데 이때는 홉슨, 커, 프라이어, 더젼 등의 책이 번역되었던 시기를 넘지 않는다. 경자庚子년(1900) 이후 서양의학이 대량으로 중국으로 전입되던 때는 그의 나이가 이미 50에 가까웠고 또 진료에 대단히 바빴을 터이므로 다시 새로운 학설을 받아들이기가 어려웠을 것이다. 따라서 그가 서양의학에서 참고 했던 내용들은 오래되고 낡은 학설이었다. 하지만 나는 장시춘이 근대적인 의학 연구방법의 핵심을 확실하게 파악했으며 이것을 한의학에 응용했다고 생각한다. 동서의학 회통에 사용된 그의 지식이 케케묵은 것이라는 사실만으로 그의 장점을 모두 덮어 버리지는 못한다. 『의학충중참서록』의 연구방법은 이미 근대적인 정신을 갖추었고, 통계처리를 사용하지 않았다는 것 외에는 특별히 흠잡을 데가 없다. 오늘날의 한의학 임상연구들 중에서도 아직 이 수준을 넘어서지 못하는 것들이 많다. 게다가 당시에는 서양의학의 임상 논문들조차도 가까스로 이 정도 수준에 도달해 있었다.

위의 글은 결코 장시춘의 연구방법이 서양의학에서 나온 것이라고 말하지 않았다. 이전의 한의들 가운데서도 이러한 정신을 갖춘 자들이 있었다. 하지만 1920년대에 이르기까지도 『의학충중참서록』처럼 할 수 있는 한의들은 실로 적었다. 장시춘의 의안醫案에는 환자의 연령, 성별, 병인病因, 증상症狀, 병리病理, 맥상脈象, 설태舌苔, 방약方藥, 치료治療, 약리藥理 등 지극히 작은 것이라도 누락된 것이 없다. 도지약재道地藥材[39]를 어떻게 선택할 것인 지에서부터, 포제 방법, 약을 달일 때 어떤 약을 먼저 넣고 나중 넣을 것인지入煎先後, 복용 시의 주의사항까지 상세하게 기록하였다. 이처럼 다른 서적들이 갖추지 못한 것들을 갖추고 있는데, 만년에 이르러 그의 진료부는 격식格式이 고정되고 간간히 서의 의료기기를 사용하기도 해서 더욱 상세하고 완전해졌다. 여기에 고대와 근대 명의들의 의안醫案을 하나씩 뽑아 장시춘의 의안과 서로 비교해 본다. 비교가 편하게 모두 '이질 의안痢案'을 선택했다.

(1) 의안 1: 주단계朱丹溪의 구리久痢 치료[40]

"어떤 사람이 이질痢疾을 앓은 지 오래되었는데도 낫지 않았다. 맥脈은 침세현촉沈細弦促한데 오른쪽이 심하다. 주야晝夜에 수십 번씩 변소에 가 맑은 물 같은 변淸涕을 쏟는데, 변에는 자흑색紫黑色의 혈사血絲가 섞여 있고, 음식을 많이 먹지 못한다食少. 단계 왈丹溪 日, 그것은 어혈리瘀血痢이다. 무릇 음식을 많이 먹은 뒤에 질주疾走한다거나, 또는 있는 힘을 다해 소리를 지르면서 넘어지거나, 동통疼痛을 많이 참거나, 대노大怒를 발산하지 못하거나不泄, 보약으로 틀어막음이 지나치거나補塞太過, 화주화육火酒火肉을 즐기면 모두 다 이 병이 나타날 수 있다. 이 사람은 자신의 잘못 때문에 고통을 당하는 것이다. 이에 유향乳香·몰약沒藥·도인桃仁·활석滑石에 목향木香·빈랑檳榔·대황大黃으로 좌약佐藥을 삼고, 신곡神麯으로 호환糊丸을 만들어 미음으로 100환을 복용하고, 또 재차 복용하니 오물을 대량으로 쏟은 다음 병이 나았다.

유진兪震이 편집한 이 의안들은 고대의 의안 치고는 비교적 엄밀하다. 이 의안은 이문痢門의 두 번째 의안이며, 첫 번째 의안은 환자 본인의 진술에 의존하고 있어 선택하지 않았다. 이 의안의 후반부는 채용할 만한 것이지만 시작 부분에 환자의 남녀男女 구분, 연령, 본적籍貫, 직업職業, 발병 초기 병의 증상, 오치誤治가 있었는지 여부 등을 기록하지 않아 자세한 내용을 알 수 없다. 그러므로 후세 사람들은 이것을 읽어도 여전히 그 요점을 얻지

---

39) "생육에 적합한 자연조건을 가진 지역에서 특별한 재배와 가공 과정을 거쳐 생산된, 동종약재 중 품질이 가장 우수하고 임상치료 효과가 좋은 약재". 한의학에서는 같은 한약재라도 어디에서 재배되었는지에 따라 약효에 차이가 난다고 본다. 토양과 기후 조건이 적합한 지역에서 난 한약재에서 최적의 약효를 얻을 수 있어 도지약재는 임상가들이 약을 고르는데 중요한 기준이 된다. 역자 주.

40) 청대 유진(兪震)이 찬집(纂輯)한 『고금의안안(古今醫案按)』을 볼 것.

못할 것이다.

(2) 의안 2: 딩간런丁甘仁의 치구리안治久痢案[41]

"도좌陶左, 여름, 가을에 걸쳐 하리下痢가 있었고 겨울이 되어도 멈추지 않는다. 적백赤白이 섞여 있으면서 밤낮으로 20여 회 설사를 한다. 복부 동통과 설사 후 후중後重이 있으며, 음식 섭취가 점차 줄어든다納穀衰少. 얼굴 색面色은 위황萎黃하며, 설태舌苔는 백이白膩하고, 맥상脈象은 침세이지沈細而遲하다. 이것은 비장이 한사를 받아脾臟受寒 통혈統血할 수 없으므로 혈血이 대장大腸으로 스며들고 장腸 속의 습탁濕濁이 교조膠阻 불화不化해서 생긴 것이다. 오래 계속되면 창만脹滿이 생길 우려가 있다. 급히 태음太陰을 온운溫運하여 습탁濕濁을 운화運化시켜야 하며, 구리久痢가 있다고 급하게 틀어막으려 해서는 안 된다. 또 음식을 적당히 조절하고, 담백한 것을 먹이면薄滋味, 이 또한 약력藥力을 도와주는 한 가지 방법이 될 것이다.

초로당삼炒潞黨參 1전, 숙부괴熟附塊 1전 반, 포강탄炮薑炭 8푼, 청자초淸炙草 6푼, 생백출生白朮 2전, 전당귀全當歸 2전, 초적백작炒赤白芍 각 1전 반, 연시호軟柴胡 7푼, 천계지川桂枝 8푼, 초사탄炒楂炭 3전, 대사인大砂仁 1전, 초초적사당炒焦赤砂糖 3전

두 번째 진료: 태음太陰을 온운溫運하고 습탁濕濁을 운화시키는 약을 3첩 복용시켰다. 이에 하리下痢 적백赤白이 절반으로 줄어들었다. 음식을 많이 먹지 못하며納穀衰少, 정신이 피곤하고 생기가 없다神疲萎頓. 맥상脈象은 침세沈細, 한탁寒濁이 점차 운화되나 아직 비위脾胃가 운수運輸작용을 회복하지는 못한다. 이미 효과가 있으니 이 방법을 계속 밀고 나가야 한다.

원래 처방에서 시호柴胡와 계지桂枝를 빼고 초맥곡아炒麥穀芽 4전과 조심황토竈心黃土 4전을 가한다."

딩간런은 민국 원년 이후 상하이에서 의명醫名을 떨친 한의로서 근대 명의들 중에는 그의 문하에서 배출된 사람들이 많다. 이 의안은 '이질문痢疾門' 구리久痢의 첫 번째 의안이다. 기록이 다른 의안들과 비교하여 조금 더 상세하기는 하나, 본말이 완전하지 못한 것이 유감이다. 병기의 분석과 처방의 입법立法에서도 억지스러운 부분이 있다.

---

41) 『맹하정씨의안(孟河丁氏醫案)』 권2를 볼 것.

(3) 의안 3: 장시춘의 구리치료안久痢治療案[42]

이질痢疾이 장궤양腸潰瘍으로 전환된 병.

① 초진

창현滄縣 양楊○○, 나이 35세, 늦가을季秋에 하리下痢로 인해 장궤양증腸潰瘍證이 생김.

- 병인病因: 장사를 하면서 적자에 빚까지 져 상점 문을 닫게 되었고, 이로 인해 낙담하여 자기도 모르는 사이에 내열內熱이 발생했다. 이 간담肝膽의 열熱이 하박下迫하여 이질痢疾이 생기게 했다. 이질痢疾이 오래도록 치료되지 않아, 다시 장궤양腸潰瘍으로 전환되었다.
- 증후證候: 초기 하리下痢가 시작될 때에는 후중복통後重腹痛이 있었으며, 하루 밤낮동안 17, 8회 정도 설사가 있었다. 대변의 상태는 적리赤痢로 혈血을 동반할 때가 많았으며, 간혹 백양白瘍이 있었다. 의사에게 2달 정도 치료받았으나 병이 더욱 심해졌다. 하리下痢의 상태는 점차 혈수血水로 변하였으며, 지막脂膜이 섞여 있고, 그 색이 부패하였으며, 비린내가 났다. 뱃속에 동통을 느낄 때마다 바로 화장실로 가야하고 하루 주야晝夜로 20여 회가 되었다. 신체는 여위고 약해졌으며, 입 안은 건조하고 심중心中에 정충怔忡이 발생했다. 맥脈은 좌우가 모두 현세弦細했는데, 좌측은 현弦하면서 경硬하였고, 1분 동안 92회나 뛰었다.
- 진단: 하리下痢가 오랫동안 치유되지 않아 장腸 속의 지막脂膜이 부패했고, 부패로부터 또 궤란潰爛에 이르게 되었다. 이로 인해 순전히 혈수血水에 지막脂膜이 섞인 설사를 하는데, 서양 사람들이 소위 말하는 장궤양腸潰瘍이다. 맥상脈象이 현세弦細한 것은 기혈이 모두 허한 것氣血兩虧이다. 좌맥左脈이 세細하면서 경硬한 것은 간신肝腎의 음휴陰虧(음허)가 심한 것이다. 구건口乾하고 심중心中에 정충怔忡이 있는 것은 모두 하혈과다下血過多로 인해 생긴 것이다. 그러므로 기혈氣血을 보補하면서 해독解毒, 화어생신化瘀生新하는 약물로 보좌佐之하게 해야 한다.
- 처방: 용안육龍眼肉 1냥, 생회산약生懷山藥 1냥, 숙지황熟地黃 1냥, 금은화金銀花 4전, 감초

42) 『의학충중참서록』 제2책. 허베이인민출판사. 1957년. 325-327쪽.

甘草 3전, 광삼칠廣三七 3전 세말細末

약은 모두 여섯 가지며, 앞의 다섯 가지 약재를 전탕煎湯하고 이 전탕액으로 삼칠三七 분말粉末 절반을 1차 송복送服(가루로 된 약물을 물 또는 다른 약재를 달인 전탕액으로 복용하는 것—역자 주)하였다. 나머지 절반은 약을 다시 끓여 복용할 때 함께 송복하였다.

• 방해方解: 용안육龍眼肉은 비위脾胃를 보익補益하는 약이다. 또 심혈心血을 잘 생성해서 정충怔忡을 치료한다. 특히 장풍하혈腸風下血을 잘 다스리므로 이 증상을 치료하는 주약主藥으로 삼음이 마땅하다. 산약山藥 역시 보비위補脾胃를 잘 하면서, 또 위로는 폐기肺氣를 더하고益 아래로는 신기腎氣를 견고히 할 수 있다. 산약山藥이 함유하고 있는 다량의 단백질은 자음양혈滋陰養血에 우수해서, 무릇 기혈양허氣血兩虛한 자에게는 당연히 사용해야 할 약물이다. 숙지황熟地黃은 보신음補腎陰할 뿐만 아니라, 평추잔馮楚瞻은 이것이 능히 신중원기腎中元氣를 대보大補할 수 있다고 했다. 요컨대 이 또한 기혈氣血을 쌍보雙補하는 약물이다. 이 세 가지 약을 병용하면 오랫동안 휴손虧損된 기혈이 스스로 점차 회복될 수 있고, 기혈이 왕성해지면 저절로 기육肌肉이 자라나서 부패하고 궤란된 것腐爛을 밀어 낼 수 있다. 또 좌약佐藥인 금은화·감초로 해독하고, 삼칠三七로 화어생신化瘀生新하면 이와 같은 위급한 증세를 돌려놓을 것이다.

② 재진

약을 3제[43] 전탕해서 복용하고 병이 크게 호전되었다. 하루 주야로 대변을 3~4회 정도 보고, 간혹 좋은 대변상태를 보이기도 한다. 심중心中의 정충怔忡은 이미 없어졌고, 맥상脈象은 아직 현弦하나 이전과 같이 경硬하지는 않았다. 복용한 약이 효과를 나타냈기 때문에 이후 원방에 약간 가감하여 다시 몇 제를 더 복용시켰다. 대변을 여전히 하루에 수차례 보고, 피와 변이 섞여 있다. 이 증證의 하리下痢가 대단히 오래되었거나, 혹은 아메바 균이 체내에 잠복하고 있기 때문으로 생각되어 처방에 이 균을 제거할 약물을 배합하여 치료하려고 한다.

• 처방: 용안육龍眼肉 1냥, 생회산약生懷山藥 1냥, 숙지황熟地黃 1냥, 감초甘草 3전, 생유황生

43) 중국에서 1제는 하루 복용 분량의 약이다. 역자 주.

硫黃 8푼 연세研細, 아담자鴉膽子 성숙한 열매 60알 거피去皮

약재는 모두 여섯 가지로 앞의 네 가지 약재를 큰 용기에 전탕하여 아담자鴉膽子와 유황말硫黃末을 각각 절반씩 송복送服하고, 재탕하여 복용할 때 나머지 절반을 송복送服하였다.

• 방해方解: 처방 중에 아담자鴉膽子와 유황硫黃을 사용한 것은 아담자鴉膽子가 혈리血痢를 치료하는 중요한 약이고, 아울러 이변하혈二便下血을 치료하는 데 뛰어나기 때문이다. 유황硫黃은 아메바 이질의 병균을 제거하는 요약要藥으로 이 두 가지 약물을 병용함으로써 양열상제凉熱相濟하고, 성질을 화평하게 하여 신속하게 효과를 얻을 수 있다.

③ 세 번째 진료

약 두 제를 전탕하여 복용시켰으나, 여전히 혈血이 섞여 있는 변을 하루 수 회 보고 있다. 아담자鴉膽子와 유황硫黃을 병용하면 비록 이질 중의 병균은 제거할 수 있으나 아담자鴉膽子는 화어化瘀하는 힘이 대단히 강하고, 유황硫黃 또한 윤대변潤大便하는 약이다(본초本草에서는 대변을 윤潤하게 하고, 소변을 잘 나오게長 할 수 있다고 했고, 서양 사람들은 유황硫黃을 가벼운 사하제輕下藥로 생각하고 있다). 이 두 약물이 이질 중의 병균을 제거할 수는 있어도, 결국 이 병을 뿌리까지 완전히 뽑아내기는 어려울 것으로 생각된다. 이 두 약물을 빼고 처방 중에 지막脂膜을 보호하고 고삽대변苦澁大便하는 약물을 가미하려고 한다.

• 처방: 용안육龍眼肉 1냥, 생회산약生懷山藥 3냥, 대숙지황大熟地黃 1냥, 적석지赤石脂 1냥 도세擣細, 감초甘草 3전, 광삼칠廣三七 3전 세말細末

약물은 모두 여섯 가지로 앞의 다섯 가지 약물을 큰 그릇에서 전탕하고 삼칠三七 분말 중 절반을 전탕약으로 송복하고, 재탕하여 복용할 때 그 나머지 반을 송복하였다.

• 효과: 약을 연속하여 다섯 제를 복용하니, 하혈下血 증상이 완전히 치료되었고, 입 안이 더 이상 마르지 않았다. 여전히 하루에 묽은 변을 2~3회 보지만 배변 시에 복통이 전혀 나타나지 않았다. 생회산약生懷山藥을 세말細末하게 하여 복용할 때마다 1냥 가량을 끓여 차탕茶湯을 만들고 여기에 백설탕을 입에 맞도록 가하여 점심 때 복용하도록 했다. 대변은 저절로 좋아질 것이다.

이 세 종류의 의안을 보면 알 수 있듯이 장시춘의 연구 방법은 앞의 두 사람과 사뭇 달랐다.

학자들도 위에서 언급한 각 의서들을 전체적으로 살펴본다면 바로 알 수 있을 것이다. 여기에 선택한 의안은 전혀 어느 한쪽을 편들기 위한 의도로 선택한 것이 아니다. 이 의안은 장시춘의 책에서 이질문痢疾門 첫 번째 의안을 선택한 것이다. 이것은 근대 서의의 임상 진료기록에서 요구하는 것에 비추어 보아도 큰 결함이 없다. 부족한 것은 이학적 검사와 화학적 검사 결과 정도이다. 『의학충중참서록』이라는 책에는 천 개가 넘는 진료기록이 수록되어 있다. 가벼운 병에 대해서는 간혹 조금 요약해서 기록하기도 했지만 병이 중하거나 혹은 오래 되었거나 혹은 특별해 보이는 병력의 사례들에 대해서는 누락되거나 생략된 부분이 거의 없다. 이 책을 읽은 사람들 중에는 간혹 그 논리에 승복하지 못하는 이들도 있을 것이다. 하지만 그런 사람들도 장시춘이 터무니없는 말로 사람들을 속인다고 생각하지는 않을 것이다.

이와 반대로 말류末流를 추구하면 이 폐단에 물들지 않는 자가 거의 없다. 자질구레한 낡은 소식들을 모아 그것으로 지면을 채우는 일이 여전히 존재한다. 장시춘은 험악한 대증大症을 치료할 때는 그 기록이 더욱 상세했다. 서양의학을 연구한 자들이 이것을 읽으면 매번 이 병증들이 서양의학의 어떠한 병인가를 가려낼 수 있을 정도이다. 그러므로 장시춘이 서양학문의 도움을 받은 것은 장상臟象과 생리 분야의 회통뿐만 아니라 아스피린과 석고石膏를 병용하는 것과 같은 세세한 부분에도 있었음을 알 수 있다.

장시춘은 충중참서를 앞장서서 이끌었고, 동서의학 회통에 힘썼다. 하지만 다른 사람들과의 논쟁을 좋아하지 않았고, 다른 사람을 멸시하는 것도 좋아하지 않았다. 또 다른 사람을 폄하함으로써 자신을 높이는 일도 좋아하지 않았다. 그러므로 중국 한의계와의 관계에서는 악착스러운 면이 없었다. 항상 학문만을 생각하면서 지냈고, 일생 동안 연구에 집중하면서 깊이에 깊이를 더해 갔다. 근대 의가醫家들 가운데는 윈톄차오惲鐵樵만이 그와 어깨를 나란히 할 정도가 될 것이다. 한 사람은 이론에 능했고, 다른 한 사람은 임상에 능했다. 학자로서 이 두 사람의 학문을 얻을 수만 있다면 그는 이미 근대에 이룩한 학술적 성취의 반 이상을 얻은 것이다. 근자에 윈톄차오의 학술이 점차 잊혀 가고, 장시춘이 비록 이름은 알려져 있지만 그 정화精華를 아는 이가 드물다는 점이 안타까울 뿐이다.

참고문헌

1. 賈得道. 『中國醫學史略』. 山西人民出版社. 1979.
2. 任應秋. 『中醫各家學說』. 上海科學技術出版社. 1980.

第6절 음양, 오행, 운기運氣 존폐 논쟁

1. 근대의 학술 흐름이 중국 한의계에 미친 영향

윈톄차오는 "무술戊戌년(1898) 이후로 학교의 중국어 수업에서 우연히라도 오행에 관해 언급하면 교사들로부터 질책을 받았다"[44]고 했다. 이것을 보면 1900년 전후로 이미 오행을 부정하는 것이 중국 지식인 사회에서 하나의 추세가 되었음을 알 수 있다. 그 원인을 추적해 보면 이것은 당시 영향력이 가장 컸던 계몽사상가 옌푸嚴復와 개량주의 사상가들이 한 목소리로 오행학설을 부정했기 때문이었다. 옌푸는 "금이 목을 이긴다고金勝木? 큰 나무로 주석 한 조각을 내리치면 누가 이기는가!"[45]라고 말했다. 이것은 옌푸가 했던 어떤 강연 중의 한 대목이다. 만약 이런 상황을 밝히지 않았다면 사람들은 그가 번역한 『천연론天演論』의 우아한 문장에 비추어 그의 말이 어찌 이처럼 거칠고 저속한지 믿기 어려울 것이다. 하지만 청말 민국 초기의 지식인 사회는 『천연론』을 숭배하다시피 했고, 때문에 옌푸가 오행설에 가했던 비판도 '5・4 운동' 전에는 아무도 정면으로 반박하지 못했다.

개량주의 사상가들은 한걸음 더 나아가 음양과 오행설을 함께 부정했다. 1924년 『동방잡지東方雜誌』에서 음양오행에 대한 토론이 벌어졌다. 가장 먼저 반기를 들고 비판을 제기한 것은 량치차오梁啓超의 「음양오행설의 내력陰陽五行說之來歷」이라는 글이었다. 이 글의 제일 첫머리에는, "음양오행설은 2,000년 동안 미신迷信의 본거지大本營였으며, 오늘날에도 여전히 사회적으로 막대한 힘을 행사하고 있다. 오늘 마땅히 이것과 작별을 고하고 몰아내야

44) 惲鐵樵.『藥盒醫學叢書・群經見智錄』卷三. 100쪽.

45) 欒調甫.「梁任公五行說之商榷」『東方雜誌』. 1924年. 第5期. 97쪽.

할 것이다"[46]라고 하였다. 그는 "음양이라는 두 글자는 공자孔子의 이원철학二元哲學에 사용되었던 부호에 불과하다. … 결코 그 어떤 신비한 의미도, 사람을 기만하는 술수도 포함하고 있지 않다"[47]고 했다. 오행은 "물질을 다섯 가지 종류로 구분해 그 쓰임새와 성질을 말한 것에 불과하며 거기서는 어떤 철학이나 학술적인 기미도 발견할 수 없다!"[48]고 했다. 량치차오는 한대漢代 이후의 음양오행설에 대해서는 더욱 심하게 혐오하고 가슴 아파했으며, 아울러 의가醫家들의 경전經典이 이로부터 심각한 피해를 받았음을 지적했다. 그는 "우주에 존재하는 헤아릴 수 없이 많은 물상物象과 사리事理들을 모조리 억지로 다섯 종류로 분류하고 소위 오행이라는 틀 속으로 집어넣었다. 이런 부류의 기이한 체계가 2,000년 이상 모든 국민의 마음속에 둥지를 틀었고 또 국민들이 하는 모든 일行事을 지배해왔다. 아! 우리들의 생사가 달린 의약醫藥마저도 모두 이런 종류의 관념의 산물이라니…"[49]라고 하였다. 그의 계산에 따르면 『내경內經』에서 음양오행의 숨결에 오염된 내용은 전체의 4분의 1에 달한다고 하면서 그는 "학술계의 치욕으로 이것보다 더한 것은 없다"[50]고 했다.

량치차오가 음양오행을 부정한 것이 너무 과격하다는 평가가 있을 수 있다. 하지만 그가 음양오행설의 연원과 발전을 진지하게 연구한 것, 특히 문헌고증 방면에서 그가 했던 작업은 옛 사람들에게서는 찾아볼 수 없는 것이었다. 당시 이 글을 발표하였을 때 이 글에 대해 반대 논리를 폈던 사람은 거의 없었다. 겨우 한두 편의 글만이 그가 했던 고증의 부족한 점을 대략적으로 보충했을 뿐이었다. 량치차오의 음양오행 부정은 이 글에서 그치지 않았다. 그는 「청대학자의 구학 정리 총성적淸代學者整理舊學之總成績」이라는 글에서 청대 초의 학자인 황리저우黃梨洲, 황쭝옌黃宗炎, 마오시허毛西河, 후성밍胡勝明 등을 언급하면서 이들이 이루었던 공헌은 바로 "모든 일체의 괴상한 그림들—무극無極, 태극太極이라든지, 또 선천先天, 후천後天이라든지, 태양太陽, 소양少陽, 태음太陰, 소음少陰이라든지, 64괘 원방위도圓方位圖

46) 梁啓超.『飮冰室合集・第13冊』. 中華書局. 1941. 47쪽.

47) 梁啓超.『飮冰室合集・第13冊』. 中華書局. 1941. 47쪽.

48) 梁啓超.『飮冰室合集・第13冊』. 中華書局. 1941. 48쪽.

49) 梁啓超.『飮冰室合集・第13冊』. 中華書局. 1941. 49쪽.

50) 梁啓超.『飮冰室合集・第13冊』. 中華書局. 1941. 50쪽.

같은 것들—을 일거에 쓸어내어 깨끗하게 정리한 것이다. 천년 동안 『역경易經』을 덮어 감추었던 운무雲霧가 걷힌 것이라 할 수 있다"[51]고 했다.

위에서 언급한 두 사람 외에 장타이옌章太炎도 음양오행설에 대해 부정적인 태도를 취했다. 이 세 사람의 학자들은 동 시대의 서로 다른 세 학술유파에 속해 있었다. 옌푸는 서학西學에 뛰어났고, 량치차오는 저명한 금문 경학자今文經學家였으며, 장타이옌은 고문 경학자古文經學家였다. 이들은 정치사상에서는 서로 의견이 크게 달랐지만 음양오행설에 대해서만은 한결같이 모두 부정적인 태도를 취했다. 이것으로 근대시기의 학술적 경향을 엿볼 수 있을 것이다. 1930년대 이전, 이 세 사람이 중국 지식인 사회에 미친 영향은 매우 컸다. 중국 한의계 역시 그 영향을 받지 않을 수 없었다. 한의학 중에서 운기학설運氣學說은 음양오행과 밀접한 상관관계가 있다는 이유로 동서의학 논쟁 과정에서 특히 더 격렬한 비판을 받았다.

근대 학술계에는 비록 소수지만 음양오행설을 긍정한 유명 학자들도 있었다. 예를 들어 1930년대 초 궈모뤄郭沫若은 『십비판서十批判書』에서 오행학설이 소박한 유물론이라는 것과 음양학설이 미신적이지 않다는 점을 인정했다. 그리고 이 두 이론이 중국사상사中國思想史에서 차지하는 가치를 인정해야 한다고 했다. 그러나 안타깝게도 그의 주장은 의학계에서 이루어졌던 논쟁에는 큰 영향을 미치지 못했다.

중국 최초의 의학사가醫學史家인 천방셴陳邦賢의 입장 또한 매우 분명했다. 그는 제1판 『중국의학사中國醫學史』에서 동서의학을 평가하면서, "우리나라 의학이 혁신된 이후로 옛날 중요하게 여겼던 오행생극의 신화를 도리道理라고 생각하지 않게 되었다. 『서경書經』에서는 '과거의 오염된 좋지 못한 습속을 모두 새롭게 하겠다舊染汚俗, 咸與維新'고 했다. 이찌 오늘을 말한 것이 아니겠는가!"[52]라고 했다.

근대시기 학술적으로 가장 먼저 비판받았던 것은 오행이었다. 원톄차오는 그 대략적인 상황을 다음과 같이 썼다. "근래 오행을 배척하는 자들은 오행의 이치로 얻을 수 없는 것들에서 그 이유를 찾고 있다. 즉 고대 인도와 유럽에 존재했던 사행설四行說(사원소설)을 오행설이 성립하지 않는 반증으로 삼는다. 또 화학에 80원소가 있다는 것을 근거로 오행이 마

51) 梁啓超.「清代學者整理舊學之總成績」『東方雜誌』. 1924年. 第2期. 86쪽.

52) 陳邦賢.『中國醫學史』. 上海醫學書局. 1920. 144쪽.

땅히 80행行이 되어야 했음을 증명하고 있다. 무릇 이런 것들은 증거가 될 수 없다. 한마디로 말해서 오행은 미신이고, 부패했고, 통하지도 않으며, 무가치한 것일 뿐이라는 것이다."[53]

정리하면 무술戊戌년(1898) 이후에는 음양오행을 부정하는 것이 시대적 유행이 되었다. 중국인들이 음양오행을 비판한 것은 위윈슈에서 시작된 것이 아니다. 음양, 오행, 운기의 존폐 논쟁과 관련하여 중요한 사실은 이 논쟁이 한의폐지파와 한의 사이에서 발생한 것이 아니라 한의계 내부에서 나타났다는 점이다. 그러므로 이 절에서는 주로 중국 한의계 내부에서 이루어졌던 논쟁을 소개한다. 위윈슈와 관련된 논쟁에 대해서는 제6장 제1절에서 소개할 것이다.

음양, 오행, 운기학설을 어떻게 평가할 것인가는 실제적으로는 『내경內經』을 인정할 것인가 아니면 부정할 것인가라는 중대한 문제와 연결되어 있다. 앞의 두 절에서 윈톄차오와 양쩌민이 『내경』을 연구하여 얻은 중요한 성과들을 논의한 바 있다. 그러나 이들의 견해는 당시 중국 한의계 전체로부터는 인정을 받지 못했다. 이들 이전은 물론이고 이후에도 이 논쟁은 계속 되었다. 그렇기 때문에 근대 중국 한의계에서 이루어진 음양, 오행, 운기 존폐 논쟁에 관해서는 좀 더 기술하는 것이 필요하다.

2. 제1차 오행 존폐 논쟁

중국 한의계 내부에서 가장 먼저 오행 폐지를 주장한 사람은 신주의약총회神州醫藥總會의 평의원이었던 위안구이성袁桂生이었다. 1915년, 위안구이성은 오행설의 폐지를 이 학회에서 토론에 부칠 안건 중 하나로 제의했으며, 그 내용을 『신주의약학보神州醫藥學報』 제26기에 실었다. 그 뒤로 이 잡지는 싱가포르의 한의 리베이하이黎北海와 또 다른 한의 수쯔자束子嘉의 반박 글을 실었고, 제일 마지막으로 주푸산朱阜山의 「오행 생극의 폐지에 대한 평가廢止五行生克之平議」라는 글을 실어 논쟁을 마무리했다. 주푸산은 위안구이성의 주장에 찬성하는 입장이었다. 그러므로 이 논쟁의 전체적인 추세는 오행의 폐지를 주장하는 관점이 우세했다.

위안구이성은 청말 민국초淸末民初의 저명한 회통파 한의였다. 그의 관점은 「싱가포르 려

53) 惲鐵樵.『藥盦醫學叢書・群經見智錄』卷三. 100쪽.

북해 선생께 드리는 답변復新加坡黎北海先生書」에서 분명하게 드러난다. "소생이 오행 폐지를 제창한 것은 본디 의학을 발전시키고, 국수國粹를 보존하며, 헛된 이론을 따르는 폐해를 적극 방지하려는 실사구시적 정신에서 비롯된 것입니다. 지금의 서의라는 객들이 주인의 자리를 빼앗으려는 것과는 전혀 다른 것이며, 기황岐黃, 중경仲景, 그리고 역대 명의들의 책에서 난잡한 것들을 모두 없애버리려는 것입니다", "만일 기황과 중경의 실학實學을 상세하게 밝혀내지 못한다면 『내경』, 『상한론傷寒論』 같은 책들은 오행생극五行生克이라는 네 글자를 위해 먼지 쌓인 종이 더미 속에 영원히 매몰되고 말 것입니다. … 오행을 꺼리면서도 말하지 않는 것은 그 잘못이 거짓말하는 것과 같습니다. 그런데도 오직 오행으로만 이론을 세우려는 것은 중국의 다음 세대로 하여금 이 책들의 진정한 가치를 알지 못하게 만드는 것이어서 그 죄가 더욱 크다고 하겠습니다", "『상한론』, 『금궤요략金匱要略』은 책 전체에서 병리, 증상, 진단, 치법, 방약 및 오치誤治(잘못된 치료법)를 바로잡는 방법을 말하고 있으며, 오행생극五行生克과는 털끝만큼도 관계가 없습니다"라고 했다.[54]

위안구이성은 오행 폐지를 주장하면서도 음양 폐지는 주장하지 않았다. 그는 "음양허실陰陽虛實은 옛 선인先人들의 정신적인 발명이며, 또한 오늘날의 박물학에 해당합니다. 오행생극과는 아무 상관이 없습니다"[55]라고 하였다. 주푸산은 오행을 비판하는 것에서 한 걸음 더 나아가 한의학과 중국 한의계 전체를 비판했다. 그는 "오행생극 학설은 유학儒學의 팔고八股가 사람들에게 끼친 것과 같은 정도의 심각한 폐해를 끼쳤다. 팔고八股가 흥興하면서 중국에 진실로 문학하는 사람이 없어진 것 같이 오행생극 학설의 정도가 지나치면서 중국에는 진실로 의학을 하는 사람이 없어졌다", "우리나라 의학계는 20세기에 생존하길 원치 않는 것 같다. 만약 그게 아니라면 점차 철학은 가볍게 보아야 하고, 과학은 중시해야 할 것이다"[56]라고 하였다.

54) 裘吉生. 『醫藥論文集』 第二集. 69-80쪽.

55) 裘吉生. 『醫藥論文集』 第二集. 69-80쪽.

56) 裘吉生. 『醫藥論文集』 第二集. 83쪽.

3. 제2차 음양, 오행, 운기 존폐 논쟁

제2차 논쟁은 1926년 장타이옌章太炎이 쓴 「오장의 오행배속에 정설이 없음을 논함論五臟附五行無定說」으로부터 시작되었다. 이후 10년 동안 가끔씩 이런 종류의 글이 발표되었다. 의가들의 견해를 요약하면 다음과 같다.

(1) 장타이옌: 오행에 타당성이 없음을 주장함

장타이옌은, "『소문素問』, 『팔십일난경八十一難經』 등에서는 오장을 오행과 결부시켰다. 그 시작은 대체로 이것으로 사물을 분류해서 서로 비교하려는 것이었으나 오랜 시간이 흐르면서 마침내 당연히 그런 것이 되었다. 하지만 오행설은 … 진단과 치료기술에 근거한 것이 아니었다. 그러므로 그 유사성을 따라 견강부회가 얼마든지 가능했다. 즉, 두 학파(금·고문 『상서尙書』를 가리킴 - 본서 주)의 배속방법 외에 다른 방법으로 배속시킨다고 해서 꼭 통하지 않는다고 말할 수 없다. 지금 사람들은 한 가지 의미에만 얽매여 이로부터 장상臟象과 병후病候를 이끌어 내려고 전전긍긍한다. 그 말이 모두 이치에 맞는 것 같지만 실질적으로는 아무 타당성이 없다. 이 또한 그만 두어야 하지 않겠는가!"[57]라고 하였다.

장타이옌은 경학經學 연구자 출신으로 고문 경학파古文經學派에 속한다. 의가醫家들이 말하는 오장, 오행 배속 규율은 금문今文 『상서』 구양설歐陽說과 정현鄭玄의 주注와 동일하다. 아마도 이런 점이 장타이옌이 오행의 학술적인 근원을 부정하게 만든 것 같다. 그는 경학가經學家의 전통적인 틀을 가지고 오행을 연구했다.

장타이옌의 글이 처음 실린 것은 1926년 『의계춘추醫界春秋』였다. 이 글이 발표되자 멍써우矇叟라는 필명을 가진 이가 이에 대해 토론을 벌였다. 멍써우는 오로지 한의를 지키려는 바램으로 나섰을 뿐 탁월한 견해를 제시하지는 못했다. 이 때문에 장타이옌의 심한 비판을 받았다. 장타이옌은, "한의를 폐해서 안 된다는 점을 분명하게 밝히고자 한 것은 옳다. 하지만 한의를 철학의哲學醫라고 하고, 또 오행을 믿을 만하다고 말한다. 전자前者는 회피하려는 말에 가깝고, 후자後者는 정말 사람들로 하여금 실소케 하는 말일 뿐이다!", "지금 설령

57) 章太炎. 『章太炎醫論』. 人民衛生出版社. 1957. 1쪽.

오행을 말하지 않는다고 해서 한의의 실질에 어떤 손상이 생기는가!", "오행 같은 이론을 어찌 철학이라고 할 수 있겠는가? 이는 한나라 때에 위서緯書에서 세상을 탐색하던 담론으로서 어리석다고愚 볼 수는 있어도 명철哲하다고 볼 수는 없다."[58] 이것을 보면 장타이옌은 철학이 무엇인지 그리고 고대 오행학설이 어떻게 변화 발전해 나온 것인지 분명하게 알지 못했던 것 같다.

장타이옌이 멍써우를 반박하는 글이 나오자 다시 루스어陸士諤가 장타이옌의 글을 반박했다. 요약하면 문인文人이 의도醫道를 함부로 말해 사람들을 현혹하는 것이 옳지 않다는 것이었다. 직접적인 논쟁은 아니었다. 이와 동시에 차이루셴蔡陸仙이 장타이옌의 글을 반박했다. 그는 한의학의 오행이 이미 한유漢儒가 제시했던 그런 의미의 오행이 아니라는 점을 지적했다. 그의 관점은 아마도 원톄차오의 『군경견지록群經見智錄』에서 나온 것으로 보이며 상당히 일리가 있는 견해였다. 장타이옌은 재반박하지 않았다. 하지만 그렇다고 해서 자신의 최초 생각을 바꾼 것은 아니었다. 2년 후 그는 이런 사상을 더 발전시켰고, 오행학설이 한의학의 발전을 가로 막는 가장 큰 장애라고 인식했다. 그는 "수隋, 당唐, 양송兩宋 시대에는 오직 소원방巢元方 만이 오행에 대해 말을 많이 했다. 그것을 배우거나 간혹 그것을 언급하는 자들은 한 마디로 무언가를 감추기 위해 오행을 빌려왔을지는 몰라도 준칙으로까지 보지는 않았다. 금원金元시대 이후에는 … 육조六朝와 당唐, 송宋 시대의 절실했던 풍조는 버릴 수밖에 없었으나 오행 같은 허황된 학설을 근본으로 삼는 것을 잊지는 못했다. 우짜이징尤在涇은 마음속으로는 그것이 잘못되었다는 것을 알았지만 공격하기 어려웠으며 여전히 비호하지 않을 수 없었다. 쉬링타이徐靈胎도 음양오행이 사람을 기만하는 것이라고 크게 욕했지만 자기 또한 물들지 않을 수 없었다. 무릇 이 두 사람이 정확한 인식을 가지고 있었으면서도 많은 다른 사람들과 같이 되고 말았으니 어떻게 하겠는가? 진화하는 것이 어렵다고 말할 수밖에 없다"[59]고 했다. 그러므로 장타이옌은 한의학 발전사에서 오행학설이 일으켰던 긍정적인 작용을 완전히 부정하였음을 알 수 있다.

---

58) 章太炎.「對于瞜叟君駁議商榷」『醫界春秋匯選』第一集.

59) 王一仁.『中國醫學問題・章太炎序』. 1928年版.

(2) 천우주陳無咎: 모르는 것을 억지로 아는 체 함

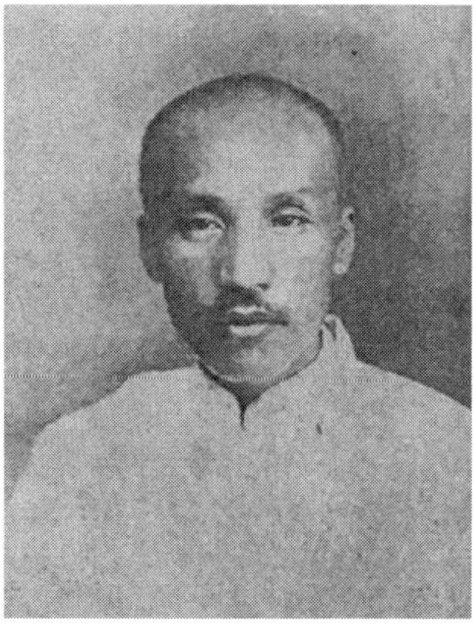

천우주陳無咎

천우주陳無咎는 이름이 춘바이淳白이고, 저장浙江성 이우義烏 사람이다. 항상 국민당의 원로로 자처했고, 명名·법法·문文·의醫 등 네 학문에 능통하다고 공언했으며, 장타이옌 조차도 안중에 두지 않았다. 1927년 정계에서 물러나 한의계로 들어왔고, 간혹 의학을 논한 글 속에 몇 구절 불평을 집어넣어 난징정부에 대한 불만을 은연중 표시했다. 1933년 이후에는 중앙국의관에 재직했으며, 저술은 대단히 많이 남겼으나 탁월한 견해는 찾아보기 어렵다. 서양의학으로 한의학 내용에 주석을 다는 것에 힘을 쏟았으며 근대 중국 한의계에 꽤 영향을 미쳤다. 그는 철학을 잘 알지 못했음에도 동서의학의 철학관에 대해 많은 말을 했다.

"근래 과학과 철학은 유물론唯物論·유심론唯心論이 모두 과학과 합치하지 않는다는 것을 증명하고 있다. 인류의 생활이 다방면에 걸쳐 있기 때문에 일원적인 철학은 입지를 잃었으며, 드디어 다원多元 철학이 나타나 그것을 대신하였다. … 중국의학은 지금까지 줄곧 음양오행의 상대론 위에 세워져 있다. 일반 구의舊醫들은 이런 대명代名에 집착하여 그들이 과학의 대오에서 점점 멀어져 낙오되고 있음을 깨닫지 못한다."[60)]

천우주의 이 글은 내용이 모호하다. 아마도 음양오행이 일종의 다원철학多元哲學이며, 단지 한의가 이를 잘 이용하지 못해 한의학의 진보에 영향을 미쳤다고 말하려는 것으로 보인다. 그러나 그는 후에 음양오행설을 거의 완전히 부정했다. 그는 "무엇을 음양이라고 하는가? 나는 음양이 곧 플러스, 마이너스(정부正負)라고 생각한다", "의학에서 오행은 원래 대명代名이었을 뿐이므로 융통성 없이 고정된 의미로 해석하는 것은 적절치 않다", "기화氣化는 물질을 떠날 수 없다", "철리哲理에 밝지 않으면 기화氣化를 말하기 어렵다"고 하였다.[61)] 이것이 바로 천우주의 음양오행, 오운육기 학설에 대한 전체적인 시각이다. 그의 철학 개

60) 陳無咎.「丹溪大學宣言」『三三醫報』. 1926年. 第13期.

61) 陳無咎.「陰陽, 五行, 五運, 六氣淺釋」『國醫公報』. 1936年. 第8期.

념이 매우 혼란 상태에 있음을 볼 수 있다. 그러면서도 오행을 부정하는 경향은 장타이옌과 일치한다.

(3) 루위안레이陸淵雷: 오운육기를 힘써 반박함

초기의 루위안레이는 운기학설을 선전했다. 그것은 스승과 친구들의 가르침에 영향을 받은 것이었고, 자신이 속했던 문파의 견해에서 비롯된 것이었다. 1930년대 말, 그는 자기부정과 함께 자신의 입장을 바꾸었다. 그는 다음과 같이 썼다. "옛 의서의 오운五運, 육기六氣, 간지干支, 생극生克이론은 다 도가道家의 술수術數에서 나온 것으로 미신이라 할 수 있으며, 본래부터 독단적인 것이었다. 만약 이것으로 의학을 탐구하고자 한다면 타당한 점을 찾을 수 없을 것이다", "오행과 관련된 여러 설은 취하지 말아야 한다. 『상한론傷寒論』에는 본래 오행 학술사상이 거의 들어 있지 않다. 우연히 존재한다 하더라도 놓아두고 논의하지 말아야 할 것이다."[62]

1934년 루위안레이가 쓴 「근본으로부터 기화를 뒤집음從根本上推翻氣化」이라는 글은 그의 관점을 가장 분명하게 보여준다. 이 글에서 그는 "육기는 본래 오행에서 나온 것으로 삼음삼양三陰三陽에 배합하기 위해 다섯을 여섯으로 늘인 것이다. 늘어난 것이 왜 하필 화火인지, 삼음삼양이 왜 육기와 이렇게 서로 배합되는지, 음양육기의 주세主歲가 왜 이렇게 나뉘어 배속되는지는 다 중요한 문제들이지만 모두 말할 수 있는 이유가 없다. 그러므로 나는 '육기에는 전혀 이유가 없다'라고 주장한다. 후세에 『소문』과 『상한론』의 육경六經을 같은 것으로 여기는 것은 이름을 좇아 그것의 실제를 깊이 연구하지 않은 것으로 특히 잘못되었다"[63]라고 했다. 이 글은 중국 한의계에서 오행과 오운육기를 비판한 가장 길고, 가장 격렬한 글이다. 위윈슈의 『육기론』과 이곡동공異曲同工(곡은 달라도 솜씨는 똑같다—역자 주)의 느낌을 준다. 거의 반세기 동안 유행했던 "한의는 기화氣化에 정통하다"는 견해가 이 글에서 부정되었다. 이후로 중국 한의계에서 기화를 다룬 논문이 점점 찾아보기 어려워졌다.

---

62) 汪浩權.『中國醫藥論文選』. 1948年版. 158쪽.

63) 陸淵雷.「從根本上推翻氣化」『中醫新生命』. 1934年. 第3~6期.

(4) 예구훙葉古紅: 『영소상태靈素商兌』에 찬동함

예구훙葉古紅은 근대 중국 한의계에서 서양의학을 가장 숭배했던 사람이었다. 그는 "중국 의약은 그 학술이 반신화半神話 시대에 발생했기에 불행히도 오행설의 지배를 받았다", "신비적인 사천재천설司天在泉說과 참위讖緯의 오행생극설五行生克說은 모두 폐지되어야 한다. 쓸데없는 육기풍화설六氣風火說, 이상적인 12경락설도 다 바로 잡아야 할 것이다"[64]라고 했다. 예구훙은 오행설이 잘못되었다는 것에서 출발하여 경락설 역시 잘못되었다고 생각했다. 이처럼 그는 근대 중국 한의계에서 경락에 회의를 품었던 몇 안 되는 유명 의가 중 한 사람이었다. 그의 주장은 『영소상태』와 매우 접근해 있었다.

(5) 스이런時逸人: 한의학 학리學理에 대해 비판함

그의 주장은 다음 한마디 말로 쉽게 알 수 있다. 그는 "한의학 학리의 많은 부분이 현설玄說과 뒤얽힘으로써 도리어 한의의 진면목을 상실하게 만들었다. 이런 결점은 말하기를 꺼릴 필요가 없다"[65]고 했다. 여기서 말하는 소위 학리라는 것은 한의기초이론 전체를 가리키고 음양오행은 이 학리의 중요한 구성요소가 된다. 그가 말한 한의의 진면목이란 임상실천을 통해 축적된 경험이며, 현설은 곧 음양오행설을 가리킨다.

(6) 과학을 억지로 끌어다 붙인 다양한 설들이 난무함

근대 중국 한의계에는 당시의 자연과학에서 한두 가지 이론을 끌어와 음양오행, 오운육기 등의 학설에 억지로 갖다 붙이는 사람이 적지 않았다. 이런 사람들이 가졌던 탐구정신을 완전히 부정할 수는 없겠지만 이것은 분명히 잘못된 길로 들어선 것이다. 이들 중 다수는 근대 자연과학을 깊이 이해하지 못했고 한의학 철학사상의 정화精華도 포기했다. 그러므로 한때 출현했다가 금방 사람들의 기억 속에서 사라졌다. 한 가지 예를 들면 위안푸추袁復初는 '풍생목風生木'을 다음과 같이 해석했다.

"태양광선 중의 자외선이 동쪽을 직사하니 이를 일러 동방생풍東方生風이라 한다. 자외선

---

64) 葉古紅.「中國醫藥革命論」『國醫公報』. 1933年. 第6期.

65) 時逸人.「我要說的話」『復興中醫』. 1941年. 第1期.

은 지구의 전기장(electric field—역자 주)을 증강시킬 수 있으므로 이를 풍생목風生木이라 한다. 전력은 수소를 수소이온으로 변하게 해서 산기酸基를 형성할 수 있으므로 목생산木生酸이라 한다. 사람이 산기가 포함되어 있는 물질을 먹으면 양전하를 방출하여 인체에서 전류를 발생시키므로 산생간酸生肝이라 한다. 전력이 뇌척수신경계 중으로 흐르게 되니 간생근肝生筋이라 한다. 이런 이유로 『내경』에서는 '동방생풍東方生風, 풍생목風生木, 목생산木生酸, 산생간酸生肝, 간생근肝生筋'이라고 하였으니, 나머지 장부도 이와 같다."[66] 실로 기이한 이론이다.

위안푸추는 특별히 음양을 중시했다. 그는 "한의를 과학화 하고자 할 때 가장 시급한 문제는 음은 어떤 물질이며, 양은 어떤 물질인가를 아는 것이다. 애석하게도 국내외에서 한의학을 연구하는 사람들은 지금까지도 이것에 대해 확실하게 말하지 못한다. 무릇 물질은 분자가 모여 이루어지고, 분자는 원자로 이루어지며, 원자는 곧 전자가 원자핵을 둘러쌈으로써 이루어진다. 음이 물질이 되는 것은 곧 원자핵이다. 따라서 전파와 흡인력은 모두 음이라고 한다. 양이 물질이 되는 것은 전자다. 따라서 자기파磁波와 복사선은 모두 양이라고 한다."[67]

위안푸추의 의도는 옳았으나 끝없는 견강부회는 잘못이다.

(7) 전통을 옹호하려는 사람들이 날카롭게 맞섬

1930년대에 들어선 이후에도 한의학의 기화학설을 계속해서 견지했던 사람들 중에는 창사長沙의 청자오써우曾覺叟와 우한셴吳漢仙이 가장 의지가 굳었고 언변도 뛰어났다. 이 두 사람은 정치적으로 수구주의자들이었다. 공맹孔孟의 도道를 결코 잊지 않았고, 장제스가 외쳤던 '신생활新生活운동'을 높게 평가했다. 청자오써우는 특히 언변에 뛰어났다. 1931년 난징정부가 『중화약전中華藥典』을 간행했는데 그는 이 약전이 근본을 잊은 것이라고 비판했다. 1932년 왕징웨이汪精衛가 한의폐지를 제창하자 청자오써우는 그의 매국행위를 매섭게 꾸짖었다. 위윈슈가 자오이탕焦易堂의 「국의조례의 채택, 시행을 위해 국민들께 드리는 편지爲采

66) 王愼軒.『中醫新論匯編』第一册. 4쪽.

67) 王愼軒.『中醫新論匯編』第一册. 17쪽.

行國醫條例告國人書」를 반박했을 때에도 청자오써우로부터 매국노라는 욕을 들었다. 1930년에는 루위안레이가 『상한론금석傷寒論今釋』을 써서 육경과 육기설을 공격했다. 그는 편지를 보내 비난했고 겸하여 장타이옌을 논박했다. 1935년에 있었던 청자오써우와 천우주 사이의 대논쟁이 가장 유명하다. 이 시기 천우주는 육기설을 포기했다. 청자오써우는 천우주가 변절, 투항했다고 비판했고, 천우주는 청자오써우가 함부로 말한다고 응대했다. 1932년부터 1933년까지 청자오써우는 『국의정언國醫正言』이라는 잡지에 연속으로 많은 글을 발표하여 서양의학을 체계적으로 비판했다. 비록 잘못된 곳이 많지만 한번은 읽어 볼만한 글들이다. 그는 "한의의 근본은 기화에 있으며, 서의의 근본은 물질에 있다", 또 "과학화로 한의를 변화시키고, 오랑캐를 이용해서 중국을 변화시키는 것"[68]은 절대 해서는 안 되는 일이라는 입장을 견지했다.

우한셴吳漢仙은 기화를 옹호하기에 가장 좋은 것이 세포라고 생각하여 「기화는 세포의 어머니다論氣化爲細胞之母」라는 글을 썼는데, 그중 몇 구절을 인용해 본다.

"세포학은 독일 의학에서 나왔으며, 기화학은 『영추』와 『소문』에서 시작되었다. 세포는 유형의 실질이며, 기화는 무형의 원기元氣다", "태극이 아직 나누어지기 이전에는 무형이 유형을 낳으니 세포는 사실상 기화에 뿌리를 둔다. 태극이 이미 나누어진 후에는 무형이 유형을 통솔하므로 기화가 실제로 세포를 주관한다."[69]

이어 우한셴은 기화설을 이용해서 자연계 생물의 발생과 인체의 개체 생성을 해석했으며, 위윈슈가 기화학설을 공격했던 논법을 비판했다. 또 세포설의 국소 중심 관점을 비판했다. "무릇 우리 몸에 존재하는 한 올의 머리카락이나 손톱 같은 국소 부위에는 독립적인 기능이 없다. 신경과 인체조직이 서로 연결되어야만 비로소 인체의 한 작은 부분으로 기능할 수 있다. 그러므로 국소의 병이 전체에서 나오는 그 관계를 고려하지 않으면 본말이 분명하게 밝혀지지 못해 국소 치료로 인한 폐해가 있게 된다. 일리가 있는 말이다!"[70] 마지막으로 그는 다음과 같이 결론지었다. "기화는 본本이고, 세포는 말末임을 알 수 있으니, 국

68) 曾覺叟. 「以中醫不能科學化之理由告國人書」『國醫正言』. 匯訂本 第一集.

69) 王愼軒. 『中醫新論匯編』 第一册. 7-8쪽.

70) 王愼軒. 『中醫新論匯編』 第一册. 7-8쪽.

소부위의 병형病形에 집착하여 전신의 병변病變을 돌아보지 않는다면 그 결과는 반드시 사람을 죽이는 일이 그치지 않는 것으로 나타날 것이다."[71] 우한셴이 말한 이 단락의 일부는 일본 한의漢醫 와다和田 씨에게서 나온 것이다. 하지만 한의학 이론 자체와 세포병리학의 기계론적 경향이 서로 전혀 맞지 않는다고 설명하고 있다. 한의들은 매우 자연스럽게 신경을 차용하여 학설을 논했으며, 세포병리설의 결점도 보게 되었다.

4. 소결론

근대시기에 있었던 음양, 오행, 운기 존폐 논쟁은 이 시기의 전반적인 학술 흐름에 영향을 받아 일어났다. 전체적인 경향을 보더라도 이것들에 부정적인 태도를 보인 이들이 많았다. 그러므로 비록 윈톄차오, 양쩌민 같은 학자들이 이룩한 탁월한 성과가 있긴 했지만 대세를 뒤집을 수는 없었다. 이런 흐름의 결과로 근대 중국 한의계가 옛 경전을 대하는 태도에도 변화가 일어났다. 『내경』을 비판하고 『상한잡병론』을 숭상하는 것이 보편적인 경향으로 나타났다. 온병학설溫病學說도 근대시기에 접어들어 점차 쇠퇴했다.

의가들의 논쟁은 오행, 운기, 기화에 집중되었으며 음양에 대해 논쟁하는 사람들은 별로 없었다.

부정적인 관점을 견지했던 사람들은 다음 세 가지를 근거로 들었다. 첫째, 문헌적 고찰을 통해 한대漢代 이전과 한대 이후의 관련 학설들 사이에 매우 많은 모순이 있음을 발견하였다. 음양, 오행, 운기 등의 학설, 특별히 후자는 당대唐代 이후에 비로소 의학이론에 보편적으로 응용된 것이다. 따라서 이를 준칙으로 삼아야 할 당위성이 없다. 둘째, 오행학설은 선진先秦 시대에 '오덕종시五德終始론'으로 발전했으며, 한대漢代에는 참위가讖緯家들에게 이용되어 후세사람들의 비난을 받았다. 당송唐宋 이후에는 음양오행과 간지갑자干支甲子가 서로 뒤섞여 무극無極, 태극太極, 운기 등의 도설圖說을 형성했고, 대량의 유심주의唯心主義적 현설玄說들이 섞여 들어갔다. 셋째 근대과학을 이용하여 이런 학설들을 부정했다.

근대 중국 한의계에는 구학舊學의 입장에서 음양, 오행, 운기학설을 결연하게 옹호했던

---

71) 王愼軒. 『中醫新論匯編』 第一册. 7-8쪽.

사람들이 많지 않았다. 1930년대에 이르기까지 창사長沙의 청자오써우, 우한셴, 상하이의 루스어陸士諤, 톈진天津의 천쩌둥陳澤東 등 몇 명이 있었을 뿐이다. 그 가운데서도 청자오써우와 우한셴만이 자신의 견해를 담은 글을 발표했다. 중・일전쟁 후에는 거의 아무도 더는 오운과 육기학설에 대해 변호하지 않았다.

제7절 병명 통일 논쟁

1. 논쟁의 연원과 의가들의 관점

중앙국의관이 설립되고 오래지 않아 학술정리위원회를 설치하여 학술정리에 착수했다. 1932년 10월에 「의약학술정리표준대강醫藥學術整理標準大綱」이 통과되었다. 이것은 전체 계획 중 첫 번째 단계의 임무였다. 두 번째 단계는 병명 통일이었는데, 이것이 미처 실시도 되기 전에 중국 한의계 내부에서는 일대 소란이 일어났다.

1933년 6월에 중앙국의관은 각 분관에 병명 통일을 통지했다. 이 통지와 함께 「중앙국의관 학술정리위원회 병명 통일 건의서中央國醫館學術整理委員會統一病名建議書」, 「중앙국의관 병명 심의안 범례中央國醫館審定病名案凡例,」 「중앙국의관 병명 심의록中央國醫館審定病名錄」이 보내졌으며, 각 분관에 10일 이내에 의견을 회신할 것을 명령했다. 건의서에는 "전국의 의사醫士는 정해진 날짜부터 일제히 이 통일된 병명을 사용해야 한다. 위반하는 자는 그에 상응하는 징계에 처할 것이며, 이후 재차 이를 따르지 않을 때에는 그 업무를 금지시킨다"고 되어 있었다. 정해진 기한은 3개월이었다. 그러자 각지에서 반대가 잇달았다. 논쟁의 핵심은 병명을 통일할 때 무엇을 표준으로 삼을 것인가였고, 기한에 대한 반대가 그다음이었다.

「중앙국의관 학술정리위원회 병명 통일 건의서」는 스진모施今墨의 이름으로 제출되긴 했지만 실제로는 스진모와 예구홍葉古紅, 루위안레이陸淵雷, 궈서우톈郭受天, 장런안張忍庵 등 일파의 의견을 정리한 것이었다. 이 건의서에는 중대한 결함이 있었다. 예를 들어 '건의 이유' 제1조는 다음과 같다.

"어떤 이유로 서의 병명을 모방해야만 하는가? 국의관이 과학적 방법으로 이 문제를 풀려고 왜 시도해보지 않았겠는가. 국의國醫 고유의 병명은 본래부터 과학에 부합하지 않았다. 그리고 일단 과학적 방법으로 정리한다고 해도 소수의 정리위원들로 단시간에 할 수 있는 일이 아니다. 설령 할 수 있다고 하자. 하지만 천하의 사물에는 오직 하나의 진리만 있을 뿐이다. 서의 병명은 이미 과학의 기초 위에서 세워진 것으로 만일 지금 병명을 새로 만든다고 해도 서의와 다를 수 없을 것이다. 서의와 다를 수 있다는 것은 곧 과학에 부합할 수 없다는 것이다. …"[72]

건의 이유를 담은 세 조문에는 한의가 과학이 아니라는 것을 반복해서 진술하고 있었다. 이런 입장은 중국 한의계가 받아들이기 어려운 것이었다. 논쟁 과정에서 유명 의가들이 견지했던 관점들을 소개하면 다음과 같다.

장타이옌은 "중국과 서양의 병명 통일을 위해서는 두 의학의 병명 대조가 먼저 이루어져야 한다. 또 이것을 대조하기 전에 중국 고금古今의 병명을 먼저 대조해야 한다", "그다음에는 서의 본래(original)의 병명과 번역명을 서로 대조해야 하고, 이런 후에야 동서의학에서 상대적으로 옳은 것을 택하여 취하는 것이 가능하다", "중국 토종 병명에는 이전부터 관습적으로 사용해 왔으나, 마땅히 바꿔야 할 것들이 있다. 그러나 바꾼다고 해서 전적으로 서양 병명을 취해야만 하는 것은 아니다", "장부의 고질병에는 서양 병명을 취해야 옳은 경우가 많다", "감모感冒와 급병猝病에는 한의 병명을 취해야 마땅한 경우가 많다", "요컨대 이 일은 한의와 서의 양 진영의 실력 있는 의사들이 모여 핵심을 비교하는 작업을 거친 다음이라야만 그 결과를 세상에 내놓을 수 있다. 만약 한두 사람의 독단적인 의견으로 넣고 빼고를 결정한다면 필시 오래가기 어려울 것이다"라고 했다.[73]

장타이옌은 기본적으로는 반대 입장을 견지했으나, 스진모의 건의안에 대한 그의 비판은 그다지 날카롭지 못했다.

윈톄차오는 다음과 같이 그의 의견을 제시했다.

① 통일은 한의 병명을 위주로 해야 마땅하다. 동서의학은 그 기초가 같지 않다. 외국에

72) 「中央國醫館學術整理委員會統一病名建議書」『醫界春秋』. 1933年. 第81期.

73) 章太炎. 「對于統一病名建議書」『醫界春秋』. 1933年. 第81期.

서는 병소病巢로 병명을 정하고, 세균으로 병명을 정한다. 중국에서는 장부臟腑로 병명을 정하고, 기후氣候로서 병명을 정한다. 이는 동서양의 문화가 다르기 때문이다. 건의서 제1절(즉 '건의 이유' 중 1조 — 본서 주)의 주장은 협의가 필요하다. 내 생각으로 과학은 진보하므로 어제 옳았던 것이 오늘은 옳지 않은 것이 되기도 한다. 그러므로 현재의 과학이 곧 진리라고 말할 수 없다. 서양의학에서 사실과 부합하지 않는 부분이 있으면 온갖 논의를 다 하는 것이 그 명백한 증거이다. 이것이 첫 번째 이유다. 세상의 진리란 본래 오직 하나이다. 다만 그 진리를 추구하는 방법은 여럿일 수 있다. 그 길은 각기 다르지만 도착하는 곳은 같다. 방법이 하나일 수는 없다. … 서양 과학은 학술적으로 유일한 길이 아니며, 동방의 의술에는 자체로 고유한 관점과 입장이 있다. 이것이 두 번째 이유다. 지금 만약 서양의학 병명을 주 병명으로 삼는다면 중국 학설을 폐하지 않고서는 명과 실이 상부相符할 수 없다. 만약 중국 학설을 폐한다면 중학中學은 곧 파산하고 말 것이다. … 나의 어리석은 의견으로는 한의학에 대한 정리는 먼저 학리를 밝히는 것에서부터 시작해야 한다. 지금 귀관貴館(중앙국의관)과 같이 정명正名부터 시작하는 것도 한 가지 방법일 수 있다. 하지만 이름을 정할 때에는 그 시선을 몸통이 되는 학설에 집중해야 한다. 학설이 주主이고 이름은 객客이기 때문이다. 따라서 지금 만약 만사 제쳐두고 오로지 이름만으로 모든 것을 관철하려 한다면 객은 있고 주인은 없게 될 것이다.[74]

윈톄차오의 의견서가 가장 길었다. 그는 이것 외에도 다음 다섯 가지 방면의 의견을 더 주장했다.

② 병명 통일에는 먼저 표준을 정해야 한다.
③ 열병熱病 병명은 별도로 토론해야만 한다.
④ 곰팡이균학黴菌學을 국의國醫에 편입시키는 것은 늦추어야 한다.
⑤ 『내경內經』은 폐기할 수 없다.

---

74) 惲鐵樵.「對于統一病名建議書之商榷」『醫界春秋』. 1933年. 第81期.

⑥ 잘 시행되기 위해서는 민심을 거스르지 않아야 한다.

샤잉탕夏應堂 등도 "이 건의서의 주된 취지를 보면 발을 잘라 신발에 맞추고, 목이 멘다고 먹기를 폐하는 것과 같다. 뿐만 아니라 국의 서적 전부를 뒤집어엎고 부정하는 것으로서 그 의도 속에 숨어 있는 독毒은 진나라 때의 분서갱유보다 심하다", "요컨대 국의國醫 병명의 통일이 불가능하다면 현실적으로 정리하는 작업만은 해야 할 것이다. 오로지 그 목적은 국의계를 통일하는 데 있어야 하고 서의와 통일하는 데 있지 않아야 한다. 건의서의 주장은 서의와 서로 합치시키자는 것, 곧 과학에 부합하게 하자는 것이다. 이웃나라 일본에서 사용하는 병명에 대해 잘 알지는 못하지만 일본에는 일본 고유의 것이면서 구미歐美와 같지 않은 것이 있고, 또 구미의 병명을 번역한 것이면서 그 의미 역시 같은 것이 있다. 그 병명은 일본에서는 통일되어 있지만 세계 전체로 보면 통일되지 않았다. 여타 다른 나라들도 마찬가지이다. 그러면서도 그들은 모두 과학의科學醫이다. 오늘날 서의를 모방해야 한다는 자들은 도대체 어느 나라를 모방하자는 것인가?", "국의의 병명이 없어지면 국의 또한 실제로 없어진다. … 국의의 역사가 수천 년이지만 외국인에 의해 망하는 것이 아니라 내국인에 의해 망하고, 다른 단체에 의해 망하는 것이 아니라 오직 우리들이 국의를 정리하여 국의를 발양해주기를 밤낮으로 간절히 바랐던 국의관에 의해 망하게 되었다"라고 하였다.75)

이 글에 서명한 사람은 샤잉탕夏應堂, 왕중치王仲奇, 친보모秦伯未, 선줘루沈琢如, 거양민葛養民, 장싱쑨張杏蓀 등이었으며 이들은 스진모의 제안을 가장 적극적으로 반대한 사람들이었다. 다만 샤잉탕 등은 서양의학의 학설에 대한 이해가 부족한 사람들이었다.

장바이시張伯熙 등은 "스진모 관장의 병명 통일 건의서를 살펴보면 열거한 이유들이 정곡을 찌르고 있다. 병명을 정리하는 것이 가장 시급한 일이다", "무릇 이름이 바르지 않으면 말에 조리가 서지 않는다. 따라서 정명正名이 한의학 학술을 정리하는 가장 첫 번째 업무이다", "바야흐로 지금 대관大館(중앙국의관)이 큰 결심을 했다. 이런 위대한 일을 완성하는 과정은 바로 한의가 다시 시작하는 시간이다. 일에 성과가 있으려면 그 이치가 철저해야

---

75) 夏應堂 等.「對中央國醫館統一病名建議之意見」『醫界春秋』. 1933年. 第81期.

하고, 적당히 타협하고 비호해서는 안 된다. 한 번의 고생으로 영원히 편안하게 되고 세계와 같은 궤도에 들어가게 된다"고 했다.[76]

장바이시는 스진모의 건의를 옹호했는데, 이 글에 서명한 사람은 주서우펑朱壽朋, 예진추葉勁秋, 장짠천張贊臣 등이었다.

상하이시 국의공회國醫公會의 친보모秦伯未는 다음을 제시했다.

① 서의 병명에 의거해서 국의 병명을 통일한 후에는 치료법과 약물을 어떤 방식으로 연결시켜 운용할 것인지, 충분한 준비는 되어 있는지?

② 서의 병명에 의거해서 국의 병명을 통일한 후에는 서의들의 진단과 서로 다른 진단이 나오지 않도록 하기 위해 진단학은 어떤 방식으로 운용할 것인지?

③ 원 제안자 및 정리위원회는 중국의학에 대해 어느 정도의 인식을 갖추고 있는지?

④ 중앙국의관 학술정리위원회는 아무 노력 없이 결과만을 취하려는 주의主義를 가지고 있지는 않은지?[77]

친보모 등의 어휘선택은 대단히 예리했고, 원안의 폐단을 상당히 정확하게 지적했다. 다만 이론적인 논의가 부족하고 또 자신들이 타당하다고 생각하는 방안도 제시하지 않았다. 이 글에 함께 서명한 이들은 옌창산嚴蒼山, 장짠천張贊臣, 우커첸吳克潛, 성신루盛心如 등이었다.

홍콩 중화국의학회中華國醫學會 허페이위何佩瑜 등은 전문電文을 통해 전국 의계醫界에 이를 저지할 것을 호소했다. "국의의 선철先哲들이 대자연계의 기후 변화에 근거하여 병명을 만든 것은 각종 병을 일으키는 원인病因에서 착상한 것이다. 서양의학의 실질병實質病, 전염병, 관능병官能病(기능성 질환—역자 주)은 해부학·세균학·생리학에 근거하여 병명을 정한 것으로서 병의 결과에서 착상한 것이다. 원인이 있은 후에 결과가 있음이니 이는 국의학國醫學 만의 뛰어나고 독특한 부분이다. 만약 이런 병명을 버린다면 이는 국의 학술의 근본을 뒤엎는 것과 다를 바가 없다", "내경과 상한의 풍열습조한風熱濕燥寒 등 병명은 바꿀 수 없

76) 張伯熙 等.「上中央國醫館學術整理委員會書」『醫界春秋』. 1933年. 第81期.

77)「上海國醫公會復中央國醫館函」『醫界春秋』. 1933年. 第81期.

다. 이 밖의 병명들 중에서 이론이 분명하지 않거나 사실에 부합하지 않는 것들은 간혹 서양의학에서 사용하고 있는 병명의 중국어 번역명을 취해 보완할 수 있을 것이다. 어쨌든 과학적 방법으로 정리하면서도 고유의 지혜와 능력을 지키는 것을 외면해서는 안 된다는 뜻이다."[78]

허페이위가 동서의학 병명의 명명 원칙에 관해 논의한 내용은 나름 일리가 있는 견해였다. 그가 전국에 전보를 보내 스진모의 건의안에 반대한 것 역시 이 관점에 타협의 여지가 없음을 보여준다.

상하이시 국의학회는 "본 학회의 구성원들은 병명 통일을 원하지 않는 것이 아니다. 또한 과학적 방법을 이용하여 중국의약을 정리하길 원하지 않는 것이 아니다. 다만 이러한 것들을 하려면 당연히 의학 이론, 약성藥性, 서적의 번잡함, 언론의 불일치 등을 먼저 정리하여 통일하고, 이런 후에 다시 병명을 다루어서 국의 고유의 학리를 바탕으로 국민들이 앓고 있는 질병의 명칭을 통일해야 한다"[79]고 하였다.

광시廣西성 국의분관 주비처國醫分館籌備處의 황시먼黃欀門 등 20인은 병명 통일을 위한 세 개 항목의 방법, 다시 말해 세 단계를 제안했다. 그 전체적인 정신은 "국의 학술에 대해 개선할 방법이 없다고 내부적으로 판단을 내린 적이 없다. 하필 왜 자기 것을 버리고 남의 밭의 김을 매며, 서양 것은 발양하고 중국 것은 억압하는가! 학술은 인종도 국경도 없으며, 장점은 취하고 단점은 보완하는 것으로서, 이는 본디 우리나라 의약계가 늘 가지고 있던 주의主義였다."[80]

오늘날의 관점에서 보면 의가들의 건의 가운데 저장성浙江省 국의분관國醫分館을 대표하여 양쩌민楊則民이 작성한 「중앙국의관의 병명 통일 건의서에 대해對于中央國醫館統一病名建議書」가 가장 깊이가 있다. 이 글은 모두 네 가지 논점을 포함하고 있었다. 그중 하나인 '변증辨證과 변병辨病'에서 말하기를 "한의는 변증辨證을 중시하며, 서의는 변병辨病을 중시한다. 변증의 목적은 약물 치료를 준비하는 데 있으며, 병을 식별(변병)하는 목적은 병소病所를 밝히

78) 「香港中華國醫學會快郵代電」『醫界春秋』. 1933年. 第81期.

79) 「上海市國醫學會公函」『醫界春秋』. 1933年. 第82期.

80) 「廣西國醫分館籌備處代電」.『醫界春秋』. 1933年. 第82期.

는 데 있다. 한의가 병소를 밝히는 것을 중요하게 생각하지 않았던 것이 아니다. … 서의도 변증을 강구하지 않았던 것이 아니다. 서의는 특효약과 속미약屬味藥을 찾기 위해 어쩔 수 없이 병病이라는 단위에 힘을 기울였고, 드디어 병을 식별하는 것에서는 한의를 압도하게 되었다. 그러므로 한의는 병을 치료하여 낫게 해도 여전히 환자가 어떤 병을 앓았는지 알지 못하고, 서의는 병소病所에는 밝아도 치료 방법이 없다. 이처럼 한의에서는 병명이 특히 혼란스럽고, 서의에서는 병을 치료할 치료법이 적다"[81]고 하였다. 당시의 동서의학 발전 상황에 비추어 볼 때 이 글은 문제의 본질이 어디 있는지 확실히 잘 파악하고 있다.

2. 병명 통일에 대한 평가

이상은 주로 『의계춘추醫界春秋』 81, 82호에 실린 의가들의 논쟁을 소개한 것이다. 당시 반응은 이것에서 그치지 않았다. 전체적으로 찬성자는 극히 적었고, 비난하는 자들은 대단히 많았다. 수개월 동안 국의관國醫館에 쌓인 진정서는 숫자를 셀 수 없을 정도였다. 결국 그해 11월 국의관은 전국 한의단체에 스진모의 건의를 거둬들인다는 전보를 보냈다. 동시에 예구훙葉古紅, 루위안레이陸淵雷, 궈서우톈郭受天 등을 면직하고, 천우주陳無咎 등을 초빙해서 별도의 편심위원회編審委員會를 구성했다. 이 조치에는 이 위원회를 이용하여 학술정리위원회를 견제하려는 의도가 숨어 있었다.

1934년 11월, 다시 두 개의 병명통일안(학술정리위원회와 편심위원회에서 각 한 개씩)이 제출되었고, 각 국의분관에 보내어져 의학단체들로 하여금 토론하게 했다. 이 두 개의 제안은 오히려 모두 기본적으로 한의를 위주로 한다는 원칙을 구현하고 있었다. 그럼에도 반대의견이 여전히 있었다. 병명을 통일하려는 계획은 실패를 선언하고 말았다. 우리는 이때의 병명 통일 논쟁과 그 이후 지금까지 계속 이어진 병명 연구들을 어떻게 평가해야 할까? 오늘날의 시각에서 각 연구자들의 관점을 종합하면 아래와 같은 결론을 얻을 수 있다.

① 한의 진단은 증證이 주가 되고, 병은 그다음이다. 한의 치료를 이끌어 가는 것은 변증辨證이기 때문에 변증논치辨證論治는 한의학 학술 사상의 영혼과 같다. 그러므로 당

81) 董漢良 等.「楊則民先生與他的學術思想」『浙江中醫雜志』. 1981年. 第7期.

시 병명 통일 작업이 동서의학의 병명을 직접적으로 대조하는 것에서 출발해서, 한의학의 병의 개념을 서양의학과 완전히 동등한 것으로 취급하고 변증辨證을 버린 것은 잘못이다.

② 병명의 통일과 동서의학 병명 대조연구는 서로 다른 별개의 작업이다. 스진모의 건의는 당연히 후자에 속한다. 이 같은 연구는 오늘날에도 여전히 누군가가 진행하고 있고, 또 유익한 작업이기도 하다. 그러나 서양의학의 병명과 상응하는 병명을 한의학 속에서 찾아 일일이 대응시키는 것은 영원히 불가능하다. 한의의 병에 대한 개념은 서의와 같지 않다. 한의학은 결코 병인病因, 병위病位, 병변의 성질病變性質, 피해기관受害器官의 기능 상태, 인체 반응 상태 등 서양의학의 질병 진단 체계를 근거로 형성되지 않았다. 그리고 서의는 위의 각 항목들 중에서도 병인을 가장 강조하며 나머지 항목들의 중요성은 상대적으로 낮게 본다.

③ 스진모의 건의에서는 한의 병명이 과학적이지 않다고 공공연하게 선언하였다. 이것은 그가 한의보다 서의를 더 잘 이해하고 있었음을 말해 준다. 건의의 목적이 근대과학의 수단을 이용해서 한의학 연구의 길을 개척하는 데 있었겠지만 논리에 맞지 않았다. 그가 말했던 "천하 사물에 진리는 하나밖에 없다"는 논리는 형식논리일 뿐이며, 두 학술체계의 옳고 그름을 판단하는 데 사용할 수는 없다. 스진모의 견해는 그가 속했던 시대의 영향을 받았기에 스진모 개인에게 과도한 책임을 물을 수는 없다. 위에 소개한 의가들을 보라. 의학 이론 전반에 걸쳐 최고 수준에 있었던 윈톄차오惲鐵樵조차도 이 문제에 대해 분명하고 확실하게 말하지 못한 것을 보면 알 수 있다.

④ 학술 정리를 동서의학 병명 대조로부터 시작한 것은 적절치 못했다. 소수의 의견을 짧은 시간 안에 행정적인 수단을 동원해서 전국의 중국 한의계에 강요한 것은 더더욱 적절치 못했다.

⑤ 스진모 등은 일본이 거둔 성과를 진지하게 흡수하지 못했다. 일본인들이 진행한 동서의학 병명 대조연구는 중국에 비해 적어도 반세기는 빨랐다. 당시 일본인들이 번역한 두 종류의 동서의학 병명 대조 번역본이 이미 나와 있었으며, 그 수준도 모두 스진모가 작성한 것보다 높았다.

⑥ 중국 해방 이후 한의학 교재가 점차 통일되었고, 한의학 사전도 많이 발간되었다. 중국 한의계 내부 그리고 한의와 서의 사이의 학술교류도 신속하게 이루어지고 규모도 더 커졌다. 하지만 아직까지도 위생행정 기구를 통한 병명 통일은 이루어지지 않고 있고, 사람들도 그다지 큰 불편을 느끼지 않는다. 병명 통일 연구가 한의학 학술 연구에서 결코 중요한 일이 아니었던 것이다. 중국 한의계에서는 국의관이 설립되기 수 년 전부터 적지 않은 사람들이 병명 통일의 중요성을 강조했다. 이것은 아마도 초기 서의계의 의학용어 심의에서 영향을 받았을 것이다.

⑦ 동서의학 병명대조 연구를 철저하게 진행하기 위해서는 동서의학 이론 모두에 깊은 이해가 필요하고, 또 임상에서의 장기적인 공동연구도 필요하다. 당시에는 이 두 가지 조건이 모두 구비되지 못한 상태였다.

⑧ 스진모, 루위안레이 등이 가지고 있었던 아이디어를 완전히 부정할 수는 없다. 그들은 근대 과학이론과 방법을 이용하여 한의를 연구하거나 또는 근대 서양의학으로 한의학을 해석하려는 경향을 보였다. 이 또한 한의학의 발전에 도움이 되는 것이었다. 서의들이 한의에 대해 연구할 가치가 없다고 여기던 당시 상황에서 이들은 적어도 한의학에 흥미를 느꼈던 서의들을 대변하는 역할을 했다.

⑨ 동서의학 병명대조의 목적은 같은 부분을 찾아 이것으로 치료의 가이드라인을 삼으려는 데 있었다. 그러나 병명대조연구의 결과는 동서의학 사이의 차이점을 발견하는 것으로 끝났다. 간단한 대조 방식을 통해 치료를 결정하려 했던 것은 애당초 가능하지 않은 일이었다.

근년에 중국에는 한의 변증과 서의 변병을 결합하여 이것으로 동서의학(중서의)결합 치료 방법을 이끌어 가려는 경향이 보인다. 이것은 학술적인 발전의 필연적 귀결이다. 또 이것은 의학계가 여러 해 동안 모색하여 거둔 성과이기도 하다. 동서의학 각각에서 장점은 취하고 단점은 보완하여 쌍방의 우수한 점을 발휘하겠다는 생각이 구현된 것이다. 그러므로 양쩌민이 당시 건의한 내용에는 멀리 앞을 내다보는 선견지명이 들어 있었다.

제8절 논쟁 기간 상한론傷寒論 연구[82)]

1. 개략적인 상황

『천금익방千金翼方』에서부터 근대시기에 이르기 전까지 약 800년 동안 『상한론傷寒論』을 연구한 저작들 중 지금도 남아 있는 것은 약 150종이다. 근대 100년 동안 중국에서 저술된 『상한론』 관련 저작 역시 이 숫자에 육박한다. 그리고 이 책들 중 근대시기의 후반 50년 동안 저술된 것이 상대적으로 더 많다. 이것을 보면 근대 중국에서 『상한론』 연구가 얼마나 활발하게 이루어졌는지 알 수 있다. 그 원인은 대략 다음 여섯 가지를 들 수 있다.

① 새로운 학문의 수입으로 인한 자극: 근대과학과 근대의학이 중국에 수입된 이후 그동안 줄곧 한의학 임상의 준칙으로 존중받아 오던 『상한론』을 어떻게 과학적으로 해석할 것인지가 중요한 학술적 주제가 되었다. 이것은 탕룽촨唐容川으로부터 시작되었다. 상한론을 연구하여 탁월한 저서를 남긴 사람들은 근대 과학에서 많은 계발을 받았다.

② 문화의 보급: 과거제도가 폐지되고 학교교육이 활발하게 이루어짐에 따라 중국의 지식인 계층이 빠르게 확장되었으며, 한의 인력도 이에 상응하여 확장되었다. 1900년 이후 50년 동안 학문에 깊이가 있고, 저술이 풍부하며, 영향력이 큰 저명한 한의들이 매우 많이 나타났다. 이런 상황은 그 이전의 어떤 시대와도 비교할 수 없을 정도였다. 당연히 『상한론』 연구자들도 그 숫자가 급격히 늘어났다.

③ 한의학 교육에서의 수요: 한의학 교육을 위해서는 교수 요원과 교재가 필요했고, 이것은 학문연구에 뛰어난 이름 있는 의가들에게 이론 연구에 전념할 기회를 제공했다. 근대시기 상한론 연구에서 성공을 거둔 저작들은 교재와 연결되어 있거나 교재를 정리해서 만들어진 것이 많았다.

82) 이 절에서 언급되는 상한론 연구자는 넓은 시기에 걸쳐 있는데, 그 인명을 표기함에 일관성을 유지하기 위해 근대 인물을 제외하고는 모두 한자음으로 표기하였다

④ 한의학 학술을 지키기 위한 필요: 한의폐지파는 한의를 비판하면서 제일 먼저 『내경』에, 그다음으로는 『상한론』에 비판을 집중했다. 이 때문에 근대 중국의 이름난 의가들은 대부분 논쟁 과정에서 명장名將이 되었다.

⑤ 일본 한의漢醫의 영향: 일본은 메이지 이후 한의漢醫가 비록 쇠퇴의 길을 걸었지만 메이지 직전 몇몇 의가들에 의해 중요한 상한론 저작들이 저술되었다. 1920년대 이후의 일본 신한의계新漢醫界는 상대적으로 서양의학 이론에 대한 이해가 깊어졌다. 이에 따라 이 시기의 일본 한의漢醫가 중국으로 역수입되었다. 『황한의학皇漢醫學』의 출현이 대표적이다. 당연히 이 시기 중국 한의계도 일본 한의계에 영향을 미쳤다.

⑥ 인쇄사업의 발달: 이것은 전체 과학문화 발달의 일부로서 의학에 국한된 것은 아니다.

이 여섯 가지 원인으로 알 수 있는 것은 근대시기에 상한론 연구가 왕성하게 이루어진 것이 비단 양적인 면만이 아니라 과학적 방법을 채용하고 근대 의학과의 회통을 추구했다는 면에서 고대의 연구들과 사뭇 달랐다는 점이다.

장타이옌은 고대의 상한론 주가注家들을 이렇게 평가하였다. "예로부터 『상한론』을 해석한 자가 많았다. 대략 세 부류로 나눌 수 있다. 도화陶華와 같이 식견이 좁거나, 서조舒詔와 같이 터무니없거나, 황원어黃元御와 같이 괴벽한 부류가 그것이다. 옛 경전에 의거하고 말에 법칙이 있긴 했지만 중경仲景의 뜻과 통할 수 없었던 자로는 성무기成無己가 있다. 뛰어난 재주와 말솜씨가 있으나 자기만이 옳다고 고집하여 옛 책의 학설을 뒤집고, 때로 전인前人들이 붙들고 있던 것을 해결하기도 했지만 그 도가 지나치거나 심한 자로는 방유집方有執과 유창喩昌이 있다. 운기를 빌려와 억지로 갖다 붙이며, 실제적인 효과를 다룬 책을 쓸모없고 공허한 이야기玄談로 변하게 한 자로는 장지총張志聰과 진념조陳念祖가 있다. 이 세 가지 오류를 제거하고 홀로 우뚝 서 대의大義에 통했던 이로는 저장浙江의 가柯(가금柯琴—역자 주) 씨 만한 이가 없고, 조리 있게 분석한 이로는 오

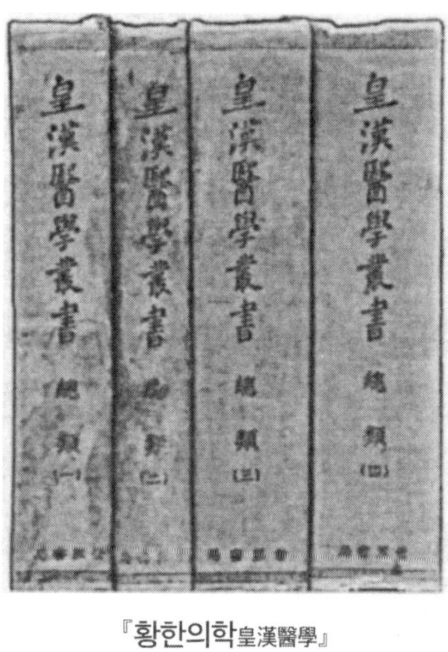

『황한의학皇漢醫學』

吳의 우尤(우재경尤在涇—역자 주) 씨 만한 이가 없다. 오호라! 상한傷寒을 주해한 자가 백여 명에 이르지만 홀로 설 수 있었던 이는 두 사람에 불과하니, 이 또한 슬픈 일이 아닌가."[83] 장타이옌의 평가가 반드시 다 옳은 것은 아니다. 그러나 송대 이후로 상한을 연구한 자들이 사상적으로 두 가지 큰 속박을 받았다는 사실은 의심할 여지가 없다.

첫째는 옛것을 숭상하고 성인을 존중하는 것이다崇古尊聖. 예를 들어 중경仲景이 『소문素問』을 인용하여 저술했다는 설에 따라 주가注家들은 『내경』에서 『상한론』의 근거를 찾기 위해 온 힘을 기울였고, 잘 통하지 않는 부분들이 있으면 여기저기서 억지로 내용을 끌어다 맞추기도 했다. 그들은 『상한론』의 창조성을 감히 강조하지 못했을 뿐만 아니라 그들 스스로도 창조성이 없었다. 어떤 사람들은 원서原書의 순서를 혼란스럽게 뒤바꾸고 그 내용에 착오와 모순이 있다고 비판하면서도 이를 모두 후세사람들의 허물로 돌려 중경의 학설은 완전무결하다는 입장을 고수했다.

둘째는 고증학考證學의 영향이다. 명말 방유집이 착간설錯簡說을 제창한 이래로 상한 연구에서도 고증의 풍조(이런 경향은 뜻밖에도 경학가經學家에 앞서 나타났다)가 나타나기 시작했다. 이런 연구들이 아무 성과가 없었다고 말할 수는 없다. 하지만 많은 학자들이 문자의 표면적인 뜻과 조문의 고증에만 힘을 쏟았다. 당시에는 참고할 서양의학이 없었을 뿐만 아니라 체계적인 임상관찰도 없었고 학자들 사이의 교류 또한 제한적이었다. 그렇기 때문에 성과가 크지 못했다는 것이 결코 이상하지 않다. 청대 중엽 이후에는 온열학파溫熱派가 성행함에 따라 상한 연구도 영향을 받았다.

근대시기의 상한 연구 또한 앞서 말한 한계를 완선히 벗어날 수 없었다. 그러나 그 정도는 크게 달랐다. 이 시기의 상한 연구는 두 단계로 나눌 수 있다.

1923년 원톄차오가 저술한 『상한론연구傷寒論硏究』가 분기점이 된다. 탕룽촨唐容川의 『상한론천주보정傷寒論淺注補正』에서 『상한론연구』에 이르기까지가 1단계다. 이 시기에는 의가들이 비록 새 학설을 약간 끌어들이긴 했지만 명청 시대에 상한을 연구하던 기풍은 없어지지 않고 여전히 남아 있었다. 탕룽촨 이전은 아직 근대적인 정신을 갖추지 못한 상태였으므로 비록 시간적으로는 근대에 속한다 해도 내재적인 연계 관계나 논의들을 볼 때 고대시기에

---

83) 陸淵雷. 『傷寒論今釋·章太炎序』.

귀속시키는 것이 마땅하다. 동서의학 논쟁과도 아무 관련이 없었다.

2단계는 1923년부터 1949년까지다. 윈톄차오의 『군경견지록群經見智錄』은 그가 어쩔 수 없이 일어나 논쟁에 응전하면서 저술한 책이다. 그가 저술한 『상한론연구』도 도전적인 생각들을 상당히 포함하고 있다. 그러므로 근대 최초의 이 뛰어난 상한론 연구서는 동서의학 사이의 격렬한 전쟁 와중에서 출현했다고 말할 수 있다. 윈톄차오가 이룬 성과는 칭찬받아 마땅하지만, 우리는 이 책에 포함된 사고방식에 더 주의를 기울여야 한다. 그는 "상한의 진리를 얻는 것은 쓸데없는 모방을 중단하고 일체의 주석을 버리며 전심으로 본문을 읽을 때 가능하다. 대개 우리들의 생각이 주석에 의해 속박을 받아서는 독창적인 심득心得에 이를 수 없다. 마찬가지로 중경仲景의 의학 연구가 만일 당시 유행하던 의학의 속박에서 벗어나지 못했다면 당시 의학의 본류를 가로질러 헌기軒岐의 오묘한 경지로 직접 들어가지 못했을 것이다"[84]라고 했다. 윈톄차오가 『상한론』을 연구하여 성과를 거둘 수 있었던 것은 선인들의 성과를 완전히 배척하지 않으면서도 이런 정신을 확고하게 가지고 있었기 때문이었다. 옛 학설 중에서 확실하지 않은 부분은 모두 과감하게 버리고 별도의 새로운 학설을 세웠다. 이 같은 과감한 창신創新 정신 말고도 그는 서양의학의 장점을 채용할 것을 주장했다. 그는 "무술戊戌(1898) 이후 30년 동안 저술계著述界에서는 한의 학설을 만나 볼 수 없었다. 모두 우리 한의들이 무엇이 한의학인지 알지 못했기 때문이고, 또 무엇이 서양의학인지 알지 못했기 때문이었다. 천하에 자기를 알고 남을 알지 못하면 다른 사람의 좋은 점을 절대 취할 수 없다. 그러므로 흡수하여 화합化合하려고 하는 자는 먼저 자기를 알고 남을 아는 것에 힘써야 한다"[85]고 했다. 이것이 바로 그가 『상한론연구』에서 제시했던 '신중의新中醫' 개념이다. 그는 과감하게 다음과 같이 결론을 내렸으니, "나의 어리석은 생각으로 볼 때 한의학에 발전적 가치가 없으면 몰라도, 한의학에도 발전적 가치가 있다면 필히 서양의학의 장점을 흡수해서 한의학과 융합함으로써 '신중의'를 새롭게 탄생시켜야 한다. 이것이 바로 나의 사상이다"[86]라고 했다. 그러므로 이 책은 근대 과학 및 의학 지식을 흡수하고

---

84) 惲鐵樵.『藥盦醫學叢書』第二輯 卷一. 7쪽.

85) 惲鐵樵.『藥盦醫學叢書』第二輯 卷一. 6쪽.

86) 惲鐵樵.『藥盦醫學叢書』第二輯 卷一. 5쪽.

또 대담하게 창신해야 한다는 방향성을 담았다는 점에서 근대 상한론 연구들 중에서도 매우 돋보이는 저서라 할 수 있다. 윈톄차오는 이런 흐름의 대표자라 할 만하다. 아래에서 논의할 의가들도 비록 정도는 다르지만 모두 이런 정신을 가지고 있었다. 이것은 당시의 사회적 배경과도 관련이 있다. 물론 초기에는 보수로 기울어져 있는 인물들도 있었다. 예를 들어 바오스성包識生이 쓴 『포씨의종包氏醫宗』 같은 책이 이런 예에 해당한다.

2. 대표적인 의가들과 저작

(1) 차오잉푸曹穎甫와 『상한발미傷寒發微』

차오잉푸(1867~1938)는 이름이 자다家達이며, 자字는 잉푸穎甫이고, 호號는 줘차오拙巢로 장쑤江蘇성 장인江陰 사람이다. 청년시절 난징서원南菁書院에 들어갔으며, 1902년에 과거에 급제했다. 구학舊學에 정통했고, 매화를 잘 그려 시문詩文으로 먼저 세상에 이름을 알렸다. 차오잉푸는 자딩嘉定의 친사오링秦芍舲과 황이저우黃以周를 스승으로 의학을 배웠으며 신해 이후에 의업에 종사하기 시작했다. 학문적으로는 중경仲景을 숭상했으며, 경방經方을 선호했다. 명의 딩간런丁甘仁과 도의道義로써 교제했다. 1917년 이후 상하이중의전문학교上海中醫專門學校에 교수로 부임하여 근대 명의인 친보모秦伯未, 장츠궁章次公, 왕이런王一仁, 선스완沈石頑, 딩중잉丁仲英 등을 모두 입문 제자入門弟子로 두었다. 1938년 장인江陰이 함락되면서 일본 군인들이 차오잉푸의 집에 침입했는데 차오잉푸가 이들을 꾸짖으며 굽히지 않자 살해했다. 의학저서로는 『상한발미傷寒發微』, 『금궤발미金匱發微』 등이 있으며, 시문집으로는 『매화집梅花集』 등이 있다. 근래 런잉추任應秋가 편찬한 『중의각가학설中醫各家學說』에는 그를 근대 경방經方의 대가로 언급하고 있다.

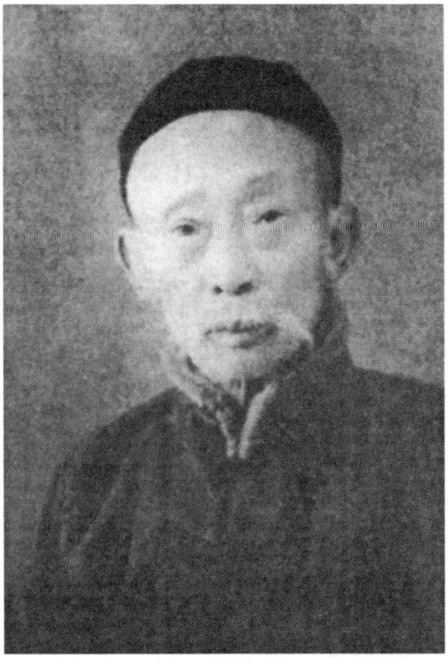

차오잉푸曹穎甫

『상한발미』는 1928년에 완성되었으며, 1931년

첫 간행이 이루어졌다. 차오잉푸의 학문은 신해辛亥(1911) 전에 이미 그 틀이 잡혀 있었다. 그는 이 책의 자서自序에서 "중경仲景의 학문이 어둠 속에 갇혀 있은 지 얼마인가! 장은암張隱庵(장지총張志聰-역자 주)으로부터 비로소 전사傳寫과정에서 뒤집히고 잘못된 것을 따지기 시작했으나 아직도 많은 것들이 답습되고 있다. 황곤재黃坤載(황원어黃元御-역자 주)로부터 삼음생사三陰生死를 말할 수 있었지만 여전히 오행에 사로 잡혀 있다. 그래서 나는 이것을 바로 잡기 위해 이 두 분이 고심한 바를 계승하여 옛 관점을 회복하고자 한다"고 하였다. 이것은 차오잉푸가 비록 오행이라는 구론舊論을 몰아내긴 했으나 여전히 청대의 유산을 계승하고 있음을 보여준다. 다만 차오잉푸는 인생 후반부에 오랫동안 상하이에 거주하면서 한의학교에서 가르쳤으므로 시대적 흐름에 영향을 받아 서양학설을 채용하기도 했다. 범례凡例에서는 "내장內臟의 해부는 마땅히 서학西學을 표준으로 삼아야 하며 구설舊說을 견지하는 것은 옳지 않다. 서양의학에서 말하는 바의 흉중胸中 림프선 계통은 곧 한의학에서 말하는 비양脾陽과 상上·중中 이초二焦의 관건이 된다. … 서양의학에서 말하는 수뇨관輸尿管은 한의학에서 말하는 하초下焦이다. 서양의학에서 말한 위저부에 담膽이 있고 담즙을 함유하고 있다는 것은 소양少陽·양명陽明의 동화同化, 그리고 소갈消渴, 궐음厥陰·소양少陽 동병同病의 이치를 증명하기에 충분하다. 따라서 주注에서 간혹 서양학설을 채용한 것은 과학인 체 가장하는 것과는 당연히 다르다." 사실 차오잉푸가 알고 있는 서양학설에는 한계가 있었다.

『상한발미』는 대체로 상한론 원문의 장절章節에 의거하여 글을 풀어 나갔다. 그는 옛 사람들의 학설을 인용하면서 대부분 출처를 밝히지 않았다. 스스로 "경험과 실용을 위주로 했으며, 중간 중간에 치험례治驗例를 한두 개 덧붙였다"[87]고 했다. 차오잉푸의 책이 비록 『상한론연구』 이후에 세상에 나오긴 했지만 학술 발전론의 관점에서 본다면 그 이전의 경향에 속하는 것으로 분류해야 할 것이다.

(2) 바오스성包識生과 『포씨의종包氏醫宗』

바오스성의 생애에 대해서는 한의학 교육 장章에서 기술하였다. 『포씨의종』 1집集은 전적으로 상한傷寒에 대해서만 논하였다. 모두 5권으로 되어 있는데, 권1은 상한장절傷寒章節

87) 曹穎甫.『傷寒發微·凡例』.

(즉 원문原文), 권2는 상한방법목록傷寒方法目錄(부록, 방가方歌), 권3은 상한표傷寒表, 권4와 권5는 상한론강의傷寒論講義로 구성되어 있다. 바오스성은 어려서부터 상한을 공부했는데, "육한서六寒暑를 듣고 암송했으며, 팔춘추八春秋를 연구했고, 십여 년을 애써 고심했다"[88]고 했다. 그리고 상당히 "재주가 뛰어나고 식견이 현묘才高識妙"하여 "능히 그 이치를 탐구할 수 있었다能探其理"고 알려졌다. 그러나 사실 『포씨의종』에는 탁견이 매우 드물다. 권1은 순전히 원문을 정리 나열한 것으로서 개별 자구字句를 정정하기는 했으나 결코 조문의 순서는 뒤집지 않았다. 권2 역시 순서대로 구방舊方을 그대로 옮겨 썼을 뿐이다. 상한표傷寒表 8편은 본론을 24례例, 50장章, 397법法으로 나누고 순서에 맞추어 나누어 넣은 것이다. 그러나 원서의 체제를 바꾸지는 않았다. 단지 증을 중심으로 치법을 분류한 이증류법以證類法 저작으로 말할 수 있을 뿐이며, 결코 창신創新은 아니었다. 바오스성의 학문은 본래 상한이 가장 정교한 것으로 알려져 있으나, 애석하게도 새로운 견해는 없다. 또 한의학의 진흥을 자신의 소임으로 생각했지만, 수구守舊적인 경향이 상당히 농후했다. 그의 『상한론강의傷寒論講義』 자서自序에서는 "책이 출판된 지 30년 가까이 되었다. 처방한 약들은 기존의 방법을 삼가 따르지 않은 것이 없고, … 지금까지 감히 그것에 조금의 가감도 하지 못했다"라고 했다. 『포씨의종』을 '삼세지작三世之作'으로 부르는 것이 영예로 생각될 수도 있겠지만 누습陋習에 매어 있다는 의미도 될 수 있을 것이다.

바오스성은 상한을 논하면서 서양의학을 절대로 입에 올리지 않았다. 뿐만 아니라 심지어 당시 의학계가 서학을 숭상하는 것을 걱정거리로 생각하기까지 했다. 권3 자서自序에는, "전 세계의 약재가 모여들고 서학이 동전西學東傳하면서 의과가 개량되어 점차 널리 보급되었다. 시류를 좇아가는 국내 인사들 중에는 서양의학을 좋다고 말하지 않는 자가 없다. 다른 사람의 장점을 취해 나의 단점을 보완할 줄은 모르고, 나의 단점은 방치한 채 남의 장점을 따라 가려고만 한다. 쓸데없이 세상의 변변찮은 서적과庸書와 용렬한 의사庸醫를 기준으로 중국과 서양의 우열을 비교하여 예외 없이 전부 버리려고 하니 한탄스러울 따름이다. 2, 30년 후에는 한의와 한약이 전수되지 못하고 끊어질까 두렵다"라고 했다. 그러므로 바오스성은 한의학을 발양할 것을 힘써 부르짖었다. 아울러 "한학이 서양에 전해지는 것이

88) 包識生. 『包氏醫宗』 第一集 第三卷 自序.

나의 괜한 바람이다漢學西傳, 虛之愿也"89)라고 했다.

바오스성의 『상한론강의』는 문답형식으로 꾸며져 있다. 조문마다 질문을 제기하고 답을 달았는데 매우 간략하다. 예를 들어 "태양병 두통은 7일 이상이 되면 저절로 낫는다. 이것은 그 행경行經이 다했기 때문이다太陽病頭疼, 至七日以上自愈, 以其行經盡故也"라는 한 구절을 해석하면서

"문: 두통頭疼은 어떤 병인가?

답: 두통은 경병經病이다.

문: 7일 이상이 되면 저절로 치유되는 것은 어찌된 까닭인가?

답: 경기經氣는 7일이 한 주기인데, 경기가 그 운행을 다 마쳤으므로 그 병이 다른 경락에 전해지지 않고 저절로 낫는 것이다."90)

또 "양陽에서 발發한 자는 7일이면 낫고, 음陰에서 발發한 자는 6일이면 낫는다發於陽者七日愈, 發於陰者六日愈"를 해석하면서 "7일은 양부陽復의 수數이며, 6일은 음종陰終의 기간이다. 따라서 7로 태양太陽의 치법을 대표하고, 6으로 소음少陰의 치법을 대표한다"고 하였다.91)

이런 종류의 해석 방법은 구설舊說을 답습한 것이거나 아니면 억지로 통하게 만든 것이기에 그를 근대 주가注家들 중 최고의 반열에 올리기는 어렵다. 당시의 젊은 세대 또한 대다수가 이 같은 설명에 만족할 수 없었다. 따라서 『포씨의종』이 비록 인쇄는 정교하고 아름다웠으나 세상에 널리 퍼지지는 못했다.

(3) 루위안레이陸淵雷와 『상한론금석傷寒論今釋』

루위안레이(1894~1955)는 이름이 펑녠彭年이며, 장쑤江蘇성 촨사川沙 사람이다. 어린 시절 청대 고증학의 대가 야오멍쉰姚孟醺에게서 경학經學과 소학小學을 배웠으며, 제자백가諸子百家에 능통했고, 천문天文과 역산曆算에 밝았다. 1916년에서 1925년 사이에는 지난대학暨南大學 등에서 교편을 잡았으며, 업무 외의 나머지 시간에 의학을 공부하여 성과를 거두었다. 윈

89) 包識生.『包氏醫宗』第一集 第三卷 自序.

90) 包識生.『包氏醫宗』第一集 第四卷 7-8쪽.

91) 包識生.『包氏醫宗』第一集 第四卷 9쪽.

톄차오惲鐵樵에게 사사師事하고 장타이옌章太炎에게도 배웠으며, 윈톄차오가 함수학교函授學校를 운영하는 것을 돕기도 했다. 일찍이 상하이의 각 한의학교에서 교편을 잡았다. 1928년에는 장츠궁章次公 등과 함께 상하이국의학원上海國醫學院을 설립했다. 1931년부터 1933년까지는 중앙국의관中央國醫館 학술정리위원회 위원을 지냈다. 해방 후에는 상하이중의학회上海中醫學會 주임을 역임했으며, 상하이시 위생국 한의고문을 지내기도 했다. 1954년 제1회 전국인민대표에 당선되었다. 저서가 대단히 많으며 『상한론금석傷寒論今釋』, 『금궤금석金匱今釋』, 『육씨논의집陸氏論醫集』 등이 출판되었다.

루위안레이는 성품이 강직하고 책 읽기를 즐겼으며, 청탁을 좋아하지 않았다. 중년 이전에 이미 글을 잘 쓰고 언변이 뛰어나 의림醫林에 이름이 알려졌다. 대략 1934년 이후에는 과거의 실수를 후회하여 불교에 귀의했고 밀종密宗을 수행했다. 학문 연구에서 그는 비록 윈톄차오에게 가르침을 받기는 했지만 그것을 그대로 따르지는 않았다. 그는 한의학 이론은 공허하고 근거가 부족한 반면 임상 경험만은 매우 소중하다고 생각했다. 그리고 한의학을 연구하는 자들이 서양학설을 적극적으로 받아들여야 한다고 생각했다. 그의 논의집論醫集 중에는 이와 비슷한 의견들이 아주 흔하게 나타난다. 여기서는 『상한론금석』 중 한 문장을 예로 든다.

"근년에 서구에서 전래된 의학은 각종 정밀한 실험에서 나온 것이다. 비록 아직 진상을 다 밝히지는 못했지만 전체적으로 많이 잘못된 것은 없다. 이 때문에 본인은 의학을 연구하면서 고서古書에서 사실을 취하고 이것을 과학 이론으로 해석하려고 했다. 이것이 금석今釋이라고 이름을 붙인 이유이다."[92] 가장 분명하게 말한 것은 다음 부분이다. "한의학에는 치료방법을 제외하면 그 이론적 지식은 절대적으로 적다. 어쩌면 취할 것이 없다고 말할 수도 있다. 한의학의 치료방법을 사용한다고 해도 서양의학의 이론지식을 사용하지 않는다면 의학의 장인醫匠은 될지 몰라도 의학자醫學家라고 할 수는 없다. 학교와 연구원에서는 더 말할 필요도 없다"[93]고 하였다. 루위안레이의 상한론 연구는 이런 정신에 기초하고 있었다. 『내경』에 대해서는 기본적으로 부정적인 태도를 견지하였다. 예를 들어, "『내경』은 입문 과정

92) 陸淵雷. 『傷寒論今釋』 卷一. 3쪽.

93) 陸淵雷. 「國醫內科研究法」 『蘇州國醫雜誌』. 1936年. 第11期.

의 교재로 삼을 수 없음은 물론이고 정규 과목으로도 삼을 수 없다. 단지 연구할 때 참고하는 보조자료 정도로만 사용할 수 있을 뿐이다"[94]라고 하였다. 『내경』을 부정하는 것은 한의학 기초이론을 부정하는 것이니, 이것이 루위안레이와 윈톄차오의 주요 구별점이 된다.

『상한론금석』은 1931년, 처음으로 간행되었다. 1940년 재판再版을 발간할 때는 대대적으로 내용을 삭제하고 보충했다. 이 책은 근대 상한론 저작 중 규모면에서 가장 방대했다. 루위안레이는 "한의가 죄를 받는 이유는 단연코 의경醫經에 있으며, 경방經方에 있지 않다"[95]고 했고, 또 "상한과 잡병의 구분은 과학적 병리라는 관점에서 볼 때 근거가 없다"[96]고 했다. 그래서 경방經方은 그 자체로는 아직 과학이라 칭하기에 부족하므로 "과학을 위주로 해설"[97]하려고 했다. 『상한론』 주가注家들은 방유집 이래로 대다수가 조개미趙開美 본本을 근거로 삼고 있었다. 또 변맥辨脈, 평맥平脈, 상한례傷寒例 등의 절節은 버려두고, 육경六經, 곽란霍亂, 음양역陰陽易 등 10편만 해설했다. 근대 의가들은 대부분 이러한 전통을 따랐고 루평녠陸彭年(루위안레이) 역시 그러했다. 초판과 비교할 때 2판의 『금석今釋』에서 가장 크게 달라진 점은 세균설을 크게 주장했다는 것이다. 초판에서는 이것을 의도적으로 반박했었는데, 이때에 이르러 루위안레이는 상한이 세균에 감염되어 발생하는 것이고, 발열은 세균의 독소로 인해 생기며, 상한을 치료하는 가장 중요한 요점은 살균이라고 확신하고 있었다. 양약에는 항생제가 있지만 한약에는 특효가 있는 살균약이 없다. 따라서 경방經方에서 병의 치료는 부지정기扶持正氣에 의존하는 것으로 곧 서양의학에서 말하는 자연치유능과 같을 뿐이다.

금석의 체계 역시 한 조 한 조 강해하는 방식을 취하였다. 그러나 종종 한 줄의 원문에 주석을 천 개 또는 수천 개까지 달기도 했다. 이 인용문들을 조사해 보면 일본인 야마다 세이친山田正珍, 대소大小 탄바丹波의 것들이 가장 많다. 명청 의가들 가운데 가장 중요하게 다룬 사람은 가금柯琴과 오겸吳謙이었다. 인용한 중국과 일본 의서의 저자는 모두 100명에 이른다. 결론적으로 말해 그는 일본인들의 상한론 연구를 종지宗旨로 삼았다.

---

94) 陸淵雷.「國醫內科研究法」『蘇州國醫雜誌』. 1936年. 第11期.

95) 陸淵雷.『傷寒論今釋・叔例』.

96) 陸淵雷.『傷寒論今釋・叔例』卷一. 1쪽.

97) 陸淵雷.『傷寒論今釋・叔例』卷一. 3쪽.

(4) 탄츠중譚次仲과 『상한평지傷寒評志』

탄츠중(1897~1955)의 자字는 싱위안星緣이고, 광둥廣東성 난하이南海사람이다. 어려서부터 가학家學을 이었으며, 20세에 양광방언학교兩廣方言學校에 들어갔다. 졸업 후에는 광둥과 광시 지역을 분주하게 다녔는데 홍콩, 산터우汕頭, 우저우梧州, 광저우廣州 등지를 오갔다. 신문사를 경영한 적이 있으며, 중학교에서 국문國文과 생리生理를 가르치고, 또 회계원, 문서 담당 관리, 의무醫務 등의 직책을 역임하기도 했다. 지역을 정해서 간판을 걸고 개업할 때까지 한의학과 서양의학을 모두 독학으로 공부했다.

탄츠중은 동서의학 모두를 잘 알았으며, 자부심이 대단했다. 의학을 아는 자는 탄츠중 자신을 포함해서 서의계에서는 위윈슈余雲岫, 한의계에는 리미류黎秘留, 이렇게 세 사람 밖에 없다고 생각했다. 중·일전쟁 기간에는 홍콩에 있는 광둥보원중의학교廣東保元中醫學校 교장으로 근무하기도 했다. 후에는 홍콩과 광저우 두 곳에서 개업하면서 제자들을 가르쳤다. 해방 이후에는 광둥중의약전과학교廣東中醫藥專科學校에서 교편을 잡았으며, 후에 서의사 시험에 합격하여 포산佛山에서 개업했다. 1955년경에 병으로 세상을 떠났다. 세상을 떠나기 전에 『금궤삭번金匱削繁』 등의 저서를 출판하였다.

탄츠중의 주요 저작은 『중의와 과학 전서中醫與科學全書』이다. 모두 11종을 출판할 계획을 세웠는데, 지금 볼 수 있는 것은 제1종 『중의과학화에 대한 나의 견해中醫科學化之我見』, 제2종 『중약성류 개설中藥性類概說』, 제7종 『상한평지傷寒評志』뿐이다.

한의과학화 구호는 1920년대 이전부터 제기되어 왔던 것으로, 결코 탄츠중이 가장 먼저 주장한 것이 아니다. 하지만 탄츠중은 스스로를 '한의의 과학적 개조中醫科學改造를 가장 힘써 주장한 사람'[98]이라고 했다. 1929년 탄츠중은 위윈슈에게 서한을 보냈다. "저는 본래 한의의 보존을 주장해 왔던 사람입니다. 어찌 선생과 같을 수 있겠습니까? 그러나 그렇지 않습니다. 학리學理로 말하자면 의학의 혁명도 정치와 마찬가지로 파괴와 건설이 모두 다 혁명을 구성하는 요소가 됩니다. … 무릇 귀하의 작업은 전자前者에 가깝고, 저의 작업은 후자에 가깝습니다. 서로 상반되지만 실제로는 상성相成하는 것이니 무슨 차이가 있겠습니까?"[99] 탄츠중은 자신의 이런 발언이 위윈슈를 동지로 끌어들이기 위한 것일 뿐이라고 생

98) 譚次仲.「中醫科學改造之途徑」『明日醫藥』. 1935年. 51期.

각했고, 위윈슈는 탄츠중이 투항하는 것이라고 생각했다. 구체적인 정황을 살펴볼 때 두 사람은 확실히 서로 협력한 적이 있었던 것 같다. 탄츠중의 저작들 대다수가 위윈슈가 주관했던 『사회의보社會醫報』를 통해 발표된 것이 그 증거이다.

탄츠중은 한의는 반드시 과학의科學醫의 길로 들어설 것이지만 시간적으로는 조금 여유 있게 가는 것이 좋다고 주장했다. 그가 한의학에 대해 가지고 있던 견해들에는 탁월한 내용이 많이 있었다. 예를 들면, "경험은 유효한 것이다. 한의는 전적으로 경험 위에 세워져 있다. 서의가 치료에 사용하는 방약도 경험에서 얻어진 것이 학리에서 나온 것에 뒤지지 않는다", "경험은 마땅히 계속 이어져야 한다. 경험을 기초로 새로운 것을 발명하는 것은 자연스럽고 한계가 없다", "경험은 통일적이지 않다. 예를 들어 한의학의 한열寒熱 이론은 서양의학에는 없다. … 이런 차이점은 어찌 특별한 관찰력에서 나온 것이 아니겠는가?"[100] 탄츠중이 말한 내용은 상당 부분 위윈슈의 사고방식에 포함된 폐해들을 겨냥한 것이었다. 그러나 위윈슈는 경험과 실험은 절대로 서로 화합할 수 없는 것이라는 관점을 견지하고 있었다. 그는 경험은 미신과 뒤섞여 있어 구분할 수 없으므로 한의학의 경험 계승에 반대했다. 한열寒熱과 같은 한의학의 학리가 가진 장점에 대해서는 회피하고 답변하지 않았다. 탄츠중은 서양의학이 동아시아에 전해진 지 100여 년이 되었고, 중·일 양국이 힘을 합쳐서도 끝내 동서융합을 이룰 수 없었던 것은 그 순서가 잘못되었기 때문이라고 생각했다. 그는 약물에서부터 연구를 시작해야 한다고 주장했다. 탄츠중이 한의학을 바라본 전체적인 시각은 루위안레이에 가까웠다. 그는 한의학의 허황된 이론이 만악萬惡의 근원이며 이런 현리玄理가 단절되지 않으면 한의학이 망하고 말 것이라고 생각했다. 그가 주석을 단 『상한론』도 이런 생각에 기초해 있었다.

『상한평지』는 근대 중국 한의계의 『상한론』 연구 저작들 중에서 서양학설을 가장 중시한 책이다. 이 책의 원래 이름도 『급성전염병통론急性傳染病通論』이었다. 확실히 탄츠중은 『상한론』을 서양의학의 전염병총론傳染病總論과 유사한 것으로 파악하고 있었다. 그의 평주評注는 『상한론』 전체 문장을 대상으로 하지 않았고, 또 원서의 차례에 맞추어 작업하지도 않았

99) 譚次仲:「致余雲岫函」『醫事匯刊』. 1930年. 第1期.

100) 譚次仲:「致余雲岫函」『醫事匯刊』. 1930年. 第1期.

다. 대체로 치법을 중심으로 증을 분류한 이법유증以法類證의 방식을 취하였다. 가장 뛰어난 부분은 중경仲景의 법法을 다섯 가지로 귀납한 것이다. 첫째는 대증요법對症療法, 둘째는 한열요법寒熱療法, 셋째는 오장사변五臟四變의 진찰, 넷째는 해열제의 광범위한 응용, 다섯째는 한汗・토吐・하下의 남용을 금지한 것 등이다. 이런 방식으로 귀납한 것은 이전 의가들에서는 찾아볼 수 없는 독특한 부분이다. 하지만 적절치 못한 부분 역시 명백해서 학자들에게 많은 도움을 주지 못했다. 예를 들어 이 책은 「변태양병혈증편辨太陽病血證篇」으로 시작하는데, 태양병太陽病이면서 혈증血證이 있는 경우(방광축혈膀胱蓄血을 가리키는 것이 절대 아니다) 역시 탄츠중이 창안한 것이다. 탄츠중의 『중의와 과학 전서中醫與科學全書』에는 스스로 창안한 새로운 이론들이 매우 많다. 예를 들어 음양을 논하면서 그는 음양이 곧 '심心'이라고 보았다. 이해하기는 어렵지만 필경 실제적인 어떤 것으로부터 시작되었을 것이다.

(5) 황주자이黃竹齋와 『상한론집주傷寒論集注』[101]

황주자이(1886~1960)의 이름은 첸謙, 또 다른 이름은 웨이한維漢이다. 자는 지런吉人이며, 만호晩號는 중난산런中南山人으로 산시陝西성 창안長安 사람이다. 어려서는 배움의 기회를 갖지 못했으나 18세가 되면서부터 열심히 책을 읽어 경사經史, 수리數理에 능통했다. 또한 린퉁臨潼의 왕징루王敬如로부터 학문을 전수 받아, 더욱 깊이가 있고 박학하게 되었으며 특히 의학에 정통했다. 중・일전쟁 전에는 오랫동안 중앙국의관中央國醫館에서 봉직했으며, 편심위원編審委員을 역임했다. 1937년에는 위생서 중의위원회 위원에 임명되었고, 또 산시공교회陝西孔敎會 부회장을 맡기도 했다. 해방 후에는 베이징 중의연구원 부속의원 침구과 주임으로 초빙되었다.

황주자이는 저술이 대단히 많으며, 특히 고증考證과 집주集注에 뛰어났다. 비의학 저서로는 『주역회통周易會通』, 『도덕경회통道德經會通』, 『불학고변佛學考辨』 등이 있다. 의학 저서로는 『상한론집주傷寒論集注』가 가장 유명하다. 셰리헝謝利恒은 이 책의 서문에서 "시안西安 황주자이 선생의 중정重訂 『상한잡병론집주傷寒雜病論集注』 18권은 모두 70여만 자로서, 새로운

---

101) 황주자이의 『상한론집주』는 1926년 『상한잡병론집주傷寒雜病論集注』라는 이름으로 처음 발간되었다. 1957년 중국의 인민위생출판사에서 이 책을 『상한론집주傷寒論集注』와 『금궤요략방론집주金匱要略方論集注』로 나누어 출판했는데, 저자는 이 판본의 이름을 사용하고 있는 것으로 보인다. 역자 주.

생리학설에 근거하여 육경六經의 병원病源을 해석했고, 동서中西를 모두 관통했으며, 정순연박精純淵博하니, 가히 상한학설의 집대성이라고 할 만하다"고 썼다.

황주자이는 상한 연구에 몰두했다. 중경仲景을 숭상하여 일찍이 『의성 장중경전醫聖張仲景傳』을 저술하기도 했다. 1934년을 전후해서는 난양기념지南陽紀念地의 보존을 위해 여러 차례 바쁘게 돌아 다녔다. 또한 스스로 한의학교의 교과목 강의계획서를 설계했으며, 자금을 모아 시안중의구제병원西安中醫救濟醫院을 건립해서 많은 사람들의 생명을 구했다.

『상한론집주』는 1926년 처음 출간되었으며, 1934년 겨울, 재판을 발간할 때 많은 부분을 증보했다. 이 책은 집주集注라는 이름에 손색이 없으며, 분량도 루위안레이의 『금석』에 버금갈 정도였으니 역대로 이보다 더 뛰어난 집주는 없다고 생각된다. 인용한 서적으로는 『영추靈樞』, 『소문素問』, 『난경難經』, 『주후肘后』, 『병원病源』, 『천금千金』, 『외대外台』 외에 송대 이후 제가諸家 중에서는 방중행方中行, 가운백柯韻伯, 성무기成無己, 유가언喩嘉言, 우재경尤在涇, 오겸吳謙 등을 가장 많이 인용했다. 간혹 일본인의 저서를 인용하기도 했는데 주로 탄바丹波 씨를 위주로 했다. 인용한 서적들은 상한론 주가注家들에 국한되지 않았으며 고서들 중에서도 상한증傷寒證, 법法, 방方, 약藥 등과 관계가 깊은 것들을 폭넓게 인용했는데, 인용한 의가가 대략 300명 이상에 달한다. 한 조의 원문에 10여 명의 주소注疏를 인용한 곳도 더러 있으니 황주자이의 독서와 공부가 얼마만큼 깊었는지 잘 보여준다. 다만 개인적으로 심득한 바가 적다는 것이 부족한 부분이다. 예를 들어 381~382페이지의 "음양역陰陽易"이라는 조문에서는 성무기成無己, 『병원病源』, 방유집方有執, 조사진趙嗣眞, 장은암張隱庵, 『주후방肘后方』, 『천금방千金方』, 『총병론總病論』, 위념정魏念庭, 유창喩昌, 『음증약례陰證略例』, 『활인서活人書』, 『증치준승證治准繩』, 『천금익千金翼』 등 14명 의가들의 견해를 열거했다. 이를 보면 알 수 있듯이 역대 음양역陰陽易에 대한 해석과 치료가 시간이 흐를수록 실제를 중시하고, 논치 또한 이미 옛것을 단순히 그대로 묵수하는 경향이 사라져가고 있음에도 황주자이는 끝내 개인적인 경험이나 심득에 근거한 결론을 제시하지 못했다.

(6) 천보탄陳伯壇과 『독과상한론讀過傷寒論』

천보탄(1863~1938)은 호號가 잉치英畦며 광둥廣東성 신후이新會 사람이다. 청말에 향시에 합격했다. 신해辛亥 후에는 광저우에서 의업에 종사했으며 이어서 홍콩에서도 개업했다.

1930년에는 육군군의학당陸軍軍醫學堂의 총교습總敎習을 역임했고, 얼마 뒤에 중의야학관中醫夜學館을 세워 운영했다. 근현대 명의名醫 펑쩌민彭澤民은 '8·1 난창봉기' 이후 대오를 이탈하여 천보탄에게 상한치료를 받기도 했다. 천보탄의 주요 저작으로는 『독과상한론讀過傷寒論』, 『독과금궤요략讀過金匱要略』, 『마두려언痲痘蠡言』 등이 있다.

천보탄은 경사經史에 박식했고, 주역周易에 정통했으며, 의학을 진정으로 좋아하고, 특히 상한 치료에 힘썼다. 『독과상한론』은 강의를 위한 저작이었지만 일정한 격식을 갖추고 있다. 이 책에서는 서양학설을 채택하지 않았으며, 또한 이전 사람들의 학설을 옳지 않게 보는 경우가 상당히 많았다. 따라서 전체 책 내용에서 한 단락을 할애하여 진수원陳修園, 황원어黃元御, 유가언喩嘉言 등을 집중적으로 반박한 것 말고는 이전 의가들의 설을 거의 한 마디도 취하지 않았다. 천보탄은 착간錯簡이나 자구字句에 구애받지 않았다. 다만 미언대의微言大義를 중시했다. 그러면서 다음과 같이 말했다. "각 판본에는 용어는 달라도 그 뜻이 같은 경우가 있다. 이것은 사람들을 가르치면서 문자字句가 공백인 곳에서 문자를 찾아낸 것이고, 또 환자의 몸에서 문자로 쓰인 책을 찾아낸 것이다. 그야말로 중경의 전집全集은 이미 환자의 12경 가운데 간직되어 있다. 환자를 잃는 것은 곧 중경仲景을 잃는 것이다."[102] 이처럼 임상적 사실을 존중하는 정신은 천보탄의 매우 뛰어난 부분이다. 뿐만 아니라 천보탄은 원문 선후의 내적인 연계에 대한 연구에도 조예가 깊었다. 책의 앞부분에 「문경門徑」이라는 장章이 있는데 이것은 전체 책의 정수精髓에 해당되는 부분으로 『상한론』의 중요한 이론적 문제들을 골고루 다루고 있다. 그 내용은 다음과 같이 나누어져 있다.

① 기본개념: 한寒, 병病, 화化, 기氣, 경經, 맥脈, 음양陰陽, 경맥經脈.

② 증證: 한열寒熱, 허실虛實, 갈渴, 소변小便, 대변大便, 번조煩躁, 비만痞滿, 궐역厥逆.

③ 치칙治則: 한汗, 토吐, 하下, 화和.

천보탄의 상한 연구의 깊이를 이곳에서 종종 발견할 수 있다. 예를 들어 '갈渴'에 대해서는 이렇게 논했다. "삼승기탕三承氣湯 조문에는 '갈渴' 자가 없다. 도인승기탕桃仁承氣湯에도 '갈渴' 자가 없다. 저당탕抵當湯과 십조탕十棗湯, 사심탕瀉心湯 중에도 모두 '갈' 자가 없다. 대

102) 陳伯壇『讀過傷寒論·序解』.

함흉탕증大陷胸證에는 '갈' 자가 없지는 않지만 겨우 한 번 나타나며, 소함흉탕증小陷胸湯에는 '갈' 자는 없고 '불갈不渴'이 한 번 보인다. 대소청룡탕증大小靑龍證 중에서는 오직 소청룡탕증에서만 '갈'과 '불갈'을 말했으며, 대소시호탕증大小柴胡證 중에서는 오직 소시호탕증小柴胡證에서만 '혹갈或渴', '불갈不渴'을 말했다. …" 그 논의가 꽤 길기 때문에 번거롭게 전체를 다 인용할 필요는 없을 것이다. 하지만 여기까지 만으로도 천보탄의 『상한론』 연구가 종횡무진 대단히 깊었으며 전체 내용을 마치 손바닥 들여다보듯 잘 알고 있었음을 알 수 있다. 이와 비슷한 형태의 논술은 그의 책에서 헤아릴 수 없을 정도로 많다. 그의 말들은 대부분 가슴속에 품고 있던 생각에서 나왔으며, 이 책의 체제 역시 현대 상한론 강의에 매우 근접해 있다. 원톄차오 이후 순수하게 한의학의 관점에서 상한을 연구한 사람으로는 천보탄이 최고라고 할 수 있다.

(7) 위우옌余無言과 『상한론신의傷寒論新義』

위우옌의 생애는 4장 말미에 수록되어 있으니 참고하기 바란다. 위우옌은 근대 의학계에서 동서의학의 장점을 잘 취하고, 이전 의가들의 성과를 널리 모았던 사람이다. 『상한론신의』는 1940년 처음 출판되었다. 탄츠중의 『상한평지』를 제외하면 앞의 다른 저자들보다 책의 발간이 늦은 편에 속한다. 위우옌은 스스로 네 가지 강령(원칙)에 의거해서 이 책을 편집했다고 밝혔다. 첫째는 경經으로써 경經을 주해注하였다以經注經. 즉 원문을 들어 서로 호응하게 한 것이다. 둘째는 정精으로써 경經을 주해하였다以精注經. 즉 제가 학설의 정화精華를 채용하여 이것들이 서로 의미를 밝히고 드러내도록 한 것이다. 셋째는 새로운 것으로 경經을 주해하였다以新注經. 즉 서양의학의 새로운 이론을 인용해서 한의학의 잘못된 부분을 교정하고 이를 통해 서로 회통하게 하였다. 넷째는 마음으로 경經을 주해하였다以心注經. 즉 개인이 체험을 통해 깨달은 바를 가지고 보충하였다. 위우옌이 이 책을 만든 목적은 무엇보다도 한의학을 지키는 데 있었다. 그는 이 책을 지은 목적을 여섯 가지로 밝혔는데, 그 첫 번째가 서의가 정치적인 수단을 빌려 한의를 소멸시키려 했기 때문이라고 하였다. 하지만 그는 서양의학 이론을 적극적으로 채택하였는데, 이 책의 범례에서 그는 "생리 면에서 한의의 육경六經학설은 오류가 많으며 서양의학의 해부생리학설과 비교해도 모지란 부분이 매우 많다. 따라서 이 책의 매 편篇 첫머리에는 모두 최신의 생리해부정도生理解剖精圖를 신

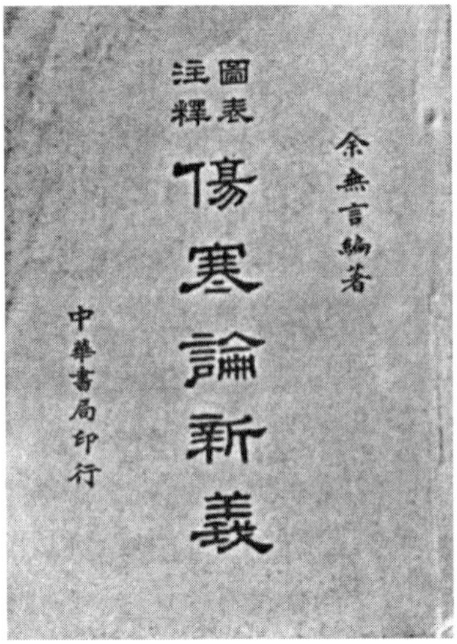

『상한론신의傷寒論新義』

고 이와 함께 설명도 붙일 것이다. 앞으로 한의의 구설舊說에 대해서는 통할 수 있는 것은 통하게 하고, 잘못된 것은 바로잡아서 한의 개조의 길을 열고 동서회통中西匯通의 길을 개척할 것이다"라고 하였다. 상한에 주해를 달면서 해부도를 붙인 것은 위우옌이 최초이다. 그러므로 이 책은 당시의 시대적 특징을 뚜렷하게 보여준다. 하지만 서양의학의 해부로 상한 육경을 설명하는 것은 오늘날의 시각으로 보아도 결코 바람직하다고 할 수 없다. 위우옌의 주소注疏는 원문의 순서를 고수하지는 않았지만 변동의 폭은 크지 않았다. 이것으로 보아 『상한론신의』도 착간설錯簡說의 장점을 적당히 취하고 있음을 알 수 있다. 본문을 해석하기 전에 육경六經, 음양陰陽, 세균 등의 이론을 먼저 검토하고 있어 이 책 또한 대체로 현대적인 상한 강의의 체제를 갖춘 것으로 본다.

(8) 옌더룬閻德潤과 『상한론평석傷寒論評釋』

옌더룬의 생애에 대해서는 3장 4절을 참고하기 바란다. 옌더룬은 대대로 한의를 가업으로 하던 집안에서 태어났으며 재주 또한 매우 뛰어났다. 어려서부터 가학家學을 계승하여 한의를 깊이 연구했다. 또 근대시기 일본인의 한의漢醫 연구서적들도 상세히 연구하여 많은 것을 얻었다. 『십이경회고十二經匯考』, 『상한론평석傷寒論評釋』 등 한의학 저작과 글을 다수 저술하였으며, 『상한론평석』이 대표작이라 할 수 있다.

근대시기의 『상한론』 연구자들 중에는 옌더룬이 근대 의학에 대한 교양에서 가장 뛰어났다. 특히 높이 평가할 점은 옌더룬이 한의를 과학의 입장에서 바라보면서도 위윈슈처럼 덮어놓고 한의를 경시하고 부정하지 않았다는 것이다. 예를 들어 옌더룬은 '음양'에 대해서도 기본적으로 긍정적인 입장이었다. 그는 "상한론에서의 음양은 치료방침을 결정하기 위한 음양인데, 일반적으로 현학적인 것으로 오해하고 있다. 음양이 황당하고 비합리적이라는 것은 잘못되었다"[103]라고 하였다. 그가 음양을 생리·병리상의 구체적인 표현으로 보고 분석 연구한 것은 오늘날에도 여전히 참고할 만한 가치가 있다. 옌더룬이 비록 음양의 변증법적 본질은 밝혀내지 못했으나, 당시 지식층(중국 한의계를 포괄)이 전반적으로 음양학설을 부정하는 경향을 보였던 것을 고려하면 그의 이런 태도는 주목할 만한 가치가 있다.

『상한론평석』은 「증상명리론證狀明理論」과 「치료변증론治療辨證論」 두 편으로 나뉜다.

상편은 근대 의학 지식을 운용하여 상한론의 기본적인 문제를 연구한 것이다. 예를 들어 육경六經이 함축하고 있는 의미라든지, 상한에서의 음양, 한열, 전변傳變, 육경병六經病 증후에 대한 해석은 모두 당대 의가들에 비해 앞서 있었다. 『상한론』에서의 주요 증상, 예를 들어 발열發熱, 발한發汗, 두동頭疼과 구토嘔吐, 변비便秘, 하리下利, 고창鼓脹(痞), 순환장애厥 등에 대해서도 상세하게 해석했다. 비록 한의학 본래의 의미를 완전하게 드러내지는 못했지만 서의로서 한의학을 배우려는 자들에게는 이해에 상당한 도움을 주었다.

하편은 처방을 중심으로 병증을 분류하는 이방류증以方類證 방식을 채택하여 본문을 다루었다. 그는 서대춘徐大椿의 『상한론유방傷寒論類方』에 의거하여 상한방傷寒方을 모두 12종류로

부附: 표 8. 본 절節에서 살펴 본 상한론 연구서

저자	서명	초간연대	본 절에서 근거한 판본
윈톄차오惲鐵樵	『傷寒論研究』	1923	1948년 총서본
차오잉푸曹穎甫	『傷寒發微』	1931	1956년 중인본
황주자이黃竹齋	『傷寒論集注』	1926	1934년 제2판
천보탄陳伯壇	『讀過傷寒論』	1930	1957년 영인본
장시춘張錫純	『傷寒論講義』	1928	1978년 정리본
루위안레이陸淵雷	『傷寒論今釋』	1931	1956년 중인본
바오스성包識生	『包氏醫宗』一集	1934	1934년 본
옌더룬閻德潤	『傷寒論評釋』	1936	1955년 본
위우옌余無言	『傷寒論新義』	1940	1956년 본
탄츠중譚次仲	『傷寒評志』	1935	1947년 본

103) 閻德潤.『傷寒論評釋』. 7쪽.

나누었는데, 이런 방식은 그가 서양의학에 정통하다는 장점을 가장 편하게 발휘할 수 있게 했다. 각 처방을 해석할 때 그는 먼저 매 약물에 대해 역대 본초학에서 기술된 내용을 상세하게 열거했으며, 약의 감정 방법과 당시에 이미 알려져 있었던 유효성분 같은 것들을 기록했다. 그런 다음 본론에서는 그 처방과 관련된 조문들을 열거했고, 마지막에는 중국과 외국 주가注家들의 논의들을 참고하여 토론하였다. 이것 또한 근대시기의 선구적인 연구였다.

3. 근대『상한론』연구의 성과

근대시기 상한론 연구의 성과는 원문의 교정이나 훈고訓詁 방면도 아니고, 해결이 어려운 개별 조문의 해석도 아니었다. 또 명대 말 이후 나타났던 착간파錯簡派와 반착간파反錯簡派가 근대에 미친 영향도 크지 않았다. 근대 주가注家들은 실용파實用派로 분류할 수 있다. 하지만 이들은 청대의 실용파와도 같지 않았다. 구체적인 연구방법도 처방을 중심으로 병증을 분류하는 방법以方類證이나 육경六經 삼강三綱으로 증을 분류하는 방법以六經三綱類證이 모두 있었으며, 경락을 중심으로 증을 분류하는 방법以經絡分經類證은 대가大家들에게서는 볼 수 없었다. 하지만 각 의가들이 성공을 거둔 부분은 연구방법이 아니었다. 학계가 상한론과 관련된 기본적인 이론적 문제들에 대해 일련의 중요한 진전을 이루어내었기 때문이고, 현대적인 수준에 접근했기 때문이었다.

(1) 상한 병명의 함의含義

옛 사람들이 논했던 상한에는 원래 광의와 협의의 구별이 있었다. 청대에 온열학파溫熱派가 크게 성행하면서 상한과 온병溫病이 상대되는 개념이 되었지만 경방가經方家들은 여전히 『내경』의 설을 존중해서 상한으로 온병을 개괄하려고 했다. 근대시기 서양의학이 전입된 후에는 각 의가들이 동서양의 학설을 대조했고 상한 병명이 함축하고 있는 의미에 대한 인식도 점점 더 깊어졌다. 윈톄차오는 “중국의 상한이라는 용어에는 광의와 협의, 두 가지 의미가 있다. 광의의 상한은 그 범위가 대단히 넓다. 『내경』에서 말하는 모든 열병熱病이 상한의 부류에 속한다. 이것은 실제에 있어 서양의 급성전염병이라는 용어와 맞먹는다”[104]라고 했다. 탄츠중은 이런 인식을 한 걸음 더 발전시켰다. “예전에 상한이라 칭했던 것들을 잘 살펴보면 모두 오늘날의 급성전염병이었다. … 게다가 상한뿐만이 아닐 것이다. 무릇 온열서갈溫熱暑暍이라는 증후들도 어찌 급성전염병의 대명사가 아니겠는가."[105] 이와 같은 대비연구對比硏究는 동서의학의 체계가 서로 다르다는 인식에 맞서 회통匯通의 길을 추구하는 데 큰 도움을 주었다. 그러나 상한을 전염병과 완전히 같은 것으로 보는 것은 결코 적절하지 않다.

(2) 세균학설의 평가

세균 병인설은 근대 서양의학이 중국에 전입된 이후에야 비로소 발전하기 시작했던 이론이다. 중국 근대 동서의학 논쟁에서도 대단히 민감했던 주제 중 하나였다. 서양의학 감염성 질병의 이론적 핵심은 세균설이었으며, 반면에 『상한론』(온병 역시 마찬가지)의 병인병리 체계는 육음운기설六淫運氣說이었다. 육경분증六經分證, 삼초변증三焦辨證 체계를 전염병의 병리, 병형病型과 단기간에 구통溝通시키기는 어려웠다. 근대 중국 한의계는 이 문제를 잘 해결하지 못했다. 다만 많은 의가들이 이 문제에 대해 적극적이면서도 신중한 태도를 취했다. 위에 소개한 10명의 의가들 중에서 다섯 사람(윈톄차오, 루위안레이, 옌더룬, 위우옌, 탄츠중)이 세균설에 대해 언급했다. 윈톄차오가 제일 먼저 나서 세균설이 육음병인六淫病因, 육경병리六經病理를 완전히 부정하기에 결코 충분하지 않다는 점을 지적했다. 루위안레이는 초기에는 대체로 이와 같은 입장이었지만 후기에는 입장이 크게 바뀌어서 세균설을 빌리지 않고서는 상한을 밝히는 것이 불가능하다고 생각했다. 하지만 루위안레이의 서양의학 연구에는 한계가 있었기 때문에 『상한론금석傷寒論今釋』에서는 세균설을 끝까지 관철시킬 수 없었다. 탄츠중은 루위안레이 보다 한 걸음 더 나아갔다. 『상한평지傷寒評志』에서는 곳곳에서 세균설에 대한 논의를 볼 수 있다. 그러나 루위안레이와 탄츠중, 이 두 사람의 잘못은 세균설의 과학성은 긍정하고 육음六淫과 육경六經의 과학성은 부정한 것에 있다. 위우옌은 유보적인 태도를 취했다. 그는 티푸스균과 유행성감기 병균 모두 한의에서 말하는 상한의 병인을 전부 포괄하기에 부족하다고 생각했으며, 당시에는 아직 분명히 알지 못했던 병독病毒

104) 惲鐵樵.『藥盒醫學叢書』第二輯 卷一. 44쪽.

105) 譚次仲.『傷寒評志』. 3쪽.

(바이러스)이 병인이라는 가설을 세웠다.106) 우리는 옌더룬의 견해를 근대시기에 이루어진 연구들의 결론으로 삼을 수 있을 것이다. 그는 “요컨대 상한이 병을 일으키는 이유에 대해서는 그 설이 확실하지 않으며 후일의 연구를 기다리고 있다. 하지만 모든 사실에 근거할 때 우리 주위에는 병을 일으키는 인자들이 항상 존재하고 있으며(체내에도 존재한다), 우리 신체가 허약한 때를 기다려 그 틈을 타 침입한다. 만약 신체가 건강하고 저항력이 크다면 스스로 대응할 수 있어 발병에 이르지 않을 것이다. 우리나라 옛 설說에서는 여러 종류의 외사外邪(풍한風寒)가 체내로 들어와 땀이 나지 못하게 하는 것을 발병의 원인으로 보았다. … 하지만 이것은 유인誘因에 불과하며 유일한 원인이라고 말하기는 어렵다. 루위안레이는 ‘병균은 병의 절대적인 원인이 아니며, 균을 죽이는 것이 전염병을 치료하는 유일한 방법이 아니다’라고 말했으니 모두 일면의 진실성이 있다”107)고 하였다.

(3) 육경六經이란 무엇인가?

윈톄차오는 “상한론에서 제일 중요한 부분이 육경六經이며, 제일 난해한 부분 역시 육경이다. 상한을 읽는 이 중에서 이것에 힘을 쏟지 않은 이가 없었고, 상한을 주해하는 이 역시 이것에 힘을 기울이지 않는 이가 없었다. 하지만 죽을 때까지 그 진의眞義를 얻었던 이는 실로 한 사람도 없었다”108)라고 하였다. 옛 사람들이 육경을 해석하면서 어려움을 겪은 부분은 다음 세 가지다. 첫째는, 육경六經과 경맥經脈의 관계를 밝히기가 어렵다는 점이다. 둘째는, 『내경·열론편熱論篇』의 육경六經과 상한 본문에서 말하는 육경에 대한 견해가 일치하지 않는다는 점이다. 셋째는, 『상한론』 자체에서 육경의 함의含義에 대해 분명하게 가르친 것이 없다는 점이다. 『영추靈樞』, 『소문素問』은 경전이므로 옛것을 숭상하는 자들은 감히 이것을 어기지 못했고, 이경주경以經注經 또한 충분히 견강부회가 가능하기 때문에 의견들이 분분하여 일치되지 못했다. 어떤 사람들은 육경이 십이경十二經을 개괄적으로 칭한 것으로 보고 육경병六經病을 경증經證과 부증腑證으로 구분하기도 하였다. 또 어떤 사람들은 육

---

106) 余無言.『傷寒論新義·說細菌』.

107) 閻德潤.『傷寒論評釋』. 28쪽.

108) 惲鐵樵.『藥盦醫學叢書』第二輯 卷一. 6쪽.

경이 표리의 부위를 나눈 것이라고 하였다. 장시춘, 차오잉푸, 바오스성 등이 이와 같은 견해를 견지했다. 윈톄차오에 이르러 새로운 설을 처음으로 제안하였다. 그는 "육경은 곧 인체에 나타난 병의 증상을 정의해 놓은 것이다. 그렇기 때문에 병에 걸리고 난 뒤에야 육경을 말할 수 있다. 병이 없으면 그 내용도 없다"[109]라고 단호하게 말했다. 윈톄차오의 학설은 비록 경經에 반기를 들었다는 질책을 받기는 했지만 기본적으로 타당하다. 다만 그는 상한 병리에서의 육경을 생리적인 경락학설에까지 확대 적용하여 경락 또한 병이 있고 나서야 비로소 존재하는 것이라고 보았는데, 실수라고 할 수 있을 것이다. 루위안레이는 근대 의학 용어를 빌려와 사용하였다. 그는 "한의는 유행성 열성병을 치료할 때 그 병의 원인이 무엇인지 묻지 않는다. 모두 그 증상과 증證을 보고 몇 종류의 증후군證候群으로 귀납하고, 이것을 기초로 치료 약물을 투여하고 또 금기禁忌해야 할 것을 안다. 『상한론』에서 말하는 태양太陽·소양少陽·양명陽明·태음太陰·소음少陰·궐음厥陰 육경이 바로 이것이다"[110]라고 했다. 루위안레이가 말한 '증후군'은 서양의학에서 일반적으로 말하는 증후군, 종합증綜合征(syndrome)과 아직 구별되지 않았다. 그러나 윈톄차오가 말한 바의 '계설界說'은 서양의학과는 완전히 다르다. 천보탄, 황주자이 등의 육경 해석은 대체로 청대 학자 정교천程郊倩의 학설을 따른 것으로, 육경을 병의 깊고 얕음을 따라 배치된 것이라고 보았다. 옌더룬은 "상한론의 육경설은 표·이·맥·증表裏脈證에 맞추기 위해 제공된 것에 불과하다"[111]고 했다. 이 관점은 일본인들의 영향을 받은 것으로 결코 정교천보다 낫다고 할 수 없다. 위우옌은 책의 도입부에서 육경에 대해 말했다. 그는 "중경仲景이 부득이 육경이라는 이름을 빌려 사용했으나 실제로는 실질로서의 경락도 아니고 또 열론熱論과도 다르며, 음양오행설로 육경을 해석하는 것은 더더욱 맞지 않다"고 보았다.

(4) 상한의 전변傳變

『내경』과 『상한론』은 모두 전변에 관해 분명하게 기술하고 있다. 하지만 이 두 책의 내

---

109) 惲鐵樵. 『藥盦醫學叢書』 第二輯 卷一. 6쪽.

110) 陸淵雷. 『傷寒論今釋』 卷一. 1쪽.

111) 閻德潤. 『傷寒論評釋』. 3쪽.

용은 서로 일치하지 않는다. 『상한론』 자체로도 이론을 완전히 갖추고 있지 않다. 역대 주가들은 모두 다음 두 가지 문제에 관해 논쟁을 벌였는데, 첫째가 전변 순서이고, 둘째가 전변 간기間期이다.

『내경 · 열론』의 순서에 의거해서 상한이 하루에 1경씩 전변한다는 설日傳一經之說은 가금柯琴에 의해 이미 논박되었다. 그렇다면 『상한론』의 전변은 며칠을 그 간기間期로 하는가? 차오잉푸는 7일을 일후一候로 하는 학설을 제안했으며, 또 『상한론』의 관련 조문을 교감校勘하면서는 양증陽證의 일후一候는 7일이고, 음증陰證은 6일이라고 했다.[112] 위우옌은 여기서 한걸음 더 나아가 6일과 7일을 통일하여, 음 · 양증 모두 6주야晝夜이며 오직 기지起止 시간만 다르다고 보았다.[113] 이런 설명 방법들은 문자적으로는 통할 수 있을지 모르지만 현실에서는 고집하기 어렵다. 장시춘과 천보탄은 개인적인 임상경험에 근거하여 『내경』과 『상한론』의 전변이론은 모두 다 믿기 어렵다고 지적했다. 상한의 육경 전변은 매 단계마다 일정한 간기가 있으며, 이것은 서양의학에서도 증거자료로 삼을 만하다. 따라서 옛 학설을 전부 터무니없는 것으로 생각하는 것 역시 적절치 않다. 근대 사람들은 대체로 이런 점들을 인식하고 있었다.

전변 순서에 대해서는 루위안레이와 옌더룬 두 사람이 가장 상세했다. 루위안레이의 『금석今釋』 권1의 8~9페이지에는 일본인 야마다 세이친山田正珍과 나까니시 신사이中西深齋(이름은 코레타다惟忠)의 학설을 인용하여 전경傳經을 증후군의 전변轉變이라고 보았다. 그 순서는 태양太陽은 모든 경經으로 직접 전변될 수 있으며, 오직 궐음厥陰만이 근거가 부족한 경이라고 인식했다. 옌더룬은 유독 가운백柯韻伯의 학설을 높이 평가했다. 아울러 그는 도표를 사용하여 외감병外感病의 일반적인 전변 규율을 설명했다.[114]

그런데 옌더룬의 이 그림에도 잘못된 곳이 있다. 예를 들어 태음병太陰病은 오치誤治에서 오지 않는 경우도 많으며, 양명병陽明病에 하법下法을 과도하게 써서 생긴 궐증厥證이 반드시 열궐熱厥인 것은 아니다. 다만 이 그림에서 취할 부분도 많다.

112) 曹穎甫. 『傷寒發微』 2, 3쪽.

113) 余無言. 『傷寒論新義』 卷首. 4쪽.

114) 閻德潤. 『傷寒論評釋』. 6쪽.

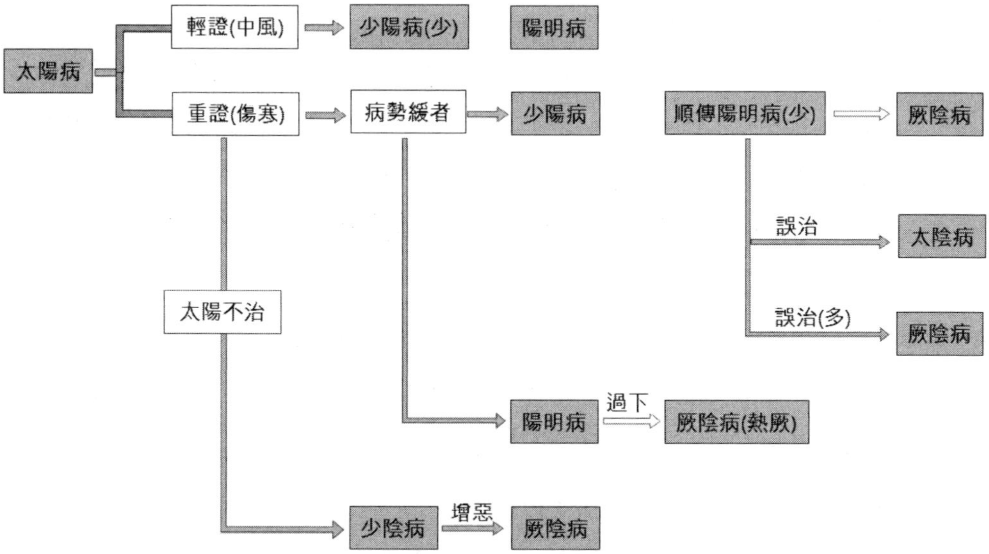

옌더룬閻德潤의 외감병外感病 전변 규율

(5) 육경제강六經提綱

제강설提綱之說은 가운백에서 시작되었지만 아직 체계적이지는 못했다. 윈톄차오가 제강에 대한 새로운 이론을 내놓으면서 거의 대부분 해결되었다. 그는 "한 경經의 병증病證은 마땅히 전편을 관통하는 통일된 관점에서 보아야 누락된 의미가 없게 된다. 가령 제강提綱 운운하는 것은 곧 병의 강령綱領을 말하는 것인데 부족한 본인의 생각으로는 중풍中風과 상한傷寒 두 개 조條로 하는 것이 마땅하다고 본다. 매 편篇 제1절의 경우는 매 편의 실마리에 불과하고 병의 강령綱領으로 삼기에는 부족하다. 또 문자로 말한다 해도 역시 풍한風寒 두 조條가 강령이 되어야 한다. 이렇게 하면 책 전체의 조리가 분명해질 것이다." 풍한 양강兩綱설은 전혀 새로운 견해가 아니다. 방유집의 삼강정립설三綱鼎立說 이전에도 있었다. 윈톄차오의 의도는 매 편의 첫 조문을 강령으로 삼는 것을 반대하고, 육경을 중풍中風, 상한傷寒으로 다시 나누자는 것이었다. 이것은 상한제강傷寒提綱에 대한 근·현대적 연구의 추세가 되었다. 나머지 다른 의가들은 대부분 각 편의 첫 번째 조문을 강령으로 삼아야 한다는 설을 따랐다. 이것에 대해 더 이상 언급할 필요는 없을 것이다.

(6) 두 개의 중요한 조문에 대한 해석 방법

① "병에 열이 나고 오한이 있는 자는 양에서 발병한 것이고, 열은 없으면서 오한이 있는 자는 음에서 발병한 것이다. 양에서 발병한 자는 7일이면 낫고, 음에서 발병한 자는 6일이면 낫는다. 이것은 양의 수는 7이고, 음의 수는 6이기 때문이다病有發熱惡寒者, 發於陽也, 無熱惡寒者, 發於陰也, 發於陽者七日愈, 發於陰者六日愈. 以陽數七, 陰數六故也"

이 조문은 태양상편太陽上篇 제7조에 나온다. 오늘날의 상한 전문가들은 이 조문을 『상한론』의 총강으로 인식하고 있다. 다만 후반부는 삭제하고, 이것을 모든 각 조문의 앞에 덧붙여야 한다고 생각한다.[115] 총강 설은 일본인 야마다 토난山田圖南으로부터 나온 것으로 보인다.[116] 이 조문에 대한 근대 의가들의 해석은 편차가 크다.

차오잉푸는 "양陽에서 발병하면 중풍中風이 되는데 풍風이 양사陽邪이기 때문이다. … 음陰에서 발병하면 상한傷寒이 되는데 한寒이 음사陰邪이기 때문이다發於陽者爲中風, 以風爲陽邪故也 … 發於陰者爲傷寒, 以寒爲陰邪故也"[117]라고 했다. 또한 6일에 낫는다六日愈, 7일에 낫는다七日愈는 설에는 얽매일 필요가 없다고 했다.

루위안레이는 "야마다山田는 이 조문이 삼음삼양三陰三陽 대강령과 연계되어 있으며, 한열허실寒熱虛實의 기원이므로 분명하게 밝히지 않으면 안 된다고 했다. 다만 그 '양에서 발생한 것은 7일에 낫는다發於陽七日愈' 이하 부분은 왕숙화王叔和가 덧붙인 것으로서 오늘날에는 취하지 않는다"[118]고 했다.

위우옌 역시 일본인의 설에 근거해서 이 조문을 대강大綱이라고 말했다. 다만 그는 이 조문의 관건이 전경傳經과 직중直中에 있지 않기 때문에 억지로 음양으로 나누는 것은 적설하지 않다고 보았다. 그는 외감병外感病 중의 무열오한無熱惡寒을 믿지 않았다. 그러므로 그 해설이 모두 타당하지는 않다.

탄츠중은 "이 절은 유동적인 것으로 봐야 한다. 대개 급성전염병의 경과 중에는 매 단계

115) 湖北中國學院 編.『傷寒論選讀』. 1979年版.

116) 黃竹齋.『傷寒論集注』. 10쪽.

117) 曹穎甫.『傷寒發微』. 7-9쪽.

118) 陸淵雷.『傷寒論今釋』. 12쪽.

마다 정해진 기간이 있음을 말한 것일 뿐이다"119)라고 했다. 이와 함께 티푸스, 폐렴肺炎, 마진痲疹, 성홍열猩紅熱 등을 예로 들었다. 또한 "발음發陰, 발양發陽이라는 구절은 오늘날에는 이미 연구 가치가 없는 것이다. 또한 음이면서도 무열한 것은 이미 급성 전염병에 속하는 것이 아니다"120)라고 했다.

바오스성은 양에서 발한 것發於陽은 곧 태양이며, 음에서 발한 것發於陰은 소음의 의미라고 보았다.

이외 다른 의가들의 설명 역시 대부분 서로 달라 이 조문은 근대시기의 해결이 어려운 난제 중 하나였다.

② "병자가 몸에 큰 열이 있는데도 도리어 옷과 (이불을) 자꾸 덮으려고 하는 것은 열이 피부에만 있고 한이 골수에 있기 때문이다. 몸이 심하게 찬데도 도리어 옷과 (이불을) 덮지 않으려고 하는 것은 한이 피부에 있고 열이 골수에 있기 때문이다病人身大熱反欲得近衣者, 此熱在皮膚, 寒在骨髓也, 身大寒反不欲近衣者, 此寒在皮膚, 熱在骨髓也"

탄츠중은 "오한惡寒과 오열惡熱은 중요한 자각증이 아니다", "급성전염병 중에 신열身熱과 오한惡寒이 함께 나타나는 것은 늘 볼 수 있는 증상이며, 신열身熱과 오열惡熱이 함께 나타나는 것은 쉽게 볼 수 없는 증상에 속한다. 신한身寒하면서 오열惡熱하는 것은 더더욱 자주 볼 수 없는 증상이다. … 모두 진단에 중요한 증후가 아니다"라고 하였다.121) 탄츠중의 주장은 타당하지 않다. 다만 이 조문은 문장의 의미가 모호하여 해석이 쉽지 않다.

루위안레이는 "이 조문에 포함된 용어들의 의미는 깊은 것이 아니다. 왕汪 씨는 숙화叔和가 추가로 집어넣은 것으로 여겼고, 야마다山田 씨는 중경仲景이 고어古語를 채용하여 기술한 것이라고 생각했다. 피부는 표表가 되고, 골수는 이裏가 된다"122)고 했다. 종합하면 루위안레이는 대한대열大寒大熱에 이르러 가상假相이 나타났을 때에야 이 조문이 의미가 있는

119) 譚次仲.『傷寒評志』. 23쪽.

120) 譚次仲.『傷寒評志』. 23쪽.

121) 譚次仲.『傷寒評志』. 23쪽.

122) 陸淵雷.『傷寒論今釋』. 14쪽.

것으로 보았다.

위우옌은 이 조문에 대해 논하지 않았다.

차오잉푸는 임상경험에 근거하여 상한에서는 장열오한壯熱惡寒이 많이 나타나며 마땅히 마황탕을 써야 하니, 이것이 곧 발어양發於陽의 의미라고 보았다. 온열병溫熱病 중에서 실열實熱이 습담濕痰에 의해 막혀 피부가 차면서도 옷을 입으려하지 않는 자皮寒不欲近衣者는 마땅히 승기承氣나 백호白虎 부류의 처방을 사용해야 하는데 이것이 발어음發於陰의 의미라고 생각했다.

제가의 설 모두가 사람들의 마음에 들기 어려운 것이었다.

제9절 중국 한의학 발전의 길

1. 동서의학 회통 사상에 관하여

근대시기 중국 한의계는 한의학 발전을 위한 구호들과 구체적인 방안들을 앞 다투어 내놓았다. 가장 먼저 제시되었으면서도 근대시기를 끝까지 관통했던 구호는 '동서의학 회통中西醫匯通'이었다. 가장 먼저 이 구호를 제안했던 사람은 결코 이 구호에 포함된 정확한 의미와 외연 전체를 잘 알지 못했다. 어떤 이는 본인 스스로도 그것의 의미가 무엇인지 전혀 자각하지 못했을 것이라고 말하기도 한다. 사실상 이 구호가 출현한 것은 중국 한의계가 이미 아래 네 가지 사항을 인정했다는 것을 나타내는 지표였다.

① 한의학과 근대 의학은 동일한 대상 영역을 연구하는 두 개의 서로 다른 학술체계이다.

② 근대의학은 한의학이 여태껏 만난 적이 없는 비약적인 발전을 이룬 방대한 의학체계이다. 그렇기 때문에 한의학이 근대의학을 자신의 체계 속으로 집어넣는 것은 불가능하다.

③ 동서의학은 당연히 회통해야 하고 또 회통하는 것이 가능하다. 중국이라는 특정 환경 속에서, 상당히 오랜 기간 동서의학 회통은 의학의 발전 방향이 될 것이다. 중국 한의계는 이 점을 무시해서는 안 된다.

④ 한의는 근대의학의 장점을 흡수하려 하고 또 한의학의 특성도 유지하려 할 것이다. 이것은 두 의학 체계가 충분히 접근했을 때 멈출 것이다.

초기에 회통을 주장했던 의가들은 전적으로 학술적인 면에 주안점을 두고 이 주장을 펼쳤다. 그리고 위의 네 가지 사항은 회통 구호의 밑바닥에 깔려 있는 기본적인 사상을 반영하고 있다. 학술적인 관점에서만 본다면 근대시기 한의학은 확실히 이 길을 따라 발전하고 있었다고 할 수 있다.

근대시기 중국 유명 한의들의 사상을 연구하면서 필자가 발견한 것은 이들이 거의 전부 동서의학의 비교를 통한 취장보단取長補短에 힘을 쏟았고, 이를 통해 한의학의 발전을 추구했다는 점이다. 한의들의 인식수준과 구체적인 주장으로 볼 때 이들은 다음 세 부류로 나눌 수 있다. 첫 번째 부류는 윈톄차오, 장시춘, 양쩌민 등으로 이들은 동서의학 회통 사상에 담겨 있는 의미를 깊이 이해했고, 한의학 체계, 서양의학 체계 그리고 근대의 과학적 방법론까지 잘 알고 있었다. 회통 작업 과정에서도 이들은 광범위한 내용들을 두루 검토했고, 동서의학 회통의 방법, 단계, 미래 전망에 대해서도 비교적 정확한 견해를 가지고 있었다. 다만 이 부류에 속하는 사람들은 소수에 불과했다.

두 번째 부류는 당국의 잘못된 정책과 한의폐지 사조로 인해 한의가 날이 갈수록 불리해지고 한의가 소멸될 위기에 처하자 전면에 나서 한의를 보위하려 했던 사람들이다. 이 부류에 속한 사람들은 간혹 동서의학 회통이 불가능하다는 말을 할 때도 있었지만 이들은 모두 근대의 과학적 방법을 원용하여 한의학을 정리하는 것에 반대하지 않았고, 한의학을 더욱 체계적이고 통일성 있게 만들려고 했다. 아울러 끊임없이 선인들의 경험을 발굴하려고 노력했다. 이런 작업 또한 회통 과정에서 부족해서는 안 되는 것이었다. 이들은 항상 서양의학을 비판했다. 이런 비판 과정은 사실상 학습 과정이었으며 이 또한 회통의 한 측면이었다.

세 번째 부류는 근대 자연과학 체계에 관해서는 매우 잘 이해하고 있었으나 한의 체계에 대해서는 이해가 깊지 못한 사람들이다. 이들은 근대 과학을 이용하여 한의학을 해석하고, 근대적 연구수단을 이용해서 한의학을 연구하려는 경향을 보였다. 이런 사람들은 청대 말부터 있었으며, 1920년대 후반부터 그 숫자가 점점 많아지기 시작했다. 서의들이 한의학은 연구할 가치가 없다고 생각하는 상황에서 이들의 역할 또한 중요했다. 이들은 한의학에 대해 탐구적 성격의 연구들을 많이 수행했다. 이들이 긍정적인 역할을 했다는 것도 당연히 인정해야 한다.

뒤의 두 부류 사람들이 했던 생각은 첫 번째 부류의 사람들도 공유하고 있던 생각이었다. 그러므로 뒤의 두 부류 사람들도 회통 사상의 어느 한 측면은 발전시켰다고 할 수 있다.

동서의학 회통 구호의 뒤를 이어 여러 종류의 한의학 발전 구호들이 제시되었다. 예를 들면 '개량 한의改良中醫', '한의과학화中醫科學化', '신한의 창립創立新中醫' 같은 것들이다. 이 구호들은 모두 주어진 조건에서 회통 사상을 보충하고, 또 논리적으로 심화하는 역할을 했다. 이로 인해 회통사상도 더 발전했다. 근대 회통 사상이 발전해온 과정을 설명하기 위해 근대 의가들의 견해를 간략하게 소개하여 증거로 삼는 것도 좋을 것 같다. 다만 이전 장절에서 중점적으로 다루었던 유명 의가들의 견해는 다시 인용하지 않겠다. 앞에서 근대시기에 가장 뛰어난 성과를 거둔 몇 사람을 소개한 바 있는데, 필자는 그들 중 동서회통中西匯通을 주장하지 않은 사람은 없었다고 생각한다.

1904년 사오싱의학강습사紹興醫學講習社는 "우리나라의 옛 서적들에는 대의大義가 미언微言의 형태로 곳곳에 스며들어 흩어져 있다. 만약 서구에서 과학을 연구하는 법리로써 이것을 연구한다면 유층 나프타(피치pitch: 원유 등을 증류시키고 남은 검은 찌꺼기를 가리킴—본서 주) 속에 아직 발견되지 않은 원질原質이 있을 수 있음을 어찌 알아내지 못 하겠는가"[123]라고 했다.

1910년 위안구이성袁桂生은 "만약 지금까지 전해 내려온 중국 고유의 의학을 오늘날의 동서양 학설과 함께 용광로 속에 넣고 녹여서 그 정화精華는 취하고 그 찌꺼기는 버리며, 굳은 의지로 실사구시實事求是의 태도를 가지고 살 길을 강구하면 어찌 우리 중국의학이 동서양을 이끌어가는 것을 보지 못하겠는가!"[124]라고 했다.

1926년 왕이런王一仁은 "내가 감히 책임을 지고 바른 말을 한다. 중국의 한의가 외래의학의 장점을 흡수하여 스스로 세계 의학을 이룰 날이 반드시 있을 것이다. 지난날의 모든 발전과정을 잘 헤아려서 지금 이후의 길을 간다면 반드시 이 목표에 도달할 수 있다"[125]라고

123) 「紹興醫學講習社章程并序」『醫學報』. 1904年. 第9期.

124) 袁桂生. 「醫學扶輪報發刊辭」『醫學扶輪報』. 1910年. 第1期.

했다. 같은 해 왕선쉬안王愼軒은 "중국을 중시하고 서구를 경시하는 것은 절대로 옳지 않다. 서구를 중시하고 중국을 경시하는 것 역시 옳지 않다. 반드시 하나의 용광로에 함께 넣어 녹여서 그 정화精華를 취하고, 그 찌꺼기는 버려 세계에서 가장 완벽한 의학을 이루도록 해야 한다"[126]고 했다.

1927년 셰리헝謝利恒은 무명씨無名氏의 글을 개작하여, "20세기, 과학이 번성한 시대를 맞아 구미歐美의 의학이 날로 다르게 발전하여 그 세력이 전 지구를 덮게 되었다. 한의는 개량할 필요가 없으며 두 의학이 서로 대치하면서 병존할 수 있다고 하는 것은 터무니없다. 한의는 개량할 가치가 없으므로 반드시 폐기해서 없애야 한다고 하는 것은 더더욱 터무니없다"[127]고 하였다.

1936년 예쥐취안葉橘泉이 지은 『근세 내과 국약 처방집近世內科國藥處方集』에는 "이 책의 … 취지는 중국 동서의학계 사이에 있는 간격을 구통溝通시키는 데 있다. 한의는 옛것을 고수하지 않고, 서의는 맹종하지 않으며, 과학 원리에 의거해서 과거를 검토하고 현재를 파악하며, 이를 통해 중국 본위의 신의학新醫學 창조를 목적으로 한다"[128]고 했다.

1940년 스이런時逸人은 "지금의 한의는 더 발전할 수 있다. 개량 정리하고, 과거 학설을 묵수墨守하거나 새로운 학설을 맹종하지 않으며, 과학적인 방법을 사용해서 과거의 잘못된 부분을 검토하고 현재의 장점을 받아들여 제3의 의학을 창조할 수 있기를 희망한다"[129]고 하였다.

1949년 양이야楊醫亞는 "한의와 서의를 논하지 말고 함께 손잡고, 성의를 갖고 함께 작업해야 한다. 한의과학화中醫科學化 운동을 적극 추진하여 자존自存을 향한 진전을 이루어야 한다. 시대의 흐름에 맞추어 일제히 매진해서 현대 과학의 영역으로 들어가야 한다. 세계 의약과 하나의 흐름을 이루어, 시대에 적응하고 이상에 부합하는 새로운 중국의학을 건립해

---

125) 王一仁.『中國醫藥問題』. 1927年版. 34쪽.

126) 王愼軒.「中西醫之平議」『醫界春秋』. 1926年. 第1期.

127) 謝利恒.「關于中醫改良聲中之四大問題」『醫界春秋』. 1927年. 第10期.

128) 介紹『近世內科國藥處方集』『中醫新生命』. 1936年. 第9期.

129) 時逸人.「復興中醫之基本條件」『復興中醫』. 1940年. 第1期.

야 하지 않겠는가!"[130]라고 하였다.

지금까지 인용한 각 의가들의 발언들은 절대로 어쩌다 마주칠 수 있는 정도의 말들이 아니였다. 이와 유사한 발언들은 너무 많아 일일이 셀 수 없을 지경이었다. 우리는 동서의학 회통中西醫匯通 사상이 근대시기 중국 한의계가 시종일관 관철하려던 것이었다고 조금도 주저함 없이 말할 수 있다. 일찍이 신해辛亥(1911) 이전에도 일부 인사들은 동서회통이 이루어진 이후에는 일종의 새로운, 즉 기존의 한의학과도 다르고 또 서양의학과도 다른, 세계에서 가장 완벽한 의학이 만들어질 것으로 의식하였다. 이와 같은 전망은 상당한 의미가 있었다. 중・일전쟁 말까지도 동서의학 회통사상은 여전히 중국 한의계에서 통일된 구호로 자리 잡고 있었다. 그렇지만 우리들은 회통의 과정이 무한히 계속될 것이라고 생각하지 않는다. 완전한 신의학新醫學 또한 세계의학 발전의 유일한 방향이자 종착점이라고 말할 수 없다. 이런 논리는 중국에 국한하여 말한 것이고, 또 동서의학이라는 두 종류의 의학이론과 임상 실천이 공존하는 갈등 상황을 어떻게 해결할 것인가를 염두에 두고 말한 것일 뿐이다.

그러나 근대시기 중국 위생행정 당국은 끝까지 이런 아이디어를 진지하게 생각하지 않았다. 그리고 적극적인 정책을 수립하지도 않았다. 시간이 흐르면서 서양의학이 날로 발전하여 국가 위생 사업에서 주도적인 지위를 차지하게 되자 정부당국은 한의 사업을 더욱더 홀대하고 심지어 억압하고 타격을 가하는 정책을 시행했다. 국가 위생정책은 중국 한의계의 요구를 실현할 수 없었고, 동서의학 회통 사상은 여러 방면에서 제기되는 어려움들을 극복해 나가야만 했다.

당시 사회적으로 동서의학 회통을 가장 적극적으로 반대했던 사람들은 한의폐지파였다. 그들은 한의학을 시대에 뒤떨어진 의학으로 취급했고, 한의학 중에서 그나마 참고할 만한 것은 임상에서의 용약用藥 경험 밖에 없다고 생각했다. 그들은 한의가 존재하는 것 자체가 중국이 미개하고 낙후되어 있다는 증거이자 원인 중 하나로 여겼다. 따라서 그들은 한의학을 소멸시키는 것에 온 힘을 기울였다. 이런 사상이 국민당 통치기간 동안 위생당국이 추진했던 의료정책의 주된 기조였다. 동서의학 사이에는 뛰어 넘을 수 없는 홍구鴻溝가 오랜

130) 汪浩權 編.『中國醫藥論文選・楊序』. 1948年版.

기간 존재했다. 정부의 지지도 없고, 서의의 협조도 없었으므로 근대 한의학의 발전은 오로지 한의 스스로의 자발적이고 산발적인 노력에 의지할 수밖에 없었다. 대부분의 회통 작업도 일반적인 이론적 고찰에 국한하여 진행되었다.

중・일전쟁 후기에도 한의와 서의가 함께 손잡고 한의학을 연구하자고 호소하는 사람이 적지 않았다. 하지만 끝내 행정적 지지를 얻지 못해 한의와 서의가 함께 힘을 합쳐 임상연구에 착수하는 시스템을 시험적으로 실행해 보지 못했다. 이것이 근대시기 동서의학 회통의 성과가 생각보다 지지부진했던 이유이다.

분명한 것은 우리가 이런 이유를 들어 회통 사상을 부정할 수 없다는 점이다. 회통사상을 부정하는 것은 곧 근대 한의학의 발전노선을 부정하는 것이기 때문이다. 우리는 해방 이후 의사학계의 '회통파'에 대한 평가가 부족했다는 점을 반드시 짚고 넘어가야 한다. 시중에 유통되는 의학사 서적들 중 대략 한 책에서만 "한의학을 전면적으로 부정했던 민족허무주의 사조, 또 한의학이 완전무결하다고 주장하는 복고주의 경향과 비교할 때 이것은 큰 진보이다. 과학이 발전하기 위해 요구되는 것들에 부합한다"[131]고 평가하였다. 이것이 비록 회통파가 아닌 사람이 회통파에 대해 내린 최고의 평가이지만 여전히 부족하다. 근대시기 중국 의학계에서는 오로지 한의폐지 사상만이 동서의학 회통 사상과 오랜 기간 대결했다. 한의가 완전무결하다는 복고주의 경향을 견지했던 사람들은 실제 극소수였으며, 이들은 한 번도 한의학의 발전 방향을 좌지우지한 적이 없었다. 청대 말부터 해방에 이르는 반세기 동안 역대 정부들은 각종 장애물을 만들어 한의학의 발전을 저지함으로써 소멸을 촉진시키려고 했다. 심지어 한의를 소멸시키는 행정조치를 취하기도 했다. 하지만 중국 한의계는 시종일관 동서의학 회통을 주된 사상으로 삼아 인식을 통일하고 단결하였으며, 여론을 이끌어 내었다. 학교의 설립, 신문잡지의 발행, 시위청원, 임상치료, 이론연구들은 모두 이런 방향을 향한 노력이었다. 다시 말해 회통사상은 중국 한의계를 지탱하고, 사회적으로 한의에 반대하는 사조反中醫思潮와 행정당국의 한의 반대 정책에 맞서 싸울 수 있는 근원적인 힘이었다. 필자는 회통파를 부정하는 것은 곧 근대 중국 한의계를 부정하는 것이라고 생각한다.

---

131) 哈爾濱醫科大學.『中國醫學史講義』. 1974年版. 107쪽.

근대시기 중국 한의계가 학술적으로 진보하고 정치적으로 성숙해졌다는 것은 의심할 여지가 없다. 중국 해방 전에 이룬 진보를 해방 이후의 한의 사업에서 거둔 성과와 서로 비교할 수는 없다. 하지만 근대 이전과 비교한다면 그 진보의 속도는 이전에 볼 수 없을 만큼 빨랐다. 해방 전과 후의 중국 한의계를 지나치게 구분하는 것은 역사를 단절시키는 것이다. 또 한의학의 발전과 관련된 다양한 아이디어들 사이에 존재하는 연속성을 부정하는 것도 객관적이지 않다. 분명하게 말할 수 있는 것은 중국 해방 이후 공산당과 중국정부가 수립했던 위생방침은 중국 한의계가 수십 년 동안 이루려고 끊임없이 투쟁했던 그 희망을 실현한 것이고, 의학계와 전 국민의 이익을 대표하는 것이었다는 점이다.

2. 중국 한의학 발전의 길

근대시기 한의들이 논의했던 한의학의 발전 방향은 대부분 회통사상이 그 중심에 있었다. 동서의학을 어떤 방식으로 회통할 것인가를 모색하는 과정에서 많은 구상과 건의가 나왔다. 간단하게 계산해 봐도 비교적 논리 체계를 갖춘 제안이 200건 이상이나 되고, 심사숙고를 거친, 말에 근거가 있고 내용이 충실하며 현실에 맞는 제안을 한 사람도 수십 명에 이른다. 내용으로 볼 때 이런 건의 또는 방안들은 크게 두 부류로 나눌 수 있다. 한 부류는 전적으로 학술적 문제만을 다룬, 즉 동서의학을 학술적으로 어떻게 회통시킬 것인가를 논의한 것들이다. 또 다른 한 부류는 한의학과 관련된 전체 사업을 어떻게 발전시킬 것인가를 다루면서 일부 학술적인 내용을 포함하는 것들이다. 즉 중국 한의계와 위생당국의 관계, 중국 한의계 내부의 관계, 그리고 한의와 중국사회의 관계 문제들을 어떻게 처리할 것인지를 논의한 것들이다. 예를 들어 한의의 위생행정 참여, 한의의 자격 심사, 한약의 관리 강화를 요구하며, 한의학 교육의 합법화를 쟁취하고, 또 중국 한의계에서 발행하는 신문과 잡지 등 간행물들이 어떻게 시대정신을 구현할 것인지, 그리고 한의학 교재 편집의 주된 방향을 어떻게 가져갈 것인지 등을 포함하고 있다. 이런 일들은 한의들끼리 논의해서 해결되는 것이 아니다. 필자는 근대시기 한의학 발전의 길이 곧 동서의학 회통의 길이었다고 생각한다. 여기서는 대표성을 지닌 8명의 견해를 간략하게 소개하겠다.

(1) 허윈허何雲鶴: 「국의 학술 정리에 대한 소견整理國醫學術芻議」132)

허윈허는 한의학을 먼저 공부했으며 상하이중국의학원上海中國醫學院에서 『내경』과 시병時病을 강의했다. 그러다가 1933년 이후 모某 서양의학교에서 교편을 잡고 7년 동안 근무하여 동서의학 모두에 대해 비교적 깊이 있는 이해를 갖추게 되었다. 그의 논의에는 취할 부분이 상당히 많다. 두 단락을 인용하면 아래와 같다.

"국의 학술을 정리하는 것에 대해서는 … 대략 세 종류의 주장이 있다. 경험이 많은 노련한 의가들은 선현들의 의적醫籍과 방서方書를 정리하여 그 진위를 변별하며, 심오한 의미를 밝혀 집대성할 것을 주장한다. 온건한 의가들은 주로 시대적 흐름을 고려하여 동서의학을 함께 가르치고 함께 발전시켜 융합회통으로 일가를 이룰 것을 주장한다. 급진적인 의가들은 병을 진찰하고 병의 근원을 탐색하는 것은 전적으로 서의의 방법을 채용하고, 치료는 한약을 사용해야 한다고 주장한다. 일본의 신한의와 비슷하다. 이 세 종류의 주장은 수십 년 동안 서로 한 치의 양보도 없이 성쇠盛衰를 거듭했다. 그러나 모두 뚜렷한 성과는 없었다. … 나 개인의 좁은 소견으로 볼 때 국의國醫를 개량하고 정리한다고 해서 이 세 가지 주장을 포기해야 할 이유가 없다. 우리가 주목해야 할 것은 이 세 종류의 주장 모두 사전에는 이 주장을 실천할 수 있는 훈련과 준비가 필요하고, 사후에는 서로 연합해야 한다는 것이다."

허윈허가 지적했듯이 1920년대와 30년대에 중국 한의계 안에 있었던 세 종류의 학술 연구 경향은 모두 나름 의미가 있었다. 아울러 서로 합쳐져야 한다는 주장도 일리가 있다. 이것은 절대로 조화론調和之論이 아니었다. 그가 제시했던, 인재를 어떻게 기를 것인가에 대한 견해는 지금까지도 여전히 참고할 만하다.

"국의 개량을 위해서는 반드시 현대 과학과 의학의 지식 기술을 채용해야 한다. 이것은 너무나 당연한 이치여서 바꿀 것이 없다. 다만 이 일에 앞서 동서의학 모두에 능통한 교수 요원들을 양성하는 것이 필요하다. 분과分科들이 힘을 합쳐 한편으로는 후학들을 잘 이끌어 한의의 수준을 높이고, 다른 한편으로는 동서의학 모두에 정통하여 회통을 추구한다면 성공할 수 있을 것이다. 만약 지금 동서의학의 동시 교육에 철저하지 못하면 공연히 한의도

132) 何雲鶴.「整理國醫學術芻議」『復興中醫』. 1940年. 第1期.

되지 못하고 서의도 될 수 없는 괴상한 의사들만 양성하고 말 것이다. 증을 분별하고 병의 원인을 찾는 것은 전적으로 서의의 방법을 채용하고, 약물치료藥治는 한약을 사용하자는 주장은 서의가 한의를 연구할 때나 적합한 방법이다."

허윈허의 이 구상은 중국이 해방된 이후에야 비로소 실천될 수 있었다. 그의 구상에서 부족한 점이라면 한의학의 발전을 저해했던 사회적 원인에 대한 인식이 없었다는 정도였다. 그는 당시 세 종류의 주장이 서로 협력하지 않고 각기 자기 길만 갔으며, 한의학 교육이 비록 동서의학을 함께 가르쳤으나 그 수준이 높지 못했다는 점을 비판했다. 그러나 그는 이런 현상이 한의가 행정적인 지원을 받지 못해 생겨난 것이고, 또 당시 상황에서는 꾸준함을 유지하는 것이 쉽지 않았다는 점을 지적하지 않았다.

(2) 바오보인包伯寅: 「중의중약의 진흥에 대한 소견振興中醫中藥之芻議」[133)]

바오보인은 중국 한의계 인사로는 비교적 일찍부터 한의학 교육에 관심을 가졌던 인물이다. 이 글은 산시중의개진연구회山西中醫改進研究會의 요청을 받고 작성한 것이다. 이 글은 시기적으로 초기의 글 치고는 비교적 광범위한 문제들을 포괄적으로 다루고 있다. 글의 전문全文은 8개 방면으로 나누어 기술되고 있는데, 그 요점은 다음과 같다.

① 의약학교의 설립: 바오보인은 "학교는 인재를 길러내는 유일한 기관으로, 국가의 강약과 학술의 발전은 오직 교육에 달려 있다"고 함. 또 한의학 교육은 마땅히 "한의학을 위주로 하고中醫爲主, 서양의학을 보조로 삼아야西醫爲輔 하며, 졸업 후에는 우수한 자를 선발하여 유럽과 미주에 유학생으로 파견하고, 그 나라의 장점을 취해 우리의 단점을 보충하며, 어떻게든 동서中西가 서로 통하게 해야 한다"고 함

② 병원의 설립: 병원은 임상실험의 장소가 된다. 학술과 약품의 우열은 시험해보면 곧 알게 되므로 가짜로 만들어 내는 것이 불가능함. 학술 발전에 유리함

③ 의약학보 및 연구기관의 설립

④ 용의庸醫의 단속: 고시를 통해 의생醫生의 우열을 가려냄

---

133) 包伯寅. 「振興中醫中藥之芻議」『山西醫學雜誌』. 1921年. 第4期.

⑤ 고의적으로 가짜를 만들어 내는 약방의 단속

⑥ 처방과 진료 기록의 개량: 한의의 진료 기록 개선을 가리킴

⑦ 약물 제제의 개량: 화학적인 추출, 정제 및 검사를 제창

⑧ 인재의 장려

이와 같은 한 묶음의 방안은 분명히 위생 관련 시정강령施政綱領 같은 것이었다. 각 항의 내용은 모두 근대 사상을 잘 구현하고 있다. 단지 약간 조잡하고 소략한 것이 흠일 뿐이다. 바오보인은 동서회통을 분명하게 주장했다. 글 속에서 그는 한의학 교육을 특별히 강조하고 있는데, 이것은 근대시기 중국 한의계가 싸워야 할 큰 목표였다. 바오보인은 국민당정부 초기 중국 한의계가 교육권 쟁취를 위해 진행했던 투쟁을 몸소 경험한 인물이었다. 그러므로 그의 경험에는 깊이가 있다.

(3) 왕이런王一仁: 『중국의약문제中國醫藥問題』[134]

왕이런은 1920년대부터 1930년대 초까지 상하이에서 주로 활동했던 중국 한의계의 저명한 활동가이자 교육자였다. 『중국의약문제』가 출판되었을 때는 아직 동서의학 논쟁이 가열되기 전이었다. 우리는 이 책에서 당시 중국 한의계가 아직도 동서의학 회통의 앞날에 대해 아름다운 희망을 품고 있으며, 서의계와 한의가 힘을 합쳐 일하는 것을 환영하였음을 알 수 있다. 이 책의 차례는 다음과 같다.

① 도언導言: 의료계는 먼저 스스로를 구하고 이후에 다른 사람을 구해야 한다는 것으로 이야기를 시작함

② 한의의 우수한 점과 그 폐단

③ 한약의 우수한 점과 그 폐단

④ 동서의학의 비교

⑤ 동서의학의 약물 비교

⑥ 동서의약 합작 방법

---

134) 王一仁. 『中國醫藥問題』. 1927年版.

⑦ 결론

이 책은 대중적이고 생동감이 있으며, 내용이 충실하면서도 지식의 범위가 넓어 당시로서는 보기 드문 저작이었다. 특별히 왕이런은 한의학이 끊임없이 보완되고 있어 후대로 올수록 점점 더 우수하게 된다고 주장하여 청대로부터 줄곧 답습되어 온 숭고崇古 사상을 비판했다. 당시 중국 한의계에는 학술적인 면에서 지금이 옛날보다 못하다는 생각이 보편적으로 확산되어 있었다. 그러므로 왕이런의 견해는 중국 한의계의 의학사관醫學史觀에 있어 중요한 진전이었음에 틀림없다. 왕이런이 계획했던 동서의약 합작의 방법과 절차는 동서의학이 먼저 어느 정도 학술적인 준비를 진행하고, 그 다음 아래에 기술한 작업을 진행하자는 것이었다.

"연구원研究院은 한의의 뛰어난 기술과 서의의 뛰어난 기술을 점진적으로 연구실에 함께 갖추고 정해진 시간 계획에 맞추어 연구를 진행한다. 동서의학이 서로 구통溝通할 수 있는 것이 있고, 한의학이 단독으로 장점을 발휘할 것이 있으며, 또 서의학이 단독으로 장점을 발휘할 것이 있다. 어쨌든 체면을 버리고 절실한 마음으로 정돈해 나가야 한다. 의약 용어를 통일한다든지, 신의학을 세우는 것에 관한 토론은 모두 당연히 해야 할 중요한 일들이다. 특히 중국 의약품의 발전을 돕는 일에 관심을 기울여야 한다. …"

"대규모 의학교에 중점을 두어야 한다. … 이런 학교는 한의학교도 아니고 서의학교도 아니며 동서를 융합한 학교여야 한다. … 요약하자면 동서中西와 신구新舊의 편향된 감정이 조금도 끼어들어서는 안 되며, 모든 것을 신리탐구로 귀결시켜야 한다"

이것을 보면 당시 중국 한의계는 정부의 주관 아래 동서의학 회통을 차근차근 진행하기를 바랐던 것 같다. 그러나 시대의 흐름은 이런 희망을 물거품으로 만들었다. 동서의학 사이의 갈등이 한의폐지안으로 인해 한층 더 첨예하게 되었다.

(4) 「중앙국의관의 국의학술정리표준대강中央國醫館整理國醫學術標準大綱」[135]

이 대강大綱은 1932년 10월 29일 중앙국의관中央國醫館 학술정리위원회 회의를 통과했고,

---

135) 「中央國醫館整理國醫學術標準大綱」『國醫公報』. 1934年. 第2期.

얼마 뒤에 공포되었다. 국의관이 학술연구 분야에서 어떤 성과도 거둔 것이 없지만, 이 대강은 어쨌든 반半정부 문서이면서 명의상으로는 중국 한의계의 승인을 얻은 중국 최초의 한의학 연구 계획이었다. 그러므로 소개하는 것이 마땅할 것이다. 중앙국의관의 관장館章 제1조는 과학적 방식으로 한의를 정리한다고 선언하고 있다. 따라서 이 대강 제1조는 학술표준을 다음과 같이 규정했다.

"갑甲: 우리나라 고유의 의약학설로서 근세 학리에 위배되지 않는 것들을 선택하여 과학적 방법을 사용하여 해석한다.

을乙: 그 방술方術이 실제적인 효과가 있는 것이 확실하나 이론이 분명치 않은 것은 근세 학리를 채용하여 증명한다.

병丙: 무릇 확실한 효과가 있는 방술로서 중국에만 존재하는 고유의 기존 방법이고 근세 학리에 없는 것은 특별히 보존하여 발양한다.

정丁: 방술이 실질적인 효과가 없으면서 그 이론 또한 과학적 방식에 부합하지 않는 것은 삭제 폐기한다.

무戊: 무릇 확실한 효과가 있는 방술이지만 중국 고유의 기존 방법에 없는 것은 근세 학설을 채용하여 보충한다."

전체적으로 이 대강은 '한의과학화中醫科學化'라는 구호를 지침으로 삼았다. 초기에 국의관 학술 연구를 이끌어갔던 인물은 스진모施今墨였으며, 주요 참여 인사들은 루위안레이陸淵雷, 예구홍葉古紅, 궈서우톈郭受天, 장런안張忍庵 등이었다. 이들은 모두 근대 자연과학이론을 표준으로 삼고, 근대적 연구방법을 채용해서 한의학을 연구하고 해석해야 한다는 견해를 가지고 있었다. 각 분과의 대강大綱도 이런 경향을 구체적으로 드러내고 있었다. 그 원칙은 '근세 과학의 체제를 모방'하는 것과 '근세 과학 이론을 채용하는 것'으로 요약될 수 있다. 대강은 마지막 결론으로, "표준대강標準大綱은 지금의 국의가 처해 있는 상황을 세계 의학의 큰 흐름에 비추어 보고 그 손익을 심사숙고해서 만든 것이다. 다만 학술상의 진보는 대부분 시대를 따라 변화하는 것으로서 이것은 선철先哲 쉬徐 씨가 의醫는 국운國運을 따라간다고 한 것과 같다. 이 대강은 앞으로 수시로 수정될 것이다"라고 하였다. 이 대강에 타당성이 전혀 없다고 할 수는 없다. 하지만 난징정부는 한의학 연구를 후원하려는 진심이 조금도 없었다. 이에 더해 실제로 학술을 이끌어가는 사람들의 학식도 부족했다. 2년 후, 이들이 제출했던 병명 통일안은 한바탕 큰 소동을 일으켰다. 이리하여 해방 전에는 시종 한의학의 학술연구를 이끌어가는 기관이 없었다.

(5) 스이런時逸人: 「중의 부흥의 기본조건復興中醫之基本條件」[136)]

스이런은 1919년부터 한의학의 발전 문제를 다룬 글들을 다수 발표했다. 이 글은 그 중 하나이다. 그는 시종 일관 한의과학화를 주장했고, 오직 과학화만이 한의를 부흥시킬 수 있다고 생각했다. 이 글은 한의가 치료 효과는 탁월하나 학리는 엉성하다는 기본적인 분석에서 출발하여 한의학 '학설의 체계화 · 과학화', '경험의 집중화 · 실험화', '약물의 생리화 · 화학화', '치료의 기계화 · 실제화', '예방의 사회화 · 정치화'를 주장하였다. 또 중국 한의계 일부에서 품었던 과학화가 가져올 좋지 못한 결과에 대한 우려를 해소하기 위해 그는 다음과 같이 말했다.

"어떤 사람들은 한의학은 과학이 아니므로 폐지돼야 하고, 설령 과학화가 된다 해도 그 후에는 폐지될 것이라고 말한다. 일리가 있는 말처럼 들린다. 대체로 한의학은 과학적인 개량을 거치지 못했기 때문에 학설이 번잡하고, 경험이 집약되어 있지 않아 체계적이지 못하다. 과학화를 거친 후에 서양의학에 동화될까봐 두려워하는 것은 기우에 지나지 않는다. 다른 사람의 장점을 취하는 것은 결코 국수國粹에 손상을 끼치지 않지만 다른 사람의 재화財貨를 사용하는 것은 실질적으로 이권에 손해를 가져온다. 이것이 바로 의학의 개량이 반드시 약학의 개량과 함께 상보적으로 진행돼야 하는 이유이다. 국민의 생명 보장뿐만 아니라 세계의학에 취할 것을 제공할 수 있어야 동방문명이 특별한 빛을 발하게 된다."

동서의학 회통의 결과로 한의학이 서양의학에 동화될 것이라고 걱정하는 사람들은 청대 말에도 있었다. 1920년대 '한의과학화' 구호가 제기된 이후 이것을 걱정하는 사람들이 더 많아졌다. 이 구호에는 '한의학은 과학이 아니다'라는 의미가 암암리에 내포되어 있다. 그러므로 이 구호는 문제가 있었다. 이 구호의 배경은 '5 · 4 운동' 시기에 진행되었던 과학과 민주 대논쟁이었다. 당시 중국인들은 과학이 아니라는 것을 치욕으로 생각했으며, 과학화는 그 당시 사회에서 누구나 외치고 다니는 입에 발린 말이 되어 있었다. '한의과학화'가

---

136) 時逸人. 「復興中醫之基本條件」 『復興中醫』. 1940年. 第1期.

이때에 맞추어 등장한 것은 충분히 이해할 수 있다. 이 구호에 찬성하지 않던 사람들도 대부분 동서의학 회통에 대해서는 반대하지 않았다. 위윈슈와 대전을 벌였고, 숭고崇古사상이 비교적 뚜렷했던 루스어陸士諤마저도 서양의학만을 옳다고 여기는 '과학화'에 대해서만 반대했을 뿐이다.

(6) 가오더밍高德明: 「신중화의학운동의 이론과 실천新中華醫學運動的理論與實踐」[137]

중・일전쟁 말기에서 해방전쟁 전까지 이르는 시기, 공산당 인사들과 민주 인사들의 장기간에 걸친 노력으로 국내의 정치 분위기도 한 동안 개선되었다. 이런 분위기는 중국 한의계에도 빠르게 영향을 미쳤다. 젊은 세대 한의학자들은 '신중화의학운동新中華醫學運動'을 제창했다. 신중화의학운동은 분명히 마오쩌둥의 '신민주주의新民主主義'의 영향을 받은 것이었다. 1944년 11월, 옌안延安에서는 변구 중서수의좌담회邊區中西獸醫座談會가 개최되었다. 이푸춘李富春 등이 주관하여 '중서의 단결 합작'과 '상호 연구'를 호소했고, '한(중)의과학화, 서의중국화中醫科學化, 西醫中國化'라는 구호를 제시했다. 「신중화의학운동의 이론과 실천」이라는 글은 이 회의에서 계발을 받은 것이 분명했다. 그리고 이 운동을 제창했던 발기인들의 주요 사상을 담은 대표적인 글로 볼 수 있다. 이 운동의 전체 구호는 '서의 학술의 민족화'와 '한의 학술의 시대화'였으며, 주된 취지는 다음과 같았다.

"신중화의학운동의 최고 이념은 중화민족의 의학이 시대 흐름에 뒤쳐지지 않고 계속해서 전진할 수 있게 하는 것이며, 동시에 국내 사회의 현실적인 수요에 최대한 적합하게 하는 것이다. 그래서 우리는 '시대화'와 '민족화'라는 두 가지 큰 요구를 제시했으며, 아울러 이 양대 요구의 실천이라는 임무를 중국 한의계와 서의계의 어깨에 나누어지게 했다."

"'한의 학술의 시대화'와 '서의 학술의 민족화'는 형식상으로 볼 때는 마치 각자의 길을 가는 것처럼 보인다. 하지만 실제로 그들이 가는 길은 바로 하나의 길 - 민족의학 발전의 길이다."

"우리는 한의학이 시대화 되기 위해서는 서의 학술의 도움을 받지 않으면 안 된다고 말하지 않는다. 또한 서의 학술이 민족화 되기 위해서는 한의를 선봉에 세우지 않으면 안 된

---

137) 高德明.「新中華醫學運動的理論與實踐」『新中華醫藥月刊』. 1945年. 第1期.

다고 말하지도 않는다. 이 둘은 오직 '합치면 더욱 좋은合則更美' 관계일 뿐 '하나라도 빠지면 안 되는缺一不可' 상황은 아니기 때문이다."

위에서 제안한 구호는 학술적인 측면만이 아니라 전술적 측면도 고려한 것이다. '한의 시대화'라는 구호는 지금까지도 여전히 반대하는 사람이 없다. 이것은 한의학과 국가 전체 의료사업의 발전방향에 대한 중국 한의계의 인식이 이미 성숙한 단계에 도달했음을 보여주는 지표이다. 합치면 더욱 좋고, 따로 가는 것 역시 가능하다合則更美, 分開亦可는 것은 중국 의학이 동일한 목표를 향해 세 개의 서로 다른 노선을 따라 발전하고 있음을 의미한다. '신중화의학운동'은 상당한 영향을 미쳤다. 1946년 여름과 가을, 공산당이 충칭重慶에 있을 때 발간되었던 『신화일보新華日報』에서는 이것과 관련된 전문 토론 코너를 만들기도 했다. 1946년 11월 11일, 충칭 중앙방송에서는 「어떻게 중국의약을 개량해서 민족의 건강을 증진시킬 것인가」라는 선옌난沈炎南의 연설을 방송으로 내 보냈다. 국민당의 『중앙일보中央日報』도 「어떻게 중국의학을 개량할 것인가」라는 주제로 원고를 모집하기도 했다. 얼마 후 장제스가 충칭 담판 협정을 파기해 버렸고 내전이 일어나면서 이 운동은 내전에 파묻히고 말았다.

(7) 예쥐취안葉橘泉이 논한 한의를 개선하기 위한 방법과 절차[138]

1949년 예쥐취안은 『중국의약논문선中國醫藥論文選』을 위해 쓴 서문에서 다음과 같이 제안했다. "한의가 정리되고 개선되어야 한다는 것은 모든 사람이 다 아는 사실이다. 그러나 정리 방법과 개선 절차에 대해서는 사람마다 서로 다른 견해를 가지고 있다. 나의 어리석은 소견으로는 신구新舊 용어나 이론의 회통에서 시작하는 것보다는 고금의 의료 방법을 비교하는 연구가 더 나을 것으로 생각한다."

"장래에 한의가 발전하고 새롭게 탈바꿈하기 위해서는 반드시 현대 과학과 동화同化되는 길로 나아가야 한다. 다만 나 자신의 유일한 희망은 동화된 이후에 현대의 특효약으로 원인치료를 하는 것 외에 국산 약물과 독특한 방제로 인체 전체의 반응을 강화시켜 질병에 대한 저항력을 높이고 체력을 지키며 국민들의 체격을 개선하는 중국 특유의 의료로 발전

138) 汪浩權.『中國醫藥論文選・葉序』, 1948年版.

시키는 것이다. 또한 중화민족이 창출한 것으로서 독립적이고 자주적인, 그리고 외국에서 수입한 현재의 서양의학과 같지 않은 '완전한 중국의학'을 만드는 것이다"

예쥐취안은 한의학 개량을 위해서는 먼저 임상적인 측면에서 동서의학을 서로 비교하는 연구를 시작해야 한다고 주장했다. 이런 구상은 해방 이후에 많이 실천되었다. 그렇지만 이전에 이루어졌던 이론 연구를 부정하는 것은 옳지 않다. 일정 기간 서로를 이해하는 과정 없이는 임상연구의 성과 또한 좋을 수 없다. 한의학이 발전하되 최종적으로는 반드시 현대 과학과 동화되는 단계에 도달해야 한다는 인식은 원칙적으로 옳은 주장이다. 적어도 참고로 삼을 만한 일가지언一家之言은 충분히 될 수 있다.

(8) 량나이진梁乃津: 「중서의의 특질 및 중서회합 약론略論中西醫之特質及中西匯合」139)

량나이진은 1942년부터 『광둥의약순간廣東醫藥旬刊』의 주편主編을 맡았으며, 근대 후기의 매우 뛰어난 의가醫家 중 한 사람이었다. 그는 동서의학 회통 이론 연구에 탁월한 견해를 가지고 있었다. 그의 공헌은 그가 자발적으로 역사 유물주의 관점을 운용하여 동서의학이 서로 다른 체계를 갖게 된 사회적·문화적 배경을 분석했다는 점이다. 이것은 량나이진이 장시춘張錫純, 윈톄차오惲鐵樵, 양쩌민楊則民의 부족한 부분을 보완한 것으로 볼 수 있다. 이 글은 오늘날의 관점에서 평가해도 잘못된 부분이나 시대에 뒤떨어진 부분을 거의 발견할 수 없다. 제일 마지막 한 단락을 발췌하여 소개한다. 다만 이것으로 글 전체를 평가할 수 없다는 점은 말해 둔다.

"과거, 동서회통 작업을 했던 사람들은 대부분 한의를 자연과학화 하는 길을 향해 갔다. 물론 이 길이 매우 중요하고 큰 길이기는 하지만 반드시 이 길로 가야만 큰 성과를 거두고, 한의학 고유의 특징과 장점을 보존, 발현할 수 있는 것은 아니다. 의학의 반 이상은 자연과학의 범주에 속하는 일이다. 하지만 철학을 비롯한 다른 학문들도 의학에서 상당히 중요한 역할을 한다. 현재 우리는 모두 의학이 자연과학의 큰 길을 향해 전진하고 있다는 사실을 잘 알고 있다. 위에서도 여러 차례 말했듯이 현대 서양의학은 자연과학 위에 세워졌고, 한의학은 대체로 철학적 방법에서 출발했다. 우리들은 자연과학의 성과를 대폭 흡수

---

139) 梁乃津.「略論中西醫之特質及中西匯合」『廣東醫藥旬刊』. 1943年. 第5~7期.

해서 한의학을 연구하고 보완해야 한다. 동시에 한의학의 장점에 대해서도 연구해야 한다. 연구 방법이든 임상 성적이든 모두 서양의학의 단점을 보완하고, 현대 의학의 품을 넓히며, 현대 의학의 경지를 끌어올리기 위해 사용되어야 한다. 이런 작업은 매우 중요하다. 우리가 잘 한다면 세계 학자들이 주목하지 않는 것을 두려워할 필요가 없다. 이것에서부터 조금씩 전진한다면 세계적으로 새로운 형태의 완미完美한 의학을 만드는 것이 어렵지 않을 것이다. 미래가 어떠할지는 우리의 노력과 정부의 정책에 따라 결정될 것이다. 하지만 어쩌면 우리들이 이상적으로 생각하는 그 길을 따라 발전하지 못할 수도 있다. 그러나 어쨌든 우리들이 작은 힘이라도 내면 그 만큼의 성과는 얻어 낼 것이다. 중화민족의 역량은 위대하며, 세계의학의 앞길과 우리들의 관계는 실로 작지 않다."

제6장 한의폐지 사상 연구

제1절 한의폐지 사상 비판

1. 위윈슈를 대표로하는 한의폐지파

앞서 기술한 바와 같이 한의폐지파의 핵심 인물은 상하이의사공회上海醫師公會의 발기인인 위윈슈余雲岫, 왕치장汪企張, 팡징저우龐京周, 후딩안胡定安, 샤선추夏愼初, 장사오쑹蔣紹宋, 차이위먼蔡禹門, 쉬나이리徐乃禮 등이었다. 그 가운데 가장 적극적으로 활동했던 인물은 위윈슈로서 그는 이들 핵심인물 모두가 인정하는 지도자였다. 이들은 많은 분량의 논쟁 글을 발표했다. 이들이 주장했던 한의폐지의 구체적인 방법은 결코 통일되어 있지 않았다. 하지만 학술적인 면에서는 이들의 견해가 완전히 일치하고 있었다. 위윈슈의 관점은 이들의 견해를 충분히 대표한다고 할 수 있다. 한의폐지파의 관점은 '폐의존약廢醫存藥'이라는 네 글자로 개괄된다. 여기에서 말하는 '폐의廢醫'는 일체의 한의 학설을 예외 없이 모두 포기하는 것과 한의를 업業으로 삼는 모든 사람들의 의료 행위를 금지해야 한다는 것을 의미한다. '약藥'이란 한약을 가리킨다. 이른바 '존약存藥' 또한 모든 것을 보존한다거나 혹은 대부분 보존한다는 것이 아니라 단지 연구해 볼 수 있다는 정도의 의미에 불과하다.

한의폐지파의 주축이었던 인물들 중에는 비非의학계 인물도 있었다. 그런 인물로는 상하이의 장사오위안江紹原과 베이징의 푸멍전傅孟眞(쓰녠斯年)이 가장 유명했다. 이 두 사람은 모두 자칭 후스胡適의 문하였으며 사회과학을 연구하는 학자들이었다. 이들은 자신이 몸담은 전공분야의 관점에서 한의학 이론이 낙후되고 오류가 있음을 비판했다. 이로 인해 한의폐지파의 관점은 다른 학술분야 사람들에게서도 호응을 얻었다. 이 두 사람 외에는 추민이褚民誼가 있다. 그는 의학을 공부했던 사람이지만, 후에 교육계를 거쳐 정계로 진출했으며, 마지막에는 왕징웨이汪精衛의 유능한 조력자가 되어 난징南京정부의 중요 인사가 되었다. 이러한 이력으로 추민이는 한의폐지파의 외곽 인물에 포함시킬 수 있는 사람이다. 국민당에서 요직要職을 맡은 이후 그는 종종 한의를 지지하는 제안에 발기인 자격으로 서명하기도 했다. 그러나 이것은 대부분 정치인으로서의 의례적인 처세였고 한의를 폐지해야 한다는 본래의 뜻을 바꾼 것은 아니었다.

요컨대 위윈슈는 학술적인 면에서 한의폐지파 전체를 대표하는 인물이었다. 그러므로 한의폐지파의 학술사상에 대해 검토하려 한다면 위윈슈의 사상을 분석하는 것만으로도 충분할 것이다. 당시 중국사회와 의료위생제도醫事衛生制度 전체에 대한 한의폐지파 인물들의 견해에는 여전히 서로 차이가 있었다.

논쟁이 활발했던 시기에 위윈슈를 비판하기 위해 쓴 글들은 헤아릴 수 없이 많았다. 극단적 보수주의자였던 루스어陸士諤에서부터 위윈슈를 동지로 삼았던 탄츠중譚次仲에 이르기까지, 무릇 한의를 폐지해서는 안 된다고 주장했던 유명 인사들 대부분이 그를 논박하는 글을 발표했다. 루스어와 위윈슈의 논전은 '너는 너대로, 나는 나대로'였으므로 기본적으로 공통의 화제가 전혀 없었다. 오히려 탄츠중의 글이 위윈슈의 급소를 제대로 찌른 경우가 많았다. 이 시기 위윈슈를 옹호하거나 논박했던 사람들의 글 전체를 정리한다면, 양 진영의 기세는 상당히 높았지만 어느 누구도 상대방을 비판하여 쓰러뜨리지는 못했다고 요약할 수 있다. 윈톄차오 등이 가졌던 관점은 위윈슈로서는 전혀 이해할 수 없는 것이었다.

해방 이후에도 위윈슈를 비판하는 글들이 여러 편 나왔다. 하지만 대부분 그 비판에 배경이 있었고, 다루었던 범위도 제한적이었다. 그러므로 위윈슈로 대표되는 한의폐지파에 대해서는 지금까지도 학술적으로 철저한 비판이 이루어지지 못하고 있다고 할 수 있다.

2. 위윈슈의 한의학에 대한 관점과 사상적 방법

위윈슈의 학술사상은 일관성이 있었다. 결코 중간에 말을 바꾸거나 스스로 모순되는 말을 하지 않았다. 한의학에 대한 그의 부정적인 태도는 시간이 흐를수록 점점 더 타협할 수 없고 심각한 방향으로 굳어져갔다. 이렇게 된 원인은 대략 두 가지로 나누어 볼 수 있다. 하나는, 동서의학 논쟁이 날이 갈수록 격화되었기 때문이고, 또 다른 하나는, 서양의학의 발전이 신속하여 나날이 앞서가는 상황이 그로 하여금 한의학을 더욱더 경시하도록 만들었기 때문이다.

『영소상태靈素商兌』는 위원슈의 한의학 비판 전체의 기틀을 잡은 책이다. 1916년에 완성되어 1917년에 발간되었고, 책의 전체 분량은 약 25,000자 정도이다. 이 글을 쓴 목적은 "그 수도首都를 함락시키고, 그 본원本源을 틀어막는 것"[1]에 있었다. 한의학이 『영소靈素』(『황제내경』 소문과 영추—역자 주)를 종지宗旨로 삼기 때문에 『영소』를 혹독하게 비판하면 한의학은 자연 산산이 부서지고 그 토대가 붕괴되어 와해될 것이라고 생각했다. 그는 어떤 방식으로 『내경內經』을 비판했는가? 바로 그가 이제 막 일본에서 배워 온 서양의학과 자연과학 지식을 이용하여 『내경』의 이론을 검증하는 것이었다.

무릇 이 두 가지 지식이 일치할 때는 『내경』을 인정했고, 일치하지 않으면 『내경』이 잘못되었다고 보았다. 사실, 이 정도의 글은 당시 서양의학의 기초이론을 체계적으로 배운 사람이라면 누구라도 써낼 수 있는 그런 것이다. 우리는 이런 방법으로 한의를 비판한 것이 결코 위원슈가 처음이 아니라는 점을 이미 언급한 바 있다. 이 같이 당시 서양의학 이론만을 표준으로 삼는 학문 연구방법은 일종의 편의적이고, 엄밀하지 못한 방법이다. 서양의학만을 전적으로 옳다고 여기는 상황에서 한의학에 대한 비판이나 연구가 무슨 의미가 있겠는가? 근대시기 중국 한의계의 회통파도 줄곧 동서의학 학설의 상호 증명에 힘을 쏟았다. 하지만 이들의 전제조건은 가능한 한 많은 곳에서 두 의학의 공통부분을 찾아내고, 서로 다른 부분이 있다면 이것으로 상호 취장보단取長補短한다는 것이었다. 그렇기 때문에 회통파들 중 다수가 충중참서衷中參西의 입장을 견지하였음에도 이들의 연구방향은 기본적으로 긍정적이었다. 이런 태도를 가지고 있으면 경솔하게 어떤 학설을 통째로 부정하거나 통째로 긍정하지 않는다. 그러나 위원슈는 그렇지 않았다. 그는 한의학 이론 중에서 불완전한 부분이나 서양의학과 충돌하는 부분을 찾아내는 데만 힘을 쏟았다. 그렇게 해서 그가

1) 余雲岫.『醫學革命論』初集 卷一. 1쪽.

최후에 얻은 결론은 『내경』은 어느 한 글자도 잘못되지 않은 곳이 없다는 것이었다. 예를 들면 『영소상태』에서는 폐肺에 대해 다음과 같이 논하였다. "폐는 공기를 호흡하고, 기체의 출입을 관장하는 직책을 맡고 있다. 외계의 산소를 취하여 혈액에 주고, 혈액 중의 이산화탄소를 취하여 외계로 배출하는 기능을 한다. 출입이 이루어지는 길은 기관, 기관지, 코, 인후 등이다. 그리고 폐는 또 우심右心의 혈액을 받아 좌심左心으로 보낸다. 사瀉하기만 하고 장藏하지 않는 것이 분명하다. 장臟이라고 부르는 것은 그래서 타당하지 않다"고 하였다. 또한 풍생목風生木설에 대해서는 "목木이 생生하는 것은 그 씨앗 때문이다. … 풍風은 목木을 만드는 원료가 아니며, 또한 목木의 부모도 아니다. 어찌 목木을 생生한다고 할 수 있겠는가?"라고 하였다. 또한 비위脾胃설에 대해서는 "위胃에 대해 말한 것과 대・소장大小腸에 대해 말한 것은 (서양의학과) 차이가 크지 않다. 아마도 모두 분명해서 쉽게 알 수 있었기에 큰 잘못에 이르지 않은 것 같다. 비脾의 기능을 말한 것을 보자면 그것이 가리키는 것이 오늘날의 비장脾(지라, spleen)이든 췌장膵(이자, pancreas)이든 막론하고 모두 거리가 상당히 멀다"고 하였다. 또한 "양이 쌓여 하늘이 되고積陽爲天, 음이 쌓여 땅을 이룬다積陰爲地"를 반박하면서는 "오늘날의 관점에서 살펴 볼 때 하늘에는 어떤 물체도 없고, 땅은 8대 행성 중 하나인데, 천지天地가 짝이 될 수 있겠는가?"라고 하였다. 이와 같은 천박한 비판은 견강부회牽强附會보다도 더 형편없는 것이다.

다시 위윈슈가 『영소상태』에서 맥진脈診에 대해 비판한 것을 살펴보자. "촌구寸口에서 맥을 짚는 것切脈은 진월인秦越人이 『난경難經』에서 처음 언급한 것으로 『영소』의 가르침이 아니다. 그 많고 많은 지혈관枝血管 중 1촌 남짓 되는 곳을 취해(위윈슈가 앞서 기술한 동맥의 해부학적 분포 - 본서 주) 온갖 단서들을 하나하나 자세히 분석하고, 어떤 것이 어떤 장부에 속한다고 하니 이것은 통하지 않는 이론이다"라고 하였다. 이런 식으로 한의학을 부정하는 것은 대단히 독단적 판단이다. 그는 근대 과학의 방법 중 한 가지 중요한 점을 잊고 있었다. 바로 국소 부위를 통해 인체 전체를 밝히는 것이다. 오늘날에는 이것이 발전하여 피 한 방울, 털 한 올, 세포 하나에서 그 사람의 대체적인 신체적 특징과 선・후천적 이상 유무까지 판단할 수 있지 않은가? 그렇다면 어째서 한의학에서 행해지는 이런 연구방법은 부정되어야 하는가! 비슷한 시기에 위윈슈가 저술했던 『육기론六氣論』도 전적으로 『영소상태』에서 사용했던 연구방법을 그대로 적용하였다.

위원슈는 한의학을 도대체 어떻게 평가하였는가?

1917년 『학예學藝』 제2권 제5호에 그가 기고한 「과학적 국산약물 연구의 첫 걸음科學的國産藥物硏究之第一步」이라는 글에 그의 견해가 상세하게 나타나 있다. "음양, 오행, 십이경맥十二經脈 등이 모두 거짓말이라는 것을 알 필요가 있다. 이는 절대 사실과 맞지 않으며, 믿을 만한 근거조차 없다. '결단성 있고 단호하게' 이처럼 애매모호하고 공허한 모든 것들을 타파해야만 비로소 한의와 진리를 논할 수 있다", "한의의 치병治病은 대관절 무엇을 근거로 가능한가? 나는 네 가지 이유로 이 의문을 설명해 보겠다. 첫째, 중국의 약품은 확실히 유용하다. … 둘째, 한의의 용약用藥은 전적으로 경험에 의존하고 있다. … 어떤 심오한 도리도 그 속에 들어 있지 않다. … 셋째, 상당수의 질병은 일정한 시일이 지나면 저절로 천천히 치유될 수 있는 것으로서 결코 약물의 효과가 아니다. … 넷째, 플라시보 효과이다. 이것은 전적으로 심리적인 작용이며 최면술과 별 차이가 없다. 약물과는 털끝만큼도 관계가 없다"고 하였다. 한의폐지파는 바로 이런 기본적인 분석으로부터 한의학 이론은 반드시 폐기되어야 하고, 그러면서도 한의학의 약물은 연구할 가치가 있다는 결론을 이끌어 내었다. 위원슈는 또 다른 글에서 더욱 진전된 발언을 했다. "구의舊醫는 어디에 기초를 두고 있는가? 나는 항상 '하늘의 공을 훔쳐 자기의 공으로 삼는 것貪天之功', '많은 말을 하는 중에 운 좋게 하나 들어맞는 것多言幸中', 그리고 '예부터 전해 내려 온 단방 경험들單方經驗'에 있다고 말해왔다."[2] 후에 위원슈는 예부터 전해 내려 온 단방 경험조차도 인정하지 않았다. 한의의 모든 임상 효과를 모두 운 좋게 우연히 들어맞은 것이라는 '행중우합幸中偶合' 네 글자로 귀납시켰다.[3] 그의 주장을 따르면 한의학에는 아무것도 취할 만한 것이 없다. 그는 「구의학교 체계안 반박舊醫學校系統案駁議」이라는 글에서도 "소위 '효여부고效如桴鼓(효과가 북채와 북의 관계와 같이 좋고 신속함—역자 주)'라 하고, '역저명효歷著明效(역대로 뚜렷한 효과를 나타냄—역자 주)'라 하며, '성효이저成效已著(효능이 이미 뚜렷하게 나타남—역자 주)'라는 것은 다른 것이 아니다. 다언행중, 탐천지공을 자신의 것으로 여기기 때문이다. 실험이라는 것과는 거리가 멀다"[4]고 하였다.

---

2) 余雲岫. 『醫學革命論』 二集. 282쪽.

3) 余雲岫. 「焦易堂爲採行國醫條例告國人書之商榷」 『醫事匯刊』. 1933年. 第17期. 14쪽.

그러면서 위원슈는 자칭 자신은 한의학 고전들을 깊이 연구했고, 아울러 문자 고증학에도 조예가 깊다고 했다. 서의계에서는 그를 한의에 가장 능통한 자로 인정하였으며, 저명한 한의들 가운데에서도 위원슈의 학문에 탄복하는 자들이 있었다. 왜 이처럼 당시로 말하자면 가장 '겸통중서兼通中西(동서의학에 모두 능통함)'한 사람이 "구의舊醫가 하루 빨리 제거되지 않으면 국민들의 생각도 변하지 않을 것이고, 새로운 의학사업 역시 향상되지 못할 것이며, 위생행정도 진전될 수 없을 것이다",[5] "구의舊醫는 반드시 멸망해야 한다"[6]는 결론을 내렸을까? 아마도 위원슈의 사고방식에 존재하는 중대한 착오가 중요한 원인일 것이다.

위원슈의 사고방식에서 잘못된 부분은 무엇보다도 그가 음양변증법에 무지했다는 점이다. 이것은 『영소상태』에서 음양학설을 간단한 몇 마디 말로 가볍게 뒤집어 버린 것으로 충분히 증명된다. 그는 "소위 음양이라는 것은 마치 사물에 표리와 동정이 있고, 수數에 영허盈虛가 있으며, 도량度量에 길이와 경중輕重이 있고, 동식물에 남녀男女와 자웅雌雄이 있으며, 전자기에 양전하와 음전하가 있고, 화학에 산과 염기가 있는 것과 같다. 무릇 사물의 상반되는 것들을 모두 모아 이렇게 부른다. 그 속에 담긴 의미는 이런 정도에 불과하고, 그 쓰임 또한 이 정도에 지나지 않는다. 그러므로 신묘 막측한 현기玄機가 그 속에 있는 것이 아니다. 음양가陰陽家들이 이것을 천지天地에 배속하고, 만물을 통솔한다고 말하면서 드디어 불가사의의 씨앗이 되었다. 「소문 음양응상대론素問 陰陽應象大論」에는 '음양은 천지의 도이다. 만물의 강령이며, 변화의 부모이다. 살고 죽는 것의 근본이고 신명의 부이다. 병을 치료하려면 반드시 그 근본을 구해야 한다陰陽者天地之道也, 萬物之綱紀, 變化之父母, 生殺之本始, 神明之府也, 治病必求於本'고 하였다. 또 '양이 쌓여 하늘이 되고, 음이 쌓여 땅을 이룬다. 양은 기로 화하고, 음은 형을 이룬다. 청양은 상규로 나오고, 탁음은 하규로 나온다積陽爲天, 積陰爲地, 陽化氣, 陰成形, 淸陽出上竅, 濁陰出下竅'고 하였다. 이런 즉 그 음양이라는 것이 신비하고 불가사의하며, 만물을 창조하고 주재하는 것이 되었다"[7]고 하였다. 위원슈는 이어 몇 가지

4) 余雲岫. 『醫學革命論』 初集 卷三. 124쪽.

5) 余雲岫. 『醫學革命論』 二集. 186쪽.

6) 余雲岫. 『醫學革命論』 二集. 271쪽.

7) 余雲岫. 『醫學革命論』 初集 卷一.

물리 상식을 예로 들어 결론을 이끌어내었다. "음양의 설은 만물을 포섭하는 강령으로서 법칙이 되기에는 지극히 오류가 많고 조잡하다. 정밀하고 빈틈없는 학술적 토대가 되기에 부족한 것은 분명하다"[8]고 하였다. 위윈슈는 기본적으로 음양학설의 철학적 본질을 이해하지 못하였다. 심지어 그는 철학적 상식이 전혀 없었다고까지 말할 수 있다. 그런 까닭에 그는 자신도 모르는 사이에 기계론적 유물론을 이용하여 일체를 해석했으며 자연과학에도 철학적 토대가 있음을 생각조차 하지 못했다. 위윈슈가 오행설을 비판한 것을 한 번 보자. "오행은 오원질五原質이다. … 오늘날에는 화학이 발전하여 물질을 구성하는 원질原質이 80가지나 있음을 알게 되었다. 그러므로 이미 80행行으로 변하였다. 다시 오행이라는 낡고 오래된 내용을 묵수墨守하려고 해서는 안 된다"[9]고 하였다. 오행을 오원소설로 해석하는 것이 누구로부터 시작되었는지에 대해 여기서 다 살필 수는 없다. 그러나 위윈슈가 『영소상태』를 저술한 이후 이 학설은 정확한 사실인 것처럼 즉시 의학계에 퍼져나갔다. 이것은 서양의학사의 사행四行과 사체액설四體液說을 견강부회하여 해석한 것이다. 하지만 이 글이 나온 이후 한의학계와 서양의학계에서 다수가 이런 관점을 받아들였다. 지금도 여전히 많은 사람들이 이렇게 해석하고 있으며, 아울러 이것을 소박한 유물주의라고 여긴다. 그러나 사실 이것은 완전하지 않은 해석일 뿐이다. 위윈슈는 이처럼 시원시원하게 화학 원소설을 사용하여 오행을 해석하고 또 그가 가지고 있던 기계론적 유물주의 철학관을 증명했다.

『영소상태』가 저술된 당시에는 변증법 철학이 아직 중국에 들어오지 않은 때였다. 그러므로 위윈슈의 사고에는 시대적인 한계가 있었다고 할 수 있다. 그는 음양학설의 변증법적 정수를 이해하는 데까지 나아가지 못했다. 안타깝게도 위윈슈는 죽을 때까지 시종 음양학설에 대해 극도의 원한과 증오를 가지고 있었다. 그가 보기에 철학은 곧 현학玄學이고, 신비주의이며, 공상이고, 실험과학과는 양립할 수 없는 것이었다. 이처럼 그는 음양, 오행, 육기를 전부 현허지학玄虛之學으로 보았으므로 오랜 기간에 걸쳐 힘을 다해 공격을 퍼부었던 것이다.

기계론적 유물론을 견지하던 위윈슈는 의학사에 있어서는 유심주의唯心主義적 역사관을

---

8) 余雲岫. 『醫學革命論』 初集 卷一.

9) 余雲岫. 『醫學革命論』 初集 卷一. 8쪽.

받아들였다. 이것이 그가 한의를 경시했던 또 다른 사상적인 근원이었다. 그는 "서구의 의술은 수도승僧侶에게서 나왔고 중국의 의술은 음양가陰陽家에서 나왔다. 전 세계가 같은 양상이었고, 인류가 진화하고 학술이 발달해 온 공식적인 경로였다"[10]고 했다. 또 "오늘날 구의舊醫가 관습적으로 사용하는 것들은 태고 이래로 인류가 본능적으로 발명해낸 사실이고 경험이다. 그 현상이 혼란스럽게 뒤섞여 있으니 어찌 자연계의 참 모습이라 할 수 있으며, 또 어찌 이것을 근거로 옳고 그름을 판단할 수 있겠는가",[11] "대황大黃이 실實한 것을 제거하고, 당귀가 동통疼痛을 멈추게 하는 것은 인류가 본능적으로 발견해낸 사실이다. 마치 오곡이 굶주림을 치료하고, 뜨거운 물이 갈증을 해소하는 것과 같다. 이것은 경험이지 실험이 아니다"[12]라고 하였다. 그는 서양 의학사 학계가 주장하는 의醫의 무巫기원설, 의醫의 동물 본능기원설 같은 서로 모순되는 의학사관을 받아들였다. 또 당시의 한의학과 서양의 고대의학을 완전히 동일시하였다. 이런 생각들은 옳지 않다. 그는 한편으로는 인간이 가진 사회성에 대해 말하지 않았고, 생산 활동이 자연과학에 미친 영향에 대해 알지 못했다. 또 다른 한편으로는 인류의 본능과 경험을 동일시했고, 경험과 실험을 대립적인 것으로 파악했다. 이런 것들은 모두 잘못된 것이다. 첫째, 중국의학과 서양의 고대의학을 동일시한 것이 잘못되었다. 우리는 이 두 의학 사이에 일부 공통부분이 있다는 사실을 부인하지 않는다. 그러나 인도나 아라비아 의학은 왜 근대 서양의학과 서로 우열을 다투지 못하는가? 위윈슈는 한의학의 가장 큰 특징이자 가장 큰 장점이 장기간에 걸쳐 계승된 임상적 실천을 기초로 가장 풍부한 경험의학 체계를 만들어낸 것이라고 보았다. 결코 이해할 수 없다. 둘째, 한의가 약물을 발견하는 과정을 완전히 인간의 본능에 의한 것으로 돌리는 것도 매우 황당하다. 즉 그가 말했던 "오곡이 굶주림을 치료한다"는 것 또한 결코 인간이 본능적으로 발견한 것이 아니다. 농업이 출현하기 이전 원시사회에는 수십 만 년 동안이나 인류가 오곡을 심어 굶주림을 막으려는 '본능'이 존재하지 않았다.

경험과 실험을 대립적인 것으로 본 것도 위윈슈의 생각이 잘못되도록 만든 또 다른 근

10) 余雲岫.『醫學革命論』初集 卷一. 5쪽.

11) 余雲岫.『醫學革命論』初集. 124쪽.

12) 余雲岫.『醫學革命論』初集. 124쪽.

원이다. 경험과 실험은 철학적인 관점에서는 하나로 통일된다. 이 둘 모두 인간은 자신의 감각기관을 통해서만 세계를 인식할 수 있다는 것을 인정한다. 이것은 베이컨이 이미 해결한 문제였다. 이것을 보면 위원슈는 근대 과학의 철학적 토대에 대해 완전히 무지했음을 알 수 있다. 위원슈의 심중에 있는 실험에서는 인간의 감각 기능에 대한 신뢰성을 완전히 부정한다. 이와 같은 신뢰성 부정은 곧 실험과학의 부정과 다름없다. 왜냐하면 과학실험에서는 어떤 종류의 실험기구를 사용하느냐에 상관없이 최종적으로는 반드시 인체가 감지 가능한 신호로 변환되어야만 비로소 실험결과를 처리할 수 있기 때문이다. 우리는 경험을 더 높은 수준으로 끌어올릴 필요가 있고, 또 경험적 지식은 실험에서 얻은 결과보다 믿을 만하지 못하다는 말을 가끔 한다. 경험적 지식은 경험으로부터 유래한 지식으로서 보통 여러 가지 원인이 감각 기관에 복합적으로 작용한 결과를 가리킨다. 반면에 실험은 우리들이 어떤 결과를 일으키는 원인(즉, 조건)을 인위적으로 단일화하거나 고정했을 때 그 결과가 얻어진다. 그렇기 때문에 경험과 실험 사이에는 결코 절대적인 경계가 있는 것이 아니고, 또 서로 대립적인 것도 아니다.

위원슈는 한의학 이론이 현허玄虛하다고 비판하면서 한의학의 생리기능과 관련된 학설들을 전혀 믿을 수 없다고 했다. 이것은 오로지 전통적인 한약의 효능이 경험적이라는 이유 때문이었다. 전통적인 한약학에 실험과학적인 요소가 있었는지 여부에 대해서는 말할 필요가 없다. 설령 실험과학적 요소가 없었다고 해도 이로 인해 약물 경험의 신뢰성이 완전히 부정될 수는 없는 일이다. 위원슈는 "경험은 믿을 수 없는 것이다. 경험에만 의지하고 과학적인 실험을 통해 엄밀하게 검사하지 않는다면 착오가 쉽게 생길 수 있다. … 오직 경험에만 의지하는 것은 단지 자연계가 이미 만들어 놓은 사물들과 인류가 본능을 통해 발견해 낸 사실들만 이용할 줄 아는 것이다. 그 이론은 피상적이고 난잡한 눈앞의 현상에만 의지하여 조직한 공론空論일 뿐이니 더 이상의 근본적이고 철저한 연구를 진행한다는 것이 불가능하다"[13]고 하였다. 이 말은 표면적으로는 전혀 편파적으로 보이지 않는다. 그러나 위원슈의 의도는 실험검사의 중요성을 강조하는 데 있었던 것이 아니고 경험지식의 가치를 부정하는 데 있었다. 이것은 한의약 전체를 겨냥한 것이었다.

13) 余雲岫.「焦易堂爲採行國醫條例告國人書之商榷」『醫事匯刊』. 1933年. 第17期. 14쪽.

3. 동서의학 회통에 대한 결연한 반대

위에서 기술한 사고방식과 한의학에 대한 기본적인 분석에 기초하여 위윈슈는 회통파에 반대했으며 동서의학 사이에는 절대로 구통溝通 가능성이 없다고 생각했다. 그는 "신의학新醫學은 가장 정확한 최신 해부생리를 기초로 삼고, 그 위에서 병리를 탐구하며, 치료 방법을 찾는다. 구의舊醫는 태고太古의, 지극히 경험적인 치료법을 기초로, 여기에 잘못된 해부와 공상空想 같은 철학적 추론을 억지로 갖다 붙여 이루어졌다. … 신구의학新舊醫學의 본말이 이같이 상반된 것인데 어찌 구통할 길이 있겠는가!"[14]라고 하였다. 또한 "중국의 『황제내경黃帝內經』, 인도의 『광명최승왕경光明最勝王經』, 그리스의 히포크라테스 사체액설은 다 같은 시대의 산물이다. 그러므로 이 시기(즉, 고대 시기—역자 주)의 동서의학 사이에는 구통溝通의 가능성이 있었다고 말할 수 있다. 이것은 그 기초가 서로 유사했기에 통할 수 있는 길이 있었기 때문이다. 지금으로 말하면 유럽은 이미 과학의 힘을 바탕으로 많은 변화를 겪고 신의학新醫學을 성립시켰다. … 그런데 지금 와서 구통溝通의 길을 말하는 것은 마치 고도로 잘 진화된 종種에서 총명을 몰아내고 예지睿智를 틀어막아 남아프리카 토인, 대만의 미개인들과 그 지식을 조화시키자고 말하는 것과 같다. 이른바 시대적 흐름에 역행하는 일이다"[15]라고 하였다. 위윈슈의 저작들에서 반복적으로 말하는 것은 오직 동서의학 사이의 구통溝通이 불가능하며 또 그럴 필요도 없다는 입장뿐이었고, 이 문제를 진지하고 깊이 있게 연구 검토한 적은 한 번도 없었다. 당시 동서의학 사이에 대규모의 학술적 교류가 진행되었던 분명한 사실을 인정하지 않았을 뿐 아니라 한의학 속에 근대 서양의학에는 들어 있지 않은 학술적 정화精華가 있다는 사실도 인정하지 않았다.

위윈슈가 한의를 극단적으로 부정했던 것은 그가 한의학 서적만 읽었을 뿐 임상을 경험해보지 않았던 것에서 유래한다. 그는 서양의학을 배우기 전에 이따금 간단한 처방으로 병자를 치료한 적이 있다고 스스로 자랑했다. 그러나 감성적 인식은 지극히 제한적일 수밖에 없다. 그는 서양의학을 배운 뒤 결코 한의를 흉내 낸 적이 없다고 했다. 그가 스스로 말했

14) 余雲岫.「研究國產藥物芻議」『新醫與社會匯刊』第一集.

15) 余雲岫.『醫學革命論』初集. 127쪽.

던 것처럼 만일 그가 원했다면 아마 최고의 한의가 되었을지도 모를 일이다. 하지만 그는 차라리 이류 서의가 될지언정 결코 최고의 한의가 되지는 않겠다고 했다. 위원슈의 이런 극단적 입장이 그의 한의학 인식 과정을 제한했다는 것은 의심할 여지가 없다. 이런 까닭에 그는 오로지 독서에만 의지해 한의학을 연구했고, 게다가 주로 한의학에서 이론적으로, 그리고 문자적으로 소위 잘 통하지 않는 곳만을 골라 연구했다. 그는 한의학의 임상효과를 스스로 체험한 적이 없었기에 한의학의 임상효과를 완전히 부정했다. 이것이 위원슈가 오랜 기간 한의학을 경시했던 중요한 원인이다. 1920, 30년대의 서양의학은 아직도 중요한 임상적 문제들을 많이 해결하지 못한 상태였고, 특히 내과 임상에서는 믿을 만한 치료수단이 지극히 제한적이었다. 만약 당시에 임상 분야에서 동서의학이 서로 협력하였다면 학술과 진료 모두에서 큰 진전을 이루었을 것이다. 그러나 이 시기의 서의는 한의학을 배운다는 것을 수치로 알았으며, 위원슈를 추종하는 사람들은 더더욱 한의학 이론과 처방용약處方用藥을 알아야 할 가치가 없는 것으로 생각했다. 이에 더해 한의폐지파가 보인 말과 행동은 동서의학 양 진영이 가졌던 상대방에 대한 편견을 더 깊게 만들었으며, 약간의 사회적 지위라도 가진 서의들은 한의를 멸시했다. 이뿐 아니라 폐지파는 한의가 서의의 장점을 채용하는 것도 반대했다. 1929년 국민당정부는 법령으로 한의가 양약과 서의 기계를 사용하는 것을 금지했는데 이것은 한의폐지파의 여론을 동원한 공격과 깊은 관계가 있었다. 이것은 뒤집어 생각하면 당시 중국 한의계가 의외로 상당히 현실적인 태도를 취하고 있었음을 말해 준다. 즉, 채용 가능하고 효과가 있는 서양의학의 치료수단을 힘써 활용하려고 했던 것이다. 그렇지만 이것은 도리어 행정적인 금지조치를 불러왔다. 역설적이지만 당시 일부 '고명高明하지 못한' 서의들은 대개 한의약을 함께 사용하여 병을 치료하고 있었다. 이들 또한 위원슈 등에 의해 "불삼불사不三不四, 비려비마非驢非馬(나귀도 아니고 말도 아닌)의 기회주의자騎牆派"라는 말을 들어야 했다. 요컨대 위원슈의 이론에 비추어 본다면 동서의학 사이에는 경계가 분명해야 하고, 서로 왕래가 없어야 좋은 것이다. 그렇지 않으면 한의폐지 주장에 불리해지기 때문이다. 그런 위원슈 본인은 정작 한약을 원료로 하여 '소염고消炎膏'를 제조한 적이 있었다. 외용약에 불과했고, 대략 상업적인 목적으로 만들어서 그런지 그 스스로 이것이 한의를 학습한 성과라고 말하지 않았다.

그렇다면 위원슈의 주장은 한의를 폐지하는 것으로 모든 일이 다 끝나는 것이었는가?

그렇지 않다. 그가 제시했던 한의학 연구를 위한 조치들에는 취할 부분도 꽤 있었다. 다만 중국 해방 이전에는 이것을 성취하는데 한계가 있었을 뿐이다. 그는 "나와 같은 사람들은 구의舊醫를 연구하는 일에 반대하지 않을 뿐 아니라, 오히려 적극적으로 찬성한다. 예컨대 구의舊醫들이 국수國粹를 발양하고자 한다면 과장되고 실속 없는 공론空論을 철저하게 혁파하고, 실사구시적인 자세로 약물의 효능에서부터 연구를 시작해야만 한다. 약물의 효능을 연구하려면 수천 년의 경험을 참고로 삼아야 한다. 그렇지 않으면 노력해도 얻는 것이 적고 범위도 넓어 끝이 없을 것이다. 또 최신의 가장 정밀한 과학적 방법을 사용해야 한다. 그렇지 않으면 겉만 화려하고 실속이 없으며 정확하지 못할 것이다"라고 하였다. 그가 제시한 구체적인 방법으로는, "첫째, 큰 자본을 투입하여 연구소를 설립해야 한다. 둘째, 연구를 수행할 전문성을 갖춘 인재를 물색하고 그 생활을 뒷받침하여 연구에 전념할 수 있게 해야 한다. 셋째, 구의舊醫로서 의업에 밝고 풍부한 경험이 있는 이를 초빙하여 고문으로 삼는다. 넷째 강호의 술사術士들이 간직한 비방과 인간이 본능적으로 발견한 사실들을 널리 구해 연구 자료로 삼는다. 이처럼 한다면 방침이 정확하고, 절차가 완벽하며, 순서가 정연해서 필히 큰 성과를 거둘 것이다. 발표된 업적은 세계적으로 환영받을 것이고, 학술적인 면에서 국제적인 지위도 뛰어오를 것이다."[16] 그러나 위원슈의 이 같은 방침들은 여전히 의학은 폐하고 약은 보존한다는 폐의존약廢醫存藥의 범위를 벗어나지 못하는 것이었다. 그는 한약을 근대적인 과학 연구의 재료로 생각하고 있었다. 이런 연구는 비록 한의학 연구의 전부라고 할 수는 없어도 따지고 보면 필요하며, 또 실행 가능한 것이었다. 근대시기 국외에서 진행된 생약 관련 연구들은 대부분 한의약학의 경험을 참고로 삼고 있다. 해방 이전 중국에서 이루어진 한약 연구에서도 일부 성과가 있었다. 하지만 전체적으로 보면 근대시기의 한약 연구는 1940년대 말에 이를 때까지 생약, 약물화학, 약리에서부터 인공합성까지 기본적으로는 세계 생약학 연구 흐름과 함께 가고 있었지만 결코 한의약학만의 특징 구현을 중요하게 생각하지는 않았다. 위원슈의 구상에 따르면 한의약 연구는 이미 그 임무를 완수한 것이다. 하지만 오늘날의 관점에서 보면 아직도 가야 할 길이 멀다.

16) 余雲岫.『醫學革命論』初集. 136쪽.

4. 맹목적인 과학 구국론

위원슈가 한의는 반드시 폐지되어야 한다는 입장을 견지하게 되었던 또 다른 근원은 그의 과학구국론科學救國論이었다. 그렇지만 사실 위원슈도 진정한 의미의 과학구국론자는 아니었다. 그의 말을 살펴보자. "지금 우리가 열띤 논쟁을 하고 있는 것은 당黨과 국가의 대사大事이자 사회 문제이다. 공론公論은 양보가 불가하지만, 개인적인 교제는 화기애애해도 무방할 것이다."[17] 그는 한의 존폐 문제를 이처럼 크게 보았다. 따라서 그는 기개 넘치는 어조로, "나 위원슈 개인 입장에서는 나라에 이익이 된다면 희생하지 못할 이유가 없다. 나와 가문과 생명을 헌신짝처럼 여기겠다"[18]라고 말하기도 했다. 어느 날 갑자기 그가 국가의 지도층에 몸담고 의료정책醫政을 좌지우지하며, 천하의 큰 죄를 뒤집어쓰는 것까지 감수하면서 결연하게 한의폐지안을 제출한 것이 조금도 이상하지 않다. 그렇지만 이 시기 그는 이미 정치에 깊이 빠져 있었다. 본래 과학구국론은 단순히 그것을 아는 것만으로는 구국할 수 없다. 구국론을 주장하는 자들은 반드시 어떤 정치 세력에 붙어야 한다. 그렇지 않으면 그들은 흩어져서 과학을 연구하는 한 개인에 불과할 뿐이다. 하지만 위원슈는 한의가 과학이 아니라는 것과 한의를 폐지하고 서의를 발달시켜야만 중국의 위생이 진보할 수 있다는 것을 주장하기 위해 한쪽으로 치우친 학술을 강조하고 과학구국론을 강조했다. 그는 다른 사람의 비판에 답변하면서, "당신이 말한 것에서 주의해야 할 것은 다음 세 가지 측면이다. 당신은 인사人事에 대해 말을 많이 했지만 구의舊醫 존폐의 근본 원칙에 대해서는 언급하지 않았다. 내가 주의를 기울이는 것은 구의 존폐의 근본 원칙 문제이다. … 그 원칙이 무엇인가? 학술의 근본에 관한 문제이고, 세계의 조류와 관련된 문제다. 이 두 가지는 신·구 사이의 분쟁 해결을 위한 선결 문제이다. 학술의 진망眞妄에 대한 시비是非가 분명해지면 존폐는 문제가 되지 않을 것이다"[19]라고 하였다. 그는 "오늘날 과학운동이 우리나라 교육의 중요한 임무가 되었다. 확실히 세계는 날로 대동大同을 향해 나아가고 있다. 우리나라가 열강과 대등해지고 뒤떨어지지 않기를 바란다면 반드시 과학과 함께 가야 한

17) 余雲岫.『醫學革命論』二集. 196쪽.

18) 余雲岫.『醫學革命論』二集. 197쪽.

19) 余雲岫.『醫學革命論』二集. 197쪽.

다. 이것 말고 다른 실사구시하는 방법은 없다"[20]고 하였다. 또, "지금과 같은 세상에서, 지금 사람으로서, 하물며 과학 구국을 급선무로 생각하는 중국에서, 과학에 호소해야지 어찌 현학玄學에 호소한단 말인가? …"[21]라고 하였다. 구국을 바란다면 반드시 현학玄學을 폐하고 과학을 제창해야 하며, 이를 의학계에서 구체화하려면 반드시 구의舊醫를 폐하고 신의新醫를 제창해야 한다. 이것이 바로 위윈슈의 과학구국론이다.

과학구국론은 신해혁명을 전후한 시기부터 '5·4 운동' 전후에 이르기까지 지식층에서 크게 유행했던 사상이다. '5·4 운동' 시기에는 과학과 민주 논쟁이 일어났으며, 이후 과학구국 사상은 일정한 시장을 확보하게 되었다. 위윈슈는 청말, 민국 초에 두 차례에 걸쳐 일본에 유학했던 사람이다. 이때는 중국이 이제 막 개방을 시작하던 시기였기에 서양 과학을 숭배하는 사상이 생겨난 것은 아주 자연스러운 현상이었다. 한 사람의 의사로서 서양의학을 숭배했던 결과가 곧 한의학에 대한 완전한 부정으로 표현되었다. 그리고 더 나아가 한의를 없애지 않고서는 중국에서 서양의학이 발전하는 것이 불가능하며 중국의 부강 역시 희망이 없다고 생각했다. 위윈슈는 자칭 중국의 구학舊學 중에서는 박학朴學(청대 고증학)을 가장 좋아하고, 신학新學 중에서는 수학·물리·화학을 가장 좋아한다고 했다. 그는 이 두 가지 무기를 손에 넣은 다음 바로 이것을 가지고 한의학을 비판했다. 이것과 '5·4 운동' 시기를 전후로 중국 사회과학계에 출현했던 '의고학파疑古學派'는 같은 사조에 속한다. 이들은 서양의 관점에서 중국문화를 살펴보면서 전체적으로 과도하게 부정否定하는 경향이 있었다. 위윈슈가 담당했던 것은 중국의 고대과학 중에서도 가장 방대한 체계를 갖춘 것이었지만 그는 오히려 가장 간단한 방식으로 이 문제를 해결하려고 했다. 그렇기 때문에 그는 패배의 아픔을 면할 수 없었다.

5. 한의폐지파 내부의 분지

중국 의료 정책에 대한 한의폐지파의 견해는 몇 가지로 갈라져 있었다. 어떤 이들은 당

---

20) 余雲岫.『醫學革命論』初集. 137쪽.

21) 余雲岫.『醫學革命論』二集. 305쪽.

시 중국 의료위생이 불량한 상태였던 근본적인 원인이 중국사회의 악폐 때문이라고 보았다. 또 어떤 이들은 당시 의학계의 시급한 임무가 가능한 범위 내에서 빈곤 계층의 대중을 위해 의약이 봉사하도록 만드는 것이라고 주장했다. 또 어떤 이들은 한의 존폐는 학술만으로는 결론내릴 수 없는 문제라고 지적하기도 했다. 비록 실천되지는 못했지만 이런 견해들은 모두 위원슈의 생각 보다는 나은 것이었다.

여기서 상하이의사공회上海醫師公會의 주요 멤버였던 천팡즈陳方之의 견해를 살펴보기로 하자. "나는 우리나라 의학 문제의 해답을 찾는 것이 간단치 않을 것이라고 생각한다. 감정을 가라앉히고, 노예 의식을 버리며, 마음을 넓혀 유익한 것이 무엇인지 생각하는 데 힘써야 한다. 정세나 민심, 재정 상황을 종합적으로 고려하면서 학술 분야, 입법 및 행정부가 끝까지 함께 이 문제를 토론해야 한다. … 구의학舊醫學의 열패劣敗를 이유로 구의舊醫를 도태시켜야 한다고 말하는 사람들은 학술에만 국한해서 이 문제를 보고 다른 일체의 정치적 상황이나 재정적 상황을 고려하지 않는 맹목적인 사람들이다. … 국의조례國醫條例가 제출되기 전에는 위생행정이 엉망이지 않았다는 것인가! 아편의 해독이 홍수나 맹수 같이 덮쳤어도 시세에 영합하는 데만 힘을 쏟았을 뿐 이를 철저하게 금지하는 정책이 과연 있기나 했는가! 페스트와 콜레라가 해마다 남북의 각 성省에서 위세를 떨쳐도 이따금 백신만 빌려왔지 통계 조사와 같은 정치적 업적이 과연 있기나 했는가! 성과 현省縣의 각 도시들이 거리에 오물로 가득 차도 방치하고 거들떠보지 않았고 한술 더 떠 위생이라는 이름을 사칭해서 돈을 뜯어내기까지 했다. …"[22]

천팡즈는 여전히 폐지파取締派에 속하는 관점을 유지하고 있었고, 한의학에 대한 학술적 견해도 위원슈와 완전히 같았다. 하지만 그는 결코 한의 폐지가 그 당시 위생행정이 해결해야 할 시급한 일이 아니라고 생각했다. 또 사회 전체의 정치적 부패는 어떤 과학기술일지라도 무용지물로 만들어 버린다는 점을 지적했다. 따라서 사회문제가 주된 문제이고, 위생을 개혁하는 것도 정치와 민심을 다루지 않고서는 어떤 성과도 거둘 수 없을 것이라고 했다. 그러나 위원슈의 저작 중에서는 이 같은 논의를 거의 찾아볼 수 없다.

상하이의사공회의 다른 멤버인 판서우위안范守淵은 더 예리하게 지적했다. "사실상 지금

---

22) 陳方之. 「中西醫問題之商榷」『醫事匯刊』. 1933年. 第17期.

과 같은 사회 현실 속에서 의약은 완전히 상류층 소수 부르주아들의 의약이라고 할 수 있다. 대다수 일반 국민들, 특히 하층 계급의 프롤레타리아 대중들에게 돌아갈 몫은 거의 없어 보인다. 이것은 비단 우리 중국 사회만의 현실이 아니다. 전 세계 자본주의 국가들 모두가 그러하다. 이렇게 된 근본 원인을 추적해 보면 이것은 전적으로 자본주의 제도 아래서의 사회조직 때문이다. 솔직히 말해 자본주의 사회가 만들어낸 일체의 것들은 모두 상층 부르주아계급에 속하는 소수에 의해 점유, 지배되어왔으며 의약도 예외가 아니었다. 따라서 의약 대중화 문제를 근본적으로 해결하려면 이 같은 자본주의 사회제도에서 생긴 문제를 먼저 해결해야 한다. 그러나 이것은 사회 문제에 속하는 것이어서 우리 의학계가 해결할 수 있는 일이 아니다"라고 하였다. 또, "상류층 의사들은 차라리 한가롭게 상층 부르주아 환자를 기다리거나 소수 부자들의 시의侍醫가 될지언정 대중을 진료하는 데 시간을 기꺼이 뺏기려고 하지 않는다. 중간층 혹은 하층(당연히 경제적 혹은 학술적으로)의 의사들은 차라리 한가하게 놀지언정 모두 도시에 모여 있으려고 하지 의료를 급하게 필요로 하는 농촌의 내지로 가서 근무하려고 하지 않는다. 이런 현실은 지극히 모순되면서도 고통스러운 병적 상태이다."[23]

사상적인 면에서 위윈슈에 가장 근접했던 왕치장汪企張마저도 한의폐지 문제에 대한 견해만큼은 전체 상황을 조금 더 고려하고 있다. 왕치장은 한의폐지와 관련된 세 유파의 주장을 평가하면서 다음과 같이 말했다. "일본이 별 물의 없이 한의漢醫를 금지, 소멸시킬 수 있었던 것은 결코 우연히 일어난 일이 아니다. 한의의 분포와 숫자가 우리나라만큼 많지 않았던 것이 그 첫 번째 이유이다. 한의학이 중국에서 건너가 그들이 저술한 서적이 우리나라처럼 많지 않았던 것이 그 두 번째이다. 개혁 초기에 대오각성한 한의들이 자발적으로 개량에 참여했던 것이 그 세 번째이다. 정책 담당자들이 모두 멀리 앞을 내다보는 식견을 가지고 있었고, 정치가 인물의 교체나 이동에도 가볍게 바뀌지 않았던 것이 그 네 번째이다. 교육이 순조롭게 이루어져서 백성의 수준이 날로 높아지고 … 한 번의 정책적 움직임에도 쉽게 그 효과가 나타났던 것이 그 다섯 번째이다. 한편으로는 한의를 금지시키는 일에 착수하면서도, 다른 한편으로는 신의新醫를 양성하여 그 수를 최대한으로 늘리는 것에

23) 范守淵.「醫師的社會任務」『醫事匯刊』. 1933年. 第15期.

게으르지 않았고, 이로 인해 민간에서는 조금도 불편을 느끼지 않고 자신도 모르는 사이에 변화가 일어났던 것이 그 여섯 번째이다"[24]라고 하였다. 일본이 어떻게 한의를 금지(점진적인 감소)할 수 있었는지에 대한 왕치장의 해석이 반드시 다 옳지는 않다. 그러나 그는 한 가지 만은 인정하고 있었다. 곧 중국의 당시 상황이 일본과 다르며, 그렇기 때문에 중국이 일본에서 취했던 조치를 무조건 채택하는 것은 옳지 않다는 것이다. 이것은 위원슈에 비해 더 정확하고 수준이 높은 판단이다. 그러므로 왕치장은 동서의학이 장기간 병존하면서 한의가 점차 개조되어가는 과도기를 거쳐야 한다는 생각에 기울어져 있었다. 이것이 그가 말했던 두 번째 종류의 방법이었다. "두 번째 유파가 주장하는 부화孵化를 위한 과도기간에는 모든 것들이 넘쳐나기 쉽고, 또 온갖 잡귀신牛鬼蛇神들이 생기는 것을 피할 수 없다. … 그러나 오늘날 과학적 신의新醫가 매우 발달한 일본에서도 바로 그 과도기간 동안 웃지 못 할 일들이 수도 없이 생겨났으며, 백귀야행百鬼夜行하는 상황이 많이 있었다"[25]고 하였다. 왕치장은 이 글 속에서 한의가 서양의학을 학습하는 과정을 상당히 모욕적으로 묘사하고 있다. 하지만 그는 이 방법을 결코 취할 수 없다거나 또는 획일적으로 반드시 이렇게 해야만 한다고 생각하지는 않았다. 한의를 즉각 소멸시켜 뒤를 깨끗하게 하는 방법을 추진하려 했던 위원슈의 견해에 비해서는 훨씬 현실적이었다.

근대 의학사에서 한의폐지파는 기본적으로 하나의 학술유파였다. 학술적으로 위원슈를 대표로 삼았고, 그 사상의 근원은 대체로 위에서 말한 내용과 같다. 이 유파의 사상은 비록 잘못된 부분이 있지만 전체적인 출발점은 애국이었고, 자신의 전문 직업분야에서 시작하여 중국을 부강하게 만들기를 바랐다. 이들 중 적지 않은 사람들이 베이양정부에 대해, 특별히 국민당 통치의 어둡고 부패했던 부분에 대해 날카로운 비판을 가했다. 그렇기 때문에 이 유파를 완전히 부정하는 것은 합당하지 않을 수 있다. 그리고 이들이 개인의 정치적 목적을 위해 난징정부의 한의 압제 정책을 지지했다고 말하는 것도 객관적이지 않다. 이들의 생각이 잘못되었던 근원은 당시 과학 발달 수준의 한계나 한의와 서의 사이의 서로에 대한 이해가 결여되어 있었던 것 말고도 그들이 취했던 사상적인 방법 또한 중요한 원인이

24) 汪企張.「過渡—醫的過渡」『二十年來中國醫事芻議』. 1930年版.

25) 汪企張.「過渡—醫的過渡」『二十年來中國醫事芻議』. 1930年版.

었다. 일본의 한의폐지가 그들에게 미쳤던 영향에 대해서는 다음 절에서 살펴보기로 한다.

참고문헌

1. 中華醫史學會上海分會. 「余雲岫先生傳略和年譜」『中華醫史雜誌』. 1954年. 第2期.
2. 俞維良. 「對"余雲岫先生傳略和年譜"的意見」『中華醫史雜誌』. 1955年. 第3期.
3. 程之範. 「余雲岫對待中醫學術的錯誤觀點」『新華半月刊』. 1956年. 第93期.

제2절 근대 중국과 일본의 한의폐지

청일전쟁 이후 중국은 오랜 기간 일본을 본받으려 했다. 일본을 모델로 삼아 서양문화를 전면적으로 도입하면 곧 일본처럼 신속하게 부강해질 것으로 생각했다. 이런 사조는 '5·4 운동' 이후에 이르러서야 비로소 약간의 변화가 일어난다. 의료와 위생 정책 분야에서는 일본의 영향이 근대시기가 끝날 때까지 계속해서 유지되었다.

사람들은 근대 일본의학이 신속하게 발전하게 된 것이 한의를 과감하게 없애고 서양의학을 신속하게 도입한 결과라고 오랫동안 인식해왔다. 심지어 메이지 유신까지도 서양의학의 전입이 발단이 되었다고 생각했다. 근대 중국 지식인 사회에는 이런 관점을 견지했던 사람들이 적지 않았고, 이로 인해 의학계에 한의폐지파가 출현하게 되었다. 이들은 한의의 존재를 중국이 낙후했다는 표지이사 원인 중 하나로 간주했다. 이 때문에 이들은 장기간에 걸쳐 지속적으로 정책 당국이 일본의 정책을 채용하도록 영향력을 행사했다. 1929년 국민당 난징정부는 제1차 전국위생위원회를 소집하여 위원슈 등이 제출한 한의폐지안을 통과시켰고, 한의폐지 사상도 최고조에 이르렀다. 그러나 이 안이 발표되자마자 전국의 한의약계가 함께 일어나 반대했다. 이미 격화되어 있던 동서의학 논쟁은 더 격렬해졌고, 학술논쟁 위주에서 정치투쟁 위주로 성격이 변하였다. 이 논쟁은 무려 10여 년이나 지속되면서 사회 각계의 주목을 받았다. 그리고 국민당 통치 초기, 큰 파문을 일으킨 일대 사건이 되었는데, 여론의 압력에 밀려 난징정부는 한의폐지 법령을 끝내 정식으로 반포하지 못했다.

중국 한의폐지파의 사상은 어디가 잘못 되었는가? 어째서 메이지 시대 일본이 점진적으로 한의를 없애려고 했던 정책은 효과를 거두었고, 중국에서는 이런 정책이 통하지 못했는가? 이 문제는 1930년대 동서의학 논쟁이 최고조였을 때 무려 1,000편 가까운 글을 통해 토론되었다. 그러나 폐지를 주장하는 사람이든 보존을 주장하는 사람이든 어느 쪽을 막론하고 모두 납득할 만한 대답을 제시하지는 못했다. 역사적인 검증을 통해, 또 몇 세대에 걸쳐 진행된 연구들에 의해 지금은 이 문제에 대한 대답을 구하기가 훨씬 쉬워졌다. 필자가 생각하기로 기존에 이루어진 연구들은 대부분 의학의 학술적인 측면이나, 아니면 중국의 국가 정세와 관련하여 이 문제를 다루었다. 순수하게 의학적으로 접근하는 것으로는 이 문제를 원만하게 해석할 수 없다. 국가 정세를 논했던 경우도 많은 연구들이 있었지만 깊이 들어가지 못했다. 그래서 이 절에서는 의학이라는 학술적인 부분은 밀쳐두고 사회라는 좀 더 넓은 영역 속에서, 좀 더 깊은 역사적 맥락 속에서 그 근원을 다루어 보려고 한다. 우선 대체적인 중・일 양국의 근대사를 서로 대비해 보겠다.

1. 중・일 근대사의 계시

역사는 일본과 중국의 근대사 전체가 거의 서로 다른 두 길을 달려왔음을 보여준다. 일본은 1868년 메이지 유신을 시작으로 위에서 아래로 향하는 점진적인 부르주아계급혁명을 완성했다. 온 나라가 한 마음(적어도 상류층은 한 마음이 되었음)이 되었고 이것이 일본 자체의 상황과 적절하게 결합하여 서양문명을 전면적으로 받아들였다. 그리고 불과 한 세대 만에 낙후된 봉건제국이 세계열강의 반열로 진입했다. 25년 후에는 중국을 단번에 패배시켰고, 또 10년 후에는 제정 러시아와 각축을 벌여 완전한 승리를 거두었다. 동방에서 패권을 쥐자 일시에 서구 열강들이 괄목하지 않을 수 없었다. 그리고 제2차 세계대전이 끝날 때까지 줄곧 세계무대에서 일거수일투족이 중요한 영향을 미치는 지위에 있었다. 같은 시기 중국은 시종일관 식민지와 반半식민지, 반半봉건 상태에 처해 있었으며, 각종 개혁적인 실험들이 거의 효과를 거두지 못했다. 상황이 이러하니 '5・4 운동' 전까지는 외모내환外侮內患의 곤경에서 벗어날 수 있다는 희망이 조금도 보이지 않았다. 그리고 최후에는 신민주주의 혁명의 길로 나아갔다.

패전 이후 일본에서는 군국주의 조직과 기관들이 분쇄되었고, 국가의 입국立國 방침 또한 크게 변했다. 중국과 일본은 현대사도 서로 확연하게 다르다. 이것은 이미 모두 잘 알고 있는 사실이므로 여기서 이 문제에 대해 더 설명할 필요는 없을 것 같다. 단지 역사와 단절해서 어떤 문제를 볼 수 없다는 사실을 일깨우는 것만으로 충분하다고 본다.

한마디로 말해 중국과 일본의 근대사는 전체 과정과 귀착점이 서로 완전히 달랐다. 비록 중국이 대규모로 일본을 배우려고 했고, 중국의 개량주의, 구舊민주주의 혁명 지도자들이 대부분 장기간에 걸쳐 일본에 망명생활이나 유학생활을 했으며, 거기서 여론을 만들고 역량을 축적했지만 일본식 방법은 끝까지 중국에서는 통하지 않았다.

여기서 짚고 넘어가야 할 것은 무술변법戊戌變法이 실패한 후에 발생했던 부르주아 개량파와 부르주아 혁명파 사이의 논전이다. 혁명파는 개량파가 취했던 입헌군주적 개량주의 노선을 신랄하게 비판했다. 이들은 나라를 구하기 위해서는 혁명이 선행돼야만 하고, 청 왕조를 전복시켜야 한다는 것을 분명히 했다. 또한 일본 유신의 방식을 중국이 채택할 수 없다는 점도 분명히 했다. 이때의 논전은 단지 민족혁명의 제일 첫 걸음이 어떤 방식을 취해야 하는지만 해결했다. 이것에 수반되는 경제건설, 문화교육, 과학기술의 발전 같은 문제를 해결하는 것은 불가능했다. 신해혁명 이후, 당국자들은 이 문제들에 대해 계속해서 맹목적이고 무비판적인 태도를 취했다. 많은 사람들이 중국도 일본처럼 '전반서화全盤西化'할 수 있을 것으로 믿었다. 근·현대 중외사中外史 학자들 중 일부에서는 근대 이전 중·일 양국의 사회형태와 문화면에서의 일치성을 강조하고, 또 근대 초기에 양국이 동일한 국제 정세에 놓여 있었다는 것을 강조하기도 한다. 그렇기 때문에 이들이 중국과 일본 양국의 개혁과 발전 경험이 서로 본보기가 되기에 충분하다고 결론내린 것은 매우 자연스러운 일이다. 그러나 역사는 이와 같은 추론이 잘못이었음을 현실로 보여준다. 중국과 일본 모두 봉건사회에서 현대사회로 진입하는 시기에 근·현대 과학과 기술을 받아들이는 것을 피할 수 없었다. 그렇지만 중국과 일본의 근고近古와 근대 사회는 서로 차이가 컸고, 두 나라 모두에서 통용될 수 있는 정책 또한 매우 제한적이었다. 사람들은 단지 공통점만 알았지 차이에 대해서는 잘 몰랐다. 중국인들은 이로 인해 많은 고통을 겪었다.

이와 같은 기본적인 분석으로부터 보편적인 의미를 갖춘 결론을 이끌어내야만 한다. 즉, 세계 각 나라의 사회발전사는 동일하면서도 서로 다른 점이 있으며, 단지 그 '같은 점'을 아는 것만으로는 사회문제를 충분히 해석하고 또 해결할 수 없다는 것이다. 우리는 각 나라의 역사와 현 상황이 지닌 특수성도 강조해야만 한다. 각 나라는 먼저 자기 나라가 처한 상황을 깊이 이해해야 하고, 그다음으로 세계 각 나라가 운영되는 큰 흐름을 잘 알아야 한다. 그리고 다른 나라의 경험을 나름대로 소화하고 수정하여 자기 나라가 가진 특징에 적합하게 만들 때 비로소 자기에게 쓸모 있는 것이 된다. 우리가 그대로 베껴오거나 답습할 수 있는 기성품처럼 만들어져 있는 외국의 경험은 거의 없다.

한의 존폐 문제는 결코 국가의 명운을 결정할 정도의 큰일은 아니었다. 그러나 이 속에는 깊은 역사·문화적 배경이 감추어져 있다.

2. 이전 사람들이 논한 중·일 근대사의 차이점과 공통점

근·현대 중·일 두 나라 역사의 귀착점이 서로 달랐다는 것으로부터 위에서 언급한 결론을 얻었다. 하지만 서로 다른 귀착점에 이르게 한 사회적 원인이 무엇인지에 대해서는 아직 다루지 않았다. 사람들은 다음과 같이 물을 것이다. 왜 근대 중국은 일본처럼 신속하게 근대화를 실현하지 못했는가? 이 질문은 우리가 토론하려는 한의폐지 문제와 아무 관계가 없는 것처럼 보인다. 그렇지만 중·일 근대사회의 배경에 존재하는 서로 다른 특징들을 분명하게 밝히는 것은 중국 한의폐지 사상의 잘못된 근원을 깊이 이해하는 데 큰 도움을 줄 것이다.

근대 역사가 중에서 중·일 비교사 연구에 관심을 가지고 종합적으로 이 문제를 다루었던 사람으로는 제일 먼저 궈모뤄郭沫若을 들 수 있다. 캐나다의 역사가 노먼(Norman)은 궈모뤄의 견해를 이렇게 정리했다. "가장 탁월한 중국의 사회사가社會史家 중 한 사람인 궈모뤄는 근래 발표한 자신의 저서에서 중·일 양국이 서로 다른 노선을 취하게 된 이 흥미로운 문제를 다루었다. 그는 청대 중국이 어째서 현대화를 이루지 못했는지에 대한 이유를 다음과 같이 열거하였다. 첫째, 중국이 비록 땅이 넓고 물산物産이 풍부하기는 하나 인구는 결코 조밀하지 않았다. 예부터 국민들은 오래되고 낡은 생산방식에 의존해서도 충분히 생계를 유지할 수 있었다. 이로 인해 새로운 생산방식에 대한 절박한 요구가 없었다. 그렇기 때문에 새로운 생산방식에 적합한 과학과 문화를 이러한 사급사족의 문명 속으로 끌어들이는 것이 쉽지 않았다. 이는 이전부터 서양의 지식 및 과학에 대해 냉담하고 무관심했던 원인이 어디에 있었는지를 설명해준다. 둘째, 중국과 접경하고 있는 말레이 반도, 베트남, 부탄, 조선과 외몽고 등 각 지역에 사는 민족들은 생활수준이 매우 낮았고, 수요도 한정되어 있었다. 그러므로 중국의 생산력을 자극하는 요소가 될 수 없었다. 셋째, 풍부하고도 오래된 문화가 시종 중국에 무거운 부담이 되었다. 자본주의 전前 단계의 문화가 수많은 왕조를 거치면서 3,000년 가까이 지속되었으며 이것은 도리어 중국인들이 그들 문화적 전통의 풍부한 자원만 의지하고 바라보게 만들었다. 그들 자신의 우수한 문화 외에는 주위의 모든 것에 관심이 없는 자아 도취자로 변하게 만들었다. 넷째, 중국 문화는 명대에 서구 문화와 긴밀하게 접촉했다. 만일 이것이 꽃을 피우고 결실을 맺을 기회를 가졌더라면 현대화와 국방의 측면에서 어떤 가치 있는 결과로 변화 발전할 수 있었을 것이다. 하지만 바로 이 시기에 중국은 만주인의 침입을 받아 좌절을 겪게 되었다. 청 왕조는 전적으로 전통문화만을 이용하여 중국을 통치했으며 과거제도는 260년에 달하는 기간 동안 유지되었다. 그 사이 중국의 우수한 인재들이 모두 팔고문八股文 속에 파묻혀 버렸다. 이같은 소모적인 고시제도에 저항했던 사람들마저도 단지 방향만을 바꾸어 옛것을 깊이 연구하고, 음운音韻, 소학小學 같은 학문에 힘을 쏟았을 뿐이다. 이런 풍조는 지금도 여전히 중국문화를 옥죄고 있다. 한 시대를 풍미했던 박학한 대학자들도 대부분 중국 고대의 문화생활을 해석하고 분류하는 데 공헌했을 따름이며, 고대 학술을 전혀 넘어서지 못했다. 청대의 우민정책으로 중국은 이같이 300여 년을 허송세월했다."

"다른 한편으로 일본이 현대화에 성공한 것은 다음과 같은 원인으로 말미암은 것이었다. 첫째, 그들의 국토는 면적이 작고 경작지도 부족했다. 이런 토지의 협소함과 인구의 조밀함은 일찌감치 일본인들로 하여금 해외에 뜻을 두도록 했으며, 구식 생산방식으로 얻어낸 생활수준을 참지 못했다. 둘째, 일본에서 생산되는 상품에 대한 중국인들의 수요가 일본의 기계생산과 공업화에서 하나의 강력한 자극이 되었다. 셋째, 일본인들은 비록 그들 자신의 문명을 가지고 있기는 했지만 중국문화에 신세진 것이 매우 많았다. … 그렇기 때문에 그들은 그들 자신의 고대문화에 얽매이지 않았다. 넷째, 혁신의 시기에 일본은 때마침 비범한 통치자인 메이지 천황이 있었으며, 이와 함께 사이고 다카모리西鄕隆盛, 오쿠보 도시미치大久保利通, 기도 다카히사木戶孝久, 이토 히로부미伊藤博文와 같은 정명 강건精明强健한 대신들이 보좌했다. 당시 일본의 지도자들은 진심으로 유럽문화를 환영했으며, 자국의 전통문화를 버렸다. 특히 자신들의 유가적 색채를 버렸다."[26]

궈모뤄가 내렸던 이런 결론은 상당히 체계적이며 식견을 갖추었다. 하지만 지금의 관점에서 볼 때 인구밀도와 문화적 부담을 중요한 원인으로 본 것에 대해서는 더 많은 토론이 필요하다.

노먼은 기본적으로 이런 견해에 동의하였다. 그러나 그는 왜 중국이 일본이 걸어갔던 것과 같은 길을 가지 못했는지에 대한 매우 중요한 다른 원인 하나를 제시하고 있다. 그는 다음과 같이 썼다. "선견지명이 있었던 래플스(Stamford Raffles, 1781~1826)의 동인도회사는 일본에 흥미를 갖지 못했다. 이 시기 대영제국이 모든 역량을 집중하여 겨냥했던 것은 멀리 떨어진 섬나라 일본이 아니었다. 이전부터 풍요롭다고 일컬어지던 제국, 곧 중국이었다. 1819년에 싱가포르를 점령한 것과 대 중국 무역(특히 아편무역)이 증가한 것은 영국이 상업적 이익 아래 중국 연해 일대에 전초기지를 설치하려는 의도를 뚜렷하게 나타낸 것이었다. 무역의 장애를 타파하기 위해 영국은 일전을 벌였고 결국 청 왕조를 패배시켰다. 그리고 최초의 불평등조약인 난징조약(1842년)으로 중국을 속박했다. 영국의 무역상들은 이처럼 희망적이지만 아직까지 현실화되지는 않은 풍요로운 시장을 개척하느라 겨를이 없었다. 그렇기 때문에 그들은 동북쪽 귀퉁이에 위치한 암석으로 가득 찬 군도群島에 대해서는 관심을 기울일 여력이 없었다"[27]라고 하였다.

『일본유신사日本維新史』는 이같은 논점을 여러 차례 반복해서 설명하고 있다. 즉, 일본의 메이지 유신을 전후한 시기에 주요 자본주의 국가들은 중국을 침략하는 데 온 힘을 집중하고 있었으므로 일본이 은연중에 보호받게 되었다는 것이다. 이에 더해 중국의 폐관閉關정책의 실패는 반면교사가 되었고 의심의 여지없이 일본에 많은 깨달음을 주었다. 이 일은 그들로 하여금 열강과 교류를 맺을 때 좀 더 지혜롭고 융통성 있는 책략을 취하도록 만들고 또 시간을 벌게 했다.

메이지 유신을 전후한 시기의 일본은 앞서 기술한 유리한 조건을 알맞게 충분히 이용했고, 전광석화와 같이 훌륭하게 근대화의 과정을 완성했다. 그러나 중국은 갑오년 청일전쟁

---

26) Herbert Norman 著, 姚曾廙 譯.『日本維新史』. 商務印書館. 1962. 34쪽.

27) Herbert Norman 著, 姚曾廙 譯.『日本維新史』. 商務印書館. 1962. 40쪽.

에 참패하고 나서야 나라 전체가 충격을 받았고 비로소 꿈에서 깨어났다. 그리고 국가를 멸망의 위기에서 벗어나게 하고 부강하게 만드는 길은 오로지 일본이 밟았던 길을 따르는 것밖에 없다고 생각했다. 일본을 배우자는 열풍이 중국을 뒤덮었으며, 모든 분야에서 일본을 모델로 삼았다. 새로운 사상과 새로운 물건들이 폭발적으로 수입되는 나라 상황은 많은 중국인들을 희망으로 가득 차게 만들었다. 이런 류의 피상적인 견해는 중국 사상계를 2, 30년 동안이나 계속해서 지배했다.

중국이 세계를 향해 눈을 돌리기 시작했을 때 직접적이든 간접적이든 근대 사상과 과학기술을 반드시 수입해야만 했다. 하지만 당시의 중국인들은 일본이 성공할 수 있었던 이유가 중국이 갖추지 못한 사회적 조건에 있다는 것을 결코 알지 못했다. 일본의 방식이 중국에 반드시 적합한 것은 아니었다. 실제로 일본에게 유리하게 작용했던 조건들은 위에서 열거한 것들로 끝나지 않는다. 지금까지도 중국인들의 일본에 대한 연구는 철저하지 못하다. 일본인들의 중국에 대한 연구보다 훨씬 못하다고 해도 무방하다. 일본이 중국을 침략했을 때 어떤 역사가는 중·일 근대사를 이처럼 평가했다. "일본은 정치와 경제적인 면에서 중국으로부터 늘 증오와 반대, 타도, 심한 경우 모욕까지 당해왔다. … 문화적인 면에서 일본은 중국을 통솔, 지도하고 있으며, 중국은 일본을 존경하여 모방하고 있다. 심지어 맹종하는 부분까지 있다"[28]라고 하였다. 책에는 또 다음과 같이 쓰여 있다. "과거 매우 오랫동안 일본은 중국문화의 영향을 받아왔다. 그러나 청일전쟁 이후로는 그 지위가 역전되었다. 청일전쟁 이후 중국은 일본이 가진 문화를 숭배하고 심지어 어느 정도는 맹목적으로 모방한다고까지 말할 수 있다"[29]라고 하였다. 일본을 모방하자는 붐이 만들어낸 결과에 대해서도 이 책에서는 "중국 군벌軍閥의 4분의 3이 일본 출신이다. 중국의 문학가들도 대부분 일본에 유학한 사람들이다. … 설령 일본 학교 출신이 아니라 하더라도 적어도 유명해진 다음에는 '한 번 정도 일본에 유학'하지 않으면 안 되었다",[30] "정확한 통계는 아니지만 수년 전에 조사한 바에 의하면 일본에 유학했던 중국 학생, 학자들이 대략 10만 명 이상에 달한다고

28) 사네토 케이슈(實藤惠秀) 著, 張銘三 譯.『日本文化給中國的影響』. 新申報刊出版. 1943. 3쪽.

29) 사네토 케이슈(實藤惠秀) 著, 張銘三 譯.『日本文化給中國的影響』. 新申報刊出版. 1943. 3쪽.

30) 사네토 케이슈(實藤惠秀) 著, 張銘三 譯.『日本文化給中國的影響』. 新申報刊出版. 1943. 27쪽.

한다"[31]라고 하였다. 문화침략을 주장했던 이 일본인이 기술한 기본적인 정황은 의외로 사실과 일치한다.

『구화동점사歐化東漸史』라는 책에는 대규모로 일본을 학습한 결과를 개략적으로 서술하고 있다. 그 요점은 아래와 같다.

중국이 학생을 일본에 파견하기 시작한 것은 광서光緖 22년(1896년)부터다. 청일전쟁 이후 중국은 국력이 일본에 미치지 못함을 스스로 깨달았다. 일본이 서양을 모방하여 일거에 강대국이 되었던 것이 자연스럽게 중국이 본보기로 삼아야만 할 장점이 되었다. 일본은 거리가 가깝고, 비용이 적게 들며, 문자도 유사하였으므로 유학생이 날로 늘어났다. 이처럼 간접적으로 수입한 서구화가 직접 수입하는 것보다 더 필요했다. 의화단 사건(Boxer Rebellion) 후 변법變法에 대한 요구가 더욱 절실해졌고 일체의 신정新政을 처리할 인력이 필요했다. 각 성省은 경쟁적으로 유학생을 파견했다. 광서 27년에서 32년에 이르는 동안 유학생은 1만여 명에 달했다. 이전 어떤 시기에도 없었던 일이었다. "청말 혁명이 성공한 것은 거의 모두가 일본 유학생들의 공적이었다. 지금 나라 안에서 사용되는 새로운 용어는 모두 일본에서 수입한 것이며, 책들도 대다수가 일본 책을 번역한 것이다. 30년 동안 일어난 문체文體의 변화도 일본에서 기원한 것이다. 공장의 엔지니어들과 법정의 법관들 대다수가 일본에서 귀국한 자들이다. 하지만 20년 동안 뿔뿔이 흩어져 할거割據하면서 매일 내부에서 다툼을 일으키고, 국사를 돌보지 않고 방치하여 민생을 심각한 도탄에 빠지게 한 것 역시 일본 사관학교를 졸업한 무인들이 가져다 준 선물이었다."[32]

중국이 일본을 학습한 결과가 어찌하여 부정적인 것이 대부분이고, 중국 사회의 문제도 거의 해결하지 못했는가? 아쉽게도 『구화동점사』는 이 문제를 진지하게 해석하지 않았다. 위에 기술한 근대 중·일 비교사 연구자들의 관점을 통해 우리가 알 수 있는 것은 당시의 일본에 대한 숭배와 모방이 이 원인 중 하나였다는 점이다. 한의폐지 사상의 출현도 일본에 대한 모방에서 나온 것이다.

어떤 사람은 일본의 메이지 유신도 모두 서양을 모방한 것이 아니냐고 말한다. 엄밀하게

31) 사네토 게이슈(實藤惠秀) 著, 張銘三 譯. 『日本文化給中國的影響』. 新申報刊出版. 1943. 33쪽.

32) 張星烺. 『歐化東漸史』. 商務印書館. 1934.

말해 일본의 유신은 완전한 모방으로 볼 수 없다.

3. 일본식의 유신과 중국식의 혁명

메이지 시기 일본은 어떻게 신속하게 근대화를 이룩할 수 있었는가? 이에 대해 현대의 유명 역사학자 이노우에 야스시井上靖는 다음과 같이 상세하게 기술하였다. "메이지의 문화는 자본주의 생산이든, 아니면 일반 국민을 병사로 삼은 군대와 근대 과학 기술이든 그 어떤 것이든지 모두 메이지 유신 이전에 싹이 트고 있었다. 그렇기 때문에 이 같은 문명의 전래가 단 시간 내에 이루어질 수 있었고, 또한 대부분 일본인 스스로의 역량으로 성공을 거둘 수 있었다", "관료들의 독재 통치 아래 행정, 군사, 교육, 문화, 산업 등 모든 분야에서 신속하게 서양 근대 문명의 물질적인 성과들을 흡수했다", "정부의 강제에 의해 풍속마저도 변화 시킬 수 있었다. … 결론적으로 일체의 모든 면에서 위로부터 내려오는 하향식 근대화가 상향식 근대화를 압도했다", "위로부터 내려오는 하향식 근대화란 바꾸어 말하면 통치자(상부)의 요구를 실현하는 것이었다. 특히 군사기술과 장비의 근대화가 중심이 되었다. … 의학에서도 군사적 목적의 외과의학이 우선적으로 발전되었다."[33] 이상은 이노우에 야스시가 메이지 유신의 다섯 가지 특징을 총정리하면서 한 말이다. 이 중 가장 두드러진 특징은 "일체가 모두 위로부터 내려오는 근대화"라는 것이다. 이런 방식의 근대화가 성공하려면 통치 집단에 고도의 지혜와 의견일치가 요구된다. 당시 일본은 바로 이런 조건을 구비하고 있었다. 외국으로부터 침략과 압박이 빈발하고, 국내 상황이 위기에 놓였을 때는 국가가 신속하게 약점을 강점으로 전환시키는 것이 필요하다. 이것이 가장 중요한 조건이다. 이 같은 일본식 유신이 최종적으로는 군국주의를 초래하고 말았기에 어쩌면 칭찬만 할 수 없을지도 모른다. 하지만 같은 시기의 중국과 비교했을 때 이것은 의심할 여지없이 뛰어났던 부분이었다. 우리는 메이지 이후 정부가 실시했던 교육과 관련된 정황을 통해 이 같은 관료 독재의 결의와 역량이 어떠했는지 살펴볼 수 있다. "유신 이후 교육이 단계적으로 보급되었다. 산골 벽지 어느 곳을 막론하고 모두 책 읽는 소리가 울려 퍼졌다. 그러한 결과

33) 이노우에 야스시(井上靖) 著, 天津歷史研究所 譯.『日本歷史』. 天津人民出版社. 1975. 557, 558쪽.

로 하층 계급의 백성들도 예외 없이 모두 문자로 자신의 뜻을 표현할 수 있게 되었다. 소학교에서는 학령기 아동의 취학률이 이미 100% 가까이에 도달했고, 매년 징병검사에서 장정들을 대상으로 실시한 학력조사 결과에서도 글 읽는 법과 산술을 완전히 모르는 자가 100명 중 1명도 채 되지 않는 것으로 나타났다."[34] 대략 메이지 20년 즈음에 일본의 교육 보급이 이런 정도에까지 도달했다. 이런 결과는 통치 집단이 교육을 극단적으로 중요하게 생각했던 것과 불가분의 관계가 있다. 이와 반대로 중국은 어느 시기에 이런 수준에 도달했는지 생각해 볼 필요가 있을 것이다.

1860년대 이후 중국에는 양무파와 부르주아계급 개량파가 나타났다. 그들은 모두 위에서부터 아래로 서양문명을 도입하려는 시도를 했다. 특히 후자의 주장은 메이지 유신의 강령에 상당히 근접하였으며, 지도자들의 세계 흐름에 대한 이해도 메이지 시대 대신大臣들에 뒤지지 않았다. 하지만 그들은 결국 실패하고 말았다. 여러 가지 이유가 있겠지만 통치 집단 내부의 실력 있는 핵심인사들이 높은 수준의 지혜를 공유하지 못했고 의견일치를 이루지 못했던 것이 실패한 원인 중 하나였다.

4. 고대시기 중·일의 비교

위에서 "메이지의 문화는 자본주의 생산이든, 아니면 일반 국민을 병사로 삼은 군대와 근대 과학 기술이든 그 어떤 것이든지 모두 메이지 유신 이전에 싹이 트고 있었다"라고 말한 바 있다. 이와 같은 기초가 있었으므로 메이지 유신의 지도자들이 배출되는 것이 가능했고, 또 메이지 이후의 신속한 비약을 보장할 수 있었다. 그렇기 때문에 일본의 근대화가 신속하게 성공할 수 있었던 원인을 근본적으로 밝히려면 그 이전의 역사로 거슬러 올라가 살펴보는 것이 필요하다. 과거 역사가들은 이 점을 그다지 중요하게 생각하지 않았다. 중·일 근대사에 대한 비교연구를 진행하려면 이 점은 매우 중요하다. 더군다나 오랜 기간 사람들은 의학이 일본 근대사에서 매우 중요한 역할을 했다고 말해왔으므로 우리들 역시 먼 길을 달려가야만 비로소 진정으로 근대 일본이 한의를 폐지하려 했던 사건의 근원

34) 타카하시 슌조(高橋俊乘) 著, 秦企賢 譯.『日本教育史』. 260쪽.

을 설명할 수 있을 것이다.

오랜 기간 중국이 일본을 모방해야 한다는 이론적 근거로 제시되었던 것은 곧 중국과 일본의 고대 역사에 있어서의 일치성이었다. 이런 견해는 대단히 단편적이고, 심하게 말하면 기본에서부터 잘못된 것이다. 고대 일본이 문화적으로 오랜 기간 중국의 영향을 받았다는 것은 세계가 다 알고 있는 사실이다. 하지만 그렇다고 이것이 근대 이전의 중국과 일본 양국의 사회적 상황이 항상 서로 비슷했다는 것을 의미하지는 않는다. 필자가 알고 있기로 명 이전에는 중국문화가 확실하게 일본에 영향을 미쳤다. 하지만 사회 형태에는 큰 차이가 있었다. 명대 중엽 이후부터 중국문화가 일본에 미치는 영향은 점차 줄어들었으며, 이에 반해 서양문화가 일본에 미치는 영향은 날이 갈수록 커졌다. 일본이 서양문화를 진정으로 이해하게 된 것은 중국보다 1세기 이상 빠르다고 할 수 있다.

최근 역사가들이 인정하는 사실史實은 다음과 같다.

서한西漢시대 말 중국에서 봉건사회가 이미 성숙해가고 있을 때 일본은 아직도 원시 사회를 벗어나지 못했다. 이때 일본은 중국으로부터 새로운 생산력(금속기구와 농업기술 등)을 수입했다. 하지만 결코 일거에 봉건사회로 진입하지는 못했고 오랜 기간 노예사회를 유지했다. 수당隋唐 시대에 일본은 다시 한 번 대규모로 중국문화를 수입하였다. 그렇지만 일본에서 봉건사회는 중국의 남송南宋 중기쯤에 이르러서야 비로소 형성되었다. 뿐만 아니라 일본 고대의 봉건사회는 전형적인 중앙집권제 국가를 한 번도 형성한 적이 없었다. 이는 메이지 전까지도 여전히 번藩이라는 할거 형태의 제도가 존재했다는 것으로 충분히 설명할 수 있다. 일본의 봉건사회는 중국 춘추전국시내의 군웅쟁패와 유사한 형태로서 패주霸主가 실질적인 왕권을 행사하는 상태였다. 이와 같았기 때문에 메이지 이전에 막부를 전복시키기 위해 여론전을 펼 때 '존왕양이尊王攘夷'가 중요한 구호로 사용될 수 있었다. 그리고 '존왕尊王'의 구호 아래 처음으로 가장 통일된 중앙집권제 전제국가가 건립되었다. 또 봉건전제라는 외투 속에서, 위에서부터 아래로 향하는 부르주아계급혁명을 신속하게 완성했다. 이와 반대로 중국 근대시기에 있었던 대혁명, 예를 들어 태평천국太平天國과 신해혁명辛亥革命은 모두 청 왕조를 전복시키는 것을 제일의 목표로 삼았다. 이것이 두 나라에서 서로 다른 역사적 배경을 만들어 내었다.

일본이 대규모로 중국 문화를 수입한 후에 —특히 당唐 이후— 일본은 왜 중국을 따라 중국과 완전히 똑같은 봉건사회제도를 수립하지 않았는가? 다양한 원인이 있을 것이다. 하지만 필자가 생각하는 가장 중요하고 또 직접적인 원인은 일본인들이 중국의 과거제도를 도입하지 않은 것이다. 일본은 일찍부터 유가儒家 사상을 존숭했고, 학술, 기예技藝, 문예文藝, 복식服飾, 기명器皿, 생활방식 등 모든 방면에서 중국을 학습했다. 하지만 그들에게는 시종 견고한 문화제도—과거를 통한 인재 선발—에 의존하는 봉건사회가 없었다. 이 같은 제도는 한편으로는 봉건관료를 길러내지만 다른 한편으로는 유가사상에 의한 통치를 강화하는 것이기도 했다. 이것은 봉건통치를 유지하는 데 군대나 법률보다 훨씬 효과가 크다. 봉건사회가 막바지에 이르면 이런 제도의 타성惰性은 점점 더 두드러진다. 이것이 바로 근대 중국이 진정으로 개혁에 착수하려고 했을 때 과거를 폐지하고 학교를 진흥하는 것부터 시작할 수밖에 없었던 이유였다. 일본인들은 우선 이러한 족쇄로부터 벗어날 필요가 없었다.

봉건적인 과거제도는 지식인들의 창조적인 정신을 질식시켰다. 그것은 지식인들로 하여금 일생을 유가 경전, 기껏해야 자연과학과는 아무 상관이 없는 역사·문학·철학 등과 관련된 내용을 읽는 데 몰두하도록 압박했다. 그 결과 지식인들은 노동에 종사하는 사람들을 업신여기고, 또 자연과학에 대한 연구를 깔보았다. 그들은 보수적이면서 스스로를 대단하게 생각했으며, 봉건적인 통치 집단 안에서 시종 우월한 지위를 차지했다. 따라서 봉건사회 내에서 제한적인 개혁이 진행될 때마저도 이들이 종종 걸림돌이 되었다. 일본이 중국문화를 받아들이면서도 이런 정도에 이르지는 않았으니 실로 큰 행운이었다.

이상은 대체로 명말明末 이전 중·일 양국 사회사의 주요한 차이점들을 서술한 것이다. 다만 이 시기에 양국은 장기간에 걸쳐 우호적인 관계를 유지하였고, 각 분야의 교류 또한 빈번하게 이루어졌다. 의학 분야로 말하자면 어느 날 중국에서 중요한 학파와 저서들이 유행하면 불과 2, 30년 안에 이것들이 일본에 전해질 수 있었다. 이 때문에 지금 일본에 보존되어 있는 명대와 그리고 명대 이전의 고의서들은 심지어 중국보다도 더 많다.

명대 중엽 후 세계에는 심각한 변혁이 발생했다. 서양은 길고 긴 중세로부터 깨어났다. 근대 과학기술과 자본주의 제도는 그것이 싹텄을 때부터 전 세계로 확산하려는 노력이 시작되었다. 세계는 복잡하게 변해 갔다. 중·일 관계는 날이 갈수록 소원해졌다. 결과적으로 볼 때 명대 중·말엽에서 19세기 말에 이르는 300년 동안 중·일 관계는 나쁜 방향으로 발전했고, 외교와 문화 교류 모두 부진했다. 이 기간 일본의 왜구倭寇들은 중국의 동남

연안을 오랫동안 노략질했다. 중・일 양국은 몇 차례 조선으로 인해 분쟁을 겪었고, 일본이 대만과 류큐琉球(지금의 오키나와에 있었던 옛 왕국—역자 주)에 군대를 파견하는 등 중국과 일본 양국만의 문제에 그치지 않았다. 이런 일들은 모두 세계의 정세 변화와 관계가 있었으며, 적어도 일본이 그들이 한때 추앙했던 중화문명을 버리기 시작했음을 증명하는 것이었다.

거슬러 올라가면 명대 말 중국은 오히려 일본보다 더 일찍 그리고 더 적극적으로 서양 문명을 받아들였다. 동서양 무역 면에서 그 시기 일본은 중국과 서로 비교할 수 있는 상태가 아니었다. 하지만 애석하게도 마침 그 시기에 역사적 비극이 일어났다. 만주인들이 중원으로 들어 온 이후 그들은 통치를 견고히 하기 위해 봉건사상 강화를 주요 수단으로 삼았다. 강희康熙 황제 통치 후기에 접어들면 여러 가지 원인으로 동방으로 오는 선교사들의 수가 급격하게 감소하였다. 이같이 유일하게, 희망적으로 진행되던 동서양 문화교류의 경로가 이로 인해 끊어지고 말았다. 이에 더해 청 제국은 100여 년간 엄격하게 쇄국을 유지했으며, 서양의 선도적인 자본주의 국가들이 이룩했던 상업, 외교 등 분야의 노력에 대해서도 못들은 척 귀를 막았다. 건륭乾隆이 상대적으로 총명한 황제였음에도 불구하고 세계의 큰 흐름과 서방세계에서 일어난 심각한 변혁에 대해서는 완전히 무지했다. 그런 까닭에 그는 가끔 청 제국을 중흥시킬 능력이 없다고 한탄하면서도, 중화제국이 천하제일이라는 단꿈을 꾸고 있었다. 건륭 황제 이후에는 이미 대세가 기울어져 만회할 수 없을 정도가 되었다. 아편전쟁 직전에 이르면 청 조정의 흠천감欽天監에 임직된 서양인들도 이미 죽거나 흩어져 아무도 남지 않았다. 이런 까닭에 중국이 어쩔 수 없이 눈을 떠서 세계를 바라보았을 때 그들은 완전히 생소한 새로운 세계를 발견했던 것이다. 역사가 만들어 낸 거리의 차이는 이미 어찌할 수 없게 되어 버렸다.

이 300년 동안 일본은 중국과 완전히 달랐다. 일본도 에도시대江戶時代에 쇄국정책을 실행하고 교회를 탄압한 적이 있었다. 그러나 일본은 섬들로 이루어진 나라이며 국가조직이 느슨해서 엄격하게 쇄국을 실행하는 것이 불가능했다. 이에 더해 일본인들 자신이 가지고 있는 외향성은 명・청 양대 모두에 걸쳐 적지 않은 관료 또는 비관료 일본인들이 조선・중국, 동남아를 향해 출로를 모색하게 했다. 이들의 서양 문화 교류는 중국에 비해 훨씬 범위가 넓어 얻는 것이 많았다.

"포르투갈인은 일본에 최초(1543년)로 나타난 유럽인이었다. 그들은 일본인에게 총포를 소개했으며, 이러한 총포는 봉건 영주들 사이에서 날이 갈수록 그 수요가 늘어났다", "최초로 일본을 통일한 인물인 오다 노부나가織田信長는 유럽인의 무역과 포교를 제한하는 어떤 조치도 취하지 않았다. 그는 총포가 필요했으며, 그의 군사적 승리는 어떤 면에서 보면 이러한 총포를 대량으로 사용함으로써 얻은 것이었다. 노부나가는 큰 불교사원 세력들과 싸울 때도 유럽 선교사들의 도움을 받았다. 그런 연유에서인지 그는 어느 정도까지는 선교사들을 보호했다", "히데요시秀吉 역시 노부나가와 마찬가지로 유럽인들과의 무역에 관심을 가지고 있었다. 특히 조선 원정에 나설 시기에는 더더욱 그들의 물자원조를 얻으려고 했다." 1587년 히데요시는 선교를 금지하는 명령을 내렸다. 하지만 "외국무역에 종사하고, 그리고 포교활동을 하지 않는 상인은 관련이 없다"는 것을 강조했다.[35]

이상은 일본과 서양의 초기 접촉 상황이다. 주안점은 무역이었다. 이것은 서양인들과 공통된 언어로 작용했다. 이 시기에 대량으로 들여왔던 총포는 의심할 나위 없이 당시 최고의 선진 기술이었다. 이후 명력明曆 2년(1656년)에는 천문학 방면의 저서들이 번역되기 시작했다. 이는 일본어로 번역된 최초의 서양 서적이다. 상당히 긴 시간을 두고 살펴볼 때, 비록 서양문명이 정부에 의해 장려되지는 않았지만 일본에서는 중국처럼 오랜 시간 교류가 완전히 중단된 적이 없었다.

의학 분야 역시 문제를 잘 설명할 수 있다. 16세기 중반 포르투갈의 외과가 일본으로 전입되었고 또 약간의 일본인 전문가들이 양성되었다. 1648년에는 네덜란드의 외과 전문가(네덜란드의 외과는 상당히 발달되어 있었음)가 일본에 건너 왔으며, 1673년에는 네덜란드 외과에 뛰어난 니시 겐뽀西玄甫가 시의侍醫로 임명되어 서양 근대의학이 상류층 인사들에게 알려지기 시작했다. 초기에는 순전히 경험적인 근대 임상의학(주로 외과)이 전파되었다. 서양의학의 실험의학파가 일본에서 창설된 이후에는 발전 속도가 더욱 빨라졌고 또 질적인 변화도 있었다. 이 시기 (명대 중・말기부터 청대 말에 이르는 약 300여 년 동안) 중국에서는 서양에서 의학을 전공한 전문 의사가 한 사람도 나타난 적이 없었다. 초기의 선교사들은 단지 두 권의 의학 전문서적을 번역했을 뿐이었고, 다른 저작들 속에서 서양 고대와

---

35) Gal'perin A.L.(加爾別林) 著, 伊文成 等 譯. 『日本近代史綱』. 三聯書店. 1964. 19, 20쪽.

근대 의학 지식을 산발적으로 약간 소개했을 뿐이었다. 사정이 이러하니 서양 의학은 중국 의학계에 아무 영향을 미치지 못했다. 또 이 시기에 중국인으로서 서양 의학을 전문적으로 배운 사람도 없었다. 외과 역시 거의 기록을 찾아 볼 수 없으니, 더욱 희한한 일이다. 아편전쟁 직전에 이르러서야 비로소 교회에 소속된 의사들이 중국에 들어왔으며, 비교적 체계를 갖춘 중문으로 된 서양의학 서적은 1851년 이후가 되어서야 출현했다.

일본은 이 300년 동안 서방세계와의 문화 교류와 무역에 지속적으로 힘을 쏟았으며, 중국과의 관계는 날이 갈수록 소원해졌다.

일본에서 한의漢醫의 발전은 1545년에 미나세 도우산曲直瀨道三이 이李·주朱 의학(이동원李東垣과 주단계朱丹溪 의학, 즉 중국의 금원사대가 의학을 말함—역자 주)을 제창했던 것에서 멈추었다. 뒤에 비록 중국의 한의가 초빙을 받아 일본으로 건너가기도 했지만 일본 한의계漢醫界에 미친 영향은 매우 적었다. 다시 더 뒤인 18세기 중엽에 이르러서는 요시마스 토도吉益東洞가 반병일독설萬病一毒說을 제창하였다. 분명히 전통적인 한의학 이론과는 거리가 멀었고, 당시의 서양의학 이론과 더 가까웠다.

명말 이후 의학 분야에서 중국문화가 일본에 미친 영향이 매우 적었음을 보여주는 전형적인 예로 두 가지 사건을 들 수 있다. 하나는 청대 중국에서 성행했던 온열학파가 일본에 전해지지 않은 것이고, 다른 하나는 중국의 인두人痘를 통한 천연두 예방법이 명대 말에 이미 성숙했음에도 불구하고 일본에서는 전혀 실행된 적이 없다는 사실이다. 그러나 이 발명은 오히려 중앙아시아에 전파되었고 다시 서구 유럽의 많은 지역에 전파되었으며, 동시에 러시아에도 전파되었다. 이런 상황은 명대 중엽 이전에는 상상도 못 할 일이었다. 이 사례들은 근대 이전 300년 동안에는 중·일이 문화 교류가 밀접한 이웃나라라는 관계에서 벗어나 점차 각자의 길을 갔다는 사실을 설명해준다. 특히 1720년대 이후 도쿠가와 요시무네德川吉宗가 집권하던 시기에 일본은 서양 문화 도입을 가속화했으며, 이는 중국 양무파와 비교할 때 140여 년이나 빨랐다.

일찍이 이런 관점이 유행한 적이 있었다. 즉, 일본의 근대화 또는 메이지 유신의 성공은 서양의학의 전입에 그 공을 돌려야 한다는 것이다. 이것은 의학 혁명이 사회 혁명을 초래했다는 것이어서 한쪽으로 치우친 관점임이 분명하다. 그러나 이런 관점은 당시 저명한 사상가들에게 큰 영향을 미쳤다. 루쉰魯迅은 자신이 "일본의 유신은 대부분 서양의학에서 발단한 것"이라고 오해했었음을 특별히 언급한 적이 있다(『눌함·자서吶喊·自序』). 이런 관점은, 첫째 역사를 잘 이해하지 못해 문화교류를 문자적인 학설상의 것으로 제한해버린 것이고, 둘째는 사회 혁명의 요인들을 지나치게 단순화시켜 파악한 것이다. 자연과학의 어떤 한 분야에서 일어난 새로운 변혁이 (특히 의학에서의 변혁) 사회 혁명을 초래했다는 것은 황당한 추론이다. 코페르니쿠스의 새 학설이 중세 유럽의 종교 통치에 큰 지각변동을 가져오긴 했지만 그렇다고 서구에서의 부르주아계급 혁명이 대부분 천문학 분야의 대혁명에서 발단되었다고 말할 수는 없다. 일본에서 일어난 일들을 순서대로 말하면 가장 먼저 전입된 서양 과학기술은 군사무기였으며, 그다음은 천문학이고, 그다음이 의학이었다. 의학이 전입된 이후에 영향력이 컸던 이유는 근대의학 그 자체와 함께 일본이 오래전에 도입했던 한의체계 때문이었다. 서양의학 이론을 가장 먼저 체계적으로 소개 했던 사람들은 바로 한의漢醫와 한학漢學에 정통했던 저명한 지식인들이었다. 그들은 한의와 서의를 구별하는 것에 매우 민감했으며, 상류층과 여론에 영향을 미칠 수 있는 능력도 있었다. 서양의학의 전입 이후 서양의학에 뜻을 두었던 사람들은 한 걸음 더 나아가 서양의 문자와 말을 연구했고, 이를 통해 서양과학을 전면적으로 받아들일 준비도 점차 갖추었다. 서양의학이 메이지 유신에 미친 영향을 과도하게 평가했던 것은 의학계가 자신의 학문을 편애한 것에서 비롯된다. 중국 의학계에는 1940년대에 이르러서도 여전히 '나라를 부강하게 하려면 반드시 종을 먼저 강하게 해야 한다强國必善强種'라는 극단적인 과학구국론을 외쳐대는 사람들이 있었다. 이것은 반박할 만한 가치도 없다. 중국의 한의폐지론자들은 이런 사상에도 큰 영향을 받았다. 그들은 일본을 예로 들어 한의폐지 이유를 말했다. "요컨대 구의舊醫가 하루 빨리 제거되지 않으면 국민들의 생각도 변하지 않을 것이고, 새로운 의료사업 역시 향상되지 못할 것이며, 위생행정도 진전될 수 없을 것이다"[36]라고 하였다. 그들은 한 걸음 더 나아가 중국사회의 병폐를 만든 문화적 근원이 한의에게 있다고 하여, 그 잘못을 뒤집어씌우기도 했다. 또 한의를 중국 문화가 낙후되었음을 보여주는 지표로 간주하기도 했다. 이와 같은 논조는 위윈슈, 왕치장 등 한의폐지파 중견 인물들의 저작에서 거의 공통적으로 나타난다. 지금의 역사가 이미 이것에 대해 대답하고 있으므로 여기서는 더 많은 말들이 필요치 않다.

36) 余雲岫.『醫學革命論』二集. 186쪽.

『일본근대사강日本近代史綱』에서는 일본의 부르주아계급 혁명 직전 상황을 다음과 같이 기술하였다. "일본이 경제, 문화 방면에서 낙후되어 있었다는 판단은 의심할 여지없이 정확하다. 다만 100년이 넘는 시간 동안 네덜란드의 자연과학 서적들이 일본에 수입되었다는 사실을 가볍게 볼 수는 없다. 비록 이런 서적들의 선택이 우연히 이루어지고 또 일본인에 대한 영향 역시 지극히 미미했음에도 의외로 이 책들은 일본의 많은 지역으로 퍼져 나갔다. 네덜란드어에 정통하거나 유럽 문화에 관심을 둔 일본인들, 즉, 난학가蘭學家들의 수가 늘어났다. 일본 사회의 진보적 인사들이 된 난학가들은 규슈九州, 하코다테函館만이 아니라 어디든지 있었다."[37] 러시아 사람들의 관점에서 본다면 일본은 18세기 초부터 서양문명 수입에 속도를 내었는데 이것은 피터 대제 때보다 대략 반세기 정도 늦었고 수입 규모도 매우 작았다. 하지만 중국과 비교하면 일본인들이 한 세기 남짓 더 빨랐다. 그렇기 때문에 일본의 유신은 '짧은 기간에 그리고 주로 일본인 스스로의 역량으로 성공을 거두었다'고 할 수 있다.

결론적으로 근대 일본이 신속하게 강대하게 된 것(의학 위생을 포함)은 하루아침에 이루어진 우연한 역사적 현상이 아니었다. 고대 일본은 겹겹이 쌓인 어려움을 극복하고 중국문화를 수입하여 이것을 일본사회에 정착시켰다. 명대 중·말엽 이후 어느 날 갑자기 서양문화가 동쪽으로 전해졌을 때 일본은 이것을 부지런히 연구했다. 일본인들의 새로운 사물에 대한 열정을 잘 보여준다.

5. 메이지 시기의 의료 개혁과 중국의 한의폐지

메이지 유신 후 의료제도 개혁을 확정했을 당시의 배경은 어떠했는가? 분명히 해 둘 것은 당시 일본은 정치·군사·경제, 그리고 학술적인 면에서 한의를 점진적으로 소멸해야 할 필요가 있었고, 실제로도 그렇게 하는 것이 가능했다는 점이다. 통계에 따르면 메이지 직전 일본에서 난의蘭醫와 한방의漢方醫의 비율은 이미 1 : 4에 도달해 있었다.[38] 중국의

37) Gal'perin A. L. 著, 伊文成 等 譯.『日本近代史綱』. 三聯書店. 1964. 117쪽.

38) "메이지 초년의 조사에 의하면 의사 100명 중 과학의(科學醫)가 겨우 21명이었으며, 메이지 7년경에도 여전히 한방의(漢方醫) 8명 대 과학의 2명의 비율이었다. … 메이지 25년 5월 1일의 조사에서는 전국 의사 총수 40,432명 중 대학 출신자 1,041명, 특별 허가 의학교 출신자 744명, 개업시험 합격자 4,072명, 외국 의학교 출신자 9명이었으며, 처음 시작할 때 정부가 시험을 면제하고 허가한 사람들이

경우에는 1929년 한의폐지안이 제출될 당시 서의사의 수가 한의의 100분의 1에도 미치지 못했다.[39)]

난의는 일본에서 100여 년 동안 전파되었다. 이 과정에는 난의에 대한 지식인 사회와 일반 여론의 신뢰도 매우 중요하게 작용했다. 의학사가들은 『해체신서解體新書』가 출현한 것을 일본 근대 실험의학파의 진정한 출발로 본다. 이 책은 안에이安永 2년(1774년)에 번역이 완료되었으며 당시 저명한 한의漢醫, 한학자漢學者, 난학가蘭學家들이 공동으로 노력한 결과였다. 이것에 결정적인 작용을 한 사람은 바로 한의漢醫 마에노 료타쿠前野良澤였다. 이 사람은 한의의 대가였던 요시마스 토도吉益東洞의 제자이다. 이처럼 일본의 난의파蘭醫派는 한의들 중 껍질을 깨고 나온 선각자들에 의해 탄생하였다. 난의와 한방의 사이에 대립과 논쟁이 있었지만 그다지 심각하지는 않았다. 난의가 금지되기도 했으나 그렇게 심하지는 않았고 기간 또한 매우 짧았다. 한의에 대해서도 금지를 명령한 적이 없었으며 단지 한의의 소멸을 촉진했을 뿐이었다.

메이지 원년의 의료위생제도 개혁은 유신이라는 큰 정책을 두고 볼 때는 중요성이 크지 않은 한 부분에 불과했으며 단계적으로 실행될 계획으로 있었다.

메이지 4년(1871년) 11월, 문부성 소승少丞이었던 나가요 센사이長與專齋는 이와쿠라岩倉 대사를 따라 구미歐美로 건너가 각국의 의료 제도를 조사하면서 1년여의 시간을 보냈다. 메이지 7년(1874년)에 문부성은 의무국을 설치하고 나가요 센사이를 국장으로 임명했으며, 그는 즉시 의료 현황 조사를 시작했다. 그해 12월 「의제醫制」라는 새로운 의료위생 시정강령醫事衛生施政綱領을 제정했다. 메이지 9년(1876년)에는 혁신적인 의료위생제도가 확립되었

아직도 32,800명이나 있었다. 하지만 메이지 30년에는 전국 의사 총수가 39,390으로 감소하였으며, 대학 졸업자 1,470명, 지방 의학교 졸업자 3,628명, 외국 의학교 졸업자 46명, 개업 시험 합격자 8,467명이었다. 그러나 면허시험 면제자는 23,900명까지 감소하였다."(見 羅嵩翰. 「日本近世醫學敎育之沿革」 『醫育』. 1936年. 第3期.)

39) "1914년에서 1915년까지 록펠러재단은 중국에 위원을 파견하여 중국의 의학 문제를 조사했다. 이 위원의 보고에 의하면 당시 구미(歐美)에서 교육을 받은 신의(新醫)의 수가 4, 50명에 불과했다. 그중 스스로 개업한 의사는 매우 적었고 대다수가 의원 혹은 학교에서 봉직의로 근무하고 있었다. … 그 후 14년간 비록 신속하게 발전하기는 했지만 신의의 정확한 수는 여전히 반관반민(半官半民)의 주관적인 추측뿐이었다. 위생부 쪽에서는 대략 4,000명 정도라고 했으나 이들 중 중국 또는 외국의 고급학교 졸업생은 아마 1,000명이 넘지 않을 것이다!"(「國際聯盟保健部長調査我國衛生現狀」 『醫事匯刊』. 1923年. 第10, 11期).

다. 의료 유신의 핵심적인 문제는 바로 새로운 의료제도를 시행하면서 아직도 세력이 상당한 한방의를 어떻게 상대하느냐였다. 새로운 제도의 정책결정자인 나가요 센사이는 그의 정책결정 과정을 다음과 같이 기록해 놓았다. 이 속에서 우리는 그의 영리함과 노련함을 충분히 볼 수 있다.

"중고中古시대 이래로 우리나라 의사들은 부자父子 또는 사제 관계를 통해 의업을 전수하여 제각각 일가一家의 학문을 이어나갔고, 통일된 고시考試 제도는 없었다. 지금 새로운 의료 제도를 만들려고 하는 것은 의사醫師고시 조례를 제정함으로써 의사의 자격을 제한하여 태만할 수 없게 하려는 것이다. 우려되는 것은 현재 전국에 가학家學을 신봉하는 한방의가 3만여 명이나 되는데 이들이 생각하는 완고한 정도가 종교를 추종하는 신도와 같아서 서양의 문물과 도무지 맞지 않는다는 점이다. 만약 서양식 고시법을 성급하게 시행하고 또 무차별적으로 시행한다면 이들의 신념과 업무 모두 피해를 입을 것이다. 이렇게 되면 국내 의사들의 원성이 들끓을 것이 틀림없다. 또한 세속의 정세를 살펴보면 한의에 대해 믿음을 가지고 있는 이들이 정부와 민간에 폭넓게 퍼져 있으며, 한·양의학漢·洋醫學의 차이를 대략적으로 알고 있는 자들도 이것을 고유古儒와 송유宋儒의 차이 정도에 지나지 않는 것으로 여긴다. 어떤 사람들은 의술시험이 특정 학술 유파의 견해에서 나오는 것이어서 주관적으로 처리되거나 사사로운 부정을 피할 수 없을 것이라고 생각한다. 또 어떤 사람들은 학술적인 진리는 시간이 가면 자명하게 드러날 것이고, 이 사회도 스스로 의사를 선택할 능력이 있기 때문에 행정이 이 일에 간여하는 것이 필요치 않다고 생각한다. 이와 같은 일들은 매우 흔하다. 세간의 견해들은 분분하고 시끄러워서 일시에 어떤 소치를 취하다보면 상당히 곤란해질 수가 있다. 그렇지만 위생이라는 큰 정책이 정해지지 않으면 말단의 모든 의료 정책들이 목표 없이 표류할 것이므로 부득이 단호한 조치를 취할 수밖에 없었다. 8년(1875년—본서 주) 2월에 초안을 잡은 조례에는 대략 다음과 같이 되어 있다: 이후 의업에 종사하려는 자들은 필히 물리, 화학, 해부, 생리, 병리, 내·외과 및 약제 등의 과목 고시에 합격해야만 개업증서를 발급한다. 이번 회차의 고시는 우선 부청府廳의 의원 내에서 진행한다. 하지만 이 고시 이전에 의업에 종사하던 의사들은 일률적으로 시험을 면제하고 개업증서를 발급한다. 문부성은 이 문건을 도쿄東京·교토京都·오오사카大阪 등 삼부三府에 보낸다. 처음에는 의료계의 논의가 분분할 것이다. 독일의 엄격한 의사개업고시법을 모방하여 모든 의사에게 시험을 보게 하고 이름난 의사라도 시험에 탈락하면 그 의업을 중지시킬 것으로 예상하여 한동안 시끄러울 것이다. 이 문건이 나가게 되면 많은 사람들이 예상했던 것과 크게 다르고, 시험에 응시하는 자들 중에서도 탈락하는 자가 드물며, 지금까지 의업에 종사해오던 자들도 모두 아무 지장이 없으므로 대중들의 원망이 점차 사라질 것이다. 다음 해 1월 내무성이 다시 이 명령을 각 부와 현에 하달해서 집행하도록 할 것이다. …"[40]

이후 일본의 위생행정은 이 정책을 따라 진행되었고 시간이 갈수록 완전하게 되었다. 메이지 17년(1884년)에는 의사 개업을 위한 면허수여권授免權이 내무부로 귀속되었고 아울러 법률화되었다. 이 법률에 따라 관리하여 메이지 30년(1897년)에 이르렀을 때 이전에 무시험으로 개업 자격을 얻었던 사람들이 여전히 23,900명이나 되었다.[41] 한의의 숫자는 19,000명 정도였으며 대략 전국 의사(39,390명)의 절반 정도를 차지했다.

확실한 것은 20년 동안 한의의 숫자가 크게 감소했고 또 감소 속도도 날이 갈수록 빨라졌다는 점이다.

그렇다면 일본 한의들은 메이지 시기의 위생 정책에 대해 끝내 아무 저항도 하지 않았는가? 한의와 양의 사이에 어떤 논쟁도 없었는가? 그렇지 않다! 일본에서 한의와 양의 사이에 벌어졌던 학술적인 논쟁, 그리고 한의가 조직했던 투쟁의 방식과 그 목표는 의외로 훗날 중국에서 발생한 투쟁 상황과 매우 비슷하다. 그러나 대략적으로 말하면 학술적인 논쟁은 주로 메이지 이전에 있었고, 발표된 글도 양이 매우 적어 중국과는 비교가 불가능할 정도이다. 메이지 12년(1879년) 이후 한의가 조직적으로 일어나 투쟁을 진행했을 때도 집회, 결사結社, 연명청원 등 중국과 같은 방식을 채택했었다. 주요 목표도 의사법醫師法의 개정과 별도의 한의고시조례漢醫考試條例를 제정할 것, 한의가 학교를 설립해서 인재를 양성하도록 허락해 줄 것을 절박하게 요구하였다. 그러나 일본에서 이루어진 이 투쟁은 규모가 매우 작았다. 학술 논쟁이 벌어졌을 때 아직 의약을 전문으로 다루는 간행물이 없었고, 저서들도 한정되어 있었다. 19세기 말 이전, 한의들은 여전히 정부의 공식적인 지지를 얻기를 희망했지만 어떤 성과도 거두지 못했다. 1920년대 말에 이르러 중국에서 동서의학 논쟁

---

40) 후카가와 신도(深川晨堂). 『漢洋醫學鬪爭史』. 1927年版. 48, 49쪽.

41) 후카가와 신도(深川晨堂). 『漢洋醫學鬪爭史』. 1927年版. 自序.

이 격화되었을 때 일본의 한의는 재차 머리를 치켜들었고 아주 작은 상징적인 승리를 얻었다. 하지만 의료 제도라는 큰 국면에는 아무 영향도 미치지 못했다. 한의학은 국가와 양의洋醫에 의해 단지 역사적인 옛 자취 정도로만 취급되고 연구될 뿐이었다. 정부가 한의에게 부여했던 위치는 도쿄대학 의학원에 한의 강좌를 개설한 것 정도였다. 이 시기 일본은 실질적인 '폐의존약廢醫存藥' 방식의 한의개혁을 완성했다. 1920년대 이후에는 한방 약물에 대한 체계적인 연구가 진행되었다.

1927년에 일본인 후카가와 신도深川晨堂가 저술한 『한양의학투쟁사漢洋醫學鬪爭史』에는 일본의 한・양의학 투쟁이 상세하게 기록되어 있다. 이 책의 자서自序에 이 상황이 잘 요약되어 있으므로 그 중 한 대목을 인용하려고 한다. "메이지 무진戊辰년의 횃불로 도쿠가와德川 씨가 정권을 반환했고, 사쓰마薩, 조슈長, 도사土, 히젠肥의 번벌藩閥들이 이를 대신했다. 세상은 도쿠가와 씨의 제도, 문물을 옛것이라고 폄하했으며 아무 고려도 없이 난폭하게 파기해 버렸다. 황한의도皇漢醫道 역시 이런 피해를 입었다. 메이지 8년(1875년), 정부는 서양 7과의 시험에 합격하지 않으면 의사가 되는 것을 허가하지 않는다는 법령을 발표했다. 이때로부터 온 세상이 한의를 버리고 양의를 가까이 했고, 이 학문의 운도 극도로 쇠하게 되었다. 메이지 12년(1879년), 이 학문을 걱정하는 사람들이 동맹하여 온지사溫知社를 설립했으며, 천하의 지사志士들에게 격문을 띄워 이 학문의 회복을 제창했다. 지방의 뜻있는 이들이 이를 본받아 학사學社를 세우고 병원을 설립했다. 14년에 의학에 재능이 뛰어난 아사이 곳칸淺井國幹이 비슈尾洲로부터 온지사溫知社에 뛰어들어 화한의학和漢醫學 강습소를 열고 학생들을 교육하고 양성하면서 개업에 대한 정부의 인준을 얻고자 했으나 정부는 허가하지 않았다. 세 번을 청원했지만 세 번 다 실패하고 말았다. 하지만 이 학문을 걱정하는 의지는 더욱 치열해졌다. 제국의회帝國醫會를 결성해서 국회가 의법醫法을 개정하도록 청원했다. 그러나 어찌한단 말인가! 개정위원회에서 겨우 32표 차이로 우리 안案이 부결되고 말았다. 이것이 메이지 28년 2월 6일의 일이다. 오호라! 우리 당의 3,000의 무리들이 동분서주하면서, 혹은 가산을 탕진하기도 하고, 혹은 유세의 길에서 죽기도 했으며, 혹은 분을 참지 못해 자살하기도 하면서 여기에 이르렀건만 …"[42)]

42) 후카가와 신도(深川晨堂). 『漢洋醫學鬪爭史』. 1927年版. 自序.

『한양의학투쟁사』에 기록된 바에 의하면 일본 한의계는 메이지 12년(1879년)에 이르러 최초의 조직인 온지사를 설립했다. 이것은 이후 8년 동안의 유일한 한의단체였다. 회원은 가장 많았을 때가 700여 명이었으며, 8년이 채 못 되는 기간 유지되다가 재정형편이 어려워져 결국 해산하였다. 온지사는 간행물을 발간한 적이 없으며, 단지 세 차례에 걸쳐 정부에 청원을 했을 뿐이다.

메이지 23년(1890년)에는 한의의 핵심조직인 제국의회帝國醫會가 결성되었다. 이 단체는 회원이 3,000명(주의, 이는 전체 한의의 10% 정도를 차지하는 숫자였음)이었고, 비 의계醫界에서 지지하는 이들이 10만이었다. 또 매우 작은 한의 조직인 춘우사春雨社와 연합하기도 했다. 5년 동안 바쁘게 활동한 끝에 메이지 28년(1895년)에 의사고시법醫師考試法 등의 개정을 담은 법안이 제국의회帝國議會에 제출되었으나 통과되지 못했다. 제국의회帝國醫會도 메이지 31년(1898년)에 해산되고 말았다.

이후 일본 한의계는 30년 가까이 소리 없이 자취를 감추고 지냈다. 제국의회帝國醫會 시기 일본 한의계는 세 종류의 간행물을 잇달아 창간했다. 즉 메이지 25년(1892년)에 창간된 잡지인 『의심醫心』, 그다음 해에 창간된 『계흥의보繼興醫報』, 그리고 비교적 이른 시기였던 메이지 19년(1886년)에 창간된 『화한의림신지和漢醫林新誌』이다. 이에 비해 근대시기 중국 한의계의 간행물은 모두 500여 종에 달했으며 대부분이 동서의학 논쟁이 격렬했던 시기에 나타났다. 한의 단체, 한약 조직, 한의학교는 그 수를 헤아릴 수 없을 정도였다.

1929년 12월 전국 한의계가 상하이에서 '전국의약단체임시대표대회'를 개최했을 때 참가 단체는 17개 성省과 난양南洋, 필리핀 등 모두 합쳐 223개였다. 그 가운데 전국적인 성격을 띠면서 대도시 또는 어떤 한 지구地區에 분회 조직을 두었던 단체는 대략 20개였다. 1930년대 초 단체조직에 가입해 있던 한의는 약 10만 명 정도로 추산되며, 이는 대략 중국 한의계 전체 숫자의 20%를 차지했다. 이에 반해 이 시기 서의로서 단체에 소속되어 있었던 사람은 겨우 2,000여 명에 불과했다. 그렇기 때문에 중국과 일본의 근대 의학계를 대등한 위치에 놓고 말할 수는 없다.

6. 하나의 정책, 두 가지 결과

어떤 사람은 묻는다. 일본 근대 의학계에 발생했던 변화와 이 상황에서 한의들이 제대로 힘을 쓰지 못한 것이 예상 밖의 일이지 않느냐고. 이 책에서는 중국과 일본의 사상·문화 발전사의 관점에서 이 문제에 대한 대답을 이미 제시했다. 의학계의 상황에 대해서도 기본적인 분석을 진행했고 또 중국과 일본을 비교하는 연구도 시도했다. 그리고 의학계의 변화와 문화가 발전하는 추세 사이의 일치성에 대해서도 설명했다. 어쨌든 일본 역사를 간단하게 돌아볼 때, 특히 근대 이전 300년 동안 일본 역사의 특징을 살펴볼 때, 일본은 메이지 이전에 일찌감치 동아시아 문명에서 멀어짐과 동시에 근대 서양 문명에 가까이 다가갔음을 알 수 있다. 그리고 메이지 이후에는 대대적인 홍보와 행정 역량을 동원하여 서구화를 재촉했다. 이런 점을 보면 일본은 나라 전체가 진정으로 서구화에 심취해있었다고 할 수 있을 것이다. 만약 이 때문에 어떤 고유문화를 도가 지나치게 부정하는 결과가 초래되더라도 그런 현상 또한 피할 수 없었을 것이다. 한방의에 대한 정책, 즉 한의의 소멸을 촉진했던 정책도 도가 지나쳤던 몇 가지 부정적 사례 중 하나라고 할 수 있다.

우리는 일본이 한의를 금지시켜야 할 필요성을 설명해 줄 많은 이유들을 찾아낼 수 있다. 먼저 메이지 이후에 한의를 다시 장려한다는 것은 일본이 당시에 전면적으로 추진했던 서양화 교육과 분명히 서로 모순되는 일이었다. 이것은 한의가 한때 근대과학과 잘 융화하지 못했을 뿐 아니라 일본화 되지도 못했기 때문이었다. 일본 한의계는 줄곧 중국 한의학의 그림자에 불과했다. 한방의학을 배우려면 먼저 한자를 알아야 했고, 고전 한문을 익혀야 했다. 한의로 유명했던 사람들은 더욱 그랬다. 이런 까닭에 일본이 보급한 서양화 교육에 의해 양성된 인재들은 한방의학을 배우기에 전혀 적합하지 않았다. 이것은 중국에서 과거가 폐지되고 학교 교육이 진흥된 이후의 상황과 크게 달랐다. 중국에는 언어로 인한 문제가 존재하지 않았다. 이런 이유 말고도 일본에서는 한의를 수입하는 것과 함께 한약도 수입해야 하는 문제가 있었다. 천여 년 동안 일본의 본초학은 중국의 본초학을 거의 그대로 답습했으며 한약의 일본화가 완성되지 못했다. 일본이 비록 부분적으로 약재를 생산하기는 했지만 근대 이전에는 거의 자급자족이 어려웠다. 이런 상황은 정치적으로든, 경제적으로든 모두 일본에 불리했다. 하물며 중·일 관계가 날로 악화되고, 일찍부터 중국을 침략하려는 생각을 품고 있었던 군국주의 지도자들 입장에서는 이것 때문에 일본이 중국에 얽매이는 것을 원치 않았을 것이다.

역사적·사회적 요인들을 종합해 볼 때 우리들은 메이지 시기 일본에서 한방의학이 신속하게 쇠퇴하게 된 것에는 그 나름의 이유가 있음을 발견한다. 그러나 같은 이유들이 중국에서는 1920년대, 심지어 1940년대에 이르러서도 대부분 구비되지 못했다. 그렇기 때문에 한의폐지파가 1929년에 60년 전 일본에서 시행되었던 방법을 그대로 답습하여 중국에 적용하려 했던 것은 현명하지 못한 판단이었다. 더군다나 중국 한의계는 일본 한의의 쇠망을 거울로 삼아 일찍부터 이와 유사한 정책에 대한 경계심을 가지고 있었다. 1950년대 초에 이르러 한의폐지파가 또 다시 원래보다 더 개악된 제안을 넉살좋게 내놓은 것은 투기에 가까운 행동이었다.

부록: 구의 처리를 위한 시행절차 초안處理舊醫實施步驟草案

1950년 8월, 위윈슈余雲岫. 쑹다런宋大仁, 장후이밍江晦鳴은 연명으로 제1차 전국위생회의에 다음과 같은 안을 제출했다. 당연히 대회의 토론을 거치지 못했다.

갑. 목적

마오 주석의 지시에 의함: "구의들에 대한 입장은, 적절한 방법을 취해 그들을 교육하고, 그들로 하여금 새로운 관점, 새로운 방법을 획득하게 하여 인민을 위해 복무하게 하는 것이다."

단결, 교육, 개조의 방침을 따라 현재 존재하는 구의들에 대해 교육을 시행한다. 이와 함께 구의 문제를 철저하게 해결하기 위해 구의를 배출하는 어떤 방식의 교육도 즉시 혁제革除한다.

을. 조치

제1보步 등기

1) 등기 기한

기한 내에 전국의 구의들이 1차로 총 등기하도록 처리한다. 방식은 관대하게 하는 것이 중요하다. 공고 기간은 최소 9개월은 되게 하여 벽지에 있는 구의들이 등기할 기회를 놓치지 않도록 한다. 1차 등기 기간이 만료된 이후에는 절대로 다시 등기할 기회를 주지 않는다.

2) 등기 기구

각 대행정구大行政區에서는 지방정부의 처리를 감독, 독촉하며, 계통을 밟아 중앙 위생부에 보고하여 문서상으로 기록 보관하게 한다.

3) 등기 자격

① 해방 전에 정부로부터 자격 증명서(고시원의 중의사 합격 증서, 위생부 중의증서 포함)를 이미 받았거나, 또는 지방정부의 개업 자격 증명서 등을 받은 자.

② 비록 위 항의 증명 문건을 받지는 못했지만 기존에 개업한 사실이 있는 자.

4) 등기 증명

① 제1항의 등기 자격에 합하는 자는 소유하고 있는 일체의 증명 문건, 그리고 해당 지역의 개업 면허를 소지한 구의 3인이 발행한 보증서를 갖추어 책임지고 증명한다.

② 제2항의 등기 사격에 합하는 자는 해당 지역의 개업 면허를 가진 구의 3인이 발행한 보증서를 갖추어 신청한다. 이와 별도로 지방의 위생기구(또는 현급 공안기구)는 신청자가 개업한 사실이 있는지 유무를 책임지고 명확하게 조사하여 서면으로 보고함으로써 속임수로 신청하는 폐해를 막는다.

5) 등기 결과

① 등기에 합격한 자는 일률적으로 임시 개업 면허(성, 시 지방정부가 발급)를 부여한다.

② 등기 자격에 합하지 않는 자는 일률적으로 구의 업무를 계속 맡아보는 것을 불허

한다.

③ 총 등기 공고일로부터 각지의 구의학교는 예외 없이 운영을 중지하도록 명령한다. 개인 역시 더 이상 문도門徒를 받아들이는 것을 불허하며 영원히 양성을 정지한다.

제2보步 재교육

1) 재교육 소집

구의가 총 등기를 거친 후에, 그 나이가 60세 이하로서, 위의 제1단계 제5항의 임시 개업 면허를 소지한 자들에게는, 각 대행정구가 감독하는 위생기관들이 신속하게 훈련 사업을 준비하여, 각 지구의 분기 소집을 결정하며, 인원수의 다과에 따라 분반 또는 합반하여 교육한다. 3년 내에 반드시 전국 각지에서 예외 없이 훈련이 완료되도록 한다.

2) 재교육 방식

단기적, 업무시간 외 교육으로서, 형상形象 교육방법을 사용하고, 노해방구老解放區(중화인민공화국이 성립되기 전의 중국 공산당 혁명기지—역자 주)에서 의무 간부를 훈련시켰던 속성교육 경험을 참고하여 진행한다.

3) 재교육 기한

9개월을 기한으로 하여 3단계로 나누고 매 1단계를 3개월로 한다.

4) 재교육의 요지

그 과정의 주요 내용 분배는 아래와 같다.

(1) 제1단계

① 정치학습(□□□□□, □□□ 인민을 위해 복무한다는 관점을 수립)

② 의학발전간사醫學發展簡史(우리 고대의학이 현대의학에 이르기까지 어떻게 발전했는지, 아울러 미신으로부터 과학으로, 치료로부터 예방에 이르기까지의 발전 과정을 강조

한다)

③ 간이 진단학

- 직접 진찰법: (a) 망진, 문진聞診, 문진問診. (b) 절맥切脈. (c) 촉진觸診. (d) 타진打診
- 간접 진찰법: 청진기, 체온계, 이경耳鏡, 항문개방기肛門開放器, 후두반사경과 각종 반사 검사 등
- 실험진단 개요: 세균, 기생충란 검사. 대변, 소변, 혈, 담痰 등의 검사

(2) 제2단계

① 상견 증후(특별히 □□□□□, 병원病源의 분석에 중점을 둠)

② 간이한 기술: 소독법, 관세법灌洗法(도뇨導尿, 관장, 위세척, 세안洗眼), 주사법 등

③ 응급처치: 붕대법, 지혈, 창상, 탈구, 골절고정, 화상, 의식불명, 중독, 인공호흡, 들 것, 수송, 방독법 등

④ 전염병 지식과 풍토병

(3) 제3단계

① 공공위생 대의: 예방의학, 위생행정, 의식意識, 의료법규, 사회보건(부녀영아위생, 농촌위생, 공장위생, 학교위생 포함) 등

② 기초 각 과의 보충

5) 재교육의 실시

① 중앙위생부가 통일된 교육과정을 반포하고 교과서와 교수법을 편찬, 교정한다. 중앙 출판기구인 신화서점新華書店이 총괄하여 출판물을 간행한다. 기타 서점들의 복제를 불허함으로써 잘못된 내용이 전달되지 않도록 한다.

② 성, 시 이상의 위생 주관기관은 구의 훈련 또는 진수학교進修學校의 설립을 준비하여야 한다. 성省 이하의 위생 주관기관은 훈련 임무가 있으며 해당 지역의 중급中級 의학교육기구, 혹은 위생원衛生院(所), 혹은 의원, 혹은 위생사무소 등 현재 존재하는

기구들을 이용하여 전문 훈련반을 설립한다.

③ 교사는 해당 의학교육기구의 교사(기술인원), 혹은 해당지역의 의사를 초빙하여 담당하게 한다. 예를 들어 어떤 현縣 단위에서 교사가 모자라거나 혹은 해당지역 위생기관이 훈련임무를 담당할 인원을 징발하는 것이 쉽지 않을 때는 상급정부에 적당한 교사를 파견하도록 청구하거나, 혹은 의무 공작대를 조직하고 교육과 진료 두 가지 업무를 동시에 담당하게 하여 한편으로는 구의를 교육시키고 다른 한편으로는 인민을 위해 봉사하도록 한다.

제3보步 사정査定

1) 사정의 규칙

① 구의로서 재교육 기간이 만료된 후에는 시험을 실시하고 합격한 자들에게 증서를 수여한다. 이와 함께 중앙위생부에서 정식 의사醫士 허가증을 발급한다. 불합격한 자들에게는 의업에 계속 종사하지 못하도록 하고 전업을 돕는다.

② 구의로 60세가 넘고, 등기 후 만 1년 이상이 경과했으며, 업무에서 과실이 없었던 자들에게는 훈련 받는 것을 면제하고 정식 의사 허가증을 발급한다.

③ 재교육에 소집된 구의로서 정한 기일이 되어도 아무 사유 없이 훈련 받는 것을 거부하면 의업에 계속 종사함을 불허한다.

④ 구의로서 재교육 후 특별히 어떤 한 과목만 불합격한 자는 다시 한 차례(혹은 두 차례)의 보습 기회를 준다. 단 반드시 시험에 합격하여야 증서를 수여하고 의사 허가증을 발급할 수 있다. 불합격자는 의업에 계속 종사하는 것을 불허하고 전업을 돕는다.

⑤ 재교육 기간에 더 깊이 공부할 기회를 제공할 필요가 있다고 인정되는 자는 중급中級 의학교 혹은 고급 의학교에 응시할 수 있도록 허가하고 더 심화된 교육을 받을 수 있도록 한다.

2) 사정 후의 지위

의사 제도를 3등급으로 나누는 것을 가정하여 고급은 의사醫師, 중급은 의사醫士, 초급은 의좌醫佐라 칭한다. 구의로서 사정에 합격한 자들은 모두 일률적으로 의사醫士라 칭한다. 구의를 의사醫士라고 칭하는 것에 근거하여 중급 의무 종사자, 예를 들어 간호사護士, 조산사助産士 등도 모두 '사士'로 칭한다. 비교 평가할 때 서로 대등한 지위에 있다.

1950년 4월 11일 위원슈는 『의학혁명론醫學革命論 · 제3판 · 자서自序』에 다음과 같이 썼다. "중국 인민정부가 정권을 장악한 이래로 나의 30여 년 동안의 의학혁명 운동은 이미 필요가 없게 되었다. 공산당이 변증법적 유물론을 견고하게 붙들고 있으므로 절대로 장제스 정권 사람들 같이 하지는 않을 것이다. 2천 년간 내려온 전통 신화, 고전 철학, 점성술, 구복龜卜, 유심론, 주관적 유물론과 저급한 경험론을 모아 놓은, 마치 잡화점 같은 구의舊醫가 비호를 받고 지지를 받아오면서 반동세력은 증가하고 자연과학적인 신의학과는 대립해왔다. 그렇다면 공산당이 주체가 된 인민정부 하의 의학교육과 위생을 담당하는 기관에서는 당연히 구의가 계속 존재할 여지를 없애야 한다. 이 점에 근거하면 다년간 절판되었던 『의학혁명론』 초집初集 제2판은 제3판을 다시 인쇄할 필요가 없다. 바꾸어 말해 '구의의 공론空論을 타도하자'는 구호는 이미 우리가 바라던 목표에 도달했기에 또 다시 미친 듯이 고함을 지를 필요가 없다는 것이다."

일본 의학사를 소개한 대중서적에는 "19세기의 마지막 25년 동안 일본은 1,000여 개의 공 · 사립 병원을 세웠고, 5만 명이 넘는 의사를 양성했으며, 가장 현대화된 치료와 연구수단을 채택했다. 의학은 다른 분야와 마찬가지로 완전히 서양화되었다"[43]고 하였다. 이런 숫자는 조금 따져 볼 필요가 있다. 예를 들어 소위 5만 명의 의사에는 분명히 한의가 반 정도 포함되어 있었을 것이다. 그렇지만 갑오년의 청일전쟁 시기에 이르면 일본은 이미 2만

43) Fujikawa Yu. Japanese Medicine. Engligh ed., translated form the 1911 German ed,. translated by J. Ruhrah. Clio Medica, NY: Paul B. Hoeber, Inc,. 1934, "Conclusion".

명에 가까운 근대적인 서의를 보유하는 데 전혀 문제가 없었다. 일본이 근대적인 서의를 길러내었던 그 신속함은 중국으로서는 도저히 따라잡을 수 없는 것이었다. 이와 반대로 청말의 신정新政이든, 신해辛亥 이후의 베이양정부든, 국민당의 난징정부든 어느 정부를 막론하고 모두 서의를 양성하는 데 대단히 무능했다. 이것은 한의의 존재와 아무 상관이 없는 것이다. 중국에서 근대 의학의 발전이 늦어진 것이 한의의 존재 때문이라고 설명할 만한 그 어떤 이유도 없다.

마지막으로 하나 더 설명해야 할 것이 있다. 즉 일본의 난의蘭醫, 소위 양의洋醫는 대부분 일본에서 일본인들에 의해 배출되었고, 또 의학교육도 서양의 교회와 아무 상관이 없었다. 메이지 시기인 1877년경부터 시작된 근대 의학교육은 20년 동안 약 13,000명의 신의新醫를 배출했고, 이들 중 유학하고 돌아온 사람은 단지 46명에 불과했다. 중국의 초기 서양의학계, 혹은 속칭 신의계新醫界에 소속되어 있던 의사들은 국내의 교회가 운영하는 의학교 졸업자들을 제외하면 거의 모두가 해외유학을 마치고 돌아온 유학생들이었다. 이들도 대부분은 유학에 앞서 교회 의학교에서 공부했다. 베이양정부 시대나, 난징정부 시대나 모두 이런 사람들이 실질적으로 위생행정을 좌지우지 했다. 다른 문화, 학술 분야도 이와 비슷한 상황이었다. 이들 중 많은 사람들이 중국의 역사와 현실에 대해 잘 알지 못했고, 서양사상을 숭배했으며, 외국의 '좋은' 물건을 중국으로 옮겨오려는 시도가 결코 지나치다고 생각하지 않았다. 한의폐지 역시 맹목적으로 외국을 학습했던 사례 가운데 하나로 볼 수 있다.

맺음말

필자가 새로운 시대의 역사를 연 하나의 지표로 생각하는 대사건, 즉, 1950년에 열렸던 제1차 전국위생회의를 이 책의 결론으로 삼으려고 한다. 이 대사건에 대해서는 한의폐지파의 지도자였던 위윈슈가 「단결團結」이라는 제목으로 글을 기고하기도 했다. 이 글은 당시에 나왔던 그 어떤 보도들보다도 신속했고 또 자세했다. 특히 「중의좌담회기요中醫座談會紀要」에 대해 빠짐없이 기술하고 있다. 그렇기 때문에 여기서 그가 쓴 글의 전문을 직접 인용한다고 해도 이상하게 생각할 사람은 없을 것이다. 위윈슈가 글의 제목을 「단결」이라고 붙인 것은 그의 사상적 변화가 그 만큼 극렬했음을 보여준다. 글에는 위윈슈의 사상이 일부 반영되어 있다. 그러나 이 글에는 중요한 전환점이 되는 이 시기의 동서의학 문제와 관련된 중국의학계의 인식이 중점적으로 반영되어 있다. 모인 사람들의 발언이 오늘날에도 매우 친근하게 들리니 그때의 좋았던 분위기를 상상할 수 있다. 일찍이 동서의학 사이의 학술논쟁과 정치 투쟁에 참가했던 사람들, 혹은 이들로 인해 중요하게 기억되는 역사적 경험들, 유명 인사들이 견지했던 관점 같은 것들은 독자들로 하여금 근대 동서의학 논쟁사를 정확하고 전체적으로 인식하는 데 도움을 줄 것이다.

위윈슈의 글은 1950년 10월 『의약세계醫藥世界』라는 잡지 제5권 제1기에 실려 있으며 전문은 다음과 같다.

단결團結

나는 베이징을 방문하여 두 개의 전국적인 정치 관련 대회에 참가했다. 바로 제1차 전국위생회의全國衛生會議와 과대대회科代大會다. 이외에도 위생부가 소집한 편심위원회編審委員會와 전국중화의학회全國中華醫學會에 참가했다. 8월 1일에 상하이를 출발했고 8월 29일이 되어서야 상하이에 돌아왔지만 피로를 느끼지 못했을 뿐 아니라, 이전보다 더 생기 있고 건강해진 것 같다. 여기에는 몇 가지 이유가 있다. 먼저 정부 측이 연로한 사람에게 세세한 데까지 신경을 써 주었고 보호가 주밀했기 때문이다. 이것은 인민정부의 장기이므로 두말할 필요가 없을 것이다. 나 개인으로 보자면 생활방식이 바뀌고 주위의 공기가 바뀐 것도 원인 중 하나였다. 하지만 실제로는 무엇보다도 정신적으로 유쾌했던 것이 건강을 유지하게 만든 중요한 원인이었다. 마음속의 생각들이 은연중에 일치되고 의기투합했던 것이 가장 주된 원인이었다.

몇몇 회의에 참가하면서 내가 느꼈던 소감 중 보고할 만한 가치가 있는 것을 꼽으라면 오직 '단결'이라는 두 글자다. 위생회의의 세 가지 큰 주제는, 첫째, 공농병工農兵에 대한 서비스로, 이는 바로 대중과의 단결이다. 둘째, 예방을 주된 정책으로 삼자는 것으로 이것은 곧 건강대중과 함께 같은 전선戰線에 서서 질병에 저항하자는 것이다. 셋째는, 중서의中西醫의 단결로 여기서는 이미 단결이라는 두 글자를 직접 제기하고 있다. 조를 나누어 토론할 때는 의료와 공공위생의 단결, 의정醫政과 약정藥政의 단결, 공사公私의 단결에 대해 의논했다. 위생회의에서도 가는 곳마다 서로 단결을 호소했으며, 과대회의科代會議에 참가했을 때도 공농이의工農理醫의 상호단결을 호소했다. 심지어 4대 과科 내의 각 분과에서도 각기 상호단결을 호소했다. 중화의학회中華醫學會에 참가했을 때도 단결을 호소했다. 종파주의宗派主義를 없애고 각 학파가 더욱 긴밀하게 단결하여 한 덩어리가 되자고 했다. 사회적으로도 공사겸고公私兼顧(공과 사 양쪽을 고루 돌보는 것—역자 주), 노자양리勞資兩利(노사 쌍방에게 이익이 돌아가도록 하는 것, 중앙 인민정부의 '사면팔방정책四面八方政策'의 하나. 신민주주의 경제정책의 하나—역자 주)를 부르짖고 있으니 모두 하나로 단결하자는 말이다. 결론적으로 말하면 전국이 하나로 단결하여 위대한 역량을 만들어 내고, 동일한 전선 위에 함께 서서, 제국주의의 침략과 자본주의의 박탈에 대응하자는 것이다.

그러나 단결은 어렵기도 하고 쉽기도 한 것이다. 만약에 뜻과 목표가 서로 일치하고, 내부에 명예를 탐하고 사리사욕을 탐하는 자가 없다면 단결에는 아무 문제가 없을 것이다. 내가 참가했던 몇몇 회의에서 단결 문제에 대해 이야기했다. 모두 아주 순조롭게 진행되었고, 모두가 하나가 되어 이를 지지했다. 오직 위생회의가 진행되는 도중에만 작은 파란이 있었다. 이 파란은 나를 둘러싼 것이었다. 그러나 나는 대회 중 회의에 출석할 때를 제외하고는 늘 나의 숙소에서 휴식을 취하고 있었기 때문에 외부의 소란에 대해 조금도 알지 못했다. 8월 7일부터 회의가 시작되었고, 연일 대회에 출석하여 각 수장들, 내빈들의 보고와 연설을 들었다. 12일이 되어 각 분조分組 회의가 시작되었다. 나는 원래 중의조中醫組에 배정되어 있었다. 그러나 임시로 새로운 조가 하나 생겨났고 '공사관계조公私關係組'라고 이름 붙여졌다. 이에 각 조에서 몇 명씩 선발하여 이 인원을 합쳐 별도의 조를 구성하기로 했는데 나도 새로운 조에 배정되어 공사관계조로 갔다. 오래지 않아 옌푸칭顔福慶도 왔다. 또 하루 뒤에는 후란성胡蘭生도 왔다. 2, 30명이 한 조가 되는데 오래전부터 아는 사이인 세 사람이 함께 있으니 외롭지 않았다.

13일 저녁 나는 새로운 조에서 돌아와 방에서 쉬고 있었다. 이때 화동위생부華東衛生部 부부장副部長인 궁나이취안宮乃泉 선생이 별안간 내 방에 찾아와서 내게 내일 중의조에 참가해 줄 것을 요청했다. 정성을 다해 권유하기에 나는 승낙했다. 궁宮 부부장이 돌아간 후 오랜 친구 쉬쑹밍徐誦明 선생이 왔다. 쉬徐 선생은 중앙위생부 의학교육처 처장이었다. 그는 "선생께 중의조에 참가할 것을 청했다고 들었습니다. 제가 보기에는 선생님이 가보시는 것이 좋을듯합니다!"라고 했다. 내가 말했다. "궁宮 부장이 방금 왔었습니다. 나도 이미 내일 참가하겠다고 허락했습니다." 쉬 선생이 말했다. "매우 잘하셨습니다." 쉬 선생이 돌아간 후 예진추葉勁秋 선생이 왔다. 예葉 선생은 화동위생부의 요청으로 회의에 참석한 상하이 중의 대표였으며 중의조의 부조장이었다. 그가 말하기를 "저는 조장 첸錢 부장의 명령으로 선생님이 우리 중의조 토론에 참가해 주실 것을 요청 드리기 위해 특별히 왔습니다. 우리는 환영할 준비가 되어있습니다"라고 했다. 나는 갈피를 잡을 수 없게 되어 예葉 선생에게 물었다. "도대체 어찌된 일입니까?" 예葉 선생은 나에게 중앙위생부가 특별히 소집했던 중의대표좌담회中醫代表座談會 내용을 간략하게 이야기해주었다. 그리고 이 이야기의 내용은 위생회간衛生會刊 제8기에 실린 「중의좌담회기요中醫座談會紀要」의 내용과 대체로 같았다. 나는 이 기요紀要(회담 내용 초록)를 아래와 같이 소개한다. 독자들은 이 일의 전후 사정에 대해 이해할 수 있을 것이다.

「중의좌담회기요」에는 다음과 같은 내용을 소개하고 있다. "8월 13일 오후 3시부터 6시까지 중의좌담회가 개최되었다. 출석자는 리더취안李德全, 허청賀誠, 쑤징관蘇井觀, 린스샤오林士笑, 바이시칭白希清, 바오징헝鮑敬恒, 첸신중錢信忠, 루즈쥔魯之俊, 저우웨화周越華, 왕중잉王仲英, 무사오칭穆少卿, 왕화제王華杰, 리장춘李長春, 예진추葉勁秋, 루위안레이陸淵雷, 위안핑袁平, 왕사오성汪紹笙, 쉬궁보徐巩伯, 탕거우위唐構宇, 셰웨이난謝煒南, 리쓰츠李斯熾, 장쥔더우張君斗, 다이성싼戴笙三, 궁즈셴龔志賢, 리징취안李精權, 판잉톈范英田, 가오중산高仲山, 차오징위曹靖宇, 루관후陸觀虎, 자오수핑趙樹屏 등 30명이었다. 옵저버로 참관한 자로는 셰후이둥謝匯東, 루샤오盧曉 등이 있었다."

리李 부장: 여러분 전국 각지에서 오시느라 수고가 많으셨습니다. 모두 성심성의껏 한의 문제를 연구하셨으므로 우리들은 여러분들이 많은 의견을 발표해 주시기를 바랍니다. 과거 반동정부는 단결을 제창하지 않았습니다. 그 시기의 많은 의료 종사자들 가운데는 생계를 위해 일을 하는 이들도 있었고, 또 민중을 위해 봉사하는 이들도 있었습니다. 오늘에 이르러 전국이 해방되었습니다. 우리 모두 국민을 위해 일해야 합니다. 전국의 국민들이 질병의 침습을 받지 않게 하는 것이 우리들의 임무입니다. 어떻게 대처해야 할까요? 나는 응당 우리 자신부터 예방 업무에 참여하여, 의료 종사자의 입장에서 우리 모든 역량을 다해 국민이 질병에 걸리지 않도록 예방해야 한다고 생각합니다. 소련은 현재 이미 페스트, 콜레라, 나병 등이 발생하지 않고 있습니다. 그러므로 우리는 소련을 배워야만 합니다. 소련을 배우는 것 또한 한의의 임무이기도 합니다.

과거 사회가 처한 역사적 조건으로 말미암아 우리 한의가 단결하지 못했고, 과학화되지 못했습니다. 오늘 비록 해방이 되었지만 전체를 단번에 바꾸는 것은 불가능합니다.

모든 것은 우리나라 전체 경제 상황에 달렸습니다. 마오毛 주석이 말했듯이 경제가 호전되려면 아직 2, 3년이 더 필요합니다. 우리 한의의 개량도 비교적 오랜 시간이 필요할 것입니다.

한의는 수천 년 동안 중국에 존재해 왔습니다. 하지만 우리 한의들은 이 수천 년의 경험과 이론들을 체계적으로 정리하지 못했습니다. 이것 또한 반동파가 그렇게 만든 것입니다. 소련에도 이전에 구의舊醫가 있었지만 혁명에서 승리한 후에는 점차 의약과학화의 길을 갔습니다. 중국에서도 마찬가지로 한의가 중국의학의 과학화를 이루어 스스로 한 걸음 더 발전하기를 바랍니다. 동시에 서로 잘 단결하기만 한다면 마오 주석의 호소 아래 국민의 건강사업은 잘 될 것입니다. 이것은 당연히 우리 모두 공통의 바람이며 또한 국민들의 희망입니다.

왕사오성汪紹笙: 한의와 서의는 과거에 피차 모두 매우 오만했습니다. 그래서 단결하지 못하는 현상이 생겨났습니다. 위윈슈는 한의가 무당巫神에 가깝다고 비판했고, 드러난 모습을 보면 아직도 그런 부분이 있습니다.

그러나 한의학의 음양표리도 정확하게 이해하기가 정말 어렵습니다. 이제 해방이 되었습니다. 한의와 서의의 심리상태도 변했습니다. 한의의 경험적 결과들을 과학적 방법을 사용하여 더욱 잘 연구해야 할 것입니다. 나는 한의학의 과학화를 주장합니다. 하지만 한의학의 과학 장식화를 주장하지는 않습니다.

루위안레이陸淵雷: 부장의 보고를 듣고 나서 나의 생각에도 적지 않은 변화가 생겼습니다. 한의는 치료만 있고 예방은 없습니다. 현대 공공위생과 예방의학이 겨우 5, 60년 역사이지만 이 기간 동안 비약적인 발전이 있었습니다. 오늘 상하이 한의들은 이미 예방사업을 흔쾌히 받아들이고 있습니다. 저는 한의입니다. 저는 한의 소멸을 주장하지 않습니다. 그러나 한의과학화를 주장합니다. 한의와 서의의 명칭 문제에 대해서 저는 결코 저의 의견을 고집하지 않습니다. 오로지 중국 의학의 씨앗이 대대로 후세에 전해지기만 하면 됩니다. 한의를 개량하자는 주장은 20년 전에 이미 제가 제기한 바 있습니다. 난징 국의관이 설립되어 「중국의학 정리 대강 초안整理中國醫學大綱草案」을 제가 작성했으나 발표하지 못했습니다. 제가 과거에 저술한 몇 권의 책 말고도 현재 인민정부의 지도 아래 한의과학화의 방법에 대해 정리해 놓은 것들이 몇 가지 있습니다. 가까운 장래에 정부에 제공할 수 있을 것입니다. 다시 배출되는 한의는 구식舊式의 의생醫生이 아닐지도 모릅니다. 마땅히 중국 의학으로 하여금 세계에 공헌하도록 해야 합니다.

가오중산高仲山: 십수 년 전 위원슈의 주장을 반대할 때부터 저는 과학적 방법을 이용하여 한의학을 정리할 것을 주장했습니다. 그렇지만 현재, 한의는 아직 어떤 성과도 없습니다.

과학에는 법칙이 있고, 효과도 있습니다. 한의학의 주요 특징은 몇천 년 동안 문자와 이론에 조금도 진보가 없었다는 것입니다. 한의학의 우수한 점이라고는 경험비방經驗秘方뿐입니다. 이런 상태로 현재 단계에 멈춰 있는 현상은 옳지 않습니다. 사회에는 일정한 발전 법칙이 있으며 국민들은 매우 빨리 발전합니다. 만일 여전히 옛 방식만을 사용한다면 이것은 국민들이 원하는 것이 될 수 없습니다. 마오 주석은 중국의 구문화舊文化를 비판적으로 받아들여야 한다고 말했습니다. 한의는 과학화되는 것이 필요하지, 새로운 한의新中醫를 만들어 내는 것이 필요한 것이 아닙니다.

리쓰츠李斯熾: 한의학이라는 학문은 상당히 복잡한 것입니다. 이것은 먼저 실험이 있었고 후에 설명이 이루어졌습니다. 한의의 의안醫案은 모두 어떤 질병을 치료하여 호전된 것만이 전해졌고 치료로 사망한 것을 전하지는 않습니다. 하지만 무엇 때문에 치료되었습니까? 이것은 오로지 경험입니다. 장중경은 강심強心작용이 이뇨작용을 일으킬 수 있음을 알았습니다. 이런 경험은 과학에 부합하는 것입니다. 나는 경험이 가지고 있는 장점을 보아야 한다고 주장합니다. 단지 이론만을 보고서 그것을 말살해서는 안 됩니다.

위안핑袁平: 한의는 수천 년 동안 치료에 종사해 왔습니다. 만약 아무 가치가 없었다면 이미 진작부터 존재할 수 없었을 것입니다. 한의는 병리와 진단치료 방면 모두에서 경험을 축적하고 있습니다.

왕중잉王仲英: 서북西北은 약재는 많고 의사 수는 적습니다. 서북에서는 한약中藥은 값이 싸고 서약西藥은 비쌉니다. 마땅히 한약 공장을 세우고 병원을 개설해야 합니다. 서북에는 상하이나 베이징간이 서의가 많지 않기 때문입니다.

왕화제王華杰: 과거 정부는 그저 구경만 했을 뿐 국민의 건강사업에 기본적으로 관심이 없었습니다. 개인으로서 앞에 나섰던 이들도 관직이나 재물 때문이었습니다. 평환장馮煥章은 일찍이 동서의학이 중국의 한의학을 적절한 방법으로 잘 연구할 것을 주장한 바 있습니다. 하지만 과거의 반동정부는 이를 실행할 힘이 없었고, 또한 실행할 수도 없었습니다.

한의를 예방 위주로 만들기 위해서는 먼저 한의를 훈련시켜야 합니다. 한의의 과학화가 진수進修라는 방법을 통해 완전히 해결될 수 있을지에 대해서는 충분히 연구해 보아야 할 것입니다.

예진추葉勤秋: 제가 보기에 한의와 서의 중에서 고명한 사람은 숫자가 적습니다. 중간 이하 수준의 한의와 서의는 멸시합니다. 그렇기 때문에 단결할 수 없었습니다.

한의학 이론에는 현허玄虛한 부분이 많습니다. 비록 실질적인 효과實效를 거두는 경우는 많은데 통계가 없을 뿐이라고 하지만 우연히 효과를 본 경우도 많을 터이니 반드시 다 그렇다고 할 수는 없습니다. 한의에 실질적인 효과가 있지만 경험이란 것이 모두 다 믿을 수 있는 것이 아니며, 과학이란 두 글자에도 오해가 많습니다. 우리는 마땅히 실사구시實事求是해야 하고, 깊이 연구해야 하며, 비판적인 태도를 가져야 합니다. 제가 일생 동안 주장한 것은 비판적이어야 한다는 것입니다.

한의학은 과학이론을 가장 필요로 하는 분야입니다. 간이簡易하면서도 효과가 있는 방법, 예를 들어 화관火罐, 관장灌腸 같은 것들은 관심을 가지고 연구해야 합니다. 결론적으로 가치가 있는 것들은 없애서 안 된다는 것입니다.

궁즈셴龔志賢: 이 부장의 지시는 우리로 하여금 새로운 인식을 갖게 합니다. 한의와 서의는 과거 단결하지 못했습니다. 봉건적인 사회가 이렇게 만든 것입니다. 지금 한의와 서의는 단결할 수 있습니다. 왜냐하면 정부의 지도 아래 국민을 위해 봉사한다는 하나의 공동 목표가 있기 때문입니다.

한의학 학술에는 경험이 있지만 구 사회로부터 속박을 받았기에 진보할 수 없었습니다. 그렇지만 한의에 대해서는 대중들의 믿음이 있습니다. 한의는 오늘 이후로 위생 홍보와 예방 사업에 참여해야 합니다. 이것은 적은 노력으로 많은 효과를 거둘 수 있습니다.

한의학을 개조하려면 한의가 과학화의 길을 가야 합니다. 각 지역에서는 신속하게 진수학교進修學校를 개설해야 합니다.

허賀 부장: 전국위생회의에서 한의와 서의의 단결 문제를 이야기하게 된 것은 전국 국민의 건강문제를 더 잘 해결하기 위해서입니다. 여러분들을 모두 전국 보건사업에 참여하도록 한 것은 국민들의 건강 수준을 향상시키기 위해서입니다. 한의학은 역사적으로 많은 성과를 거두었습니다. 과거의 한의학에 변증辯證 정신과 연구 정신이 결핍되어 있었다는 점 또한 부인할 수 없습니다. 앞으로 위생기관이 많아져 한의 각 선생들께서도 정부 사업에 참여할 수 있게 되기를 희망합니다. 과거 한의와 서의가 단결하지 못했던 것은 과거의 반동정부 때문입니다. 오늘부터는 일치된 목표 아래 단결해서 국민의 건강을 위해 우리들이 힘써 노력해야 할 것입니다. 각 개인이 모두 자신의 역량을 최대로 발휘하기 위해서는 개조가 필요합니다. 한의뿐만 아니라 서의 역시 개조되어야 합니다. 이렇게 할 때 비로소 더 잘 단결할 수 있을 것입니다.

방금 몇몇 동지들이 말씀하셨듯이 한의학에는 풍부한 경험과 이론이 있습니다. 그러나 더 중요한 것은 이러한 경험과 이론을 어떻게 오늘날의 과학적 방법을 사용하여 증명하고 설명할 것인가 하는 것입니다. 과거에 만들어진 것들은 사실 충분하지 못합니다. 한의로 하여금 현대적인 한의가 되게 하기 위해서는 과학적 지식을 보충해서 과학화의 길로 나아가는 것이 필요합니다.

한의를 재료로 삼고 이것을 과학적인 방법으로 연구 정리하며, 한의학의 독립성을 지켜나가기 위해 우리는 중의연구소中醫研究所 설립 계획을 가지고 있습니다. 실험연구를 할 수 있으려면 합당하지 못한 것들과 왜 그런지 그 이유를 알 수 없는 것들을 모두 적절히 해결해야 할 것입니다.

우리는 중의연구소에 한의를 모실 뿐만 아니라 서양의학계의 명망 있는 선생들도 작업에 많이 참여하도록 요청하여 한의학의 경험과 성과를 정리하도록 할 것입니다. 목적은 현대의 과학적 방법을 이용하여 중국의학을 연구함으로써 그 고유한 가치를 보존하고 발전시켜 나가는 것입니다. 이 문제에 대해서는 여러분들이 토론하실 때 실사구시의 정신에 입각해서 더 연구해 주시기 바랍니다.

한의학교 문제는 우리도 아직 최종적인 결론을 내리지 못했습니다. 만약 설립한다면 현대 과학과 한의학을 결합시킬 필요가 있습니다. 이렇게 해야만 완전한 것이 될 수 있을 것입니다.

한의의 여러 문제들을 해결하기 위해 중앙위생부에 중의과中醫科를 설치했습니다. 더 많은 업무를 수행하려면 중의과를 확대하는 것이 필요하다고 생각합니다. 대행정구大行政區, 성省, 시市에도 모두 한의 행정조직이 있어서 위로부터 아래에 이르기까지 체계적으로 한의 업무를 관리해야 합니다. 이렇게 되면 보건사업에도 매우 큰 도움이 될 것입니다.

우리는 한의와 서의가 더욱 잘 단결할 것을 요구합니다. 수준을 높여야만 단결이 가능합니다. 비판은 자아비판과 함께 매우 중요합니다. 위윈슈에 관한 문제는 편협하게 대응해서는 안 될 것입니다. 우리는 당연히 그가 우리 토론회에 참가하도록 요청해야 합니다. 우리들의 의견이 일치되도록 해서 함께 국민 건강사업을 위해 노력하기 위해서입니다.

허賀 부장이 맨 마지막에 발표했던 의견에 대해 대부분의 참석자들이 동의했다. 이 좌담회는 한의와 서의의 단결 분위기를 충분히 과시하는 가운데 마무리되었다.

이상은 내가 「중의좌담회기요」의 전문을 인용한 것이다. 독자들은 한의와 서의 단결 파문의 진상이 어떠했는지 상상할 수 있을 것이다. 이것은 이 연극의 제1막이었다. 2막에서는 환영을 받으면서 내가 중의조에 가는 것이다. 이것에 대해서도 제8기 위생회간衛生會刊에 수록되어 있다. 그렇지만 '환영'은 내가 감당할 수 없는 것이기에 나는 이 내용을 나시 인용하지 않는다. 이 글 속에는 나의 침구鍼灸에 대한 소소한 의견이 있다. 하지만 너무 간략했다는 생각을 한다. 다음에 좀 더 보충하여 다시 발표하려고 한다.

한의폐지를 단호하게 주장하여 소란을 일으켰던 사람이 그해에 갑자기 태도가 변하여 '중서의 단결'을 부르짖었다. 독자들은 위윈슈의 글에 대해 어떤 느낌을 받았는가? 만약 이 글을 20년 전(1929년) 위윈슈가 난징정부 위생위원회에 출석할 때를 전후해서 했던 말들과 비교해 본다면 사회제도의 변화와 국가의 정책적 결정이 사회사상에 미치는 영향이 이처럼 신속하고 강렬할 수 있음을 누구든지 인정할 것이다.

근대시기 중국 의료, 위생과 관련된 논쟁 중에는 이처럼 가장 복잡했던 동서의학 문제말고도 아편, 매춘부 문제 같은 것들이 있었다. 전자의 아편 문제는 근 백년 가까이 시끄러웠으며, 후자의 매춘부 문제는 4, 50년 동안 시끄러웠다. 의학계는 시끄럽고 십인십색의 의견만 분분했을 뿐 결과적으로 이 문제의 해결에 어떤 도움도 주지 못했다. 새로운 사회가 확립되면서 아편, 매춘부 문제는 즉각 깨끗하게 청소되었다. 이것이 완전히 사회 문제였기 때문이다.

하지만 동서의학 문제는 이때 이후로 즉시 깨끗하게 해결되었는가? 당연히 아니다. 해결된 것은 단지 비정상적으로 대립했던 정서뿐이었다. 이러한 정서는 구시대의 각종 사회적인 요인, 특히 정치인들의 생각이 만들어낸 것이었다. 그렇기 때문에 다음과 같이 질문할 수 있다. 위윈슈의 사상은 완전히 변했던 것인가? 그렇다면 어떻게 이처럼 빠르게 변할 수 있었는가? 이후 동서의학 문제와 관련된 일체의 논쟁이 모두 종결되었는가? 새로운 사회의 한의정책은 이것으로 완벽하게 되었는가? 동서의학 사이의 정치적 분쟁이 해결된 후 학술적인 문제는 어떻게 해결되었는가? 이런 문제들은 현대 중국의학사의 범위에 속한다. 독자들 가운데는 이 일을 직접 경험한 이들도 많이 있을 것이다. 필자는 앞으로 이와 관련된 전문저서들이 나오기를 간절하게 희망한다. 이 시기의 역사는 틀림없이 찬란하며, 탁월한 성과를 거둘 것이고, 연구할 만한 가치가 있을 것이다.

마지막으로 이 책에서 다루었던 근대시기 동서의학에 대한 이야기들은 모두 대단히 불유쾌한 역사이다. 하지만 만약 이 책이 독자들께 다소나마 도움이 되었다면 필자에게는 큰 기쁨과 위안이다.

제7장 근대시기 중국 유명 인사들의 한의학과 서양의학에 대한 논설

(재판再版의 서문을 대신함)[1)]

여기서 말하는 근대 중국 유명 인사들이란 근대시기에 중국에서 활동했던 유명한 사상가와 학자들을 가리킨다.

왜 근대 유명 인사들의 동서의학에 대한 논설을 소개하려고 하는가? 그 이유는 근대시기 중국에서 발생했던 동서의학 논쟁에 대해 기본적인 인식마저 부족한 사람들이 많기 때문이다.

예를 들어 필자가 이 책으로 학위를 신청했을 당시 학위평정위원회(학위논문심사위원회—역자 주)에서는 학위 수여를 거부했다. 그 이유 중 하나가 근대시기 중국에서는 동서의학 논쟁이 없었다는 것이었다. 이런 이유는 지금 이 시점에서는 반박할 필요조차 없다고 생각한다.

또 당시에는 중국의 동서의학 논쟁을 여전히 계급투쟁 관점에서 바라보는 사람들이 있었다. 예를 들어 졸업논문 구술심사 현장에서 주임심사위원은 다음과 같은 문제만을 질문했다.

"자네는 왜 계급투쟁 또는 계급분석 방법으로 근대 중국의 동서의학 논쟁을 연구하지 않았는가?"

이 질문에 필자는 다음과 같이 대답했다.

"우리는 역사적이고 종합적인 관점에서 이 문제를 바라볼 것을 주장해왔고, 그래서 중국

---

1) 역자 서문에서도 밝혔듯이 7장 내용은 원래 저자가 제2판이 서문을 대신해서 쓴 것으로서 원서에는 책의 맨 앞에 실려 있다. 하지만 그 분량이 많아 원서의 체제를 그대로 번역서에 적용할 경우 목차가 책의 중간 부분에 위치하게 되어 독자들이 불편해 할 것이 염려되었다. 그래서 부득이 번역서에서는 저자의 양해를 구하고 책의 맨 뒤에 별도의 새로운 장을 만들어 실었다.

에서 동서의학 논쟁이 발생한 사회적인 연원이 무엇인지를 중요하게 취급합니다. 하지만 그렇다고 해도 학술적인 문제와 정치를 혼동해서는 안 된다고 생각합니다. 사회혁명이론을 의학 분야에서 있었던 학술적인 논쟁을 연구하는 데 사용할 수는 없습니다. 또 근대시기의 의학자들, 관련 인물들이 가지고 있었던 정치적 입장과 그들의 동서의학 문제에 대한 관점은 분명하게 구분할 필요가 있습니다.

예를 들어, 왕징웨이汪精衛, 탕얼허湯爾和, 추민이褚民誼 등은 1938년을 전후해서 일제 침략자들에게 앞 다투어 투항하여 매국노라는 오명을 얻었습니다. 하지만 이들이 매국노라고 해서 그들이 지지했던 한의폐지파까지 매국노로 몰아갈 수는 없습니다. 반대로 한의를 지지했던 옌시산閻錫山, 허젠何健, 심지어 자오이탕焦易堂까지 모두 군벌軍閥, 정객政客들과 연계되어 공산당원들과 혁명가들에게 적지 않은 피의 부채를 졌습니다. 이들 외에 한의를 지지했던 인물 중에는 청 조정의 유신遺臣으로서 봉건적 예법을 목숨처럼 생각하는 사람들도 있었습니다. 하지만 그렇다고 해서 이런 측면만을 보고 한의를 지지하는 사람들이 모두 복고復古, 보수, 혁명반대의 목적을 지니고 있었다고 단정 지어 말할 수는 없습니다. 결론적으로 우리가 동서의학 논쟁을 학술적으로 검토하면서 당시 사회의 정치·문화·사상 등의 측면에서 이 문제를 해석하는 것을 피할 수 없습니다. 그러나 의학과 관련된 학술적인 내용을 제외하고 더 중요하게 생각해야 할 것은 당시 사회를 지배했던 사상과 문화적 배경입니다. 지금 어떤 작용을 하고 있는 정치적 요인으로 이 문제를 해석하려 해서는 안 됩니다. 우리는 이것을 이 문제를 분석하는 유일한 원칙으로 삼아야 합니다. 이러한 정치적 요인들은 우리들이 동서의학 논쟁의 역사적 경험을 온전히 이해하는 것을 제한할 수도 있습니다."

사실, 위에 언급한 두 단락의 글은 이미 필자의 논문에 들어있었던 내용이다. 하지만 질문을 던진 이 위원은 이 부분을 보지 않았거나 대충 보고 지나쳤을 가능성이 높다.

아래는 당시 필자가 했던 답변이지만 논문 원고에는 들어있지 않았던 내용이다.

"우리나라 근대사에서 유명한 사상가나 학자였던 옌푸嚴復, 량치차오梁啓超, 후스즈胡適之, 루쉰魯迅, 궈모뤄郭沫若는 모두 한의에 대해 부정적인 태도를 취하였습니다. 이들이 가지고 있었던 계급적 입장과 정치적 견해가 서로 크게 다르다는 것은 교수님들도 잘 아실 것입니다. 만약 한의와 서의 문제에 대한 태도를 계급을 나누는 기준으로 삼는다면 황당한 결론이 도출될 것입니다."

유감스럽게도 필자의 답변은 주임위원과 중국중의연구원 학위평정위원들을 설득하지 못했다. 아마 지금도 여전히 필자가 위에서 말한 견해에 동의하지 못하는 사람들이 적지 않을 것이다.

그러므로 이 책에서 말하려는 견해를 더 잘 드러내기 위해서는 중국 근대 유명 인사들이 동서의학에 대해 언급했던 내용들을 조금 더 자세하게 소개할 필요가 있을 것 같다.

이렇게 하는 것은 이 책의 초판에서 유명 사상가와 학자들이 동서의학 문제에 관해 말했던 내용들을 온전하게 다 소개하지 못했기 때문이다. 이것은 당시 필자의 시간과 열정, 학식이 부족했던 탓도 있지만, 당시 많은 문헌들이 공개되지 않았거나 찾기가 어려웠던 사정도 있었다. 최근 20년 동안 관련 내용을 다룬 서적들이 새로 출판됨에 따라 참고할 자료가 많아져서 이제는 비교적 쉽게 전체 내용을 소개할 수 있게 되었다.

정리하자면 이 책에서 말하는 중국 근대 유명인사란 주로 근대시기에 활동했던 사상가와 학자들을 가리킨다. 이들은 중국 근대 문화 발전의 흐름을 대표했던 인물들로서 중국 근대 지식인 사회에 큰 영향을 미쳤을 뿐만 아니라 당시 정치인들의 정책 결정에도 큰 영향을 미쳤다. 이들이 당시의 동서의학 문제를 어떻게 바라보았는지를 소개한다면 근대 중국 동서의학 논쟁에 내포되어 있는 깊은 사상적·문화적 배경을 진정으로 이해할 수 있을 것이다.

본격적인 소개에 앞서, 관련 인물들의 사상과 정치성향을 간략하게 설명하면 다음과 같다.

우루룬吳汝綸은 급진적인 양무파洋務派 학자이자 문학가요, 교육자다. 옌푸嚴復는 군주입헌제를 주장한 청 말기의 저명한 계몽 사상가이다. 량치차오梁啓超는 무술변법戊戌變法(변법자강운동)의 2인자이면서 정치가·사상가이며, 학자이다. 그는 젊은 시절에 캉유웨이康有爲를 추종하였으나, 신해혁명 이후에는 제정帝政에 반대하였다. 다만 평생 국민당에 협력하지 않았고, 공산당과도 정치적 성향이 달랐다. 천두슈陳獨秀는 '5·4 신문화운동'의 대표적인 좌익 인물이며, 중국공산당 창립인물 중 한 사람이다. 그는 제1차 국공國共 협력시기에 중국 공산당 총서기를 역임하였다. 후스胡適는 신문화운동의 우익 대표인물로서 문하생인 푸쓰녠傅斯年과 함께 전반서화全般西化(중국사회 전체의 전면적인 서구화—역자 주)를 주장하면서 장제스蔣介石를 옹호하고 공산당을 반대했다. 이런 연유로 그는 난징南京정부 시기 특급 보호

대상으로 분류된 사상가이자 학자였다. 량수밍梁漱溟은 중국 전통문화를 강조하였으며, 세인들이 최후의 유가儒家라고 했던 학자이다. 그는 전반서화와 공산당의 토지혁명에 모두 반대하는 입장을 견지하였다. 루쉰魯迅, 궈모뤄郭沫若는 마르크스주의 사상과 정치적 견해를 지지했던 문학가・사상가이자 역사학자이다.

민족주의 혁명가이자 사상가에 속하는 장타이옌章太炎은 이 책에서 한 절을 따로 할애해서 소개하고 있으므로 여기서는 생략한다.

위에 기술한 인물들은 중국 근대 정치, 학술사상의 각 유파를 대표하는 인물들로서 모두 당대의 유명 인사들이다. 아래에서는 이들의 생애를 간단하게 살펴보고, 대략적인 시간 순서를 따라 이 유명 인사들이 가졌던 동서의학 문제에 대한 견해를 소개한다.

1. 우루룬吳汝綸: 극도의 한의학 폄하와 서양의학 찬양

우루룬吳汝綸(1840~1903)의 자는 즈푸摯甫이고 안후이安徽성 통청桐城 사람이다. 동치同治 3년에 향시에 급제하고, 4년에 진사進士가 되었다. 그는 일찍이 청궈판曾國藩과 리훙장李鴻章의 막부에 들어갔으며, 허베이河北성 선저우深州, 지저우冀州 지주知州(명청대 중국 주州의 지사)를 역임하기도 했다. 광서光緒 15~28년(1889~1902)에는 바오딩保定 연지서원蓮池書院에서 강의를 맡았는데, 제자가 매우 많았다. 광서 27년(1901), 이부상서吏部尙書 장바이시張百熙가 우루룬에게 경사대학당京師大學堂 총교습總教習직을 맡아줄 것을 부탁했으나 취임하지 않았고, 자청하여 일본으로 건너가 교육제도를 시찰하였다. 귀국 후에는 고향으로 돌아가 동청소학교桐城小學校를 설립하였다.

우루룬은 장위자오張裕釗, 리수창黎庶昌, 쉐푸청薛福成과 함께 '증문4제자曾門四弟子'로 불렸다. 청궈판은 특히 장위자오, 우루룬을 가리켜, "내 문하생 중에서 성공할 가능성이 있는 사람은 장위자오, 우루룬, 둘 뿐이다"(『청사고・장유쇠전清史稿・張裕釗傳』)라고 말하기도 했다.

우루룬의 글은 동성파桐城派를 계승한 것으로서 그의 문장을 구하는 사람들이 많았다. 사람들은 그를 동성파 최후 종사宗師라 일컬었다. 우 씨 생전에 발간된 저서로는 『심주풍토기深州風土記』, 『동유총록東遊叢錄』 등이 있다. 세상을 떠나고 1년 뒤에 그의 아들 우카이성吳凱生이 『동성오선생전서桐城吳先生全書』를 편집하여 발간했다. 이 책에는 문집, 시집, 서신, 경전해설서說經著作 등 6종이 포함되어 있다. 또 이외에도 정리해 놓고 발간되지 못했거나 미처 정리하지 못한 초고가 다수 있다. 전서가 출간된 이후에도 『동성오선생일기桐城吳先生日記』, 『척독속편尺牘續編』, 그리고 점감고적点勘古籍(교정을 거쳐 발간한 고서적)들이 잇달아 발간되었다.

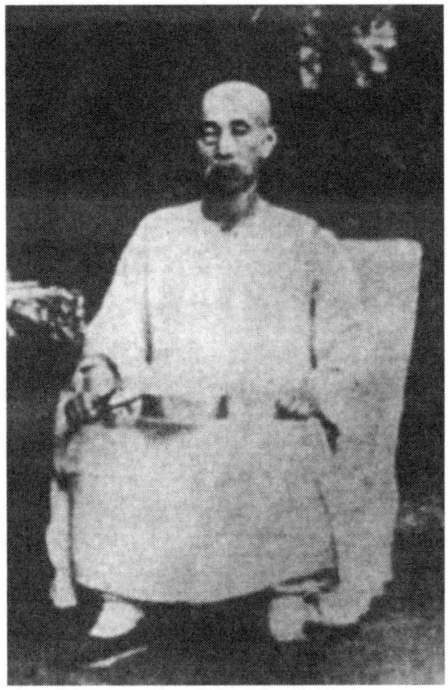
우루룬吳汝綸

청궈판, 리훙장 등의 높은 평가와 또 연지서원에서 12년 강의경력으로 그의 글은 중국 내에 크게 알려졌고 우루룬의 명성도 조야에서 높아지게 되었다. 그렇지만 당시 그의 영향력은 많은 부분 그가 서양학문西學을 중시했던 것에서 연유한다. 특별히 옌푸는 자신이 번역한 『천연론天演論』,[2] 『원부原富』[3] 등 책 서문을 우루룬에게 써줄 것을 부탁했고, 그 서문은 청말의 계몽운동에 막대한 영향을 끼쳤다. 예를 들어, 청소년기의 루쉰은 『천연론』을 즐겨 읽었다고 하는데, 후에 그는 「번역에 관한 편지關於飜譯的通信」라는 글에서 다음과 같이 썼다. "자연을 이해하는 데 가장 좋은 책은 『천연론』이다. 동성파桐城派의 작풍이 그대로 드러나 있다. 성조 하나하나에도 신경을 썼기 때문에 신이 나 책을 읽어 내려갈 수 있었다. 그 음조가 정말 곱고 낭랑해서 사람들로 하여금 그 어지러움頭暈을 자각하지 못하게 한다." 루쉰 같은 인물이 옌푸와 우루룬에 대해 찬사를 보내는 것을 보면, 우 씨가 루쉰 세대 인물들에게 얼마나 큰 영향을 미쳤는지 잘 알 수 있다.

그러나 갑오년(1894) 청일전쟁에서 중국이 참패하고, 연이어 8개국 연합군들에게 베이징이 점령당하면서 서태후가 황급히 도망가는 사건이 발생했다. 이 사건 이후 우 씨는 양무파와 청 조정에 대한 믿음을 완전히 버렸다. 이런 사실은 1902년 이부상서 겸 관학대신인

---

2) 원저는 토마스 헉슬리(Thomas H. Huxley)(1825~1895)의 『신화와 윤리*Evolution and Ethics*』. 역자 주.

3) 원저는 아담 스미스(Adam Smith)(1723~1790)의 『국부론*Inquiry into the Nature and Causes of the Wealth of Nations*』. 역자 주.

장바이시가 우 씨에게 경사대학당 총교습 자리를 권유하였는데도 끝까지 거절한 것을 보면 잘 알 수 있다. 마지막에 장바이시가 직접 나서 친히 예를 갖춰 권유했음에도 그는 끝내 승낙하지 않았다. 오히려 그는 장바이시에게 먼저 일본으로 가서 그 곳의 교육제도를 시찰한 후에 부임여부를 결정하겠다고 제안했다. 그런데 일본에서 돌아온 뒤에도 그는 끝내 총교습 직책을 받아들이지 않았고, 고향으로 돌아가 학교를 설립하였다.

우 씨는 동서의학 문제에 관한 한 언행이 일치하는 사람이라고 할 만 하다.

그는 한의를 일컬어 아무런 가치가 없다고 말하면서 자신은 죽을지언정 한의치료는 받지 않겠다고 했다.

그의 한의학과 서양의학에 대한 견해는 여러 편지글에서 볼 수 있는데, 아래 내용은 그 중 일부를 발췌한 것이다.[4)]

(1) 한의를 모호한 의술이라고 함

"요즘 서의가 성행하고 있다. 이론이 분명하고 그 방법이 간단명료해서, 완고한 만성질환이 아니라면 절대로 질질 끌거나 병이 낫지 않는 일이 없다. 그러나 주변의 친구들은 지금도 여전히 중국의 모호한 의술을 단단히 믿고 있다. 익숙한 것에 안주하고, 보지 못한 것을 폄훼한다. 한의에 잘못이 있을망정 서의를 시험해 보려고조차 하지 않으니 어찌 슬퍼하고 탄식할 만한 일이 아닌가?"(신묘년 6월 마지막 날, 샤오징푸消敬甫에 답하며)

(2) 한의는 한 푼의 가치도 없다고 함

"최근 세계의학의 발달로 모호하고 잘못이 많은 중국의 구학舊學은 이미 한 푼의 가치도 없는 것이 되었다. 작금에 들어 서양의학 서적을 번역하는 사람이 적지 않은 것을 선생도 보았을 것이다. 그러나 우둔하게도 마음속에 『소문素問』, 『영추靈樞』, 『상한傷寒』, 『금궤金匱』, 『천금千金』(『비급천금요방備急千金要方』—역자 주), 『외대外臺』(『외대비요外臺秘要』—역자 주) 등의 책만 담아두고 그것에서 벗어나지 못하는 사람이 많다. 어찌 이들은 이처럼 조금도 정진을 바라지 않는가! 냉정하게 살펴볼 때 소위 음양오행 같은 학설들이 정말 가망이 있는

4) 徐一士. 『一士類稿一士譚薈』. 重慶. 重慶出版社. 1998. 192-196쪽.

가! 촌구맥寸口脈을 통해 오장을 살피는 것이 과연 옳은가! 본초의 약성은 과연 검증된 것인가! 오장에 오행을 배당하는 것에는 과연 오류가 없는가!"(계사년 3월 25일 우지바이吳季白에게)

⑶ 한의서적은 모두 태워버려야 한다고 여김

"한의는 서의보다 못하다. 아이를 맹분孟賁과 하육夏育[5]에 비교하는 것과 같다. … 하간河間, 단계丹溪, 동원東垣, 경악景岳 등이 저술한 책들은 모조리 태워버려야 한다."(2월 10일 왕허즈王合之에 답하며)

⑷ 한의는 절대 사용해서는 안 된다고 함

"한약은 믿을 만하지 못하니 쓰지 않는 것이 마땅하다. 서의를 사용해보지 않고서는 서의의 기술이 어떤 것인지 알 수 없고, 중학中學(중국전통학문, 여기서는 한의—역자 주)을 여전히 마음에 담아두고 포기하지 못할 것이다. 사실상 의학은 하나이기에 중학(한의)은 절대로 사용해서 안 된다. 정강성鄭康成의 학學은 더더욱 사용해서는 안 된다. 한의의 오장에 대한 황당한 학설은 정강성의 잘못이다. 해수咳嗽라는 작은 병 하나도 잘못 치료하면 큰 병으로 이어질 수 있다. 한의에는 해수를 치료하는 약이 없으며, 또한 해수가 얼마나 중요한 병으로 이어지는지도 모른다. 이런 것은 서의를 알지 못하면 이해할 수 없는 것들이다."(3월 23일 롄후이칭廉惠卿에게)

(저자의 안按: '정강성鄭康成의 설說'이란 서한西漢 시대의 대 유학자 정현鄭玄이 주장했던 『상서尙書』 고문설古文說을 가리킨다. 여기서 우 씨는 정현을 비판하고 있다. 하지만 아래 문장과 연결해서 보면 알 수 있듯이 그는 경학經學상으로 고문학파古文學派에 속한다)

⑸ 한의를 헛소리라고 말함

"의학은 서양인이 정통하다. 서양의학 책을 읽어보면 우리나라 의가들이 예부터 대부분 허튼소리를 했음을 알 수 있다."(11월17일 허바오천何豹臣에 답하며)

---

5) 옛날 중국 제나라의 용장이었던 맹분(孟賁)과 위나라의 하육(夏育)을 말함. 무술에 뛰어난 용감한 장수를 일컬음. 역자 주.

(6) 음양오행설과 장부개규설臟腑開竅說을 강하게 비판함

"한의가 말하는 음양오행 같은 학설은 환자와 아무 상관이 없다. 이것은 공리公理다. 눈병目疾이 간·신 이경肝腎二經과 관련이 있다는 것은 말도 안 되는 소리이다. 내 짐작에 공公이 현재 복용하고 있는 약들은 대개 간을 다스리고 신장을 보하는治肝補腎 약일 것이다. 중요한 것은 설령 간·신을 모두 치료한다고 해도 그것이 눈과 아무 관련이 없다는 사실이다. 더군다나 한의에서 치간보신治肝補腎한다고 하는 약들이 실제 간·신에 어떤 손익도 가져올 수 없는 약들이 아닌가? 게다가 공公에게 오래 복용하지 말라고 권한 것은 한약의 성질이 사람마다 다르게 나타날 수 있다는 것을 말한 것이다. 그들이 보補한다고 하는 약이 보하지 않을 수 있고, 설泄한다고 하는 약이 설하지 않을 수도 있다. 치우친 폐해가 따로 있다 해도 본초가本草家 또한 그것을 알지 못한다. 다만 관습을 따라 사용하다가 몇 번은 요행으로 효과를 얻기도 한다. 하지만 많은 경우 병은 치료되지 않고 약환藥患만 깊어진다. 이러한 문제는 신중하게 판단할 수밖에 없다."(무술년 2월4일 허쑹포賀松坡에게)

(7) 제비집, 녹용의 보익補益 효능을 믿지 않음

"너의 부모님이 제비집, 녹용 같은 것들을 사달라고 부탁했으나 한 동안 물건을 가진 사람이 나타나지 않았다. 서의는 물리物理를 깊이 연구하여 제비집, 녹용에는 어떤 보익효과도 없다는 것을 알고 있다. 녹용은 나무에서 얻은 아모리아阿磨利亞나 낙타의 분변糞便에서 채취한 아모리아와 효능 면에서는 서로 비슷하지만 값은 100배나 비싸다고 한다. 그렇다면 굳이 이처럼 비싼 것을 쓸 필요가 있겠는가? 서의가 녹용뿐만 아니라 아모리아조차도 사용하지 않는 것은 보익 효능이 적기 때문이다. 너는 평소 서양의학 서적을 보지 않아서 녹용을 여전히 보양補養하는 약으로 알고 있다. 얼마나 황당한 일인가?"(기해년 5월 24일 첸리千里에게)

(8) 한의는 폐결핵을 알지 못한다고 함

"넷째가 폐병을 앓고 있다면 서의에게 진료를 받게 해야 한다. 또 거주지를 해변으로 옮기는 것이 좋다. 해풍에 포함된 요오드 성분으로 폐를 보하고, 어유魚油를 섭취하여 폐를 조양調養해야 한다. 더불어 감정을 잘 다스리고 외감外感에 걸리지 않도록 주의해야 한다.

폐병 치료는 쉽지 않다. 한의는 그 병을 이해하지도 못할 뿐더러 확실하게 효과를 거둘 약도 없다. 한의들이 폐병을 치료할 수 있다는 말은 모두 잘 알지 못하고 하는 말이다. 서의가 청진기로 세심하게 소리를 분석한다면 틀림없이 치료할 수 있을 것이니 믿을 만하다."(9월 20일 롄후이칭廉惠卿에게)

(9) 서양의학과 서양의 법의학을 찬양함

"얼마 전 문부대신 기쿠치 다이로쿠菊池大麓를 초견初見하였는데, 그는 중국에 신의학新醫學을 일으킬 것을 권고하였다. 어제는 외무대신 고무라 주타로小村壽太郞를 만났다. 그 역시 간곡한 어조로 의학이 개화의 핵심이라고 말했다. 그러면서 다른 정책들은 모두 독자적으로 해도 좋지만 의학만은 반드시 서양인의 것을 받아들여야 한다고 했다. 또 서양인과 왕래하면서 의학에 대해 논의하고 피차 연락하다보면 이로 인해 신학新學도 진보하게 되어 실효實效가 클 것이라는 말도 했다. 어제 밤에는 의학자들이 동인회를 개최하여 위장군毓將軍과 소생小生을 환대했다. 나카오카長岡 자작, 고노에近衛 공작, 이시구로石黑 남작의 연설이 있었는데 그들은 모두 진지한 태도로 중국이 서양의학을 배우기를 바랐다. 약 100여 명의 도쿄 의학자들이 집회에 참석했으니 가히 성회라 할 만 했다. 내가 특히 감탄한 것은 법의학法醫이었다. 법의학이란 생사상병生死傷病을 검시檢視하여 그 차이出入로써 범인과 죄를 가려내는 것인데, 근래 몇 년간 재판 관청에서 거둔 효과가 매우 크다고 하였다. 우리나라에서 근거로 삼았던 『세원록洗冤錄』(중국 최초의 법의학 서적—역자 주) 같은 책들은 어린아이 장난과 같을 따름이다. 아마 의학과 무슨 관계가 있느냐는 사람들도 있을 것이다. 그래서 여기서 들은 바를 모두 기록하여 장상서張尙書가 채택할 수 있도록 대비하였다."(임인년 6월 10일 리이위안李亦元에게)

(10) 한의를 완전히 부정함

일본 의학계에서 그를 위해 준비한 환영식 행사에서의 답사 내용이다.

"우리나라 전통의학의 잘못은 유가儒家로부터 비롯된 것이다. 『한서 · 예문지漢書 · 藝文志』에 기록되어 있는 우리나라 고의서들은 이미 모두 방실亡失되었고, 현재 전해 내려오는 『소문素問』 등 의학경전醫經은 대체로 모두 위서僞書이며, 『소문』에서 언급하는 오장의 부위도 잘못된 것이다. 한나라 때에 고문파古文派와 금문파今文派라는 두 개 학파가 존재했는데 고문파는 저명한 유학자들로 구성되어 있었고, 금문파는 이익과 관록을 쫓는 사람들이었다. 고문파에서 언급한 오장은 현재 서양의학의 오장에도 부합하지만 금문파는 오장을 말하면서 좌간우폐左肝右肺 등의 근거 없는 학설을 만들어 내었다. 정강성鄭康成은 본래 고문파에 속한 학자였다. 하지만 유독 오장이론에 관해서만은 금문파의 설을 취했다. 이로부터 2,000년 가까운 시간 동안 중국은 금문파의 오장학설을 사용해오고 있다. 이는 정강성의 신중하지 못한 한마디에서 시작된 것으로서 남긴 화禍가 막심하니 그의 잘못이 아주 크다. 중국에서는 장중경張仲景, 손사막孫思邈을 최고의 명의로 본다. 중경의 『상한론』에 언급된 12경은 현대 서양의학의 해부실험 결과 존재하지 않는 것으로 나타났다. 소동파蘇東坡는 의학을 논하면서 오로지 손사막만을 중시했다. 지금 보면 『천금방千金方』에서 말한 오장 역시 모두 금문파의 학설을 따른 것이다. 이것이 바로 우리나라 의학이 발전하지 못한 이유이다."(동인회 환영식 답사)

(11) 한약을 복용하지 말 것을 당부함

손자의 안과질환에 아들에게 편지를 보내어 한약을 복용하지 말도록 다음과 같이 당부하였다.

"손자의 안과질환에 한약이 효과가 있다고 해도 나는 사용하길 원치 않는다. 한약은 믿기 어려운데 그 효과만을 탐해 폐단을 소홀히 할까 걱정된다. 한의는 약력藥力의 장단長短을 정확하게 파악하지 못한다. 손자에게 예장翳障이 생겼더라도 동공에만 문제가 없다면 그냥 두어도 괜찮을 것이다. 시간이 지나면 자연히 나을 것이다. 서의를 보면 잘 알지 못하는 병에는 함부로 약을 쓰려고 하지 않는다. 하지만 한의는 일미一味의 약으로 백 명의 환자를 치료하려고 하니 그 의술이 심히 황당무계하다."(신축년 2월 27일 아들에게)

(12) 자신의 병이 사경인데도 한의진료를 받지 않음

광서 29년(계묘년) 우 씨는 통청에서 사망하였다. 통청소학당에 학당교습으로 초빙되어 왔던 일본인 하야카와早川新次는 우 씨의 부고를 본국에 알렸는데, 그의 서신 중에는 미국인 의사를 불러 치료했던 에피소드가 담겨 있다.

"음력 1월 9일 오후, 갑자기 선생의 조카가 사람을 보내왔다. 전해 받은 서신에는 선생의 병증과 함께 선생이 한의漢醫를 믿지 못하고 오로지 서의의 진료를 받기만 원하니 미국인 서의사와 함께 와주기를 간절히 부탁한다는 내용이 적혀 있었다. 나는 서둘러 미국인 의사와 연락했다. 의사는 10일 오전에 안칭安慶에서 출발하여 밤늦게 선생의 자택에 도착했다. 곧바로 병상으로 가서 선생을 살펴보니 그의 용태는 이미 살아있는 사람이 아니었다. 병세가 급격急激하여 예사로운 병이 아님을 알 수 있었다. 선생의 친지들은 산기疝氣의 항진亢進으로 복부가 팽창하여 돌과 같이 딱딱하고 고열이 있다고 했다. 미국인 의사는 병명을 확정하지 못했고, 나는 장막염腸膜炎을 의심해 보았다. 다음날까지 미국인 의사가 각종 치료를 다 해보았으나 선생의 병세는 점점 더 심각해져 갔다. 선생은 자신이 병석에서 일어나기 어렵다는 것을 자각했다. … 나는 지기知己의 은혜에 보답하기 위해 그 시간에도 미국인 의사와 함께 좋은 치료방법이 없을지 의논했으나 선교와 함께 의술에 능통한 이 미국인 의사가 내과분야에는 뛰어나지 못했으니 어떻게 하겠는가. 선생의 병은 점점 더 악화되어 12일 이른 아침에 호흡이 완전히 끊어졌다. … 선생은 위생과 의술에 평생 동안 주의했다. … 이번 병에 선생은 일체 한의를 물리치고 쓰지 않았으며, 한의를 믿을 수 없다고 말하면서 특별히 안칭에 있는 서의사를 불렀다. 그는 나와 서의사 일행이 집에 도착했다는 말을 듣고 크게 기뻐했다. 미국인 의사가 아무 효험이 없을 거라고 어찌 예상했겠는가! 미국인 의사는 '만약 상하이나 일본에 있었다면 다른 의사들과 협의하여 좋은 방법을 찾았을 것이다'라고 하였다. 나도 그 자리에 일본인 의사가 한 명만 더 있었더라면 혹시나 치료가 가능했을지도 모른다는 생각이 들었다. 얼마나 안타까운 일인가!"

이렇듯 우루룬은 강한 의지로 죽음에 이를 때까지 한의치료를 받지 않았다.

이 에피소드에서 우루룬의 사상이 큰 영향을 미쳤던 임인壬寅과 계묘학제癸卯學制(1902, 1903년 청나라정부에서 제정한 교육제도—본서 주)가 한의폐지 경향을 띠었을 것이라는 것을 미루어 짐작할 수 있다. 그렇기 때문에 중국 지식인들이 한의를 부정하고 더 나아가 한의를 폐지하려는 성향을 보인 것이 '5·4 신문화운동'이나, 난징南京정부 시대부터 시작된 것이 아니라 더 이른 시기인 1900년 이전부터였음을 알 수 있다.

지금의 독자들은 우 씨가 무슨 이유로 한의에 대해 이처럼 극도로 나쁜 감정을 품게 되었는지 이해하기 어려울 것이다. 갑오년(1894년)과 경자년(1900년) 이후 중국 지식인들이 구학舊學을 버리고, 신학新學을 갈망한 것, 일본을 배우려는 열성, 그리고 우루룬이 양무파와 결별하고 스스로 새로운 교육기관을 운영하겠다고 결심한 상황을 전체적으로 이해하기 위해 아래에 그가 교육기관을 설립했던 과정, 특별히 일본 교육기관을 시찰했던 과정을 소개한다.

중국은 청일전쟁에서 참패했고 양무운동은 실패로 돌아갔다. 이 시기 식견이 있는 사람들은 오직 선진 서양과학기술을 도입하고, 교육을 개혁하여 쓸모 있는 인재를 길러내야만 국가의 운명을 바꿀 수 있다는 것을 뼈저리게 인식했다. 경사대학당京師大學堂은 이런 배경에서 설립되었다. 중국 근대 최초의 고등학부高等學府였던 경사대학당은 광서 24년(1898)에 설립되었고, 국내외 큰 사건들로 인한 수차례의 혹독한 시련을 견뎌내었다. 광서 27년(1901)에 이부상서吏部尙書와 관학대신管學大臣을 겸하고 있던 장바이시張百熙가 학계의 태두이면서 개화사상을 가지고 있었던 우루룬을 경사대학당 총교습으로 초빙하려고 했다. 우루룬은 여러 모로 상황을 살펴 본 끝에 천하가 바라는 영광스러운 자리를 거절했다. 장바이시는 현자賢者를 구하려는 절실한 마음으로 친히 집을 방문하여 예를 갖추어 초빙했고, 큰절을 올리며 청請하기까지 했으나 우루룬은 여전히 승낙하지 않았다. 후에도 다방면으로 설득이 이어졌다. 장바이시는 조정에 주청하고 이에 더해 상으로 오품五品 경卿의 직함을 하사하려고까지 하면서 "만약 또다시 고사한다면, 이는 내가 조정에서 아무짝에도 쓸모없는 사람이 되고 마는 것이다"라고 전했다. 우루룬은 더 이상 고사하지 못하고 마지못해 승낙하면서 그 대신 먼저 일본의 교육제도를 시찰한 후에 다시 취임 여부를 결정하자고 제안했다. 광서 28년(1902) 5월 3일 우루룬은 경사대학당 총교습의 신분으로 일행들과 함께 일본 교육제도 시찰에 나섰다. 일본에 있는 동안 우루룬은 동경대학당東京大學堂(현 도쿄대학), 서경대학당西京大學堂(현 교토대학) 등의 고등 교육기관을 시찰했다. 이외에도 각종 소학교, 중학교 등 모두 40여 개소를 방문했다. 뿐만 아니라 여러 학교를 시찰하면서 성실하게 세세한 것까지 살펴보았다. 학제學制부터 학교조직, 교과과정, 교재의 사용, 학교의 입지, 건물의 구조, 교실, 실험실습, 교육 경비의 출처, 교직원의 급여에 이르기까지 하나하나 자세하게 묻고 상세하게 기록하였다. 모두 중국 교육개혁을 위한 참고 자료로 삼기 위해서였다. 이외에도 그는 조선소, 도서관, 박물관 등 30곳을 참관하면서 부국강병을 일으킨 경험을 배우고자 했다.

이 기간 동안 우루룬은 일본 메이지유신 시기의 문부상 다나카 후지마로田中不二와 유명한 교육자 이노우에 데츠지로井上哲次郎 등에게 찾아가 일본 교육개혁의 과정, 조치, 득실 등을 듣고, 중국의 교육개혁에 대해 상세하고 구체적으로 토론했다. 아울러 문부文部가 그들을 위해 특별히 마련한 10차례에 걸친 교육에 대한 체계적인 토론도 자세하게 청취했다. 우루룬은 일본 측에서 소개한 교육제도, 교육행정, 학교위생, 학교관리, 교육설비, 일본의 교육연혁 등에 대한 모든 것을 상세하게 기록했다. 또한 각종 환영회, 연구토론회에 초청받아 30여 차례 참석했고 일본인들의 중국 교육개혁에 대한 의견을 경청했다. 일본 방문기간 동안 우루룬은 맡은바 임무에 최선을 다했다. 한번은 방문길에 나섰다가 타고 가던 인력거가 기울어져 낙상하는 일이 있었다. 코가 깨져 피가 줄줄 흐르는데도 주변 병원을 찾아 간단한 치료만 받고 회의에 참석하기도 했다. 그는 늘 "하루 저녁에 일백 십 수 명의 손님을 응대하면서 모든 대화를 일일이 직접 필담으로 진행하였는데, 하루에 사용하는 종이만 해도 수백 장이 넘었다", "손님이 돌아가면 곧바로 주요 부분을 정리, 수록하여 책을 만들다보니 매번 정오가 넘어도 먹지 못했으며, 밤에도 잠을 못자는 것이 일상이 되었다"고 당시를 회상하였다. 우루룬은 이 시찰에서 일본으로부터 큰 관심과 높은 예우를 받았다. 심지어 메이지 일왕까지 관례를 깨고 그를 만났다. 일본에 체류하던 기간에 우루룬이 문부에서 강의를 듣고 필기한 것, 관련 일기, 각 학교에서 받은 도표, 서한 등은 정리되어 10만여 자에 달하는 보고서로 요약되었고, 그해에 일본 삼성당서점三省堂書店에서 『동유총록東遊叢錄』이라는 제목으로 출판되었다. 이것 외에 그가 시찰했던 기간 동안 장바이시와 그의 막료들에게 보냈던, 방문에서 얻은 내용을 적은 편지들에는 우 씨가 중국의 교육개혁을 위해 그렸던 청사진과 실현 가능한 귀중한 구상들이 잘 나타나 있다. 9월 17일, 우루룬은 일행들과 함께 귀국길에 나서 18일 시모노세키馬關에 도착하였다. 여기서 그는 7년 전 리훙장李鴻章과 이토 히로부미伊藤博文가 체결한 「시모노세키조약」을 떠올리고는 비분강개하여 '상심의 땅傷心之地'이라는 네 글자를 쓰고 9월 21일 상하이上海에 도착하였다. 4개월이 넘는 시찰이었다.

일본에서 돌아온 후 우루룬은 정리한 보고 자료를 인편에 베이징北京으로 보내고, 자신은 상하이에서 안칭安慶으로 돌아갔다. 이것은 자신의 고향에 새로운 형태의 학당을 설립하기 위해서였다. 안칭에 도착한 후 그는 고향 어른들을 찾아뵐 겨를도 없이 곧바로 바쁘게 학교설립 준비 작업에 착수했다. 그가 통청현학당桐城縣學堂의 주소지를 잠정적으로 성省의 수도인 안칭으로 정했던 것은 아마도 당시 청清의 법규가 주현州縣 급의 행정단위에서는 소학당만 설립하도록 했기 때문일 것이다. 하지만 우루룬은 통청현학당을 중등中等 이상의 학교로 세우고 싶었기 때문에 먼저 성의 수도에서 비준을 받은 다음 통청현으로 주소지를 옮겼다. 그는 학교를 설립하는 데 필요한 관련 자료를 직접 준비하여 관청에 신청하고 심의에 필요한 수속을 밟았으며, 직접 『학당창립설첩創立學堂說帖』, 『학당초고설첩學堂招考說帖』의 초안을 작성했다. 이 문서들에서 그는 "본 학당은 국가적 급선무에 부응하여, 실학實學을 전문적으로 교육하고, 인재 속성速成을 종지宗旨로 한다"고 명확하게 밝혔다. 그는 직접 순무巡撫와 번대藩臺(관료 직책 이름—역자 주)를 설득하여 이전의 무비학당武備學堂(청 말기의 육군학교—역자 주)을 빌려서 통청현학당의 건물로 사용하였다. 친히 경비를 조달했으며, 그 자신이 솔선하여 은전銀錢 100위안을 출연했다. 자신이 직접 학당의 당장堂長을 맡았고, 명망이 매우 높았던 마치창馬其昶, 야오융가이姚永概를 초빙하여 학당의 일을 분담하여 처리하도록 했다. 또 일본에서 선발하여 함께 온 하야카와 신지로早川新次郎를 교습敎習(교사—역자 주)으로 임명했다. 그는 학당의 주련柱聯(건물의 기둥이나 벽 따위에 장식으로 써서 붙인 글귀—역자 주)에 직접 "이후로 천 년 동안 인재들이 이곳에서 떨쳐 일어나, 동양과 서양 학문의 정수를 함께 갈고 닦을 것이다"라고 썼으며, 편액에는 "면성국기勉成國器(나라를 이끌 인재들을 힘써 길러냄—역자 주)"라고 썼다. 신식 학당이 안칭에서 개교했다는 소문을 듣고, 특별히 학당을 운영하는 사람들과 교사들의 높은 명망을 보고, 무려 1,000여 명이 넘는 학생들이 입학시험에 응시하려고 모여들었다. 엄격한 시험을 거쳐 1기 정취생正取生(정규 합격생) 52명(학당에서 식사 제공)과 부취생附取生 60명(식사 미제공)을 선발하여 광서 29년(1903) 봄, 통청현학당이 정식으로 개교했다. 그러나 우루룬은 과로로 병을 얻어 정월 12일 집에서 사망하였다.

통청현학당에서 시작된 통청중학의 역사는 100년이 넘는다. 이 학교에서 팡즈우房秩五, 장바이쥔章伯鈞, 주광첸朱光潛, 마마오위안馬茂元, 수우舒蕪 등의 '국기國器(나라를 이끌 인재—역자 주)'들이 끝없이 배출되었으니 이것이 우루룬에게는 가장 큰 위로가 되었을 것이다.

2. 옌푸嚴復: 한의학 이론은 억조臆造[6]에 근거함

옌푸嚴復(1854~1921)의 자는 유링又陵 또는 지다오幾道이다. 푸젠성福建省 허우관侯官 사람으로 의생醫生 가정에서 태어났다. 1866년 푸저우福州 선창船廠 부설 촨딩학당船政學堂에 입학하여 영어와 근대 자연과학 지식을 공부했으며, 5년 후 우등으로 졸업했다. 1877년 해군에 관한 공부를 위해 영국으로 파견되었다. 영국에서 유학하는 동안 자본주의 사회와 부르주아 사상가들의 저서를 접했고 특히 진화론 사상에 크게 영향을 받았다. 1879년 졸업과 함께 귀국하여 푸저우 선창 촨딩학당 교습教習에 임명되었다. 다음 해인 1880년에는 톈진天津의 베이양수사학당北洋水師學堂 총교습總教習(교무장教務長)으로 전근하였고, 후에 총판總辦(교장校長)으로 승진했다. 1902년에는 경사대학당京師大學堂 역국총판譯局總辦으로 초빙을 받았다. 1905년, 푸단공학復旦公學 설립에 참여했고, 다음 해인 1906년, 교장에 임명되었다. 1912년, 경사대학당 총감독 겸 문과학장에 임명되었다. 같은 해 경사대학당이 베이징대학교北京大學校로 교명을 바꾸면서 초대 교장으로 천거되었다. 신해혁명(1911년) 후에는 정치사상이 보수로 기울어졌다. 1913년 공교회孔教會 발기에 참여하여 존공독경尊孔讀經을 적극 주장하였다. 1915년에는 위안스카이袁世凱의 군주제帝制 복귀를 옹호하였다. 5·4 운동 중에는 청년 학생들의 애국행위를 비방하는 등 보수 사상이 날로 강해졌다.

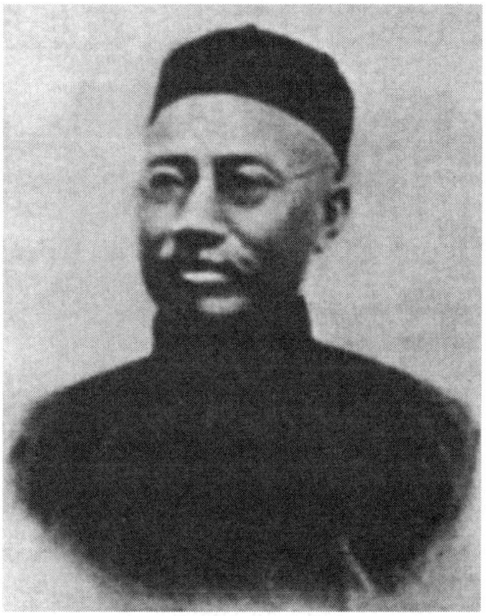
옌푸嚴復

1895년 청일전쟁에서 중국이 참패하자, 큰 자극을 받은 옌푸는 변법變法을 알리고 서양의 명저 번역에 힘을 쏟기 시작했다. 같은 해 톈진의 『직보直報』에 「논세변지극論世變之亟」, 「원강原强」, 「벽한辟韓」, 「구망결론救亡決論」 등의 정치 평론들을 연속해서 발표했다. 존민반군尊民叛君, 존금

6) 억조(臆造) : 주관적 상상. 역자 주.

반고尊今叛古의 정신으로 역대 황제들을 국민에게서 정권을 훔친 대도大盜라고 공개적으로 규탄했다. 또한 팔고문八股文(명청시대 과거 답안용으로 선택된 특별한 형식의 문체—역자 주)과 과거제도 폐지를 주장했다. 1897년, 톈진에서 왕슈즈王修植, 샤쩡유夏曾佑 등과 함께 『국문보國聞報』를 창간하여 서양학문을 소개했고 당시 정치상황을 비판했다. 이들은 적극적으로 변법유신을 주창하여 『국문보』를 상하이의 『시무보時務報』와 더불어 가장 영향력이 큰 신문으로 성장시켰다.

옌푸의 가장 중요한 활동이자 일생 최대의 공헌은 서양학술 명저를 번역하여 소개한 것이다. 첫 번째 번역서는 그에게 가장 큰 영향을 끼쳤던, T.H 헉슬리의 저서 『진화와 윤리』를 번역한 『천연론天演論』이었다. '물경천택物競天擇(자연선택, natural selection—역자 주), 적자생존適者生存'은 중국 진보 인사들의 애국구망愛國救亡, 유신변법維新變法을 뒷받침하는 이론적 무기가 되었다. 1898년의 무술변법이 실패로 돌아간 후에도 옌푸는 계속 번역작업에 몰두했다. 1909년까지 그가 번역한 서양서적은 아담 스미스의 『원부原富(국부론)』, 허버트 스펜서의 『군학이언群學肄言(사회학 연구)』, 존 스튜어트 밀의 『군기권계론群己權界論(자유론)』과 『목륵명학穆勒名學(밀의 논리학)』, 에드워드 젠크스의 『사회통전社會通詮(정치학사)』, C. 몽테스키외의 『법의法意(법의 정신)』, W.S. 제본즈의 『명학천설名學淺說(논리학 입문)』 등이 있으며, 총 160여만 자에 달했다. 그는 신信·달達·아雅(원문에 충실하여 믿을 수 있고, 의미를 잘 전달할 수 있으며, 문체가 우아한—역자 주)라는 세 가지 번역 원칙을 제안했다.

옌푸는 학문적으로 동서양을 관통했고, 근대 중국에 서양문화와 학술사상을 체계적으로 소개한 최초의 인물이다.

그는 양무파의 주장인 '중학위체中學爲體, 서학위용西學爲用(중학을 체體로 삼고, 서학을 용用으로 삼다)'을 반대하면서 다음과 같이 말했다. "중국은 삼강三綱을 가장 중요하게 여기고 서양인은 평등을 첫 번째로 강조한다. 중국인은 친친親親(마땅히 가까이 지내야 할 사람과 친함—역자 주)하고, 서양인은 상현尙賢(현자를 숭상함—역자 주)한다. 중국인은 효孝로써 천하를 다스리고, 서양인은 공公으로써 천하를 다스린다. 중국인은 군주를 높이고尊主, 서양인은 백성을 높인다隆民." 그는 오늘 요임금, 순임금, 공자가 살아있다면 서양을 배우려고 했을 것이라고 생각했다. "중학에는 중학의 체용이 있고, 서학에는 서학의 체용이 있다. 나누면 병립할 수 있지만 합치면 둘 다 망한다",[7] "자유를 체體로 삼고, 민주를 용用으로 삼는다"(「원강原强」)[8]라는 교육방침을 제창했다.

옌푸는 「원강수정고原强修訂稿」에서 다음과 같이 말했다. "생민生民의 대요大要는 세 가지인데 강약强弱, 존망存亡으로 이것을 살핀다. 하나는 혈기체력血氣體力의 강强이고, 둘은 총명지려聰明智慮의 강强이며, 셋은 덕행인의德行仁義의 강强이다. 서양에서 정치를 말하는 사람들은 민력民力·민지民智·민덕民德, 이 세 가지를 보고 그 민족의 고하高下를 평가한다. 이 세 가지 요소를 갖추고 있으면서 민생民生이 좋지 않은 경우가 없고, 이 세 가지 요소를 갖추고도 국가의 위세國威가 높지 않은 경우가 없다. … 그러므로 오늘날 정치의 요점은 다음 세 가지로 통합된다. 하나는 민력을 고무하는 것鼓民力이고, 둘은 민지를 개발하는 것開民智이며, 셋은 민덕을 새롭게 하는 것新民德이다."[9] 여기서 민력을 고무한다는 것은 국민들이 강건한 신체와 정신을 갖게 하는 것이고, 민지를 개발한다는 것은 서양학문으로 과거를 대체하는 것이며, 민덕을 새롭게 한다는 것은 전제 통치를 폐지하고 군주입헌제를 시행하는 것을 의미했다. 그는 유신변법을 주장했지만 너무 급진적이지는 않아야 한다고 생각했다.

과학적 방법 문제는 옌푸의 서학관西學觀에서 중요한 부분이었다. 그는 『목륵명학穆勒名學(밀의 논리학)』(형식 논리)을 번역하는 것 외에도 적극적으로 '명학名學(논리학)'을 알리려고 노력했다. 옌푸는 귀납歸納과 연역演繹을 과학을 구성하는 두 가지 중요한 방법으로 보았다. 중국의 구학舊學은 '연역'이 많고, '귀납'이 절대적으로 적다. 이것이야말로 중국의 '학술에 날조된 것이 많고 국가 경제와 민생을 병들게 하는' 주요 원인이었다. 그는 헉슬리의 말을 인용하여 다음과 같이 말했다. "독서를 통해 지혜를 얻는 것은 간접적인 방법이다. 오로지 우주를 나의 간편簡編(요약판—역자 주)으로 삼고, 백성과 만물을 나의 문자로 삼는 것, 이것이 진정한 학문이다."[10]

이런 관점에 기초하여 옌푸는 다음과 같이 자신의 입장을 밝혔다. "중국의 구류지학九流之學(유가·도가 등 전국시대의 9개 학술유파—역자 주), 예를 들어 풍수, 의약, 점성술 같

7) 嚴復. 『嚴復學術文化隨筆』. 北京. 中國青年出版社. 1999. 126쪽.

8) 胡偉希 選注. 『論世變之亟·嚴復集』. 沈陽. 遼寧人民出版社. 1994. 39쪽.

9) 胡偉希 選注. 『論世變之亟·嚴復集』. 沈陽. 遼寧人民出版社. 1994. 25, 36쪽.

10) 胡偉希 選注. 『論世變之亟·嚴復集』. 沈陽. 遼寧人民出版社. 1994. 39쪽.

은 것들을 만약 그 시초로부터 계통을 따져 본다면 모두 논리적 순서를 갖추고 있다. 다만 그것이 기초하고 있는 최초의 근거를 검토해 보고, 오행, 간지干支의 분배分配를 살피며, 구성九星 길흉吉凶이 각기 주主하는 것들을 살펴보면 극단적인 사고는 있어도 그것이 그렇게 되는 까닭을 설명하지는 못한다. 그것은 다름 아니라 그 사례들이 억측에 뿌리를 두고 있고 실측實測을 통해 회통會通한 것이 아니기 때문이다."[11]

3. 량치차오梁啓超: 한의학의 학리學理를 치욕으로 여김

량치차오(1873~1929)의 자는 줘루卓如, 호는 런궁任公이다. 광둥성廣東省 신후이新會 사람으로 반경반독半耕半讀의 가정에서 태어났다. 유년 시절에는 전통교육을 받았는데 매우 총명하여 8세에 글을 배우기 시작해서 9세에는 훌륭한 글을 쓸 정도였다. 1884년 수재秀才 시험에 합격했고, 1889년에는 거인擧人에 급제하여 영남기재嶺南奇才라고 불렸다. 1890년 베이징의 회시會試(중앙의 고시—역자 주)에서 낙방하여 고향으로 돌아가던 중 상하이에서 『영환지략瀛環誌略』을 구입하여 읽고 세계에 오대주五大洲와 많은 나라들이 있음을 알게 되었다. 같은 해 8월, 난하이南海 캉유웨이康有爲의 문하에 들어갔으며, 1891년 캉유웨이가 창립한 '만목초당萬木草堂'에 입학했다. 훗날 그는 스스로 "내 생애에 학문이 있음을 여기서 처음 알게 되었다"고 했다.

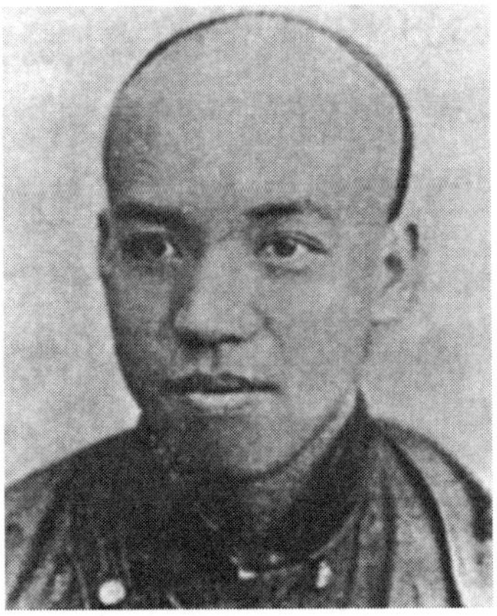

량치차오梁啓超

1895년 캉유웨이와 함께 각 성의 거인擧人들이 연합하여 '공거상서公車上書'를 발기했다. 이후 『만국공보萬國公報』의 주필로서 변법유신을 널리 알리고, 캉유웨이를 도와 '강학회强學會'를 설립했다. 1896년 베이징을 떠나 상하이로 와서 황쭌셴黃遵憲 등과 『시무보時務報』를 발간했고, 「변법통의變法通議」 등의 글을 『시무보』에 연재하여 큰 반향을 불러일으켰다. 1897년 후난湖南의 순무巡撫 천바오전陳寶箴의 초청으로 창사長沙 시무학당時務學堂

11) 嚴復譯. 『穆勒名學·嚴復按語』. 北京. 商務印書館. 1981. 70쪽.

총교습으로 부임했다. 후난에서 그는 민지民智를 개발하고 민권民權을 신장할 것을 전파했다. '100일 유신' 기간인 1898년 7월 3일, 광서 황제는 량치차오를 궁으로 불러 「변법통의變法通議」를 올리도록 명하고 6품 벼슬을 하사했다. 동시에 경사대학당 역서국譯書局 사무를 맡게 했다.

그러다가 1898년 9월 21일에 무술정변이 일어나면서 일본으로 망명했다. 캉유웨이와 량치차오가 일본에 도착한 지 얼마 되지 않아 쑨중산孫中山이 이들과 연합하려고 했지만 캉유웨이가 거절했다. 1899년 3월 캉유웨이가 캐나다로 떠났다. 그 후 쑨중산 등은 여러 차례 량치차오와 접촉했고 양당 합작에 대해 협의했으나 성과는 없었다. 같은 해 12월 량치차오는 일본을 떠나 호놀룰루로 갔다. 1900년 초 서태후의 청정부는 재차 각 성에 캉유웨이와 량치차오를 가차 없이 잡아들이도록 명령했다. 당시 량치차오는 보황회保皇會, 근왕기의勤王起義와 관련된 일에 전념하였다. 같은 해 4월과 5월에 의화단 사건이 일어나 그 영향이 베이징, 톈진으로 빠르게 확대되었다. 영국・프랑스・독일・오스트리아・이태리・일본・러시아・미국 등 8개국이 연합하여 출병을 결정했고, 6월에는 청정부가 각국에 선전 포고를 했다. 7월과 8월, 탕차이창唐才常은 자립군自立軍 봉기를 계획했으며 량치차오도 호놀룰루에서 귀국했다. 그러나 얼마 지나지 않아 자립군 봉기가 실패로 돌아갔고, 량치차오는 홍콩을 거쳐 싱가포르로 건너가 캉유웨이와 다시 만난다. 이후 오스트레일리아 보황회의 초청을 받아 오스트레일리아로 갔다가 1901년 봄, 다시 일본으로 돌아왔다.

1901년 6월, 량치차오는 「입헌법의立憲法議」를 발표하여 입헌군주제를 주장했다. 1902년 초에는 요코하마에서 『신민총보新民叢報』를 창간했다. 1905년 11월 26일, 도쿄에서 동맹회同盟會의 기관지인 『민보民報』가 창간되었고, 량치차오의 『신민총보新民叢報』와 논전을 펼쳤다. 이 일이 있은 후 혁명당과 보황당 사이의 논쟁은 날이 갈수록 격렬해졌다. 1906년 량치차오는 청정부가 선진국의 헌정 조사를 위해 시찰을 보낸 다섯 대신大臣을 대신하여 「각국 헌정 고찰 보고서考察各國憲政報告」를 기초起草하였다. 청정부는 '헌정실시 준비豫備仿行憲政'를 선포하였고, 량치차오는 이에 대해 지지를 표했다. 1907년 10월, 량치차오는 도쿄에서 '정문사政聞社'를 설립했다. 청정부의 군주입헌제 실행을 추동하는 역할을 기대했지만 청정부의 단속을 받아 단체는 해산되었다. 1908년 광서제와 서태후가 잇달아 세상을 떠났다. 량치차오는 생활이 곤궁하여 독서와 저술을 업으로 삼고 지냈다. 1911년 위안스카이의 책임 아래

내각을 구성하면서 량치차오를 사법부대신司法副大臣으로 임명하였으나 고사하고 취임하지 않았다. 1912년 1월 1일, 쑨중산이 난징에서 중화민국의 성립을 선포하였고, 량치차오는 9월에 망명생활을 청산하고 중국으로 돌아왔다.

귀국 후 량치차오는 민주당 당수직을 맡았다. 이후 민주당·공화당·통일당 세 당이 합병하여 진보당을 만들었고 량치차오는 이사로 선출되었다. 1913년 진보당의 슝시링熊希齡이 '인재내각'을 표방하면서 량치차오를 사법총장에 임명했다. 그러나 인재내각은 5개월 만에 해산을 선포했고 량치차오는 사법총장의 직무에서 물러나 화폐국(폐제국幣製局) 총재에 임명되었다. 1915년 위안스카이가 황제가 되려는 야심을 드러내자 량치차오는 「괴이하다! 이른바 국체 문제라는 것이異哉所謂國體問題者」를 발표하며 위안스카이를 맹렬히 비난했다. 이후 량치차오는 차이어蔡鍔와 함께 무력으로 위안스카이에 반대하는 '무력반원武力反袁'을 계획했다. 1915년 말, 호국전쟁護國戰爭이 윈난雲南에서 발발했다. 1916년 량치차오는 베트남을 경유해 광둥, 광시로 가서 '반위안스카이反袁世凱' 투쟁에 참가했다. 량치차오는 위안스카이가 황제에 오르는 것에 반대했고, 스승인 캉유웨이와도 완전히 결별하게 되었다. 1916년 6월 위안스카이는 전 국민의 반대에 부닥치자 수치와 분노로 사망했다. 량치차오는 진보당에서 발전되어 나온 '연구계研究系'의 지도자가 되었다. 1917년 7월 돤치루이段祺瑞 내각이 성립되었고, 량치차오는 재정총장에 임명되었다. 재정총장으로서 그는 일본 요코하마 정금正金은행과 1,000만 엔의 차관계약을 잘 처리했다. 9월에는 쑨중산이 호법전쟁護法戰爭을 일으켰다. 11월 돤치루이 내각이 해산되면서 량치차오는 사직했고, 이로부터 정계에서 물러났다.

1918년 말, 쉬스창徐世昌은 량치차오를 파리강화회의 중국대표단 고문으로 파견하여 산둥山東 문제를 조속히 해결하고자 하였다. 이 유럽행에서 량치차오는 제1차 세계대전 후의 서방사회를 보게 되었고 이로 인해 사상에 변화가 일어났다. 1920년 귀국 후, 량치차오는 전통문화 보급과 민주주의 연구에 힘을 쏟기 시작했다. 그해에 『청대학술개론清代學術概論』을 탈고했다. 1921년, 톈진 난카이南開 대학에서 중국문화사를 강의했다. 1922년에는 각지를 돌며 강의했다. 같은 해에 『중국역사연구법中國歷史研究法』이 출판되었다. 1923년에는 칭화학교清華學校(1928년 칭화대학으로 개명)에서 강의했다. 1924년에는 『중국 근래 삼백년 학술사中國近三百年學術史』가 출판되었고, 1925년에는 칭화국학연구원清華國學研究院 지도교수로 초빙되었으며, 동시에 경사도서관京師圖書館 관장에 부임하였다.

량치차오는 저술이 굉장히 풍부하여 많은 전문서와 문집이 출판되었다. 그중 1936년에 출판된 『음빙실합집飮氷室合集』이 비교적 모든 것을 갖추고 있다. 『음빙실합집』은 총 148권, 일천여만 자에 이른다.

량치차오 스스로도 인정했듯이, 그가 일생동안 종사했던 일들은 엄밀히 말해 모두 실패로 돌아갔다. 하지만 그는 오랜 기간 정치와 학술분야에서 활동했기에 그 당시 명성이 높았을 뿐만 아니라 근대 중국사상에도 깊고 큰 영향을 미쳤다.

그는 무술변법 이전부터 일찌감치 서의를 지지했으며, 한의에 대해서는 비판적인 태도를 견지하였다. '5·4 신문화운동' 이후 그는 점점 더 강하게 한의를 비판했다.

1897년 량치차오는 상하이에서 의학선회醫學善會를 설립하고, 「의학선회서醫學善會敍」를 지었다. 여기서 그는 다음과 같이 썼다. "한의는 그 학문을 살펴볼 때 전체 신체 부위를 알지 못하고, 풍토조습風土燥濕을 분별할 줄 모른다. 식물의 성질과 작용에 대한 인식이 없고, 병증의 명칭도 잘 알지 못한다. 흉중에 방본坊本에 적힌 구결 몇 개를 묶어 규칙으로 담아두고, 알고 있는 약 이름 십 수개를 선택하는 것만으로 종내 한가하게 스스로 의사라고 자처한다. 요행히도 유명한 사람을 한두 명 치료해서 낫게 하면 일시에 국수國手라는 명성이 세상에 자자하게 된다. 오늘날 소위 의사라는 사람들이 다 이런 자들이다."[12]

그런 그가 서의에 대해서는 다음과 같이 말했다. "서의는 제일 먼저 섭생의 도리와 치병방법을 강구하고, 그다음 신체, 또 화학, 식물학, 도로, 주택, 음식 섭취의 많고 적음, 의복의 한열, 근무시간의 장단, 임신과 출산, 육아, 양로養老, 면역 등을 강구한다. … 학교의 모든 교육과정이 위생을 겸비하고 있다."[13]

1924년 『동방잡지東方雜誌』에서 음양오행에 대한 토론이 벌어졌다. 가장 먼저 반기를 들고 비판하고 나선 것은 량치차오의 「음양오행설의 내력陰陽五行說之來歷」이라는 글이었다. 이 글은 "음양오행설은 2,000년 동안 미신의 본거지大本營였고, 오늘에 이르러서도 여전히 사회에서 막대한 힘을 행사하고 있다. 오늘 마땅히 이것과 작별을 고하고 몰아내야 할 것이다"로 시작한다. 그는 또 "음양陰陽이라는 두 글자는 공자孔子의 이원철학二元哲學에 사용되었던

12) 『戊戌變法』. 中國近代史資料叢刊. 上海. 上海人民出版社. 1961. 449-453쪽.

13) 『戊戌變法』. 中國近代史資料叢刊. 上海. 上海人民出版社. 1961. 449-453쪽.

부호에 불과하다. … 결코 그 어떤 신비한 의미도, 사람을 기만하는 술수도 포함하고 있지 않다"고 했으며, "오행은 물질을 다섯 가지 종류로 구분해 그 쓰임새와 성질을 말한 것에 불과하며 거기서는 어떤 철학이나 학술적인 기미도 발견할 수 없다!"고 하였다. 그는 한대漢代 이후의 음양오행설에 대해서는 더욱 심하게 혐오했으며, 이와 함께 의가醫家들의 경전經典이 받은 피해가 심각했음을 지적하였다. 그는 또 "우주에 존재하는 헤아릴 수 없이 많은 물상物象과 사리事理들을 모조리 억지로 다섯 종류로 분류하고 소위 오행五行이라는 틀 속으로 집어넣었다. 이런 부류의 기이한 체계가 2,000년 이상 모든 국민의 마음속에 둥지를 틀고 있으면서 국민들이 하는 모든 일을 지배해왔다. 아! 우리들의 생사가 달린 의약醫藥마저도 모두 이런 종류의 관념의 산물이라니 …" 하고 개탄했다. 그의 계산에 따르면 『내경內經』에서 음양오행 사상에 오염된 내용이 전체의 4분의 1에 달한다고 하였다. 그러면서 그는 "학술계의 치욕으로 이것보다 더한 것은 없다"[14]고 하였다.

그의 음양오행 부정이 너무 과격하다는 비판이 있을 수 있다. 그러나 그가 음양오행설의 연원과 발전을 진지하게 연구한 것, 특히 문헌고증 방면에서 그가 했던 작업은 이전 사람들에게서는 찾아볼 수 없는 것이었다. 당시 이 글이 발표되었을 때 이 글에 대해 반대 논리를 폈던 사람은 거의 없었다. 겨우 한두 편의 글만이 그가 했던 고증의 부족한 점을 대략적으로 보완했을 뿐이다. 량치차오의 음양오행 부정은 이 글에서 그치지 않았다. 그는 『청대학자들의 구학 정리 총 성적清代學者整理舊學之總成績』이라는 글에서, 청대 초의 학자인 황리저우黃梨洲, 황쭝옌黃宗炎, 마오시허毛西河, 후성밍胡勝明 등이 공헌한 바는 바로 "그들이 소유하고 있던 일체의 괴상한 그림들(무극無極·태극太極이라든지, 또 선천先天·후천後天이라든지, 태양太陽·소양少陽·태음太陰·소음少陰이라든지, 64괘 원방위도圓方位圖 같은 것들)을 일거에 쓸어내어 깨끗하게 정리한 것이다. 천 년 동안 『역경易經』을 덮어 감추던 운무雲霧가 걷힌 것이라 할 수 있다"[15]고 했다.

한의학 이론을 수치라고 표현했던 량치차오는 당연히 병에 걸려서도 한의에게 치료받는 것을 원치 않았다. 하지만 그의 병은 그의 죽음과 함께 근대 중국 동서의학 논쟁에서 큰

14) 梁啓超.「陰陽五行說之來歷」『古史辨』第5冊. 上海. 上海古籍出版社. 1982. 343-347쪽.

15) 梁啓超.『清代學者整理舊學之總成績』. 北京. 商務印書館. 1999. 6쪽.

사건이 되었다. 또한 이 사건으로부터 그가 한의와 서의를 어떻게 바라보았는지 그리고 그의 사상이 당대 사회에 어떤 영향을 끼쳤는지도 알 수 있다.

2006년 5월 24일, 『중국청년보中國青年報』에는 장젠웨이張建偉가 쓴 「량치차오의 병과 죽음梁啓超的'病'與'死'」이라는 매우 좋은 글이 실렸다. 우리는 장 씨의 글을 통해 량치차오가 동서의학에 대해 어떤 관점을 가지고 있었는지 이해할 수 있을 뿐만 아니라 당시 많은 저명인사들이 동서의학 문제를 어떻게 보고 있었는지를 살펴볼 수 있다. 아래에 그 글을 소상하게 소개한다.

장 씨는 글에서 량치차오를 다음과 같이 평가하였다.

"량치차오 선생을 '위인'이라 부르는 것은 명名과 실實이 서로 부합한다. 량치차오는 중국 근대사의 풍운아였으며, 그의 정치 혹은 학술저서는 발간되는 즉시 크게 인기를 누렸다. 그에게는 한 자루의 '정감 있는 붓帶情感的筆'이 있어 쓴 문장마다 논리가 분명하고, 인정과 도리가 잘 어우러졌다. 당시 사람들은 '마음을 놀라게 하고 넋을 뒤흔드는 것이 글자 한 자가 천금과 같다'고 칭찬했다. 살아 있을 당시에 량 선생이 팔을 들어 크게 외치면, 이에 호응하는 자들이 구름처럼 모여들었다. 그가 대학에 와서 강연을 하면 '의고대사疑古大師'라 불렸던 첸쉬안퉁錢玄同 교수까지 와서 '배석하여 경청陪聽'했다. 량 선생이 연단에 오르면 남색의 두루마기와 청색 적삼, 건장한 체구, 살짝 벗겨진 머리가 드러나면서 얼굴 가득히 홍광이 넘쳤다. 두 눈에 넘쳐나는 생기, 강연하면서 취하는 허다한 손동작들은 그의 감정표현을 도왔다. 서문書文을 인용할 때는 원서를 보지도 않고 단락 채로 읊었으며, 기억이 나지 않을 때에는 손가락으로 앞이마를 가볍게 두드려 소리를 내다가 홀연히 다시 계속해서 말을 이어가곤 했다. 당시의 중국인들은 위로는 총통으로부터 아래로는 평민에 이르기까지 량 선생의 말을 듣지 않으면 잘못을 범하는 것으로 생각했다. 량 선생의 제자 양훙례楊洪烈 선생은 일찍이 다음과 같이 회고한 바 있다: 1921년, 오스트리아의 유명한 현악기 연주자가 베이징에서 공연을 하였다. 량치차오 선생은 『신보晨報』에 추천 글을 실으면서 '만약 둥청東城 전광眞光 영화관으로 가서 그 음악가가 연주하는 서양 명곡을 듣지 않는다면 문화수준이 낮은 야만인이다!'라고 썼다. 이 때문에 베이징의 대학생, 중학생들이 전당포에 옷과 물건을 맡기기까지 하면서 너도나도 모두 비싼 입장권을 사서 공연장을 찾았다. 총통리위안훙黎元洪도 자신은 절대로 '야만인'이 아니라며 공연장의 일부를 전세 내고는 모든 식구를 데리고 왔으며, 연주자에게 생화를 담은 큰 꽃바구니를 선물로 건네기까지 했다."

"그런 까닭에 량치차오 선생이 서의에게 '신장腎臟을 잘못 적출당하는' 사건이 밖으로 알려졌을 당시 여론이 즉시 크게 들끓었고, 서의는 곧 대중들의 표적이 되었다."

량치차오의 발병과 치료 경과는 대략적으로 아래와 같다.

1926년 3월 8일, 량치차오는 혈뇨증으로 시에허병원協和醫院에 입원했다. X—ray 검사에서 우측 신장 부위에 흑점 같은 것이 발견되었고, 암으로 진단되었다. 량치차오의 동생 량중처梁仲策가 주치의에게 물었다. "암이 아닐 수도 있습니까?" 그러자 의사는 "암이 아닐 가능성은 없습니다"라고 대답했다. 량중처가 다시 "어떻게 치료해야 됩니까?"라고 물으니, 의사는 "전부 절제切除해야 합니다"라고 했다. 수술 후에 절제한 신장을 해부해 봤더니 앵두만한 크기의 흑점이 있었지만 암은 아니었다. 최악의 상황은 량 씨의 소변에서 여전히 혈액이 섞여 나왔고, 검사를 해도 병의 원인이 어디 있는지 찾아내지 못했다는 점이다. 병원측에서는 결국 다시 '원인 불명의 출혈증'으로 진단했다. 량치차오는 4월 12일 퇴원했으며 입원 기간은 모두 35일이었다.

이상은 량중처가 1926년 5월 29일 『신보부간晨報副刊』의 「병원필기病院筆記」라는 글에서 발표한 내용이다. 이때는 량치차오가 수술을 받고 퇴원한 지 겨우 한 달 조금 넘은 시점이었다. 사실상 최초로 서의를 비판한 글이 바로 이 「병원필기」이다. 「병원필기」를 처음 보면 단순히 시에허병원에서의 진단과 치료 경과를 진술한 것처럼 보인다. 하지만 자세히 보면 이 글은 서의에 대한 완곡한 비판을 포함하고 있다. 본래 량치차오는 시에허병원에 입원하기 전 한의에게 진료를 받은 적이 있었다. 한의는 "이 병은 급증急症이 아니다"라고 진단했다. 소변에 혈액이 섞여 나오는 것은 별것이 아니며, "앞으로 20~30년 더 계속되더라도 큰 문제는 없다"고 하였다. 또한 시에허병원에서 외과수술을 통해 한쪽 신장을 제거한 후에 얻은 결론도 '원인 불명의 출혈증'이었다. 이런 과정을 겪은 후, 량중처는 "수십 일을 고생하고 신체 장기를 덜어내는 희생을 치렀지만 얻어낸 결론은 한의가 말한 것과 같았다. 한의의 이론이 환자를 설득하기에 충분하다고 할 수는 없지만, 서의의 독단獨斷 역시 어찌 한의를 설득할 수 있겠는가! 결론적으로 말해 둘 모두 그저 유치할 따름이다"라고 했다. 이 말에는 분노가 담겨 있다. 그런데도 서의와 한의를 같은 수준에 놓고 있다.

당시에 천시잉陳西瀅이 서의의 오진을 비웃으며 화가 나서 꾸짖었다. "량 선생이 병원에 처음 입원했을 때 상하이의 한의를 알고 있는 한 친구가 그에게 편지를 써서 보냈다. '량 선생의 병은 수술할 필요가 없으며 탕약을 조금 복용하면 좋아질 것이다'라는 내용이었다. 서의들이 이 말을 듣고 가소로워 했으며, 우리들 또한 전혀 믿지 않았다. 그러나 한의와 서의가 내린 이런 서로 다른 진단이 결과적으로 무슨 차이를 만들어 냈는가? 다들 속으로 이렇게 생각할 것이다. 어떤 처방이 이 병을 절대로 치료할 수 없을 것이라고 누가 장담할 수 있지? 설령 치료하지 못했다 해도 환자가 입은 손실이 한 쪽 신장을 제거하고 7개의 치아를 잃는 것보다 더 크지는 않았을 것 아닌가?" 그렇다면 한의와 서의의 방법 모색에 어떤 다른 점이 있는가? "한의는 오로지 구방舊方을 묵수墨守할 줄만 알지만 서의에게는 반대로 실험정신이 있다. 하지만 내가 가장 의문을 품는 것이 바로 이 실험정신이다. … 어떻게 우리와 같은 사람을 실험 대상으로 삼을 수 있는가? … 어쩌면 과학이란 것이 냉혹하고 무정한 것인지도 모른다. … 그렇다면 최소한 수술하기 전에 의사가 먼저 그가 하려는 일이 실험이라는 것을 우리에게 말해주기 바란다. 그렇게 하면 실험 대상이 되기를 원치 않는 사람들에게도 거절할 기회가 있을 것이다."

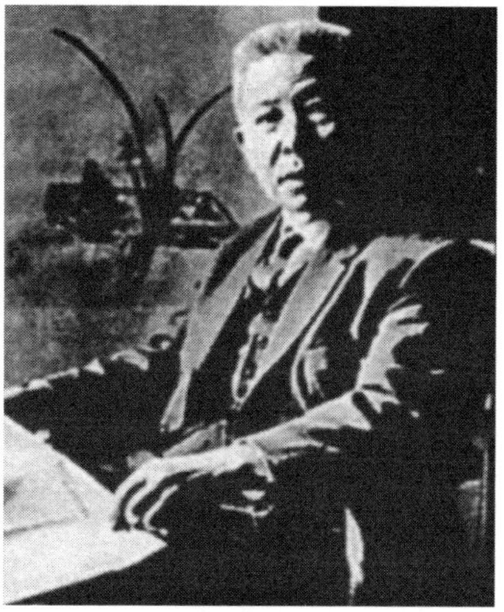

천시잉陳西瀅

서의 치료를 거절한 다음에는 어떻게 해야 하는가? 천시잉은 다음과 같이 말했다. 그는 "내 친구들 중에는 일찍이 서의사로부터 어떤 희망도 없다는 말을 들었으나 한의 치료를 통해 15일이 채 지나지 않아 완치된 사람이 있다. 그런 사람이 주위에 한두 명이 아니다"라고 말하며 자신의 동서의학에 대한 태도를 분명하게 밝혔다.

천시잉의 논리는 그가 80년 전에 쓴 「의사를 완전히 믿는 것이 의사가 없는 것만 못할 수 있다盡信醫不如無醫」라는 제목의 글에서도 볼 수 있다. 그는 이 글에서 다음과 같이 썼다. "량치차오가 입원하여 검사를 진행한 후에도 의사들은 병의 원인을 말하지 못했다. 여러 명의 숙련된 의사에게 진료를 받은 뒤에야 병이 오른쪽 신장에 있다고 확정했다. 의사들은 표면에 종양이 있는데 오른쪽 신장을 제거하지 않는다면 종양이 시간이 갈수록 커져 결국 언젠가는 수술을 받아야 할 것이라고 했다. 조만간 개복 수술하는 것을 피할 수 없겠지만, 4~5년 안에는 문제가 되지 않을 것이다. 그렇지만 늦게 치료하는 것보다는 빨리 치료하는 것이 나으며, 조기에 치료를 받을 경우 적어도 다른 병증으로 변할 위험은 피할 수 있을 것이라고 했다. 그래서 복부를 절개하였으나 의사들은 우측 신장에서 어떤 종류의 종양이나 결함도 발견하지 못했다. 그런데도 우측 신장을 떼 내었다! 하지만 그의 혈뇨는 전혀 개선되지 않았다. 그들은 별안간 치아에 결함이 있는 것을 발견했다. 그래서 7개의 치아를 잇달아 뽑았다. 그런데도 혈뇨는 여전히 개선되지 않았다. 그들은 다시 음식에 문제가 있다고 했다. 그러고는 며칠 동안 환자를 굶도록 했다. 그렇게 했는데도 그의 혈뇨는 여전히 호전되지 않았다! 결국 의사들은 병인을 찾아낼 수 없다고 했다. 그들은 또 이 병에 대해 걱정할 필요가 없다고 했다. 그러나 이처럼 걱정할 필요가 없는 병 때문에 멀쩡한 한쪽 신장을 떼어내고, 7개의 치아를 뽑고, 배가 고파 기진맥진하게 만들고, 살은 야위고 눈은 움푹 들어갔으니 도대체 어찌된 일인가? 거기다가 수백원에 달하는 돈을 써야 하다니!"

그해에 논쟁에 참가했던 인물 중에는 저명한 문학가 쉬즈모徐志摩도 있었다. 그의 글은 5월 29일자 『신보부간晨報副刊』에 실렸으며 제목은 「우리가 병에 걸린다면?我們病了怎麽辦」이었다.

"우리들이 외국인, 특히 서의에 대해 갖는 믿음은 끝이 없다. 중국의 대부大夫들(한의—역자 주)은 사실상 너무 어렵다. 입을 열어도 현학玄學이요 입을 닫아도 여전히 현학이다. 비기脾氣는 폐肺에 침범하고, 폐기肺氣는 간肝에 침범하며, 간기肝氣는 신腎에 침범하고 신기腎氣는 다시 돌아 비脾를 침범한다고 하니 이런 쓸데없는 말을 누가 듣고 있겠는가? 그들의 때가 잔뜩 낀 긴 손톱과 아편으로 검게 착색된 치아에서 풍기는 입 냄새는 당신을 방심할 수 없게 만들 것이니 몸을 믿고 맡긴다는 것은 말할 필요도 없을 것이다. 이에 비하여 양복을 입은 의사들은 얼마나 보기 좋은가. 하는 말마다 얼마나 자신감이 넘치는가. 어떤 병은 곧 어떤 병이고, 노란색 알약을 복용해야 하고 검은색 알약은 복용해서는 안 된다고 하니 이 얼마나 간단명료한가. 그들의 깔끔하게 정돈된 용모와 얼굴 표정에서 전해지는 안정감과 권위를 대하기만 해도 환자는 기분이 좋아지는 것을 느낄 것이다."

쉬즈모는 계속 조소와 풍자를 이어간다. "서의가 말하는 '과학정신'이란 원래 환자를 실험 대상이나 표본으로 보는 것이다. 당신이 안과질환으로 병원에 가면, 의사나 학생 한 사람이 와서 검사를 하고 나간다. 잠시 후 또 다른 의사나 학생이 와서 검사를 하고 나간다. 잠시 후에는 또 다른 의사나 학생이 와서 검사하고 나간다. 대관절 누가 이 병을 책임지고 진료하는 것인지는 한참을 헤매고 나서야 찾을 수 있다.(만약 당신이 그럴 수 있다면 말이다) 아마도 그들은 그들 자신을 위해 진찰하지 환자를 위해 진찰하지 않는 것 같다. 서의가 이렇게 병을 '진찰'하니 누가 감히 서의에게 진찰을 받을 것인가?" 그러면서 쉬즈모는 다음과 같이 말했다. "만약 합당한 이유가 있다면, 우리도(당대의 지식인들—역자 주) 시에허병원을 위해, 량 선생의 신장을 절제한 의사를 위해, 그리고 사회적으로 시에허병원과 서의를 향한 일반인들의 여론을 위해 노력할 것이다. 마침 량 선생의 진료기록醫案은 이미 거의 모든 사람들이 알고 있다. 우리가 감히 요구하지는 못하지만 우리는 시에허병원의 당사자들이 적절한 해명을 해줄 것을 기대한다. 이런 기회를 빌려 우리 같은 문외한들의 식견을 높여주는 것도 좋은 일이 아닌가! 그렇지 않으면 앞으로 우리 개개인은 어찌 주저하지 않을 수 있겠는가? 우리가 병에 걸린다면?"

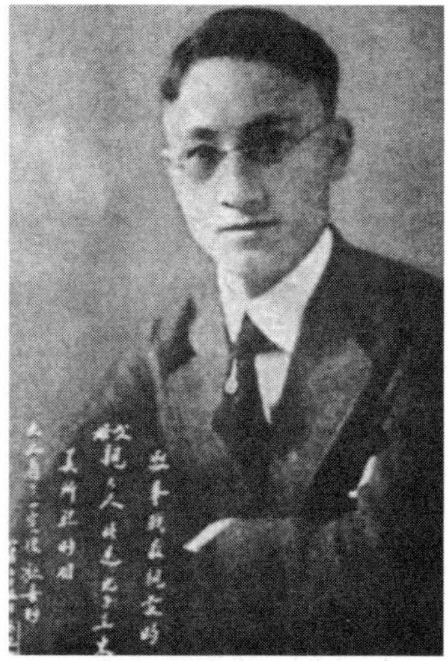

쉬즈모徐志摩

루쉰魯迅도 이 논쟁에 참가했다. 그해 7월 5일, 루쉰은 베이징 『세계일보부간世界日報副刊』에 「마상일기馬上日記」를 연재하기 시작했다. 글의 첫머리에서 그는 화살을 천시잉과 쉬즈모를 향해 겨누었다.

"서의가 량치차오의 한쪽 신장을 절제한 이후 비난의 목소리가 바람과 구름이 이는 것 같다. 신장에 대해 연구를 하지도 않은 문학가들마저도 모두 '정의'를 위해 바른 말을 하고 있다. 동시에 '한의가 대단하다'는 입장까지 나타나기 시작했다. '신장에 병이 있는데 어째서 황기黃芪를 복용하지 않았는가', 또 '어떠어떠한 병에 왜 녹용을 복용하지 않았는가'라고들 한다. 하지만 서의 병원에서 시체가 실려 나오는 것은 흔한 일이다. 나는 예전에 G 선생에게 '만약 당신이 병원을 개업한다면 회복할 기미가 보이지 않는 환자는 절대로 받지

마라. 환자가 치료되어 걸어 나가면 알아주는 사람이 없지만, 죽어서 실려 나가면 큰 파문이 일어날 것이다. 특히 그 사람이 유명인사라면 말이다'라고 충고해 주었다."

그도 서의가 중국에 들어오고 나서 많은 문제가 발생했다는 것을 인식하고 있었다. 하지만 그는 이것이 서의의 문제가 아니라 '중국인의 문제', '중국의 특별한 상황'으로 보았다. 그 이유로 그는 "우리나라의 서의는 출발하자마자 한의와 마찬가지로 강호의 비법江湖訣부터 먼저 배웠다. … 서양의 의학이 중국에서 아직 싹도 틔우지 못한 상태에서 벌써 부패와 가까워졌다. … 이런 병원에서는 환자를 연구대상으로 취급하는 경우가 있을 것이다. 또한 병원 안의 '고등화인高等華人(상류층 중국인—역자 주)'들이 환자를 하급 연구 대상쯤으로 보는 경우도 있을 것이다. 이런 취급 받기를 원하지 않는다면 부득불 개인이 운영하는 병원을 찾아가는 수밖에 없다. 그렇지만 진료비와 약값이 너무 비싸다. 지인에게 처방전을 부탁해서 약을 사러 가면 물약이 다른 것으로 바뀌는 경우도 있다. 그러나 이것은 사람의 문제이다. 일하는 것이 확실하지 않으니 무엇이든지 의심스러울 수밖에 없지 않겠는가?"라고 하였다.

그렇다면 루쉰은 한의를 어떻게 보았을까? 그는 이렇게 말했다. "혹자는 한의에 대해 오묘하기가 무궁무진하며, 내과 분야에서는 특히 더 독보적이라고 하는데, 나는 그 말을 절대로 믿을 수 없다."

이러한 여론을 접하자 량치차오는 『신보晨報』에 「나의 병과 시에허병원我的病與協和醫院」이라는 글을 발표하여 공식적으로 서의를 변호하였다.

그는 "오른쪽 신장을 반드시 절제해야 하는지 여부는 의학적 문제로서 우리 같은 문외한들이 판단할 수 없다. 당시 진찰결과에 근거할 때 오른쪽 신장에 죄가 있다는 것은 의심할 여지가 없었다. 나중에 그것을 회고하여 어떤 사람은 그것의(신장의) '죄가 사형에 처해서는 안 되는 것'이라 하고, 또 어떤 사람은 '벌이 그 죄에 적절하지 않은 것'이라고들 하는데, 이것은 알 수 없는 일이다. 당시에는 '사정을 봐서 목숨만은 살려줄 것인지'의 여부조차 전문가 외에는 알기 어려운 것이었다. 하지만 오른쪽 신장에 결함이 있다는 것은 대략 의심할 여지가 없는 것이기에 나는 이를 두고 의사가 경솔했다고 말하는 것은 억울한 처사라고 생각한다"고 하였다.

그는 또 서의 치료가 효과가 있었음을 인정했다. "퇴원 이후 지금까지 나는 계속해서 시에허병원에서 처방한 약을 복용하고 있다. 비록 확실한 병명을 알아내지는 못했으나, 내 몸이 수술받기 전보다 많이 좋아진 것은 사실이다. 나는 내가 모든 일을 포기하고 절대적인 안정을 취한다면 2~3개월 후에는 완전히 회복할 수 있을 것으로 생각한다. 내 몸엔 다른 어떤 신체적 이상도 없다. 비록 큰 수술을 겪긴 했지만 집도의의 기술이 훌륭했고 내 몸도 본래 건장한 편이어서 수술 후 10일이 지나면서 정신상태가 평소와 같이 회복되었고, 지금도 나날이 건강해지고 있다", "우리는 현대인의 과학지식이 걸음마 수준이라고 해서 과학 그 자체에 대해서까지 의문을 품을 필요는 없다. 즉 나의 이런 사소한 병의 진찰 결과가 비록 의사가 예상했던 것과 같지 않았더라도 이것은 우연한 예외에 불과한 것일 수 있다. 병의 진단은 응당 이 같은 엄밀한 검사를 통해야 하는 것이지 구의舊醫처럼 '음양오행' 같은 것을 이용하여 엉터리로 추측해서는 안 된다. 이것은 비교할 여지가 털끝만큼도 없다. 나는 이번 나의 병을 구실로 사회적으로 서의에 대해 반동적인 괴상한 여론이 조성되어 중국의 의학 발전에 장애가 되는 것을 원하지 않는다. 이것이 내가 이 짧은 글을 써서 발표하는 의도이다."

장칭핑張清平은 2002년 출판한 저서 『임휘인林徽因』에서 이 사건을 다루고 있다.

량치차오는 수술 후 3년째 되던 해에 사망했다. 원인은 수술 당시 주치의사의 판단 실수 때문이었다. "필경 건강한 신장을 적출하고 괴사한 신장을 남겨 놓았을 것이다. 수술은 받았으나 량치차오의 혈뇨는 여전했다. 조금만 피곤해도 장시간 소변이 정체되는 증상이 나타났다. 수술 이후에도 수차례 시에허병원에서 입원치료를 받았으나 이미 완치할 방법이 없었다. … 이 중대 의료사고에 대해 시에허병원 측은 대외 기밀로 부쳤다. 사고 책임자(류루이헝劉瑞恒—저자 주)는 후에 병원을 떠나 위생부 정무차장까지 역임했다. 1949년까지 의대 영상의학 수업에서 X—ray상의 좌・우 신장을 구별하는 법을 가르칠 때 이것이 사례 중 하나로 사용되었다. 그리고 량치차오의 아들인 건축사 량쓰청梁思成이 1970년에 지병으로 시에허병원에 입원했을 때 비로소 자신의 주치의로부터 이러한 진상을 들었다."16)

량치차오는 사적인 자리에서 가족들에게 "이번 수술은 확실히 불필요한 것이었어", "수술은 시에허 측의 경솔한 실수였어"라고 말한 바 있다. 그러나 그는 공적인 언론에는 여전히

---

16) 張清平. 『林徽因』. 天津. 百花文藝出版社. 2002.

위에 기술한 것처럼 시에허병원과 서양의학, 과학을 변호하는 글을 발표했다. 그 이유는 자신의 의료사고로 인해 의학 혹은 다른 과학 분야에 대해 사회적으로 부정적인 시각이 생겨나는 것을 우려했기 때문이다. 신장수술 후 3년이 채 지나지 않은 1929년 1월 19일, 량치차오는 시에허병원에서 세상을 떠났다.

장칭핑은 이 세상에서 극소수의 사람만이 량치차오와 같이 자신의 '병'과 '죽음'을 통해 후세인들에게 많은 감동과 공경을 남길 수 있다고 하였다.

그러나 필자는 그렇게 보지 않는다. 필자는 일찍이 다음과 같은 입장을 밝힌 바 있다: 병이 나서 의사를 찾을 때 실용주의적 태도를 취해야 하는가? 나는 절대 다수의 사람들이 그럴 것이라고 믿는다. 그렇게 한다고 해서 무슨 체면이 손상되는 것이 아니다. 강호의 술사江湖術士가 큰 병을 치료하는 것 또한 분명히 이유가 있다. 위윈슈余雲岫도 강호 술사들의 경험을 수집할 것을 주장한 바 있다. 과학은 어떤 사실 그 자체를 부정하지 않는다. 다만 왜 그렇게 되었는지를 분명하게 밝히려고 할 뿐이다. 그러므로 나는 근대 유명인사 대다수가 과학정신이 무엇인지 잘 알지 못했다고 생각한다. 그들은 자신이 새 시대를 이끌어가는 인물이라 여겼으며, 자신의 대외적 이미지가 손상되는 것을 극도로 두려워했다. 그들이 내세웠던 구실은 대중을 오도할 수 있다는 것이었다. 당시의 서의들이 대체로 불확실한 진단과 치료방법을 사용하고 있었지만 이들은 모두 이것에 관여하기를 의도적으로 꺼렸다. 이것을 과학정신이라 하기는 어렵지 않겠는가?

4. 루쉰魯迅: 한의를 조롱함

루쉰魯迅(1881~1936)은 저장浙江성 사오싱紹興 사람으로 관료, 지주 집안에서 태어났다. 본명은 저우장서우周樟壽이다. 자는 위산豫山이었으나 후에 위차이豫才로 바꾸었다. 1898년 난징南京에 가서 공부할 때 저우수런周樹人으로 개명하였다. '루쉰'은 그가 1918년 『신청년』에 글을 기고하면서 사용하기 시작한 필명이다. 저우쭤런周作人과 저우젠런周建人은 그의 친동생들이다.

소년 시절 루쉰은 사오싱紹興 성구城區에 거주했다. 12세에서 17세까지는 사오싱의 삼미서옥三昧書屋에서 공부했다. 1898년, 난징의 강남수사학당江南水師學堂에 입학했고, 1899년 강남육사학당江南陸師學堂 부설 광로학당鑛路學堂으로 전학하여 1901년에 졸업하였다. 그는 진화론 사상에 영향을 많이 받았다. 1902년 2월, 국비장학생으로 일본에 유학했는데, 먼저 도쿄의 홍문학원弘文學院에 입학했으며, 2년 후에는 센다이의학전문학교仙臺醫學專門學校(현재 도호쿠대학東北大學 의학부)에 입학하여 의학을 공부했다. 1908년에는 장타이옌章太炎을 스승으로 모시고 광복회에 가입하였고, 1909년에 귀국했다. 1912년에 차이위안페이蔡元培의 요청으로 베이양정부 교육부의 첨사簽事로 근무했다. 1918년에 처음으로 '루쉰'이라는 필명을 사용하여 『신청년新青年』에 중국현대문학사상 첫 번째 소설인 『광인일기狂人日記』를 발표했고, 1921년 중편소설 『아큐정전阿Q正傳』을 발표했다. 1924년, 저우쭤런, 첸쉬안퉁錢玄同, 린위탕林語堂 등과 함께 동인주간지 『어사語絲』를 창간했다. 1926년 8월, '3·18 참사'에 항의하는 베이징 학생애국운동을 지지하다가 베이양정부의 지명 수배를 받자 남쪽으로 내려가 샤먼대학厦門大學에서 문과 교수로 일했다. 1927년 1월, 광저우廣州 중산대학中山大學에서 문학계文學系 주임 겸 교무주임을 맡았다. 1927년 10월 중산대학 교수직을 사퇴하고 주거지를 상하이로 옮겼으며, 1936년 10월 19일 상하이에서 폐결핵으로 별세했다.

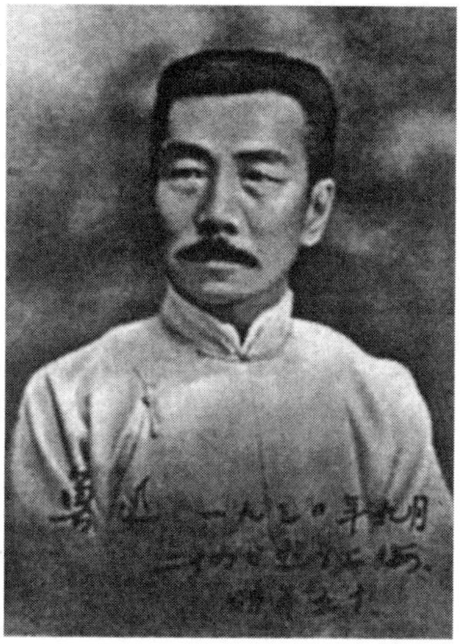

루쉰魯迅

문학가·사상가로서 루쉰은 근·현대 중국사상과 문학사에서 높은 위치를 차지한다. 관련된 저작들이 셀 수 없이 많지만 여기서 그것을 다룰 필요는 없다. 문제는 이 위대한 인물이 일찍이 서양의학을 공부했으며, 그가 가지고 있었던 한의에 대한 부정적 태도가 중국 사회에 큰 영향을 미쳤다는 점이다.

모두 잘 알고 있듯이 루쉰은 『납함(외침)·자서吶喊·自序』에서 이렇게 말했다. "누군가 먹고 살만한 가정에서 갑자기 추락하여 생계가 곤궁하게 되어 본 적이 있는가? 나는 이 과정에서 세인世人들의 진면목을 볼 수 있을 것이라 생각했다. 내가 N시에 있는 K학당에 입학하려고 했던 것은 아마도 다른 길로 달려가거나 다른 곳으로 도피하여 다른 종류의 사람들을 찾는 것을 상상했기 때문인 것 같다. … 이 학당에서 나는 비로소 세상에 이른바 격치格致(과학—역자 주), 산학算學, 지리, 역사, 회화繪畵, 체조 같은 과목이 있다는 것을 알게 되었다. 생리학은 전혀 가르치지 않았지만 우리는 목판본 『전체신론全體新論』과 『화학위생론化學衛生論』 같은 서적들을 읽었다. 내가 여전히 기억하고 있는 이전 의사들의 논리와 방약方藥을 현재 알게 된 것들과 비교하면서 점차 한의들이란 의식적이든 무의식적이든 일종의 사기꾼에 불과하다는 것을 깨달았다. 동시에 이들에게 속아 넘어간 환자와 그 가족들에 대한 동정심이 일어났다. 게다가 번역 출판된 역사서를 통해 일본의 유신이 대부분 서양의학에서 비롯되었다는 사실도 알 수 있었다."[17]

어떤 사람의 통계에 따르면 1918년 『광인일기』부터 1936년 『화변문학·독서기花邊文學·讀書忌』에 이르기까지 루쉰의 저작에서 한의를 폄훼하는 부분이 최소 40곳 이상 된다고 한다. 그 중 비교적 중요하다고 생각되는 내용 두 곳을 발췌하면 다음과 같다.

1925년 쑨중산은 간암 말기 진단을 받았다. 시에허병원에서 치료 방법이 없다는 선고를 받았을 때에도 그는 여전히 한약 복용을 원치 않았다. 루쉰은 이 사실에 크게 감동하여 다음과 같은 글을 남겼다. "당시 신문에서 이 소식을 접했을 때, 내가 느낀 감동은 그가 평생 혁명 사업을 통해 내게 준 감동보다 결코 못하지 않았다. 들은 바에 따르면 서의가 이미 속수무책이었을 때 몇몇은 한약을 복용할 것을 주장했다고 한다. 하지만 중산 선생은 찬성하지 않았다. 한약이 물론 효과가 있기는 하지만 진단에 대한 지식은 크게 결여되어 있다고 생각했던 것이다. 진단을 못 하는데 어떻게 약을 쓸 수 있겠는가? 까닭이 그러하니 복용할 필요가 없는 것이다. 인간의 생명이 경각에 다다르면 대부분 어떤 방법이든지 시도해 보려고 할 텐데 선생은 자신의 생명에 대해서도 여전히 이와 같은 분명한 이성과 굳건한 의지를 가지고 있었다."[18]

1926년, 량치차오의 병을 둘러싸고 일어난 동서의학 논쟁에도 루쉰은 참가했다. 그는 "혹자는 한의에 대해 오묘하기가 무궁무진하며, 내과 분야에서는 특히 더 독보적이라고 하는데, 나는 그 말을 절대로 믿을 수 없다"[19]고 했다. 아래는 루쉰의 동생이 한 말인데, 아

17) 魯迅. 『吶喊』. 合肥. 安徽人民出版社. 2005. 1-2쪽.

18) 魯迅. 『集外集拾遺』. 北京. 人民文學出版社. 2006. 83-84쪽.

19) 魯迅. 『魯迅雜文集』. 鄭州. 河南人民出版社. 1994. 225쪽.

마도 이 문제를 더욱 잘 설명해줄 수 있을 것이다. 저우쭤런은 "수천, 수만의 한의들은 사실 현대적 의미의 의사가 아니다. 오로지 의사 노릇을 하는 현학가玄學家일 뿐이다"20)라고 하였다.

1950년 저우쭤런은 「쟁취중의爭取中醫」라는 글 중에서 다음과 같이 말했다.

"위윈슈余雲岫 선생은 한의의 쟁우諍友(잘못을 솔직하게 충고해주는 친구—역자 주)이다. 지난 수십 년간 그는 한의학 이론의 오류와 생리병리에 부합하지 않는 것들을 들추어내었으며, 그들이 변화하기를 바랐다. 새로운 것을 알고 난 후에 다시 옛것을 돌이켜 본다知新而後再溫故는 것은 매우 좋은 생각이다. 옛 격언에 '좋은 약은 입에 쓰다'고 했다. 또 '약을 복용하고 명현현상이 없다면 병이 낫기 어렵다若藥不瞑眩 厥疾不瘳'고 했다. 한의는 옛 교훈을 잊어버리고 오히려 위윈슈 선생을 대적大敵으로 생각하여 더욱 거세게 항거하고 있는데, 이는 잘못된 것이며 옳고 그름을 알지 못하는 것이다."21)

5. 량수밍梁漱溟: 한의에는 확실한 지식이 너무 적음

량수밍梁漱溟(1893~1988)의 본명은 환딩煥鼎, 자는 서우밍壽銘이다. 원적은 광시성廣西省 구이린桂林이며 베이징北京에서 태어났다. 1911년에 베이징의 순천중학당順天中學堂을 졸업하고, 같은 해에 경진동맹회京津同盟會에 가입했다. 1912년 동맹회의 간행물인 『민국보民國報』의 편집과 기자를 맡았으며, 이때부터 '수밍漱溟'을 필명으로 사용하기 시작했다. 1917년에는 베이징대학교에서 인도철학을 강의했다. 1921년, 주변 지인들과 함께 취푸曲阜대학교 설립을 추진했다. 1928년부터 향촌건설에 매진하여 산둥山東의 십여 개 향현鄕縣에서 향촌건설운동을 이끌었다. 1930년대 초에는 『중국민족 자구운동의 최후각오中國民族自救運動之最後覺悟』와 『향촌건설이론鄕村建設理論』을 발표하여 '향촌건설'로 중국공산당이 이끄는 중국혁명을 대체해야 한다고 주장했다. 중·일전쟁 기간에는 각지를 바쁘게 돌아다니면서 항전에 대해 협의했다. 1941년 중국 민주정단동맹民主政團同盟의 상무위원직을 맡았고, 홍콩으로 건너가

20) 周作人. 『周作人自選文集·永日集』. 河北. 河北教育出版社. 2002. 93쪽.

21) 『周作人文類編·第4卷』. 長沙. 湖南文藝出版社. 1998. 609쪽.

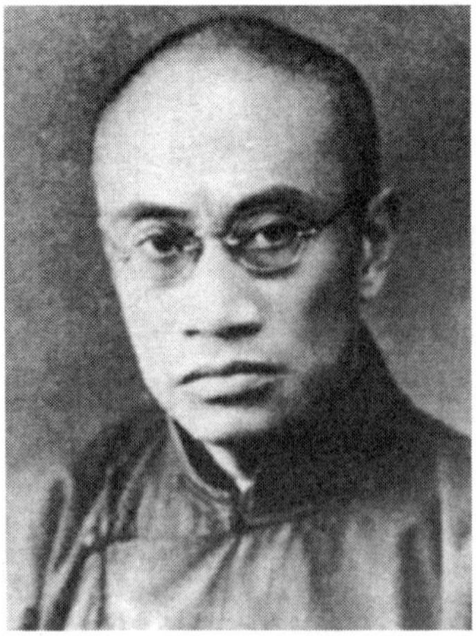

량수밍梁漱溟

『광명보光明報』를 간행했다. 1946년에는 참관단參觀團을 따라 옌안延安을 참관하고 살펴보았다. 중화인민공화국 수립 후에는 전국정협위원全國政協委員을 역임했다. 1955년부터 농업합작화農業合作化 문제에 대한 이견異見으로 비판을 받았으며, '문화대혁명' 기간에는 공자비판운동에 참여하길 완강하게 거부하여 맹렬한 비판을 받았다. 1988년 베이징에서 병으로 서거했다. 저술이 매우 많은데, 대표저서로는 『인도철학개론印度哲學概論』(1918), 『동서문화와 그 철학東西文化及其哲學』(1921), 『향촌건설이론鄉村建設理論』(1937), 『중국문화요의中國文化要義』(1949) 등이 있으며, 근래 출판된 『양수명전집梁漱溟全集』에 모두 수록되어 있다.

량수밍은 앙리 베르그송의 '생명철학' 관점을 받아들였고, 이를 공자, 맹자, 왕수인王守仁의 철학과 융합시켰다. 존재론本體論의 측면에서 '원래의 자아已成的我'와 서로 대립하는 '현재적 자아現在的我'(심, 정신)만이 진실한 존재라고 보았다. 인식론認識論의 측면에서는 직관주의를 제창하였으며, 인아일체人我一體, 물아일체物我一體의 경지를 설파했다. 그는 '의욕소향意慾所向'을 기준으로 인류문화를 중국, 서양, 인도의 세 유형으로 구분했으며, '중국문화는 의욕意慾이 스스로 조화를 이루고, 중용을 유지하는 것持中을 그 근본정신으로 삼는다'고 보았다. 량수밍은 또 계급적 관점에서 중국사회를 분석하는 것에 반대했다. 중국사회는 '직업분도職業分途', '윤리본위倫理本位'의 사회이며 계급적 한계가 존재하지 않는다고 인식했다. 아울러 동서양 문화의 발전과 한계를 자세히 살피고, 이를 통해 유가사상을 새롭게 평가함으로써 동시대 학자들의 전통문화에 대한 인식에 영향을 주었으며, 향촌건설운동을 추진하는 것에 전력을 다했다.

량수밍은 '최후의 유학자'로 불리며, 중국의 저명한 근대사상가, 학자들 중에서 유일하게 중국문화특색론中國文化特色論을 주장하고, 유가와 중국전통문화를 옹호하는 데 힘을 쏟은 대표적 인물이다.

그는 젊은 시절 '불교'와 '의학'을 공부하는 데 뜻을 두었고, 의술로 사람들에게 봉사하면서 의식衣食에 필요한 모든 것을 해결하려고 했다. 그래서 동서의학 각과 서적을 두문불출하고 연구하기도 했다. 그는 "처음에는 한의와 서의가 모두 동일하게 인체의 질병을 연구 대상으로 삼고 있어서 회통이 어렵지 않을 것이라 생각했다. 하지만 후에 그렇지 않다는 것을 알았다"고 했다. 최종적으로는 "한의와 서의의 사고방식은 근본적으로 다르며, 지엽적인 어떤 부분에서는 서로 취할 것이 있을지도 모르겠지만 끝내 하나로 융화될 수는 없을 것이다"22)라고 하였다. 이런 이유 때문에 그는 한의에 대해 부정적인 태도를 취했다. 그는 아래와 같이 말했다.

"중국인은 의약방면의 연구에 큰 관심을 기울여 왔으며, 의학을 다룬 서적도 다른 분야 서적보다 많다. 하지만 그간 쌓은 지식 중에서 확실하다고 할 만한 지식은 매우 적다. 이는 연구 방법이 잘못되었기 때문이다. … 중국인은 어떤 것이든지 모두 음양소장陰陽消長, 오행생극五行生克으로 말하기를 좋아 한다. 금·목·수·화·토를 오장에 배속하는데, … 예를 들어 어떤 사람의 안색이 백윤白潤하면 한의는 그 사람의 폐경肺經에 병이 없다고 말한다. 그 이유는 폐는 금金에 속하고, 금은 응당 백색白色이므로 현재 폐가 자신의 본래 색本色을 띠고 있어 병이 없다는 것이다. 다른 예로, 생강을 포흑泡黑하여 사용하면 신腎으로 들어갈 수 있다고 말하는데, 이는 신腎이 수水에 속하고 그 색이 흑색黑色이기 때문이다. 이런 식의 논리는 셀 수 없을 정도로 많다. 이런 기이한 추리방식과 이상한 논리는 서양에서는 절대로 용납될 수 없다. 하지만 중국에서는 천 년이 넘게 성행했다. 서양인의 강학설리講學說理는 전부 하나하나 견실해서 논리에 조금도 빈틈이 없다. 반면 중국인의 강학설리는 불가사의하고 기이하여 논리적으로 설명할 수 없을 정도가 되어야 대단한 것으로 생각한다. 이를 서양과 비교해 본다면 논리의 결핍이 아니라 '비논리적 정신'이 크게 발달한 것이다. 비논리적 정신은 현학적玄學的 정신이고, 논리는 곧 과학이 성과를 거둘 수 있는 이유이다. 논리에서 나온 것은 확실한 지식이며 과학적인 지식이다. 그러나 비논리에서 나온 것은 지식이 아닌데도 이것을 현학적 현담玄談이라고 높여 부른다. 그렇지만 이 둘 사이의 근본적 차이가 이것저것 두서없는 연상을 통한 견강부회와 논리적 모순에만 있는 것이 아니다. 한의가 하는 말 속에 포함되어 있는 용어(term)와 사상 속의 관념, 개념 등은 본래부터 서양과 완전히 다른 별개의 것임을 알아야 한다. … 한의에서 말하는 심간비폐心肝脾

22) 『梁漱溟全集·第2卷』. 濟南. 山東人民出版社. 1989. 692-693쪽.

肺를 순환계의 심장, 호흡계의 폐로 생각한다면, … 그것은 큰 잘못이다. 그것들은 모두 서양의 장부와는 다른 것을 가리킨다. 그것이 가리키는 것은 복잡하고 구체적인 사물이 아니라 모종의 의미 있는 현상이고, 또 정의할 수 없는 것이다. … 그것은 음양소장陰陽消長, 오행생극五行生克을 근본적인 법칙으로 삼고 있으며, 또 '음・양', '금・목・수・화・토'는 모두 현학적이고 유동하는 추상적 부호이다. 그렇기 때문에 일체의 다른 관념들도 함께 따라 변한다. … 중국인들은 무엇을 이야기하든지 음양 등등으로 말하기를 좋아하므로 그 결과 모든 것들이 현학화 되었으니, 현학은 있으되 과학은 없게 되었다."[23)]

1920년, 량수밍은 『동서문화와 그 철학東西文化及其哲學』에서 문화의 연원, 인생철학의 관점으로 신문화운동을 총 정리했다. 그는 한의를 예로 들며 중국에는 '현학은 있으나 과학은 없었다'고 분석하면서 중국이 과학의 길로 나아가지 못했던 원인을 설명하고 있다.

"중국에 의학이 있다고 말을 하지만 실상은 기예手藝일 뿐이다. 서의의 처방은 일정한 병에 일정한 약이 정해져 있어 의사마다 큰 차이가 없다. 하지만 한의의 고수들은 용약用藥을 위한 처방전에서 자신의 재주를 사용하고 기교를 펼친다. 열 명의 의사로부터 열 개의 서로 다른 처방이 나오는데, 차이가 매우 크다. 치료해야 할 병과 치료할 수 있는 약, 모두 객관적인 기준이 없기 때문이다. 도대체 병이 무엇인지, '병소病巢'는 어디에 있는지, 확실하게 결정하지 못하고 오로지 주관적인 병정病情을 관찰한 것에만 의지할 뿐이다! 또한, 어떤 약의 성분이 무엇인지, 어떻게 작용하는 것인지, 결코 집요하게 연구하지 않았다. 오직 온량溫涼 등의 글자로 약물을 평가한다. 게다가 어떤 약물이 '따뜻'한지 '서늘'한지에 대한 의견 또한 크게 차이가 난다. 상황이 이러니 그들이 진찰하고 약을 쓰는 것이 십인십색이 아닐 수 있겠는가? 객관적이고 누구나 인정할 수 있는 확실한 지식을 요구하는 것이 곧 과학 정신이다. 반면에 객관적인 과정과 규칙을 완전히 무시하고 오로지 천재적인 것만을 숭상하는 것은 예술 정신이다. 아마도 서양에서는 예술도 과학화할 것이고, 동양에서는 과학도 예술화할 것이다."

"동일한 질병을 놓고 한의에서는 중풍, 서의에서는 뇌출혈이라 한다. 한의에서 말하는 상한을 서의에서는 장티푸스라 한다. 어째서 이런 차이가 나는가? 그 이유는 양자가 사용

---

23) 『梁漱溟全集・第2卷』. 濟南. 山東人民出版社. 1989. 354-359쪽.

하는 용어의 유래가 다르기 때문이다. 또 그들이 동일한 사안을 관찰하지만 그것을 다루는 방법이 다르기 때문이다. 서의는 해부를 통해 뇌와 창자를 열어 병소가 어디에 있는지 확인한 후에 뇌출혈, 장티푸스라고 일컬으며 그 방법과 유래는 실험과 검사에 있다. 한의의 중풍, 상한 같은 용어는 대략 그 의미를 살펴보면 풍사에 적중的中되거나 한사에 손상을 입은 것을 일컫는 것이다. 하지만 한의는 어떤 방법, 어떤 유래에 의해 그것이 풍사에 적중되었다거나 한사에 상했음을 아는 것일까? 외표外表(인체의 바깥, 즉, 체표—역자 주)로 드러나는 상像을 관찰하니 이와 같다는 것이다. 이런 방법은 나쁘게 말하면 '추측'이고 좋게 말하면 '직관'이라 할 수 있다. 실험과 검사를 반드시 필요로 하는 것이 과학적 방법이다. 오로지 추측과 직관에 의존하는 것은 현학적 방법이라 부른다(예로부터 현학을 논하는 자들이 대부분 이와 같았다는 것이다. 현학이 반드시 이러한 방법을 사용하는지는 또 다른 문제이다). 이들 사이에 서로 다른 점이 매우 많지만 첫 번째로 주목해야 할 것은 현학은 항상 현상에 대한 관점이 변하지 않는다는 점이다. 사물을 통째로, 전체를 중시하여 보아야 한다거나, 어떤 사물은 응당 어떤 사물로 보아야 한다는 것이 있다. 그러나 과학은 현상에 대한 관점이 늘 변한다. 시험 삼아 표본을 바꾸어 보기도 하고, 분석해서 보기도 하여 어떤 사물을 반드시 어떤 사물로 보아야 한다는 법이 없다. 오히려 다른 사람의 것을 받아들여 그의 관점으로 삼기도 한다."[24]

6. 궈모뤄郭沫若: 한의와 인연이 없음

궈모뤄郭沫若(1892~1978)의 본명은 궈카이전郭開貞이다. 자는 딩탕鼎堂이고, 호는 상우尙武며, 필명은 모뤄沫若다. 쓰촨성四川省 러산현樂山縣의 지주 가정에서 태어났다. 어려서는 가숙家塾(집 안에 마련한 글방—역자 주)에서 책을 읽었으며, 1906년에 자딩고등학당嘉定高等學堂에 입학했고, 1914년 일본으로 건너가 처음에는 의학을 공부했으나, 후에는 문학에 매진했다. 1919년 9월부터 신시新詩를 발표하기 시작했다. 1921년, 위다푸郁達夫, 청팡우成仿吾 등과 함께 '창조사創造社'를 결성했으며, 같은 해 8월에는 첫 번째 시집 『여신女神』을 출판했다.

24) 張海壽, 梁培寬.『梁漱溟文選』. 中國文聯出版社. 1996. 16쪽.

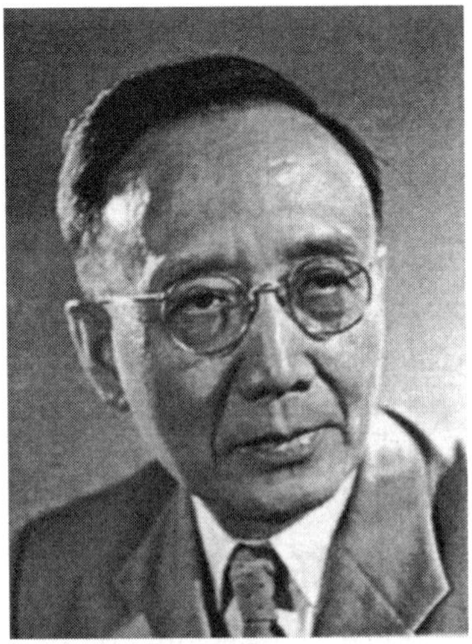
궈모뤄郭沫若

1923년 이후 마르크스주의 이론을 체계적으로 공부하기 시작했고, 프롤레타리아문학을 제창했다. 1926년, 위다푸 등과 함께 광저우廣州로 넘어가 광둥대학廣東大學 문학원 학장을 맡았다. 7월에는 북벌에 참가하여 국민혁명군 총정치부 중장中將 부주임, 주임대리代主任를 맡았다. 12월 황푸군관학교黃浦軍官學校 우한武漢 분교에서 정치과 교관을 역임하기도 했다. 1927년 8월 '8·1 난창南昌봉기'에 참가했고, 중국국민당 혁명위원회 주석단 멤버, 봉기부대 총정치부 주임을 맡았다. 이 시기 궈모뤄는 저우은라이周恩來, 리이멍李一氓 등을 통해 중국공산당에 가입했다. 같은 해 겨울 상하이로 몰래 옮겨가 문예활동에 종사했다. 1928년 2월, 국민당정부의 지명 수배를 받아 일본으로 망명했고 스스로 탈당했다. 1930년 중국좌익작가연맹에 가입했으며, '좌련左聯' 도쿄지부 활동에 참가했다. 중·일전쟁이 발발하기 전에는, 중국고대사회 연구에 매진하여 『중국고대사회연구中國古代社會硏究』, 『갑골문자연구甲骨文字硏究』 등의 중요한 학술서적을 집필하기도 했다. 1937년 귀국하여 군사위원회 정치부 제3청 청장을 맡았고, 후에 문화공작위원회 주임으로 자리를 옮겼다. 중화인민공화국 수립 후에는 중앙인민정부 위원, 국무원 부총리 겸 문화교육위원회 주임, 중국과학원 원장, 전국문인연합 1·2·3차 주석, 중국공산당 9·10·11차 중앙위원, 제 1~5차 중국인민대회 상무위원회 부위원장, 전국정협위원, 상무위원, 부주석 등을 역임했다. 1978년 6월 12일 베이징에서 사망했으며, 유언에 따라 유골이 산시성山西省 시양현昔陽縣 다자이大寨 인민공사의 계단식 밭에 뿌려졌다. 고인의 모든 작품은 38권의 『궈모뤄전집郭沫若全集』으로 편집되어 출판되었다.

궈 씨는 최고의 재능을 가지고 있었다. 루쉰이 말했듯이 '그는 너무나도 총명해서 후인의 지탄을 받을 정도'였다.

궈 씨의 한의에 대한 태도는 오락가락했다. 하지만 전반적으로 한의를 비판 또는 부정하는 태도를 취했으며, 특히 한의학 이론을 부정했다.

1944년 10월 2일, 궈모뤄가 『신화일보新華日報』에 발표한 「중의과학화의 제안中醫科學化的

擬議」에서는 다음과 같이 말했다. "한약은 연구할 만한 가치가 크다. 중국 약은 다수가 풀뿌리草根, 나무껍질樹皮, 과일의 씨果仁, 과일껍질果殼이며 비타민을 풍부하게 함유하고 있다. 공격적인 기괴한 약방藥方이 아니라면, 우리들처럼 쌀을 주식으로 하는 사람들, 특히 지방과 기름을 자주 섭취하는 돈 있는 사람들에게는 의외로 좋은 비타민 공급원이 된다. 한의들이 한의에 대한 신앙을 유지할 수 있는 것은 모두 이런 만병통치약이 발휘하는 효과 때문이라 할 수 있다. … 인체는 본래부터 자연항병력自然抗病力을 갖추고 있어 비교적 가벼운 병증이나 외상은 스스로 치료하니 굳이 의약에 의존할 필요가 없다. 세상에서 흔히 들을 수 있는 '약을 먹이지 않는 의사를 중의中醫(중등中等 수준의 의사라는 의미)라 한다'는 말도 바로 이 점을 일컬은 것이다. 약을 복용하지 않아도 자연히 회복될 수 있는 병에다 풀뿌리, 나무껍질, 과일의 씨, 과일껍질 등을 섭취시켜 비타민을 공급하고, 동시에 기름 및 육식의 섭취를 피하게 하여 위장에 가해지는 부담을 줄여주면 당연히 좋아질 수밖에 없다. 이런 효과로 인해 사람들은 한약에 특별한 효과가 있는 것으로, 그리고 일부 한의들을 아주 영험한 존재처럼 생각한다. … 하지만 솔직하게 말하자면 단지 그럴듯하게 보이는 것일 뿐이다. 그러나 중국 민간에는 혹시 예로부터 전해 내려오는 특별한 효험을 가진 비방이 있을 수도 있기 때문에 국가에서 높은 가격에 이를 수집하여 비방들이 정말로 효과가 있는지 여부를 시험해보고, … 그런 후에 다시 정련精鍊을 해도 무방할 것이다. … 한의와 나는 인연이 없다. 내가 감히 말하건대 나는 죽을 때까지 결코 한의를 귀찮게 하지 않을 것이다. 지금의 서의도 사실 너무 형편없다. 또한 내가 더 혐오스럽게 생각하는 것은 그들 대다수가 이익만을 추구하는 시정아치들이 되어 있다는 사실이다. 서의는 나와 인연이 있기 때문에 특히 더 서의를 증오한다. 지금 중국 서의들의 모습을 보고 과학화된 의학이 이 정도에 불과하다고 여길 것 같아 실로 억울하다."[25)]

궈모뤄의 이런 관점은 옌공천顏公辰 등에게 비판을 받았다. 그는 1944년 10월 31일, 「옌공천에게 답함復顏公辰」이라는 글을 써서 "결코 한쪽 편을 들려는 생각은 아니었으며, 다른 사적인 목적도 없었다"고 자신의 뜻을 밝혔다. 또 "'한의'는 믿지 않지만 '한약'은 큰 연구가치가 있다고 생각한다"고 자신의 뜻을 거듭 표명했다.

---

25) 郭沫若著作編輯出版委員會 編. 『郭沫若全集』 文學編 第19卷. 人民文學出版社. 1992. 479-480쪽.

1945년 3월 19일, 궈모뤄는 『신화일보新華日報』에 「중의과학화 문제에 관한 상세한 설명申述關於中醫科學化的問題」을 발표하여 자신의 생각을 밝혔다. "이 문제에 대한 토론에 참가하기에는 나 스스로 자격이 부족하다. 내가 비록 수년 동안 근대의학을 공부하기는 했지만 계속해서 깊이 연구하지 않았으며 의학에서 손을 놓은 지도 많은 세월이 지났다. 중국 구식 의술에 대해서는 나는 더더욱 어떤 연구도 해본 적이 없다. … 나는 한의와 한약을 구분해서 바라본다. 나는 한의학 이론에는 반대하지만 한약을 연구하는 것에는 결코 반대하지 않는다. 소위 한약연구에 대한 나의 생각은 약학적인 연구 방법으로 한약을 철저하게 검토하자는 것이다. … 요컨대 나는 책임감 있고 양심적인 의사나 의학연구자들에 대해서는 신·구를 막론하고 매우 존경한다. 나는 한약 연구에 대해서는 반대한 적이 없을 뿐만 아니라 오히려 전망이 매우 밝다고 생각한다. 하지만 중국 구식 의술의 음양오행 같은 일체의 무속인들 잠꼬대 비슷한 이론에 대해서는 극단적으로 증오하며 반대한다."[26)]

1954년에 이르기까지도 그는 한의학 이론에 대해 여전히 비판적인 태도를 유지하였다. 그는 "현존하는 『황제내경』에는 의학 이론 속에 일부 음양오행 같은 현리玄理에 억지로 끼워 맞춘 내용이 들어 있다. 아마도 이유가 있어 그렇게 했을 것이다. 불행히도 본래의 뜻이 불분명한 채로 중국의학을 지난 2,000여 년 동안 속박해왔으며, 아직까지도 완전히 벗어나지 못하고 있다"고 했다.[27)]

이 글과 그가 1960년에 발표한 오행에 대한 견해는 시간적 간격은 크지 않지만 서로 다른 경향성을 보인다. 1960년에 발표한 글에서는 다음과 같이 말하고 있다. "수·화·금·목·토는 자연계에 존재하는 5대 원소로서 우주 안에 있는 모든 만물이 이 5대 원소로부터 변화되어 나왔다고 할 수 있다. … 이런 분화分化이론이 비록 독단적이고, 유치하기는 하나 이 이론이 주안점을 두는 것은 '우주 안의 모든 만물은 분석과 화합 작용으로 이루어졌다'는 사실을 설명하는 것이다. 이 부분은 우리가 주목할 만한 가치가 있다. 오행은 인도, 그리스의 사대설四大說(수·화·풍·토)과 유사한 것으로서 과학적 방법의 기원이다. 오행학설 자체가 유치하고, 후인들의 끼워 맞추기가 있었다는 이유만으로 그것을 없애려고

26) 郭沫若著作編輯出版委員會 編. 『郭沫若全集』 文學編 第19卷. 人民文學出版社. 1992. 490-492쪽.

27) 郭沫若. 『青銅時代』. 人民出版社. 1954. 287-288쪽.

해서는 안 된다."[28]

근래에 일부에서 궈모뤄가 한의가 만든 상지주桑枝酒를 복용했다는 점과 마오쩌둥毛澤東의 호소에 호응하여 시가詩歌를 통해 한약을 찬양했던 점 등을 예로 들어 그가 한의에 대해 새로운 인식을 갖게 되었다는 것을 증명하기도 했으나, 설득력이 부족해 보인다.

7. 천두슈陳獨秀: 한의는 과학을 알지 못함

천두슈陳獨秀(1879~1942)의 자는 중푸仲甫이고, 안후이성安徽省 화이닝懷寧 사람이다. 1896년 수재秀才에 합격했다. 1897년 항저우杭州 중서구시서원中西求是書院에서 공부하면서 근대 서양 사상과 문화를 받아들이기 시작했다. 1899년, 반청反淸 언행으로 서원에서 제명되었다. 1901년에는 반청 홍보를 했다는 이유로 청정부에 의해 지명 수배되자 일본으로 도피했고 도쿄고등사범학교東京高等師範學校 속성과에 입학하여 공부했다. 1903년, 상하이에서 장스자오章士釗를 도와 『국민일보國民日報』의 주편을 맡았다. 1904년 초에는 우후蕪湖에서 『안휘속화보安徽俗話報』를 창간하여, 혁명사상을 전파했다. 1905년, 반청 비밀혁명조직인 악왕회岳王會를 조직하여 총회장을 맡았다. 1907년, 도쿄 세이소쿠영어학교正則英語學校에 입학했고 후에 와세다早稻田 대학교로 전학했다. 1909년 겨울, 저장浙江 육군학당에서 교수직에 임명되었다. 1913년에는 위안스카이를 토벌하기 위한 '이차혁명'에 참가했으나 실패하고 붙잡혀 수감되었다. 1914년, 출옥 후 일본으로 가서 장스자오를 도와 『갑인甲寅』이라는 잡지를 창간하였다. 1915년 9월 상하이에서 『청년靑年』이라는 잡지(1년 후 『新靑年』으로 개명됨)를 창간하고 주편을 맡았다. 1917년 초

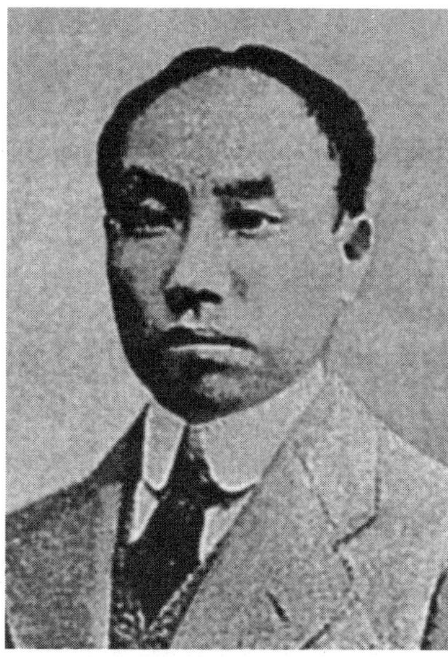

천두슈陳獨秀

28) 郭沫若. 『中國古代社會硏究』. 科學出版社. 1960. 72쪽.

에 베이징대학교 문과학원장으로 초빙을 받았다. 1918년 12월에는 리다자오李大釗 등과 함께 『매주평론每週評論』을 창간했다. 이 시기 천두슈는 『신청년』, 『매주평론』, 베이징대학교를 주요 활동 근거지로 삼아 적극적으로 민주와 과학을 제창했고, 문학혁명을 제창했다. 그리고 봉건적인 옛 사상, 옛 문화, 옛 예절 등에 반대하면서 신문화운동을 선도하여 이 운동의 주요 지도자가 되었다. '5·4 운동' 후반기에는 마르크스주의를 받아들이고 이를 대중에 알리는 일을 시작했다. 1920년 초, 상하이에 숨어들어 국제공산당의 도움 아래 가장 먼저 상하이 공산당의 초기 조직을 만들었다. 동시에 각지 진보인사들과 연계하여 중국공산당 창립을 위한 발기에 앞장 서 주요 창설자 중 한 사람이 되었다. 1921년 7월 상하이에서 거행된 중국공산당 제1차 전국대표대회에는 그가 참석하지 않았음에도 중앙국 서기中央局 書記로 피선되었다. 대혁명 후기에 접어들면서 그는 점차 우경화되었다. 그는 농민과 도시의 소자산계급 및 중등자산계급에 대한 주도권과 군사지도권을 포기하고 국민당 우파의 진격에 대해 타협하고 투항하는 정책을 취했다. 1927년 7월 중순, 중앙정치국 조직이 개편되면서 중앙 지도자의 직책을 떠났다. 이후 그는 트로츠키파의 관점을 받아들였다. 1929년 11월, 중동로사건中東路事件과 관련하여 중국공산당 중앙에 보내는 공개 서신을 발표했고, 이로 인해 당적에서 제명되었다. 같은 해 12월에는 81명의 서명을 받아 트로츠키 진영 취소파取消派의 강령인 「우리들의 정치의견서我們的政治意見書」를 발표하였다. 동시에 상하이에서 트로츠키파 소조직인 무산자사無產者社를 결성하고 『무산자無產者』를 간행했다. 1931년 5월, 트로츠키파 소조직의 '통일대회統一大會'에 참석해 중국 트로츠키파 조직의 중앙서기로 선출되었다. 1932년 10월, 상하이에서 국민당정부에 의해 체포되어 재판을 받고 난징南京에 수감되었다. 중·일전쟁이 발발한 후인 1937년 8월에 출옥하여 우한武漢, 충칭重慶을 거쳐 마지막으로 쓰촨성四川省 장진江津에서 장기체류했다. 1942년 5월, 가난과 병에 시달리다 세상을 떠났다. 그의 주요저작들은 『독수문존獨秀文存』으로 묶여 출판되었다.

신문화운동이 일어나기 직전 천두슈는 신파新派의 유일무이한 사상적 지도자라고 할 수 있었다. 이 시기 차이위안페이蔡元培, 후스, 루쉰의 영향력은 그의 발끝에도 미치지 못할 정도였다.

신문화운동을 이끌어가는 지도자로서 천두슈는 민주와 과학을 부르짖었으며, 전제정치와 무지몽매를 성토했다. 중국전통문화에 대해 질책하면서 천두슈는 한의를 봉건사회의 찌꺼기에 포함시키고 비판했다. 그는 『신청년』 창간호에 「청년에게 경고함警告青年」이라는 글을 실었는데, 이 글에서 그는 한의를 부정하고 있다.

"한의는 과학을 알지 못한다. 인체의 구조를 이해하지 못하며, 약성을 분석하는 데 힘쓰지 않을 뿐만 아니라 균독菌毒의 전염에 대해서는 들어 본 적도 없다. 유일하게 아는 것이라고는 오행생극, 한열음양 등을 억지로 끼워 맞춘 이론뿐이고, 옛 처방을 그대로 답습하여 약이藥餌를 투여하며, 그 의술의 위험하기가 사람에게 화살을 쏘는 것과 같다. 한의가 상상한 것 중 가장 신기한 것에는 '기氣'의 설說만한 것이 없을 것이다. 이 설은 도사의 술법과도 같다. 우주 만물을 샅샅이 뒤져봐도 '기'가 과연 무엇인지 알 수가 없다!"29)

천두슈는 과학과 미신, 한의와 서의는 물과 불처럼 서로 용납될 수 없는 것으로 보았다. 그는 「오늘날 중국의 정치문제今日中國之政治問題」에서 다음과 같이 말했다.

"만약 과학이 진리를 밝히는 나침반이라는 것을 믿는다면, 과학과 상반되는 귀신, 영혼, 연단煉丹, 부주符呪, 산명算命, 부계扶乩, 복괘卜卦, 풍수風水, 음양오행 등은 모두 요사스럽고 허튼 소리로서 절대로 믿을 수 없는 것이다. 신新·구舊 두 종류의 방법은 수화빙탄水火氷炭의 관계와 같기 때문에 절대로 서로 용납될 수 없다. 이 두 가지를 병용하려 한다면 필히 소도 아니고 말도 아닌 것非牛非馬이 되고 말 것이다. 현재 중국은 한편으로는 입헌공화 정치체제를 채용하고 있으면서도, 다른 한편으로는 존군尊君사상이 중심이 되는 공교孔教를 외치면서 대권정치를 꿈꾸고 민권을 반대하고 있다. 한편으로는 과학 교육체계를 세우고 있으면서도, 다른 한편으로는 비과학적인 사천祀天, 신귀信鬼, 수선修仙, 부계扶乩 등의 사설邪說을 제창하고 있다. 한편으로는 서양의 실험에 기반을 둔 의학을 외치면서도, 다른 한편에서는 삼초三焦, 단전丹田, 정좌靜坐, 운기運氣에 근거한 위생衛生을 믿고 있다. 우리 국민들이 정신착란 증세가 생길 정도이다. 어쩌다 이렇게까지 되었는가!"30)

천두슈의 초기사상은 전반서화全般西化였다. 그는 "정치, 학술, 도덕, 문학을 막론하고 서양의 방법과 중국의 방법은 절대적으로 다르며, 결코 조화, 타협할 수 없다. …만약 혁신을 결심하고 있다면 당연히 모든 분야에서 서양의 새로운 방법을 채용해야 하며, 국수國粹라든

29) 胡明. 『陳獨秀選集』. 天津. 天津人民出版社. 1990. 16쪽.

30) 陳獨秀. 「今日中國之政治問題」 『獨秀文存』. 上海. 亞東圖書館. 1922. 152-153쪽.

지, 국정國情이라든지 하는 허튼 소리로 혼란을 일으킬 필요가 없다!"[31]고 하였다.

8. 후스胡適: 한의 비판을 지지함

후스(1891~1962)의 자는 스즈適之로 안후이성安徽省 지시績溪 사람이다. 1891년 관직과 상업에 동시에 종사했던 한 가정에서 태어났으며, 유년기에는 고향의 사숙私塾에서 교육을 받았다. 1904년 봄, 상하이로 가서 신식학당新式學堂에 들어갔고, 1910년, 미국으로 유학을 떠나 코넬대학교와 콜롬비아대학교에서 수학했다. 1917년 1월, 그가 「문학개량추의文學改良芻議」라는 글을 『신청년』에 발표하면서, 문학혁명을 위해 '최초로 의로운 깃발을 든 선봉'이라는 명예를 얻게 되었고 일시에 그의 이름이 전국에 알려졌다. 1917년 여름에 귀국하여 베이징대학 교수로 초빙받았다. 1918년, 『신청년』 편집부에 들어갔으며, 백화문을 사용할 것을 제창했고, 개성個性의 해방, 사상의 자유를 전파하며 천두슈, 리다자오 등과 함께 신문화운동의 선구자로 이름을 떨쳤다.

후스는 미국 철학자 듀이의 제자로 실용주의 철학을 신봉했다. '5·4 운동' 후 '문제와 주의問題與主義' 논쟁으로 천두슈, 리다자오 등과 결별하고 독자적인 길을 걸었다. 1920년대에는 『노력주보努力周報』, 30년대에는 『독립평론獨立評論』을 발간하여, 국민당정부와의 관계가 날이 갈수록 깊어졌다. 1938년부터 1942년까지 국민당정부의 주미대사, 1946년부터 1948년까지 베이징대학교장을 역임했다. 1949년 미국으로 건너갔다가 1958년 타이완臺灣으로 돌아와 중앙연구원 원장을 맡았다. 1962년 2월 24일에 심장병으로 타이베이臺北에서 갑자기 사망했다.

후스가 일생 동안 벌였던 학술활동은 주로 사학史學, 문학, 철학 세 방면에 걸쳐 있었다. 주요 저작으로는 『중국철학사대강中國哲學史大綱』, 『상식집嘗識集』, 『백화문학사白話文學史』, 『호적문존胡適文存』 등이 있다. 그가 학술적으로 가장 큰 영향을 미친 것은 '대담하게 가설을 세우고大膽的假設, 조심스럽게 증거를 구하라小心的求證'는 연구방법을 제창한 것이다.

요약하면 근대의 저명학자, 사상가들 중에서 후스는 정치적으로 우익에 속했다. 그렇지

---

31) 陳獨秀.「今日中國之政治問題」『新青年』. 1918. 第5卷 第1號. 3쪽.

만 그는 신문화운동의 지도적 인물이라는 위치에서 학술과 사상적으로 넓은 영역에 관여했으며, 근대 사상과 문화에 매우 큰 영향을 끼쳤다. 그렇기 때문에 후스가 한의를 어떻게 보았는지에 대해서도 소개할 필요가 있다.

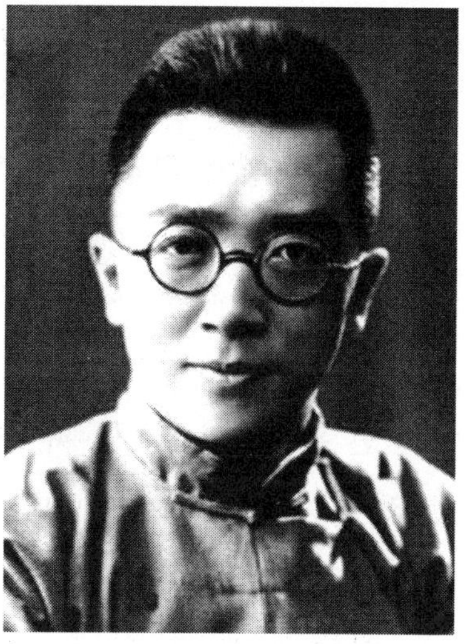

후스胡適

필자가 본서를 집필할 당시 후스와 한의의 관계에 관한 자료들은 대부분 비공개 상태였다. 그렇기 때문에 초판에서는 그의 견해를 거의 인용할 수 없었다. 지금은 관련 자료들이 상당히 많이 확보되어 있다.

자료를 모두 훑어보고 나서 필자가 발견한 것은 한의에 대한 후스의 태도가 본래 그다지 복잡하지 않았다는 사실이다. 오히려 후스가 한의에 대해 가지고 있던 실용주의적 태도로 인해, 또 여기에 여러 저자들이 후스에 대해 가지고 있던 선입견이 더해져 글을 번잡하게 썼고 그 결과 상황이 복잡한 것처럼 보였을 뿐이다.

사실 후스는 큰 병, 작은 병을 막론하고 모두 한의에게 도움을 청했고 또한 한의의 혜택을 확실하게 받았다. 적어도 그는 한의 루중안陸仲安과 상당히 친밀한 관계였다. 이런 사실에 근거하면 상식 또는 실용적 의미에서 그는 한의를 신뢰했다고 볼 수 있다. 하지만 후스는 근대라고 하는 시대적 환경과 그의 실용주의 철학의 영향으로 단 한 번도 한의를 신뢰한다는 태도를 공개적으로 나타내지 않았다. 오히려 이와 반대로 그는 줄곧 한의를 비판 또는 부정하는 것을 지지했다. 그의 주위에는 몇몇 한의를 강하게 부정하는 사람들이 있었다.

후스가 한의를 신뢰했다는 사실은 「제추실연경도題秋室研經圖」를 살펴보기만 해도 알 수 있다. 「추실연경도」는 근대문학가 린친난林琴南(린수林紓, 1852~1924)이 자신의 병을 치료해 준 루중안에게 감사의 마음을 전하기 위해 선물했던 한 폭의 그림이었다. 린 씨는 이 그림 위에 고문古文으로 글을 썼다. 1921년 3월 30일, 후스도 이 그림 위에 백화문으로 글을 썼다. 그 내용은 아래와 같다.

"린친난 선생의 문학적 견해에 대해서는 내가 완전히 찬성할 수 없다. 하지만 루중안 선생에 대한 감탄과 감사는 린 선생과 완전히 같다."

"작년 가을에 병을 얻었다. 서양의학을 공부한 내 친구들은 심장병이라고도 하고 또 신장염이라고도 했다. 그들이 처방한 약은 어느 정도 효과가 있었지만 완전하게 병을 치료하지는 못했다. 후에 다행히 마유위馬幼漁 선생이 루 선생을 소개해서 진료를 받았다. 루 선생은 황기黃芪 10냥兩, 당삼黨參 6냥을 처방해 주었는데, 처방을 보고 많은 이들이 고개를 가로저었다. 하지만 내 병은 현재 완쾌되었다."

"작년 유위幼漁의 아우인 위칭隅卿이 수고水鼓(복부에 복수가 차는 증상의 일종—역자 주)를 앓았다. 복부 위쪽까지 종대腫大되어 서의로서는 이미 속수무책이었다. 후에 안면부까지 모두 부어 두 눈을 제대로 뜰 수조차 없게 되었고 그제야 루 선생을 찾아 진료를 받았다. 루 선생은 삼參과 황기를 위주로 처방하였는데 삼과 황기의 양을 각각 10냥이 될 때까지 점차 늘여 나갔으며, 다른 약들의 분량도 적지 않았다. 얼마 지나지 않아 수종水腫이 줄어들기 시작했고 단백뇨도 없어졌다. 100일을 넘지 않아 위칭의 병은 완쾌되었으며 체중도 불어났다."

"위칭과 나의 병은 서의의 주목을 끌었다. 현재 이미 몇몇 사람들이 황기의 화학적 검사 결과가 나오면 황기의 성분이 과연 무엇인지, 어떻게 이렇게 큰 효과가 있는지를 보고 싶어 한다. 만약 실험결과가 좋아 세계의 의학자들이 한의약의 진정한 가치를 알게 된다면 이것은 어찌 루 선생의 공헌이 아니겠는가!"

"린 선생께서 그린 「추실연경도」를 보면서 장래에 생겨날 무수히 많은 '실험실 연구도'를 상상했다. 많은 의학자들이 화학실험실 안에서 도료처리가 된 앞치마를 두르고 시험관을 잡고 있는 모습, 실험실에서 행해지는 화학 분석, 실험기구 안에서 끓고 있는 한약, 탁자 위에 펼쳐져 있는 『본초』, 『천금방』, 『외대비요』 등의 고의서들을 마음속으로 그려보았다. 루 선생과 내가 그와 같은 광경을 목격할 날이 오기를 기대한다. —후스"[32]

위의 제사題詞는 매우 중요한 문건이다. 아쉬운 점은 필자가 이 책을 집필했던 당시에는 미처 이 글을 찾지 못했다는 것이다.

그 이유는 당시 한의를 부정하는 자들이 이 제사를 외면했기 때문이다. 후스 본인도 이

32) 高拜石.『新編古春風樓瑣記・第7集』. 北京. 作家出版社. 2004. 130-131쪽.

제사 공개를 원치 않는다는 뜻을 루중안에게 미리 말해 두었던 것으로 보인다. 그래서인지 필자가 자료를 조사하던 당시의 한의, 서의잡지, 관련 문헌에서는 이 제사를 수록한 문건을 발견할 수 없었다. 물론 필자의 노력이 부족했던 것도 원인 중 하나일 것이다. 그러므로 필자는 비록 쭈수셴祖述憲이 발표한 「후스는 중의에 대해 어떤 태도를 취했는가?胡適對中醫究竟持什麽態度」라는 글의 결론에는 찬성할 수 없지만 그가 문헌을 수집한 정성과 근면함에는 경의를 표한다.

제사題詞에 나타나 있는 이처럼 상세하고 또 명확한 발언을 직접 보고서도 쭈수셴은 여전히 이것이 후스가 한의를 신뢰하였다는 것을 증명하기에 부족하다고 보았다. 그 이유 중 한 가지는 후스의 글에서 언급한 병이 '자한성自限性'[33]의 '작은 병小病'이라는 것이며, 다른 한 가지는 위의 제사가 후스의 본심에서 우러나온 것이 아닌 의례적인 접대 글(후스의 인간 됨됨이가 후덕함으로 인해)이었다는 것이다. 후스가 당시에 앓았던 병이 무슨 병이었는지 위의 제사만 가지고서는 정확하게 판단할 수 없다. 하지만 절대로 '작은 병'은 아니었을 것이다.

오해를 없애기 위해 자한성 질병이 반드시 작은 병이 아니라는 점과 더군다나 치료가 필요 없는 병이 아니라는 점을 설명할 필요가 있다.

마위칭이 앓았던 병이 상당히 엄중한 신장병이었음은 조금의 의문도 없다. 임상경험이 있는 사람이라면 위의 제사題詞를 읽고 바로 알 수 있을 것이므로 그 이유를 다시 설명할 필요는 없을 것이다. 후스의 인품이 후덕해서, 혹은 의례적으로 대접하기 위해서 본심과 다른 위의 제사를 썼다는 것도 전혀 설득력이 없다.

쭈수셴이 후스의 일기를 근거로 후스와 루중안의 관계가 밀접하다는 것을 입증한 것을 살펴보자. "1921년 상반년, 후스는 분명히 루중안에게 병을 치료해 준 데 대하여 감사의 뜻을 표했다. 「연경도」에 글을 쓴 것 외에도, 이후에 3개월도 안 되는 시간 동안 그는 두 번이나 루중안 선생을 방문했다. 한 번은 감사의 표시로 옷감을 전달하기 위해서였고, 또 한 번은 다른 사람을 대신해 병에 대해 문의하기 위해서였다."[34]

---

33) 자한성(自限性, self-limited, self-limiting). 자한성 질병은 질병이 발생하여 일정 정도까지 발전한 후에 자동적으로 진행이 멈추고 점차 완전하게 회복되는 병을 가리킨다. 환자 스스로의 면역 기능에 의해 완치되는 병으로서 특별한 치료가 불필요하며 일반적인 대증치료가 흔히 사용된다. 역자 주.

후스가 한의를 신뢰하였음을 증명하는 것으로는 아래와 같은 중요한 역사적 사실도 있다.

"1925년, 쑨중산 선생이 간암에 걸려 약석藥石이 효과가 없자, 후스의 병을 치료했다는 루중안의 명성을 들은 어떤 사람이 쑨중산에게 루 선생을 찾아 치료를 받아볼 것을 권했다. 하지만 쑨중산 선생은 이를 거절했다. 이에 리스쩡李石曾이 후스에게 쑨중산을 설득해 달라고 요청했다. 처음에 후스는 리스쩡의 요청을 거절했으나, 후에 국부國父를 구해내야 한다는 대중들의 마음이 간절하였으므로 응하지 않을 수 없었다. 처음에 쑨중산이 완곡하게 거절했다. 후스는 루 선생이 이미 옆에 와 있었으므로 이를 배려하여 단지 '한 번 시험해 보는 것도 괜찮을 것입니다. 약을 복용할지는 선생께서 다시 결정하시면 됩니다'라고만 말했다. 이것은 후스 자신이 루중안에 대해 신뢰가 없었음을 말하는 것이다."[35]

이것은 후스가 한의를 신뢰하지 않았다고 주장하는 사람의 입장에서 쓴 글이다. '처음에 후스는 리스쩡의 요청을 거절했으나, 후에 국부를 구해내야 한다는 대중들의 마음이 간절했으므로 응하지 않을 수 없었다'는 것이 사실인지에 대해서는 현재 확인할 방법이 없다.

하지만 이것으로 후스가 한의를 신뢰하지 않았다는 것을 증명하고자 한다면 억지스럽다는 평가를 면할 수 없을 것이다. 그렇기 때문에 필자는 인터넷상에 아래와 같은 글을 올린 적이 있다.

"국부에게 한의를 소개한 것, 쑨중산이 최후에 한약을 복용하기로 결정한 것은 모두 후스가 힘써 권유한 결과이다. 만약 이것으로도 후스가 한의를 신뢰하였다는 것을 설명하기에 부족하다고 생각한다면, 당시 중국에는 한의를 신뢰하는 사람이 한 사람도 없었다고 말하는 것과 다름없다. 만약 후스가 자기 스스로도 신뢰하지 않으면서 그런 일을 했다면, 이것에 대한 합리적인 해석은 후스는 수시로 어떤 사람을—국부를 포함해서—기만하려고 노력하는 사람이었다는 것밖에 없다. 그렇기에 그가 입으로 한의를 믿는다고 했는지, 믿지 않는다고 했는지는 크게 중요한 것이 아니다"

쑨중산이 한약을 복용하기까지의 과정을 살펴보면 그 당시의 분위기를 확실하게 알 수 있다. 시대를 이끄는 위치에 있었던 정치가·사상가들은 한의를 청해 진료 받는 것이 자신

34)『中國科技史料』. 2001年. 第22券 第1期. 11-25쪽.

35)『中國科技史料』. 2001年. 第22券 第1期. 11-25쪽.

의 이미지에 어떤 영향을 미치게 될지 심히 두려워했다. 후스가 한의에 대해 보인 태도에서 나타나는 언행불일치도 이렇게 해석할 수밖에 없다.

루중안이 후스를 치료한 경과에 대해서는 당시 유명한 서의 유펑빈俞鳳賓이 간명하게 요점을 정리한 기록이 있다. 궈뤄딩郭若定 편저 『한약신각漢藥新覺』 상집上集 제5편에는 황기에 대해 기술한 후에 부록으로 전문全文을 아래와 같이 실었다.

"후스 선생은 신장병을 앓고 있었고, 소변에서 단백이 검출되었다. 다리가 붓고 통증이 있었다. 베이징에 있는 서의를 청하여 치료를 받았으나 효과가 없었다. 모某 서의가 같은 증상을 가진 환자가 한약을 복용하여 완치된 적이 있다고 알려 주었다. 이에 한의 루 선생을 청하여 처방을 받았다. 처방은 아래와 같았다.

생면기生綿芪 4냥, 노당삼潞黨參 3냥, 초어출炒於朮 6전, 항백작杭白芍 3전, 산유육山萸肉 6전, 천우슬川牛膝 3전, 법반하法半夏 3전, 주초령酒炒苓 3전, 운복령雲茯苓 3전, 복택사福澤瀉 3전, 선목과宣木瓜 3전, 생강生薑 2편, 자감초炙甘草 2전

민국 9년 11월 18일 초진, 10년 2월 21일까지 복용한 처방(『중의계간中醫季刊』 5권 3호 92쪽)"

이 사건의 고증이 이 글의 목표가 아니다. 하지만 후스의 병이 비교적 복잡하고 또 위중했다는 것에는 의문의 여지가 없다. 그렇지 않았다면 병원에 입원하여 검사를 받을 필요가 있었겠는가! 후스가 한약을 복용하여 효과가 있었다는 것도 사실이다. 필자의 얕은 견해로 후스가 앓았던 병이 신장병이었을 가능성이 크다고 본다. 하지만 후스는 그 뒤에 확실하게 당뇨병 증상도 나타났었다.

아래는 「후스는 중의에 대해 어떤 태도를 취했는가?」에서 한 단락을 발췌한 것이다. 당시 후스의 병과 치료과정을 어떻게 보느냐는 독자 스스로의 판단에 맡기겠다.

"후스는 생전에 일기 쓰는 것을 게을리 하지 않았다. 현재 출판된 『호적일기胡適日記・수고본手稿本』과 『호적의 일기胡適的日記』는 그중 일부분에 불과하다. 아쉬운 것은 1920년도 일기가 지금까지도 행방을 알 수 없다는 것이다(우대유吳大猷의 서문序文 참고). 그렇지만 1922년 11월 15일자 일기부터 며칠간 이어지는 병중病中 일기에서 이때의 병정病情이 재작년의 병(1920년의 병)과 매우 흡사하다고 말하고 있다. 따라서 우리는 이 기간에 쓴 일기를 바탕으로 대략적으로나마 1920년에 발병했던 병의 정황을 알 수 있을 것이다."

"11월 15일: 병이 났다! 야간에 왼쪽 발에 산통酸痛(시큰거리면서 아픈 것—역자 주)을 느꼈다. 책을 정리하는데 오래 서 있기가 힘들 정도이다. 자세히 살펴보니 통증이 있는 부위가 왼쪽 발목 복사뼈 안쪽이며 겉면이 살짝 부어 있다. 잘 때에도 양쪽 다리 근육 안으로 산통이 있다. 발이 붓는 증상이 재작년 발병 당시의 상황과 비슷해서 상당히 두렵다.

11월 16일: 발이 부어脚腫 하루 병가病暇를 신청했다.

11월 17일: 밤에 자다가 깨었는데 목이 마르고, 소변 양이 많았다. 이런 증상도 재작년의 상황과 매우 흡사하다. 성城을 나와서 루중안을 찾아가 처방을 받았다.

11월 18일: 병이 점차 좋아진다. 강의도 하고, 사무도 보았다.

11월 22일: 강의. 성을 나가 진찰을 받고 다른 처방으로 바꾸었다. 집에 돌아와 밥을 먹으니 벌써 2시다."

"이번에 후스가 앓은 병의 특징은, 첫째, 한 쪽(좌측) 발이 부으면서 산통이 함께 나타났고, 둘째, 입이 마르고口乾 소변 양이 증가한 것인데, 이러한 증상은 모두 '재작년 병을 앓았을 때의 상황과 매우 비슷했다'. 그렇기 때문에 후스는 재차 루중안을 찾아가 진찰을 받고 처방을 받았다. 이것은 유평빈俞鳳賓이 「황기로 당뇨병을 치유한 방약 기록記黃芪治愈糖尿病方藥」이라는 글에서 기술한 '후스 선생은 신장병을 앓았고, 소변에서는 단백이 검출되었다. 다리가 붓고 통증이 있었다'와 비슷하다. 하지만 루중안에게 처방을 받은 지 2일째 되는 11월 18일, 그의 병은 조금 호전되었고, 강의를 나가고 사무를 보았다. 이러한 병정病情 묘사에 근거할 때 그의 병은 '소변에서 단백이 검출된 것' 말고는 신장염과 조금도 유사한 점이 없다. 신장염의 부종浮腫은 통증이 없고, 발병 초기 부종이 나타나는 부위는 안면이며, 소변 양이 '감소'하지 '증가'하지 않는다. 더군다나 후스의 단백뇨는 일과성一過性이었으며, 이후 반복적인 소변검사에서는 더 이상 양성으로 나타나지 않았다. 결코 만성신장염일 수 없다."

"1922년부터 1923년 사이의 일기에는 그가 여러 차례 다리 전체에 종통脚腿腫痛이 발생하여 때로 활동에 지장을 주었고 상당히 고통을 당했다고 언급하고 있다. 이것은 우즈(Woods) 박사가 말했듯이 그의 병이 결절성홍반(erythema nodosum)으로 인한 것이었을지도 모른다."

"1922년 12월 29일, 후스는 당뇨가 발견되어 시에허協和병원에 입원하여 검사를 받았다.

1923년 1월 5일 그는 「잡감雜感」이라는 글에서 '30 차례의 소변검사, 세 차례의 혈액검사, 7일 간의 엄격한 식사제한을 받았다'고 말했다. 이것은 그의 당뇨가 '생리'적인 것이었으며 당뇨병은 아니라는 것을 증명한다."[36]

그러나 후스는 확실히 변덕이 심했다. 만년의 그는 갑자기 다음과 같이 말했다.

"1961년, 그는 정중하게 자신의 입장을 밝혔다. '30여 년 전(즉 1920년), 나는 작은 병을 앓았다. 서의사인 친구는 만성신장염이 의심된다고 했으나 나중에 이 친구의 진단이 틀렸다는 것을 비로소 알았다. 만약 내가 앓았던 병이 정말로 신장염이었다면 3, 40년 동안 내가 이렇게 활동적으로 생활할 수 없었을 것이다. 나는 결코 신장염을 앓지 않았다. 친구가 나에게 비방이 있어 이 병을 치료할 수 있다고 말했다는데 이것도 전혀 근거 없는 말이다.' 또 이렇게도 말했다. '어떤 사람이 내가 일찍이 만성신장염을 앓았는데 한약으로 치료하여 호전되었다고 전하고 있으나 사실 모두 믿을 바가 못 된다. 아직까지도 만성신장염을 치료하는 특효약은 없다.' 1958년 후스가 위푸양余復洋에게 보낸 서신에서도 한의가 자신의 병을 치료했다는 것을 오보誤報라고 부정했다. '사실 나는 일생 동안 당뇨병을 앓은 적이 없다. 그러므로 당연히 루중안이 나의 당뇨병을 치료한 일도 없다.' 다만 '이전에 그가 친구의 급성신장염을 치료한 것을 본 적이 있다. … (만성신장염은 치료가 불가능하고, 급성신장염은 서양의학에서도 치료가 가능하다) 하지만 나는 루중안이 당뇨병을 치료하는 처방을 가지고 있다는 말을 단 한 번도 들은 적이 없다.'(괄호 안의 내용은 후스의 원문이다) 또한 그는 직접 후송핑胡頌平에게 말했다. '루중안은 내 친구이다. 예전에 우연한 기회에 그가 처방한 약을 복용한 적이 있다. 하지만 나는 당뇨병에 걸린 적도 없고 당뇨병 치료약을 복용한 적도 없다.'"[37]

1920년 그는 3개월 정도 연속해서 한약을 복용했고, 1922년에도 루중안의 약을 한두 번 복용한 것이 아닌데 어떻게 그의 병을 작은 병이라 할 수 있는가! 어떻게 우연한 기회에 루중안의 약을 복용한 적이 있다고 말할 수 있는가! 그의 1920년 일기가 행방이 묘연한 이유는 그 스스로가 공개를 원치 않았기 때문일 가능성이 가장 크다. 다행히도 그는 「추실

36) 『中國科技史料』. 2001年. 第22券 第1期. 11-25쪽.

37) 『中國科技史料』. 2001年. 第22券 第1期. 11-25쪽.

연경도」에 쓴 글에 대해서는 부정하지 않았다. 만약 부정했다면 그와 한의에 관한 일들은 미스터리로 남게 되었을 것이다.

후스는 한의를 강력하게 비판하는 글을 공개적으로 쓴 적이 없다. 이 책(『논쟁사』)의 초판에서 인용하였던 '학리가 전혀 없고 방법적으로도 부족하다'는 입장은 다른 사람이 전달한 것으로 신빙성이 떨어진다. 하지만 그가 당시에 한의에 대한 비판을 지지했다는 것에는 의문의 여지가 없다.

전형적인 예가 1934년 그가 창간, 주편을 맡았던 『독립평론獨立評論』에서 벌어진 동서의학에 관한 대논쟁이다. 그 또한 서의는 치켜 올리고 한의는 폄하하는 입장을 취했다.

후스는 『사람과 의학人與醫學, Man and Medicine』의 서언序言에서 다음과 같이 말했다. "우리들은 그가 서술한 서양의학 각 분야의 변화 과정을 보았다. 우리들은 현재 우리가 떠받들고 있는 '국의國醫'의 지식과 기술이 그 사람들의 몇 세기에 해당하는 진보인지를 분명하게 알아야 한다!", "우리는 우리나라의 음양오행에 기초하는 '국의학'이 이런 과학적 의학의 역사에서 어느 정도의 위치를 차지할지 돌아보아야 한다."[38)]

후스는 위윈슈余雲岫를 동지로 생각했다. 1929년 12월 15일, 그의 일기는 다음과 같이 적고 있다. "저녁에 천팡즈陳方之 박사, 위윈슈 박사와 함께 식사를 했다. 우리는 한의 문제에 대해 대화를 나누면서 유익한 시간을 보냈다. 위 선생이 가장 단호하게 한의를 비판했다. 그 역시 옛 경험방들이 연구할 가치가 있다는 것은 인정했다. 그는 '이것들 중에는 개척할 만한 광산이 있다. 하지만 광산개발자는 반드시 신과학자新科學者라야만 한다. 결코 구의舊醫가 할 수 있는 일이 아니다'라고 했다. 이것은 나의 생각과 같다."[39)]

후스와 관계가 밀접하면서도 한의를 부정하는 입장을 견지했던 사람들 중에는 딩원장丁文江과 푸쓰녠傅斯年 두 사람이 가장 유명하다. 후스는 딩원장을 '과학화가 가장 잘 된 중국인'으로 불렀다. 후스는 딩원장을 "신의학을 신앙한다", "평생토록 한의에게 가르침을 청한 적이 없다는 것이 마치 평생 정부로부터 공짜 월급을 받지 않겠다거나, 평생 사적인 여행에 무료승차권을 이용하여 기차를 타지 않겠다고 하는 것처럼 단호하다"라고 표현했다. 만

38) 顧謙吉 譯述. 『人與醫學』. 上海. 商務印書館. 1947.

39) 胡適. 『胡適全集・三十一卷』. 合肥. 安徽教育出版社. 2003. 537쪽.

일 사람이 '과학화'되었다는 것이 칭찬의 의미라면 여기서 딩원장이 한의를 불신했다는 것은 상찬賞讚이 될 것이다.

천바이좡陳伯莊의 회고에 의하면, "한번은 한의 이야기가 나왔다. 나는 한약이 실험적 가치가 있다는 입장을 견지했다. 딩원장은 답답함을 참지 못했다. 나는 '만약 당신이 산간벽지에 지질탐사를 하러갔는데 갑자기 병이 났다. 그곳에는 서의사가 없고, 양약은 더더욱 없다. 당신은 한의가 당신을 진찰하고 치료하도록 허용할 것인가?'라고 질문했다. 그는 곧바로 대답했다. '아니오! 과학자로서 믿음의 지조를 훼손할 수 없소. 당장 죽는 한이 있어도 한약을 복용하지 않을 것이고, 한의를 보지도 않을 것이오'"[40]라고 했다.

딩원장은 「수고몽단련壽高夢旦聯」이라는 제목의 시를 지은 바 있는데, "산을 오르고, 고기를 먹고, 한의를 욕한다. 나이는 들어도 마음은 늙지 않았다. 글씨를 쓰고, 술을 마시고, 관화官話(표준어)로 말한다. 아는 것은 어렵고 행하는 것 역시 어렵구나!"[41]라고 하였다.

후스는 이런 사람을 격찬했다. 그의 한의에 대한 관점을 미루어 짐작할 수 있을 것이다.

푸쓰녠傅斯年의 한의에 대한 인식은 더욱 극단적이었다. 푸쓰녠에 대해서는 이미 초판에 소개한 적이 있다. 아래에 부연하여 그의 생애를 간략하게 소개한다.

9. 푸쓰녠傅斯年: 죽을지라도 한의의 도움은 청하지 않을 것

푸쓰녠傅斯年(1896~1950)의 자는 멍전孟眞이고, 본적은 장시성江西省 용평永豊이며 산둥성山東省 랴오청聊城에서 태어났다. 6세에 사숙私塾에 들어갔고, 10세에 동창부립소학당東昌府立小學堂에 입학했다. 11세에 『십삼경十三經』을 독파했다. 1909년 톈진부립중학당天津府立中學堂에 입학했다. 1913년 베이징대학교 예과預科에 합격했으며, 1916년 본과로 올라가 국문과國文門에 들어갔다. 후스의 『문학개량추의文學改良芻議』에 호응하여 『문학혁신신의文學革新申義』를 발표했고 백화문 사용을 제창했다. 1918년 뤄자룬羅家倫, 마오준毛準 등과 함께 신조사新潮社를 조직하고 월간 『신조新潮』의 편집 일을 맡아보았다. '5·4 운동' 기간에는 학생대표 중

40) 雷啓立. 『丁文江印象』. 學林出版社. 1997. 67쪽.

41) 鄧文初. 「失語的中醫」 『讀書』. 2004年. 第3期.

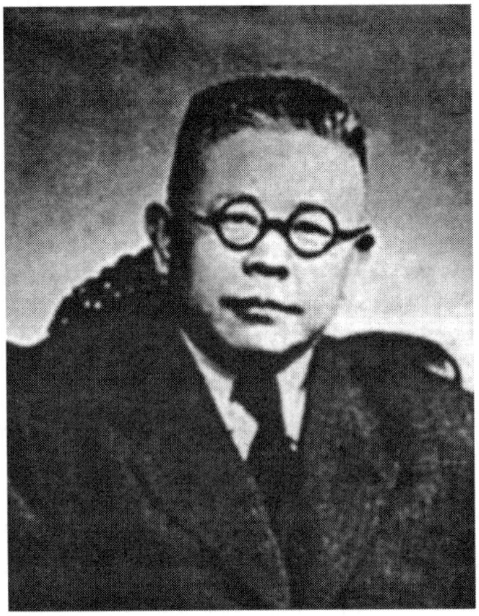

푸쓰녠傅斯年

한 사람이었다. 1919년 말 유럽으로 유학을 떠나 영국 에든버러대학에 입학했으며, 후에 런던대학으로 옮겨 실험 심리학·물리학·화학·고등수학을 연구했다. 1926년 겨울 중산대학中山大學의 초빙에 응해 귀국했고, 1927년에는 중산대학 교수, 문학원장과 중국문학과·사학과 두 과의 주임을 겸임했다. 같은 해 중산대학교에 어언역사연구소語言歷史研究所가 설립됨에 따라 소장에 임명되었다. 1928년 차이위안페이蔡元培의 초빙을 받아 중앙연구원中央研究院의 역사어언연구소歷史語言研究所 설립을 추진했고, 전임연구원 겸 소장에 임명되었다. 1929년에는 베이징대학교 교수를 겸임했다. 중·일전쟁에 승리한 후 사회과학연구소 소장, 중앙박물원 주비주임籌備主任, 국민참정회國民參政會 참정원參政員, 중앙연구원 총간사, 정치협상회의 위원, 베이징대학교 교장대리 등의 직책을 잇달아 맡았다. 1948년 국민당정부 입법위원에 당선되었다. 같은 해에 중앙연구원 원사院士에 당선되었다. 1949년 타이완臺灣대학교 교장에 임명되었고, 1950년 12월에 뇌출혈로 사망했다. 주요 저서로는 『동북사강東北史綱』, 『성명고훈변증性命古訓辨證』 등이 있다. 『부맹진선생집傅孟眞先生集』이 발간되었다.

푸쓰녠이 한의를 비판하는 글들은 1934년에 집중적으로 발표되었다. 글 중에는 같은 해 8월 5일 『대공보大公報(일요논문)』에 발표한 「소위 국의를 논함論所謂國醫」이 있다. 이 글 외에는 모두 후스가 편집장으로 있던 『독립평론』 제 115, 118, 120, 121호에 발표되었다. 제목은 「소위 국의를 재론함再論所謂國醫(상)」, 「소위 국의를 재론함再論所謂國醫(하)」, 「'국의' 문제에 관한 토론關於'國醫'問題的討論」 등이었다.

그의 관점은 매우 솔직담백했다. 인용하면 아래와 같다.

"현재 중국에서 가장 수치스럽고, 원망스러우며, 낙담케 하는 일은 비환匪患[42]도 아니고,

42) 도둑이나 강도로 인한 근심, 걱정. 국가 내부의 환란으로 인한 근심 걱정. 역자 주.

외환外患[43]도 아니며, 이른바 서의와 한의 사이의 논쟁이다. … 한갓 한의, 서의 사이의 논쟁이 중국인들의 저열한 본성을 만천하에 폭로하고 있는 꼴이라니! 학교를 연 지 40여 년이 지났는데도 한의가 여전히 문제인가! 신식 교육을 받았다는 사람들이 아직도 거기서 한의가 말하는 오행육기 같은 헛소리를 듣고 있는가! 스스로를 근대화된 인간이라 외치는 사람들이 아직도 그 곳에서 정치적·사회적 역량을 동원하여 한의의 수호자 역할을 하고 있는가! 이것이 어찌 중국인들의 뇌에 근본적으로 문제가 있음을 분명하게 보여주는 것이 아닌가? 자신의 신체와 생명에 대해서도 아직 명료한 견해와 신념이 없는데 하물며 다른 것은 어떻겠는가? 국민의 생명과 관계된 큰 문제에 대해서도 함부로 감정적으로 처리하고 옳고 그름을 구분하지 못하는데 하물며 다른 것은 어떻겠는가? 쉽게 분별할 수 있는 과학적 상식마저도 아직 무지몽매한 상태에 있는데, 하물며 더 복잡한 일들은 어떻겠는가? 오늘에 이르러서도 아직까지 한의·서의를 놓고 싸우고 있는데 어찌 세계인들이 중국인들을 별종의 인류라고 생각하지 않을 수 있겠는가! 신식 교육을 도입한 지 40여 년이나 되었는데도 중세 수준을 탈피하지 못하니 사람들이 어찌 교육을 헛수고라고 생각하지 않겠는가!", "나는 곧 죽을지언정 한의에게 도움을 청하지 않을 것이다. 이렇게 하지 않으면 내가 받았던 교육에 미안하다는 생각이 들기 때문이다. 혼돈 상태에 거하기를 원치 않는 사람들, 시비를 가릴 줄 아는 본성을 가진 사람들은 이 점에 대해 애매한 태도를 취하지 말기를 간절히 바란다."

"이른바 한의는 결코 중국 고유의 순수한 토산품이 아니다. 이러한 부류의 방기方技(기술, 의술—역자 주)는 당唐 시기에 인도와 중앙아시아의 영향을 많이 받았으며, 송과 원 시기에는 아랍인들의 영향을 받았다. 한의는 본래 병리도 없고 진단도 결핍된, 단지 '경험양방經驗良方'에 지나지 않는다."

"(한의를 믿는 사람들은) 두뇌가 명석하지 못하다. 일체의 것을 모두 깊이 믿지도 않고, 그렇다고 불신하지도 않는다. 다른 사람들이 그렇다고 하니 자기도 그렇다고 할 뿐이다. 병이 나서 의사를 청하는 것도 전부 시험 삼아 한번 보여 보는 것이다. 마치 시골에서 늙은 노파가 병이 생겼을 때 모든 신불神佛에게 비는 것과 같다. 이것은 모두 생사가 달린

43) 외국의 침략으로 인한 근심, 걱정. 역자 주.

큰일들을 비몽사몽의 상태로 대처하고 있는 것이다."[44)]

동서의학 사이의 교류에 대해서도 그는 부정적 견해를 고수했다.

"개량改良된 한의는 근대 해부학·생리학·미생물학 전부를 받아들일 준비가 되어있는가? 받아들인다면 한의에는 한의라고 할 만한 것이 얼마나 남겠는가? 만약 전부를 받아들일 준비 없이 그 속에 있는 학술 용어 몇 개만 표절하고자 한다면 과학체계에 속하는 이 용어들이 어떻게 국의國醫 체계 내의 다른 학술용어들이나 '철리哲理'와 융합할 수 있겠는가? 어떤 사람들은 한의가 본래 '모순되는 것을 하나로 묶는 것一束矛盾'을 마다하지 않으며, 마치 도사道士가 모든 종교의 경전을 본떠 새로운 경전을 만드는 것과 마찬가지라고 한다. 만약 그렇다면 한의라는 것은 더더욱 입에 올릴 가치조차 없는 것이다."

"서양의학은 진보하여 현재에 도달했다. 체계적인 지식이 되었고, 쓸모 있는 것이 되었다. 서양의학의 병리진단과 치료는 일관성이 있다. 만약 서양의학을 받아들이려고 한다면 모든 것을 받아들여야 한다. 편의에 따라 몇 가지만을 떼 내어 도용하려고 하면 일을 그르치고 말 것이다. … 한의개량中醫改良을 주장하는 사람들에게 감히 묻는다. 한의의 전통적인 개념, 예를 들어 조리가 없고 황당무계한 맥기론脈氣論, 음양육기 같은 이론들을 포기할 준비가 되어 있는가? 근대 의학의 생리·병리·미생물학 등의 학문을 받아들일 준비가 되어 있는가? 한의와 서의 두 의학체계는 근본적으로 서로 화합할 수 없다. 어느 한 면을 받아들이면 반드시 다른 한 면은 버려야 한다. 만약 근대 생리학·병리학·미생물학 등을 받아들이지 않으면서 호주머니 속에 퀴닌(quinine), 아스피린만 몇 개 넣고 다닌다면 그것을 어떻게 개량된 한의라고 하겠는가? 이런 과학들을 받아들였을 때 중국 전통 맥기론, 육기론 등은 어떤 자리를 차지하겠는가? 한의에서 한의라고 할 만한 것이 어디 있겠는가?"[45)]

"'국의'와 관련된 문제가 '순수 기술 문제'가 결코 아니라는 것을 전혀 모르고 있다. 근대의학은 과학이다. 참된 과학 훈련을 받은 사람이라면 모두 근대의학의 입장을 옹호하고, 지지하고, 발휘할 자격이 있다. 한의는 이런 근대과학 훈련을 받지 않았기 때문에 근대과

44) 歐陽哲生.『傅斯年全集·第五卷』. 長沙. 湖南教育出版社. 2003. 431-434쪽.

45) 歐陽哲生.『傅斯年全集·第五卷』. 長沙. 湖南教育出版社. 2003. 441-446쪽.

학 혹은 '순수 기술 문제'에 대해 토론할 자격이 없다."

"무릇 경험이란 한 개인의 것으로는 완전히 믿을 수 없고, 자격을 갖춘 많은 사람들에게서 나온 것이라야 믿을 수 있다. 또 우리의 일생이 유한하기에 여러 세대에 걸쳐 남겨져 내려온 것이라야 믿을 수 있다. 안타깝게도 우리들의 국의國醫는 걸핏하면 비방秘方을 말한다. 이 말이 거짓말이라면 더 이상 토론할 필요가 없다. 하지만 예를 들어 어떤 이에게 공개할 수 없는 방제가 정말로 있다고 하자. 처방을 물어 보면 비밀이라고 할 것이니 어떻게 중인衆人들이 경험하여 그것이 좋고 나쁨을 판정하겠는가? … 중국문화에는 가장 불행한 사실 하나가 있다. 의학도 예외가 아닌데 그것은 곧, 중국문화에 속하는 몇몇 분야에 연속성이 결핍되어 있다는 점이다. 학문으로 말하자면, 어떤 사람이 살아서 학문을 일으켰으나 그 사람이 죽으면서 그 학문도 함께 끝나는 것이다. 예로부터 학문이 끊어지는 것에 대한 탄식이 항상 끊이지 않았다. 이것은 유럽에서 대학과 교회, 또는 학회라는 제도를 만들어 지속적으로 학문을 이어온 것과 다르다. 방기方技는 더 말할 필요도 없다. 여러 분야, 잡다한 형태의 지식들이 사회적인 격변을 겪으면서 실전失傳되었다."

후스와는 다르게 푸쓰녠은 한의에 대한 태도에서 언행일치를 보였다. 이에 대해 필자는 다음과 같이 말한 적이 있다.

"푸쓰녠(1896~1950)은 후스즈(1891~1962)가 가장 마음에 들어 했던 문하생이었다. 내가 보건대 이 문하생은 자신의 선생과 달리 언행이 일치했던 사람이다. 아마도 이것이 이 제자가 선생보다 먼저 죽은 이유일 것이다."

"1950년 12월 20일 오후 6시 10분, 푸쓰녠은 급성뇌혈관 질환으로 타이완臺灣 의회 홀에서 쓰러져 그날 저녁 사망했다. 그는 후스보다 5년 늦게 태어나 12년 빨리 죽었다. 나는 만약 그가 한의를 완강하게 거절하지만 않았더라도, 이처럼 일찍 사망하지는 않았을 것이라 믿는다. 대략 1953년 이전에는 서의에게 고혈압을 치료할 믿을 만한 방법이 없었던 반면 한의는 이 병을 치료하여 지금까지도 서의의 부족한 부분을 채우고 있기 때문이다."

"그렇다면 병이 나서 의사를 찾을 때 당연히 실용주의적 태도를 취해야 하는가? 나는 절대 다수의 사람들이 그럴 것이라 믿는다. 그렇게 한다고 해서 무슨 체면이 손상되는 것이 아니다. 강호술사江湖術士 또한 큰 병을 고칠 수 있다. 위윈슈余雲岫도 강호술사들의 경험을 수집할 것을 주장한 바 있다. 과학은 어떤 사실 그 자체를 부정하지 않는다. 다만 왜 그렇게 되었는지를 분명하게 밝히려고 할 뿐이다. 그러므로 나는 근대 유명인사 대다수가 과학정신이 무엇인지 잘 알지 못했다고 생각한다. 그들은 스스로를 새 시대를 이끌어가는 인물이라 여겼고, 자신의 대외적 이미지가 손상되는 것을 극도로 두려워했다. 그 이유는 민중을 오도誤導할 수 있다는 염려 때문이었다. 당시 서의들이 혼란스러운 진단과 치료방법을 사용하고 있었음에도 이것에 관여하기를 의도적으로 꺼렸다. 이것을 '과학정신'이라고 하기는 어렵지 않겠는가!"

이상으로 아홉 분의 근대 중국 유명 인사들이 한의와 서의를 어떻게 보았는지 살펴보았다. 여기에 장타이옌章太炎을 더하면 열 분이다. 쑨중산과 마오쩌둥을 제외하고, 이 열 분이 근대시기 중국 사상과 학술에 끼친 영향이 막대했다는 것에는 이견이 없을 것이다. 이들은 모두 한의를 긍정적인 시선으로 바라보지 않았다. 근대 동서의학 논쟁의 핵심 문제가 왜 '한의 존폐'였는지 이해하기 어렵지 않을 것이다.

요컨대 근대에 한의가 불리한 상황에 처했던 것은 — 청 말기, 베이양정부北洋政府와 난징정부南京政府시대에 이미 정부는 한의폐지 의사를 가지고 있었다 — 당시 정권을 맡은 자들이 가지고 있었던 한의에 대한 개인적인 은원恩怨 때문도 아니었고, 또 그들이 속한 계급적인 속성 때문도 아니었다. 근대시기 중국의 사상과 문화 전체가 격변을 겪는 흐름 속에서 결정된 것이었다. 당시, 삼강오상三綱五常이 버려졌고, 공맹의 도孔孟之道가 전면적으로 비판 받았으며, 중국문자폐지론까지 대두되었다. 과학지상주의科學至上主義, 전반서화全般西化(전반서화는 많은 사람들에게 과학화라고 해석되었다)사상이 성행하는 흐름 속에서 과학과 어울리기 어려웠던 한의가 비판과 부정에 직면한 것은 필연적인 일이었다.

설령 쑨중산과 마오쩌둥이라 하더라도 당시의 이런 사회적 흐름에 구애받지 않을 도리가 없었을 것이다.

쑨중산은 병세가 위급한데도 한의에게 치료받는 것에 적극적이지 않았다. 오히려 동서의학 사이의 논쟁을 불러일으켰다. 쑨중산이 서의에 더 기울어져 있었음을 잘 설명해 주는 사례이다.

1944년, 마오쩌둥은 「문화공작의 통일전선文化工作的統一戰線」이라는 글을 통해 다음과 같이 말했다. "산시陝西·간쑤甘肅, ·닝샤寧夏 변구邊區[46]에는 사람과 가축의 사망률이 모두 매우 높고, 많은 사람들이 아직도 무신巫神을 믿고 있다. 이런 상황에서는 단지 신의新醫에 의지하는 것만으로 문제를 해결할 수 없다. 신의新醫는 당연히 구의舊醫보다 뛰어나다. 하지만 만약 신의가 대중들의 고통에 관심이 없고, 대중들을 위해 의사를 훈련시키지 않으며, 변구에 현재 거주하고 있는 천여 명 이상의 구의舊醫, 구식 수의獸醫와 연합하지 않고, 또 그들의 진보를 돕지 않는다면, 이것은 사실상 무신巫神을 돕는 것이고, 사실상 수많은 대중들과 가축들이 죽어가는 것을 잔인하게 지켜만 보는 행위이다."[47]

그렇지만 이 두 사람은 확실히 평범하지는 않았다.

쑨중산은 끝까지 한의를 부정하는 발언을 내놓지 않았다. 그도 전통문화의 정화精華를 발양發揚할 것을 주창했다.

마오쩌둥은 『신민주주의론新民主主義論』에서 다음과 같은 의견을 제시했다.

"중국은 오랜 기간 봉건사회를 거치면서 찬란한 고대문화를 창조했다. 고대문화의 발전과정을 정리하면서 봉건적 잔재는 깨끗이 제거하되 민주적인 정화는 흡수해야 한다. 이것이 민족의 신문화新文化를 발전시키고, 민족의 자신감을 제고하는 필요조건이다. 하지만 결코 무비판적으로 모든 것을 받아들여서는 안 된다. 우리는 고대 봉건통치 계급이 남긴 낡아빠진 것과 고대의 우수한 민족 문화, 즉, 다소간의 민주성·혁명성을 띤 것들을 구별해내야 한다."[48]

이것은 신중국 한의 정책의 사상적 기초가 되었다.

그렇지만 동서의학 사이의 논쟁을 100년 넘게 겪어왔고, 특별히 한의 보호정책이 중국에서 반세기가 넘도록 지속되어 왔음에도 근래에 또다시 한의폐지 사상이 출현했다. 이것은 동서의학 문제의 복잡성과 이 문제를 깊이 연구해야 할 필요성을 말해 준다.

20여 년 전 이 책이 처음 출판되었을 당시 이 책은 동서의학 논쟁을 다룬 유일한 전문서적이었다.

최근 들어 여러 권의 관련 저서가 출판되었고 논문도 많이 발표되었다. 일반적으로 학술

---

46) 중국의 해방·항일 전쟁 시기에 중국 공산당이 몇 개 성(省)의 변경 지역에 세웠던 혁명 근거지. 역자 주.

47) 『毛澤東選集·第3卷』. 北京. 人民出版社. 1991.

48) 『毛澤東選集』 袖珍本. 北京. 人民出版社. 1967. 667-668쪽.

연구는 후에 나온 저작일수록 완성도가 높기 마련이다. 이번에 출판하는 이 책의 수정 재판에는 관련된 저작들을 참고했다.

특히 재판再版의 서문을 대신하는 이 글은 가능한 범위 내에서 최근에 발간된 새로운 문헌들을 참고하여 썼다.

이 재판이 독자들의 동서의학 논쟁에 대한 발전적 인식에 도움을 줄 수 있기를 바라며, 독자들의 진솔한 비평을 기대한다.

자오훙쥔趙洪鈞

2008년 11월 백복고거白伏故居에서

* 이 책 재판의 수정, 특별히 이 서문을 쓰는 과정에서 필자는 산둥山東중의약대학 중의문헌연구소장인 장샤오샤張效霞 부교수의 열정적인 도움을 받았다. 특별히 감사의 뜻을 전한다.

후기

1983년, 이 책은 허베이성 위생청의 지원을 받아 내부용으로 소량 인쇄함으로써 널리 세상에 의견을 구하게 되었다. 그때로부터 지금까지 국내외의 동학同學들 중 열정적인 격려와 선의의 비평을 보내준 사람이 천 명이 넘었기에 일일이 다 감사를 표하지 못했다. 이들의 의견 중에서 짧게라도 설명을 해야 할 것은 다음 두 가지이다.

하나는 중국 근대의 상한上限에 관한 문제이다. 이 책에서는 1949년까지로 기술하였다. 분명히 해방전쟁이 종결된 시점을 근대의 상한으로 보았다. 비록 견해가 통일되어 있지는 않지만 역사학계에는 이미 이처럼 구분하는 전문가들이 있다. 이 같은 구분은 결코 이 책에서 처음 한 것이 아니다. 근대 동서의학 문제를 다룸에 있어서 이 시점을 상한으로 삼는 것이 독자들로 하여금 수미완정首尾完整(처음과 시작이 분명함)함을 느끼게 할 것이다.

두 번째는 이 책에 들어 있는 일부 자료적 성격을 띤 내용에 관한 것이다. 어떤 동료들은 빼는 것이 더 좋겠다는 의견을 내기도 했다. 이에 두 번, 세 번 숙고한 결과 대부분 그대로 두기로 했다. 이 책이 동서의학 논쟁사를 전면적으로 다룬 최초의 전문서적이기에 자료적 성격이 강한 것이 어쩌면 더 좋을 수도 있다고 생각했기 때문이다. 독자들 중에서 관련 자료들을 직접 볼 기회가 있는 사람은 극히 소수이다. 그러므로 필요한 자료를 첨부하는 것이 많은 사람들이 그 중에서 자신의 견해를 이끌어내는 데 도움이 될 것이다. 필자가 초보적으로 가공했던 어떤 자료들은 비록 일부가 흩어져 있기는 하지만 대부분 보존되어 있다. 나는 이것이 많은 독자들에게 도움이 될 것이라고 믿는다.

지금 이 책은 정식으로 더 많은 독자들과 만날 기회를 갖게 되었다. 특별히 안후이과학기술출판사와 이 책의 출판과 관련된 동지들의 큰 도움과 격려에 감사한다. 이 책의 체제와 배열, 사실史實의 기술記述, 이론연구, 문장 윤색은 이전과 비교하여 훨씬 나아졌다. 마땅히 이들에게 공을 돌려야 한다. 또 장짠천張贊臣 선생은 진귀한 사진을 많이 제공해 주셨다. 이에 충심으로 감사를 표한다.

필자의 학식 부족으로 인해 아직도 거칠고 잘못된 곳이 많다. 독자들의 지도 편달을 바란다.

1987년 4월

허베이중의학원河北中醫學院에서

작자

재판 발문

이 책 재판이 학원출판사에서 발간된다는 것을 알고 나는 매우 기뻤다. 또한 매우 감개무량했다.

이 책이 처음 발간될 당시 서문을 써주셨던 장짠천張贊臣, 장춘화姜春華, 양이아楊醫亞 세 분은 이미 작고하셨다. 우리들은 근대 중국 동서의학 논쟁에 대해 가장 큰 발언권을 가진 이 세 분께서 이것에 대해 무슨 말씀을 하실지 다시 청해 들을 방법이 없다.

이 세 분은 모두 그해에 이 책으로 인해 나와 자오훙쥔 동지가 맞닥뜨린 특별한 경험을 매우 잘 알고 계셨다. 20년이 훨씬 넘었지만 이 지나간 옛일은 나에게도 오랫동안 잊히지 않고 기억에 남아 있다. 때문에 이 책의 재판이 발간되는 것을 기회로 내가 알고 있는 이 일의 자초지종과 나의 의견을 대략적으로 설명할 필요가 있다고 생각한다. 나는 이렇게 하는 것이 독자들이 근대 중국의 동서의학 논쟁을 더 잘 이해하는데 도움이 되고, 이로 인해 지금의 중국 동서의학 문제를 더 잘 인식하게 될 것이라고 생각한다.

1978년 자오훙쥔 동지는 중국중의연구원 의사문헌연구실(현재 중국중의과학원 의사문헌연구소)의 제1기 연구생(대학원생) 시험에 합격하였다. 이 책은 그의 졸업 및 학위논문이었다. 하지만 자오훙쥔의 학위는 중국중의연구원 학위평정위원회學位評定委員會(학위논문심사위원회—역자 주)에서 부결되었다.

여기까지 이야기하면 독자들은 도무지 이해가 되지 않을 것이다. 설마 이 책이 석사학위논문감도 못 된다고? 중국 중의학 최고학부에서 어떻게 이런 일이 생길 수 있단 말인가?

내가 믿기로 근 20년이 넘는 기간 동안 국내 의사학계에 이처럼 수준 높고 영향력이 큰 학위논문은 다시없었다. 다른 분야에서도 대개 극소수의 학위논문만이 이 책에서처럼 넓은 범위의 내용을 다루었을 뿐이다. 특별히 이 책은 창의성을 갖추었고, 한 영역의 중요한 공백을 메우지 않았는가?

실제로 자오훙쥔이 졸업 구술시험을 마쳤을 때 어떤 사람은 이 책이 박사학위 논문으로도 손색이 없다고 말하기도 했다.

하지만 자오훙쥔은 지금까지도 수료증만 있을 뿐 학위는 없다.(자오훙쥔 본인이 학위 문제로 인해 중국중의과학원과 갈등한 내용은 자오훙쥔의 블로그 「자오훙쥔 의학전심당趙洪鈞醫學傳心堂 http://blog.sina.com.cn/zhaohongjunchuanxintang」을 참고하기 바란다.)

현재의 관점에서 보면 자오훙쥔은 연구 분야에 처음 입문하면서 바로 이 주제를 선택했고 또 상당히 짧은 시간(단지 18개월)에 완성했다. 이것을 어떻게 평가해야 할까?

먼저 그의 안목이 날카롭다는 점이다.

이 주제는 중국의학사 연구에서 공백으로 남아 있던 부분이었을 뿐만 아니라 시급하게 연구를 요하는 분야였다.

모든 사람이 이 주제가 가진 중요성을 인식할 수는 없다.

그와 나이가 비슷하고 경력도 비슷한 사람들 중에는 근대 동서의학 논쟁이 이처럼 복잡하고, 또 신중국의 한의·서의 문제와 서로 긴밀하게 연결되어 있다는 것을 아는 사람이 거의 없다. 그보다 나이가 약간 더 많은 사람들은 대부분 간단하게 이 문제를 순전히 정치적인 문제로 볼 뿐 더 깊이 연구할 필요가 있다고 생각하지 않는다. 그보다 한 세대 이상 나이가 많은, 연구의 황금기를 넘긴 사람들은 설령 이런 연구를 생각했다 하더라도 이 주제에 대해 실제로 연구를 수행하기가 매우 어렵다.

다음으로는 이 제목의 연구가 감당해야 할 작업량이 엄청나다는 점이다. 독자들이 이 책을 쓰면서 참고한 자료가 어느 정도인지, 얼마나 다양한 분야를 다루었는지 살펴보았다면 이 책을 완성하는데 어느 정도로 넓은 지식을 필요로 하는지 또 어느 정도로 정력을 쏟아야 하는지 이해하기 어렵지 않을 것이다. 내가 아는 바에 따르면 국내외의 연구생 중에서 이 같이 큰 제목의 연구를 완성한 사람은 거의 없다.

또 다음으로는 자오훙쥔이 이 주제를 연구했을 때의 과학적인 태도이다.

예를 들어 그가 기술한 다음과 같은 견해는 당시로서는 매우 도달하기 어려운 것이었고, 지금까지도 검증을 이겨내고 있다.

"중국 동서의학 논쟁의 배경이 되는 근대시기의 중국과 세계 역사에 대해 소개했다. 그렇다면 다음 한 가지를 먼저 강조할 필요가 있다. 즉, 우리는 역사적이고 종합적인 관점에서 이 문제를 바라볼 것을 제창해 왔고, 그래서 중국에서 동서의학 논쟁이 발생한 사회적인 연원을 중시한다. 하지만 그렇다고 해도 학술적인 문제와 정치를 혼동해서는 안 된다. '특정한 사회조건이 특정한 의학을 만든다'는 주장은 성급하고도 불확실한 것이다. 의학과 의학을 둘러싸고 있는 사회적 환경의 관계는 경제학에서 말하는 경제의 하부구조와 상부구조 사이의 관계와 완전히 다르다. 그렇기 때문에 사회혁명이론을 의학에서의 학술논쟁(당연히 사회경제활동으로서의 의료위생제도는 사회제도와 서로 함께 가는 것이다)을 다루는 데 사용할 수는 없다. 또 근대시기의 의학자들, 관련 인물들이 가지고 있던 정치적 입장과 그들의 동서의학 문제에 대한 관점은 분명히 구분할 필요가 있다. 더욱이 특정 개인의 정치적인 배신행위를 너무 확대 해석해서는 안 된다."

"예를 들어, 왕징웨이汪精衛, 탕얼허湯爾和, 추민이褚民誼 등은 1938년을 전후해서 일제 침략자들에게 앞 다투어 투항하여 매국노라는 오명을 얻었다. 하지만 이들이 매국노라고 해서 그들이 지지했었던 한의폐지파中醫廢止派까지 매국노로 몰아갈 수는 없다. 반대로 한의를 지지했던 옌시산閻錫山, 허젠何健, 심지어 자오이탕焦易堂도 모두 군벌軍閥, 정객政客들과 연계되어 공산당원들과 인민 혁명가들에게 적지 않은 피의 부채를 졌다. 이들 외에도 한의를 지지했던 인물 중에는 청 조정의 유신遺臣으로서 봉건적 예법을 목숨처럼 생각하는 사람들도 있었다. 하지만 그렇다고 해서 이런 부분만을 보고 한의를 지지하는 사람들이 모두 복고復古, 보수, 혁명반대의 목적을 지니고 있었다고 단정 지어 말할 수는 없다. 결론적으로 우리가 동서의학 논쟁을 학술적으로 검토하면서 당시 사회의 정치·문화·사상 등의 측면에서 이 문제를 해석하는 것은 피할 수 없다. 그러나 의학과 관련된 학술적인 내용을 제외하고 더 중요하게 생각해야 할 것은 당시 사회를 지배했던 사상과 문화적 배경이다. 지금 어떤 작용을 하고 있는 정치적 요인으로 이 문제를 해석하려 해서는 안 된다. 우리는 이것을 이 문제를 분석하는 유일한 원칙으로 삼아야 한다. 이러한 정치적 요인들은 우리들이 동서의학 논쟁의 역사적 경험을 온전히 이해하는 데에 제한이 될 수도 있다."

가령 그가 애당초 어떤 인물에 대해 기술하면서 한의를 지지하는 사람들은 모두 프롤레타리아계급이거나 혁명적인 것처럼 묘사하고, 반대로 한의를 지지하지 않는 사람들은 모두 지주계급 혹은 부르주아계급, 또는 반혁명적이거나 잘못된 것처럼 묘사했다면 이 책은 한 편의 비판적인 글에 불과했을 것이고 빠르게 유행이 지난 것이 되고 말았을 것이다.

그는 한의폐지파의 견해에 대해서도 아래와 같은 관점을 가지고 있었다.

“근대 의학사에서 한의폐지파는 기본적으로 하나의 학술유파였다. 학술적으로 위윈슈를 대표로 삼았고, 그 사상의 근원은 대체로 위에서 말한 내용과 같다. 이 유파의 사상에 비록 잘못된 부분이 있지만 전체적인 출발점은 애국이었고, 자신의 전문 직업분야에서 시작하여 중국을 부강하게 만들기를 바랐다. 이들 중 적지 않은 사람들이 베이양정부에 대해, 특별히 국민당 통치의 어둡고 부패했던 부분에 대해 날카로운 비판을 가하기도 했다. 그렇기 때문에 이 유파를 완전히 부정하는 것은 합당하지 않을 수 있다. 그리고 그들이 개인적인 정치적 목적을 위해 난징정부의 한의 압제 정책을 지지했다고 말하는 것도 객관적이지 않다. 그들의 사상이 잘못되었던 근원은 당시 과학 발달 수준의 한계나 한의와 서의 사이에 서로에 대한 이해가 결여되었던 것 말고도 그들이 취했던 사상적인 방법 또한 중요한 원인이었다.”

만일 ‘민족허무주의’, 혹은 ‘부르주아계급사상’의 관점만을 이용하여 한의폐지파를 평가했다면 이 책은 단순히 정치적인 관점에 모든 것을 끌어다 맞춘 저술이 되고 말았을 것이다.

자오훙쥔은 중국 한의약의 문화 응집력에 대해 더욱더 뛰어난 선견지명을 가지고 있었다.

“세계 고대사에서 어떤 자연과학도 중국의 한의학처럼 이렇게 한 민족과 긴밀하게 연계되어 하나가 되어 있었던 경우는 없었다. 이 시기 한의학은 학술로만 존재한 것이 아니었다. 한의학의 약업藥業은 그 당시 사회·경제생활을 구성한 분야들 중 가장 조직이 잘 된 분야였다. 2,000년 동안 이 넓은 중국 안에서 어느 곳을 가든지 의학자와 약학자들이 모두 같은 용어를 사용했고 같은 이론을 신봉했다. 가난한 농촌의 허물어져가는 작은 약방에도 전국 각 성省에서 생산된 약재, 심지어 외국에서 들여온 약재까지 모두 구비되어 있었으니, 대도시는 더 말할 필요도 없을 것이다. 도대체 어떤 힘이 각 지방의 의사, 약사, 약농藥農, 약재상藥材商들을 하나로 묶었는가? 의심할 여지없이 이것은 한의학의 힘이다.”

자오훙쥔이 이 책을 출판한 지 십수 년이 지난 후에야 비로소 중국인들은 중국의약의 문화적 응집력에 주목하기 시작했다.

요컨대 이 책이 지금까지 많은 사람들로부터 끊임없이 인용되는 것은 우연이 아니다.

실제로 지금까지 근대 중국 동서의학 문제를 다룬 연구들 중에서 이 책을 기초로 하지 않은 경우는 거의 없다.

그렇기 때문에 이 책이 정식으로 출판되고 오래지 않아 일본 학계에서는 자청해서 자오홍권을 제6차 국제동양의학회에 참석하도록 초청했다. 이때의 초청은 중국 내 학자의 추천 없이 이루어졌는데, 학술회의 주제는 '과학과 전통'이었다. 과학과 전통의 관계를 어떻게 인식하고 처리할 것인가는 일본 학계가 직면한 큰 문제이기도 했다. 이것으로 보건대 이 책은 세계성이라는 의의도 갖추고 있다.

이 책에 대한 서양 학자들의 반응 또한 매우 신속했다. 미국의 저명한 과학사 학자인 시빈(Nathan Sivin) 교수는 이 책에 대해 36페이지에 달하는 긴 영문 개요를 작성하여 미국에서 출판된 『*Chinese Science*中國科學』 1991년 10월 호에 게재하기도 했다. 이것은 자오홍권의 작업에 대한 인정일 뿐만 아니라 동서의학 문제가 중국과 세계가 공유하는 공통된 관심사임을 말해준다. 시빈 교수는 사석에서 나에게 자오홍권과 같은 제자를 둔 것에 대해 매우 '질투'를 느낀다고 말했다.

국내 관련 학계와 서양의 중국학계에서는 많은 사람들이 자오홍권이라는 이름을 알고 있다. 주로 『근대 중국 동서의학 논쟁사』를 통해서였다.

이쯤 해서 나는 다음과 같은 문제 한 가지를 제기하고 싶다. 동서의학 논쟁은 완전히 종결된 것인가? 분명 그렇지 않다. 중국 해방 후에도 동서의학 논쟁은 계속되고 있다고 말할 수 있다.

1950년대 중국의 한의정책 확립 전후에 발생했던 격렬한 사건에 대해서는 설명할 필요가 없다. '중서의 단결'이라는 구호는 두말 할 것 없이 '불단결不團結'을 겨냥한 것이었다. '중서의 결합'과 '서학중西學中(중화인민공화국정부가 서의들에게 한의를 학습하도록 한 정책—역자 주)'으로 정책 방향이 정해졌을 때도 사람들은 늘 한의학과 서양의학 체계 사이의 갈등을 처리해야만 했다. '문혁文革' 후에 정책을 조정하면서도 정책 결정 그룹과 정책 자문 그룹이 한의와 서의 문제에 관해 대토론하는 과정을 다시 거쳤다.

자오홍권은 바로 이때 이 책을 썼다. 이 책을 둘러싼 학위수여 문제는 많은 갈등과 논쟁을 일으켰고, 현대 동서의학 논쟁의 크지도 작지도 않은 한 사건이 되었다.

나는 자오홍권이 이를 위해 지불한 대가가 실로 매우 컸다고 생각한다. 하지만 그의 작업이 근 25년 간 동서의학의 관계를 다시 새롭게 인식하는 데 긍정적인 작용을 많이 했다는 것은 의심의 여지가 없다. 어떤 사람이라도 동서의학 문제를 진정으로 이해하려고 한다면 그가 해놓은 작업을 피해가는 것이 불가능하다. 문제는 이성적인 사회이고 학술계라면 한 학자가 지불한 이 같은 대가를 그냥 놔둬서는 안 된다는 것이다.

근년에 중국에서 어떤 사람이 인터넷 상에서 한의를 폐지해야 한다고 부르짖었다. 즉, 한의를 국가의 주류 의료보건 시스템에서 퇴출시켜야 한다는 것이다. 이것은 영락없는 근대 동서의학 논쟁의 현대판이다.

이 사건이 큰 풍파를 일으키지는 않았다. 도리어 의학계 내지 중국문화계에 큰 자극을 주었다.

내가 보기에 새로운 한의폐지론자에 대한 비판으로는 여전히 자오훙쥔의 글이 가장 폭넓으면서도 설득력이 있다.

그가 쓴 장문의 「일찍이 어디선가 본 듯한 인터넷 상의 새鳥는 옛날의 제비가 돌아온 것이 아니다—중의폐지를 논함」이라는 글은 인터넷에서 찾는 것이 어렵지 않으므로 더 이상 소개하지 않는다.

마지막으로 적지 않은 독자들이 이미 알고 있듯이 중국의 한의학이 중국 밖으로 확산됨에 따라 한의와 서의의 관계는 이미 전 세계 의학계 내지 전 세계 관련 학계가 정확하게 인식할 필요가 있는 문제가 되었다. 바꾸어 말해 동서의학 논쟁은 이미 전 세계에 널리 확산되었다는 것이다.

시대와 더불어 발전하면서 동서의학의 관계를 정확하게 처리하고자 한다면 두말할 것 없이 먼저 역사적인 경험을 연구해야 한다.

중국학자는 이 주제를 반드시 연구해야 하고, 또 연구하기에 가장 좋은 조건을 갖추고 있다. 내가 생각하기에 이것 또한 학원출판사學苑出版社가 『근대 중국 동서의학 논쟁사』 재판을 발간한 주요 목적 중 하나일 것이다.

국내외의 더욱 많은 학자들이 계속해서 이 문제에 대해 깊이 연구해 주기를 희망한다. 자오훙쥔과 나는 한 마음으로 이 주제와 관련된 새로운 저작이 출현하기를 간절히 바란다. 또한 우리들은 각 분야의 비평을 기대한다.

마칸원馬堪溫

2008년 10월 런던에서